ALEXANDER PÜRZEL

WIE MAN EINEN VERDAMMT GUTEN TRAININGSPLAN ERSTELLT

Bibliografische Information der Deutschen Nationalbibliothek
Die Deutsche Nationalbibliothek verzeichnet diese Publikation in der Deutschen Nationalbibliografie. Detaillierte bibliografische Daten sind im Internet über https://dnb.de abrufbar.

Für Fragen und Anregungen
info@m-vg.de

Wichtiger Hinweis
Dieses Buch ist für Lernzwecke gedacht. Es stellt keinen Ersatz für eine individuelle medizinische Beratung dar und sollte auch nicht als solcher benutzt werden. Wenn Sie medizinischen Rat einholen wollen, konsultieren Sie bitte einen qualifizierten Arzt. Der Verlag und der Autor haften für keine nachteiligen Auswirkungen, die in einem direkten oder indirekten Zusammenhang mit den Informationen stehen, die in diesem Buch enthalten sind.

Ausschließlich zum Zweck der besseren Lesbarkeit wurde auf eine genderspezifische Schreibweise sowie eine Mehrfachbezeichnung verzichtet. Alle personenbezogenen Bezeichnungen sind somit geschlechtsneutral zu verstehen.

Originalausgabe
1. Auflage 2024

Türkenstraße 89
80799 München
Tel.: 089 651285-0

Redaktion: Susanne Schneider
Umschlaggestaltung: Marc-Torben Fischer
Umschlagabbildung: Andreas Jakwerth, andreasjakwerth.com
Bildnachweis: Andreas Jakwerth: 8/9, 20/21, 116/117, 205, 206/207, 342/343, 351; Christopher Kelemen: 259; Alexander Pürzel: 257; riva Verlag: 53; Lev Matwejew (aus *Periodization: Theory and Methodology of Training*, T. O. Bompa, G. G. Haff, Human Kinetics, 2009): 84

Layout: Katja Muggli, www.katjamuggligrafikdesign.de
Satz: Daniel Förster, Belgern
Druck: Firmengruppe APPL, aprinta Druck, Wemding
Printed in Germany

ISBN Print 978-3-7423-2597-6
ISBN E-Book (PDF) 978-3-7453-2387-0
ISBN E-Book (EPUB, Mobi) 978-3-7453-2386-3

ALEXANDER PÜRZEL

WIE MAN EINEN VERDAMMT GUTEN TRAININGSPLAN ERSTELLT

Tools, Techniken und Tabellen für die optimale Periodisierung im Krafttraining

riva

Für meine Frau,
die mir gezeigt hat, wie man mit dem Herzen kämpft

Inhalt

Genügend Kraft – ein Zustand, den es gar nicht gibt ... 6

MIT WISSEN UND ERFAHRUNG PLANEN ... 8

»Ich liebe es, wenn ein Plan funktioniert!« ... 10

Ihre Voraussetzungen zur Aufnahme ins A-Team ... 14

DIE PERIODISIERUNG ODER DIE BASIS DES PLANENS ... 20

Die Ressourcentheorie – das Fundament der maximalen Leistungsfähigkeit ... 22

Die Grundlagen der Maximalkraft ... 35

Periodisierung im Krafttraining – das optimale Timing der grünen, roten und blauen Phase 80

DIE TRAININGSVARIABLEN ODER DIE WISSENSCHAFT DES PLANENS ... 116

Die Reise in die Welt der Trainingsvariablen ... 118

Die Trainingsintensität – eine Variable, die über allen anderen steht ... 120

Das Trainingsvolumen – wie viel ist optimal? ... 152

Der Anstrengungsgrad – wählen Sie weise ... 173

Die Trainingsfrequenz – jeden Tag oder nur einmal pro Woche? ... 180

Die Pausensetzung – ausgeruht oder hastig von Satz zu Satz? ... 190

Die Übungsauswahl – das richtige Werkzeug wählen ... 195

Die Kadenz – superslow oder explosiv? ... 200

DIE TRAININGSPLANERSTELLUNG ODER DIE KUNST DES PLANENS ... 206

Die Komponenten eines Trainingsplans ... 208

Der Check-in-Prozess: Durch Feedback zum perfekten Plan ... 311

DIE TRAININGSPLÄNE ODER DIE PRAXIS DES PLANENS ... 342

Die Zeit des Sieges ... 344

Dank ... 352

Über den Autor ... 353

Quellenverzeichnis ... 354

Register ... 378

Genügend Kraft – ein Zustand, den es gar nicht gibt

Vorworte kann man mit einem Anamnesebogen vor der Erstellung eines Trainingsplans vergleichen: irgendwie stets das Gleiche und dennoch absolut unentbehrlich. Wird doch mit ihnen die Zielsetzung der Trainierenden präzise abgesteckt. Daher möchte ich Ihnen genau darlegen, welches Ziel ich mit diesem Buch verfolge und was Sie erwartet. Langatmige Vorworte langweilen mich ebenso wie Sie, weshalb ich mich kurzfassen möchte: Ich strebe danach, dass Sie zu einem besseren Coach werden – zu einem noch besseren, als Sie es bereits sind. Das ist es ... Nun, das ist nicht ganz alles. Um von Beginn an aufrichtig zu sein: Mein Anliegen ist nicht gänzlich selbstlos. Wenn Sie schon von mir »benutzt« werden, wollen Sie sicherlich wissen, worum es denn eigentlich geht. Auf die Gefahr hin, Sie nun doch zu langweilen, gestatten Sie mir, etwas auszuholen: In meinen nunmehr 25 Jahren im Kraftsport – als Athlet, Coach und Wissenschaftler – sind Trends gekommen und gegangen. Die Anzahl wissenschaftlicher Studien hat sich vervielfacht und unseren Blick auf das einzigartige Gebiet der Trainingsplanung verändert. Ebenso sind die Erfahrungen von Coaches vielschichtiger geworden. All dies hat zu einer wunderbaren Vielfalt von Interventionsmöglichkeiten geführt, um persönliche Ziele effizienter zu erreichen und vermeintliche genetische Grenzen zu durchbrechen. In dieser multidimensionalen Trainingslandschaft wird es jedoch von Tag zu Tag schwieriger, den optimalen Weg im Auge zu behalten und ihn zielgerichtet zu verfolgen. »The goal is to keep the goal the goal«, wie es Dan John treffend benannt hat.[1] Als Coaches sind wir oft Suchende, und je selektiver die professionelle Landschaft wird, desto leichter lassen wir uns von Ablenkungen verführen. Damit meine ich Angebote, die schnelle Erfolge versprechen – für Ihre Schützlinge ebenso wie für Sie. Doch meist steht die Monetarisierung Ihrer Person im Vordergrund, nicht Ihr Anliegen, besser zu coachen und die Ziele Ihrer Schützlinge effizienter zu erreichen.

Ich fühle mich dem sinnvollen und nachhaltigen Krafttraining zu stark verpflichtet, als dass ich dieses Spielfeld Menschen überlassen möchte, die sich hier vor einem All-you-can-eat-Büfett wähnen, die Ressourcen ausbeuten und sich nicht im Geringsten darum kümmern, einen sinnvollen Beitrag zu leisten. Mein Ziel ist es, Coaches und Trainierende anzusprechen, die sich der Evidenz, Nachhaltigkeit, Weiterbildung und dem ständigen Hinterfragen verschrieben und dennoch den Anspruch haben, Spitzenleistungen zu erzielen. Sie sind es, die durch ihre Hingabe an eine »höhere« Sache das Krafttraining auf das nächste Level heben können. Und das nächste Level bedeutet eine bessere Lebensqualität für all Ihre Schützlinge, sei es durch die Prävention von Osteoporose, den Aufbau von Muskelmasse oder die Steigerung der Kraft – die Prinzipien einer optimalen Trainingsplanung sind für all diese Zielsetzungen ähnlich.

Mein Anspruch ist, Ihre Planungs-Skills basierend auf aktueller wissenschaftlicher Forschung und auf meiner jahrzehntelangen Erfahrung im internationalen Spitzenfeld genauso wie im Hobbysport so hochwertig wie möglich zu gestalten. Schaffen wir gemeinsam ein professionelles Umfeld, in dem die beständige und aufrichtige »Verstärkung« unserer Athletinnen und Athleten im Mittelpunkt steht. Denn: »Genügend Kraft ist ein Zustand, den es gar nicht gibt.«[2]

Ihr
Alexander Pürzel

MIT WISSEN UND ERFAHRUNG PLANEN

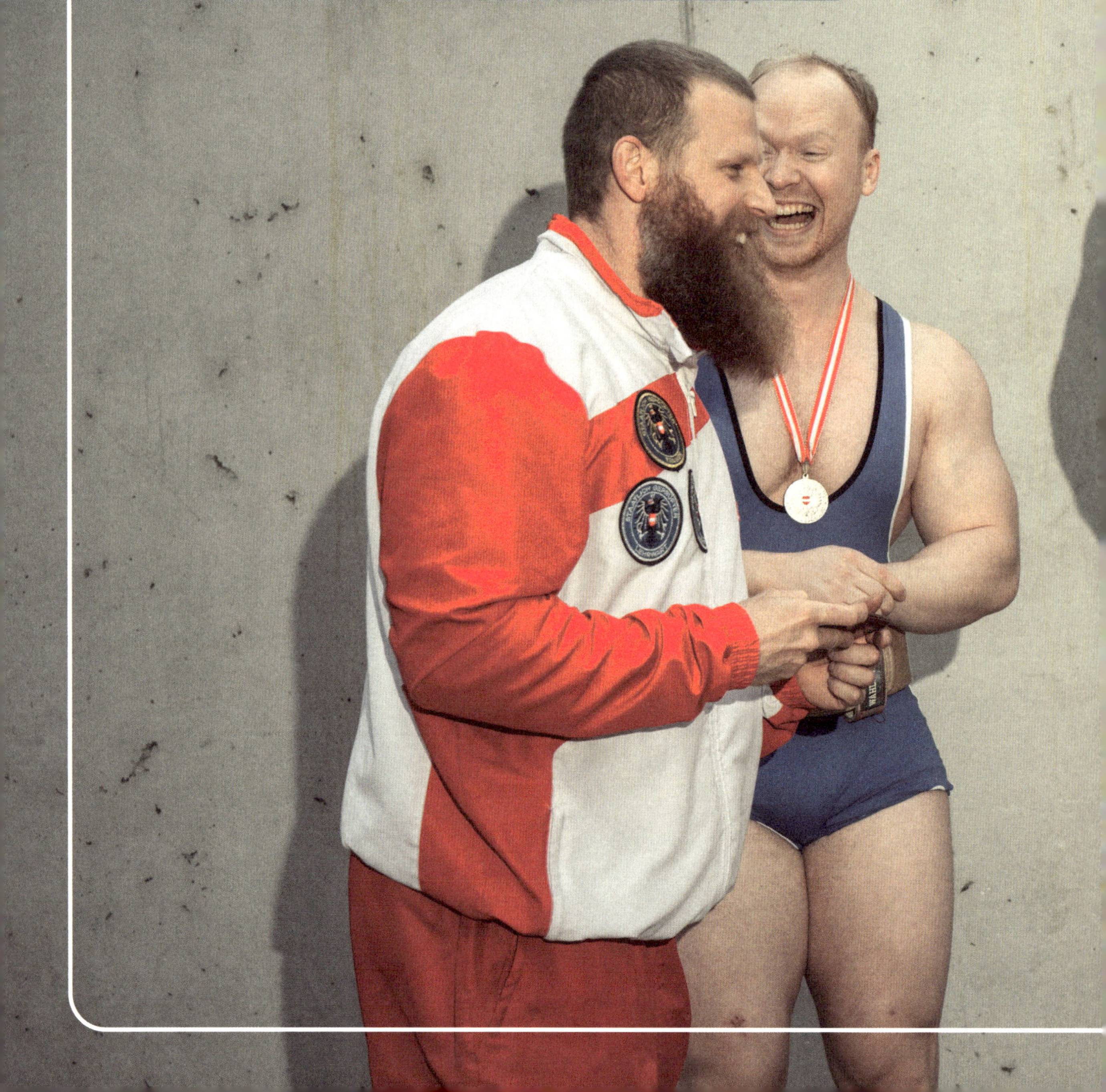

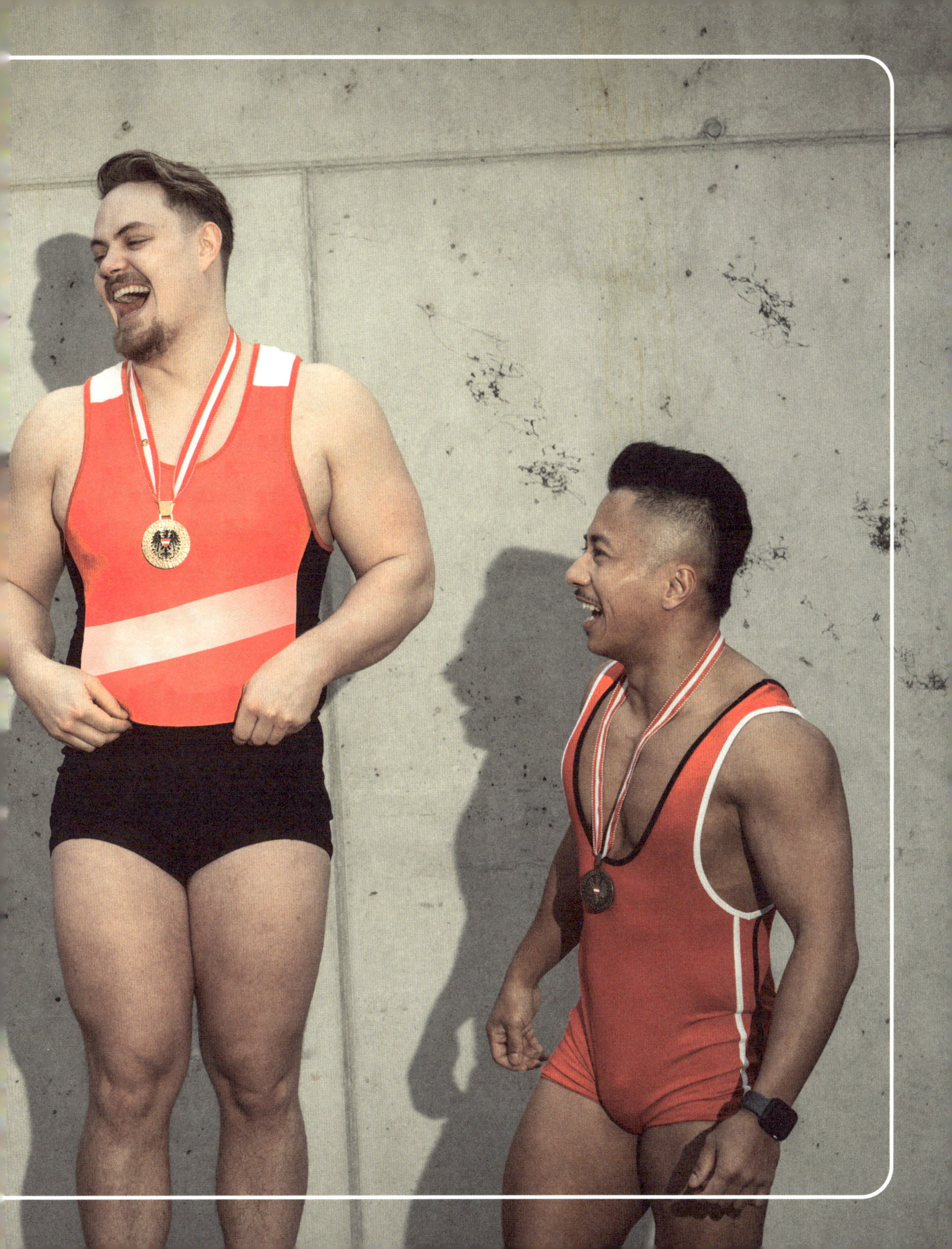

»Ich liebe es, wenn ein Plan funktioniert!«

Know-how, Wissen, Erfahrung und eine kleine Prise Gefühl sind die Zutaten für einen Trainingsplan, der Ziele effizient erreichen lässt. Und es gibt kaum ein besseres Feeling, als den Erfolg zu erleben, der sich durch diesen Plan einstellt. Ständig am Ball zu bleiben, sich zu hinterfragen und individuell zu adaptieren, ist alles andere als einfach. Aber ich kann Ihnen versprechen, dass es das wert ist.

Ich muss Ihnen etwas gestehen. Ich bin ein Kind der 1980er-Jahre. Das klingt im ersten Moment nicht schlimm, mal abgesehen von dem daraus errechenbaren Lebensalter. Aber diese Zeit hat mich – so wie viele andere – geprägt. Man könnte sagen: Ich bin gebiased. Als Wissenschaftler ist es mir ein wichtiges Anliegen, das gleich zu Beginn anzubringen. Sie sollen wissen, mit wem Sie es zu tun haben. Doch keine Sorge. Nur weil man in einer gewissen Zeit geboren ist, ist das keine Begründung und schon gar keine Entschuldigung, in ebendieser Zeit stecken zu bleiben oder stecken bleiben zu dürfen. Es gibt doch nichts Langweiligeres und Retardierteres als Menschen, die all ihre Sätze und Aussagen mit »Früher hat das auch so funktioniert« beginnen und damit ihre fehlende Weiterbildung rechtfertigen. Die Welt dreht sich nun mal weiter – Gott sei Dank. Und wie aufregend und schön ist es, dass wir nun unsere legitimen Erfahrungen und Erlebnisse einbringen und mit aktuellem Wissen und Erkenntnissen verbinden können, um Großes und Besseres entstehen zu lassen!

Wenn ich an die damalige Zeit zurückdenke, dann kommt mir eine besondere Erinnerung in den Sinn. Vielleicht kann ich Sie dazu verleiten, mit mir eine kleine Gedankenreise in die Welt meiner Kindheit und Jugend zu unternehmen. Einigen von Ihnen wird diese Expedition sicher bekannt vorkommen. Sie beginnt nach einigen einleitenden Worten mit: »If you have a problem, if no one else can help, and if you can find them, maybe you can hire The A-Team!«[3] Wenn ich diesen Satz lese, höre ich sofort die Intro-Musik einer Serie der 1980er-Jahre. Viele von Ihnen sehen gerade verdutzt in ihr Buch und fragen mich aus der Ferne: »Was soll das? Ich habe ein wissenschaftlich fundiertes Buch über Trainingsplanung erworben. Was hat das damit zu tun?« Ich kann Ihnen versichern, dass die Quintessenz einer jeden Folge von *Das A-Team* die Genugtuung einer nachhaltigen, erfolgreichen und zielorientierten Trainingsplanung auf den Punkt bringt. Wenn sich John »Hannibal« Smith, der Leader des A-Teams, nach erfolgreicher

Mission grinsend, selbstzufrieden und eine Zigarre anzündend nach hinten lehnt und das Ergebnis seiner Arbeit mit »Ich liebe es, wenn ein Plan funktioniert!« kommentiert, bekommt man eine Ahnung, wie bereichernd es ist, wenn ein Plan »aufgeht«.

Begeben wir uns zurück in die Gegenwart, lassen die 80er-Jahre und die Mitglieder des A-Teams hinter uns und wenden wir uns dem Kraftsport beziehungsweise dem Krafttraining zu. Auf diesem Genre ist dieses Buch aufgebaut. Das optimale Planen für den Aufbau der Kraftleistungsfähigkeit steht hier im Mittelpunkt. Nicht nur der Kraftsport bedient sich dieser konditionellen Größe. Zahlreiche weitere Sportarten profitieren von einer Erhöhung der Maximalkraft. Wenn ich diesen Satz nochmals überdenke, muss ich ihn eigentlich verändern. Jede Sportart – inklusive des Marathons – ist im Hochleistungsbereich ohne Krafttraining nicht mehr vorstellbar, von den unzähligen belegten Auswirkungen auf die Gesundheit ganz zu schweigen. Um Ihre Zweifel gleich zu Beginn zu zerstreuen: Die Prinzipien der Trainingsplanung sind nicht nur in jeder Sportart die gleichen, sondern auch in jedem anderen Lebensbereich. Um Ihnen diese näherzubringen, bediene ich mich – wie bereits erwähnt – des Maximalkrafttrainings und allen ihm zugrunde liegenden Fähigkeiten wie zum Beispiel der Maximierung der Muskelmasse. Die Art und Weise, wie Sie nun optimale Trainingsplanung kennenlernen werden, wird in sich geschlossen genug sein, um den individuell perfekten Plan für all Ihre Athletinnen und Athleten zu finden. Sie lässt aber jederzeit durch ein gewisses Maß an Offenheit das erweiternde Einpflegen von zusätzlichen Gimmicks, neuen Forschungsmethoden und speziellen Methoden zu, damit Sie ständig am Zahn der Zeit bleiben können. Ich erhebe mit diesem Werk bei Weitem nicht den Anspruch auf allumfassende Vollständigkeit. Im Gegenteil, es ist mir sogar ein Anliegen, dass Sie zukünftige Erkenntnisse jederzeit in den nun präsentierten Trainingsplanungsrahmen integrieren. Werden Sie besser als jene Coaches, von denen Sie gelernt haben. Nur so entwickeln wir uns weiter.

Realistisch bleiben – mit einem Funken Optimismus

Lassen Sie uns nun kurz eine besondere Sparte innerhalb des Kraftsports betrachten: den Kraftdreikampf. Er ist eine Sportart, in der es darum geht, die Maximalkraft in den drei Disziplinen Kniebeuge, Bankdrücken und Kreuzheben so weit anzuheben, um in sportlichen Wettkämpfen die höchste Stufe des Siegespodests betreten zu können. John »Hannibal« Smiths berühmter letzter Satz einer jeden Folge des A-Teams ist hier – wie in so vielen anderen Sportarten – der

Lohn des Coaches, wenn die Schützlinge Leistungen erreichen, von denen sie zuvor nur haben träumen können.

Mehr als ein Jahrzehnt durfte ich auf höchstem internationalem Niveau nicht nur als Athlet das österreichische Nationalteam im Kraftdreikampf vertreten, sondern trainiere und betreue als Trainer auch heute noch zahlreiche Athletinnen und Athleten auf ihrem Weg zu Bestleistungen und Medaillen. Es ist das eine, als Wettkämpfer die Anspannung, die Nervosität, den Fokus und die im unaufhaltsamen Stakkato wechselnden intensiven Emotionen auf und abseits der Plattform zu durchlaufen. Etwas vollkommen anderes ist es, all das zu verspüren und sich zusätzlich der Verantwortung bewusst zu sein, die man über die Performance und die Gesundheit von Athletinnen und Athleten übernimmt. Wenn sie das erste Mal am internationalen Wettkampfgeschehen teilnehmen, kann man ihre innere Spannung, aber auch ihre Demut der Atmosphäre gegenüber richtiggehend riechen – obwohl sie all das oft mit Humor oder übertriebener, und zumeist gespielter, Selbstsicherheit verbergen wollen.

Als Coach gilt es hier, ruhig und besonnen zu bleiben. Zumindest nach außen hin. Für mich ist das nie leicht. Ich fühle mich meinen Schützlingen und ihren Zielen gegenüber verpflichtet. Aber auch ihrer zukünftigen Entwicklung im Sport, welche ohne Gesundheit sicherlich nicht die Richtung einschlägt, die ich als sinnvoll erachte. Was mir hier in meiner Nervosität und meinen Selbstzweifeln hilft, ist die Besinnung auf die letzten Monate. Wenn ich mir vor Augen führe, wie nachhaltig, reaktiv, bedürfnisorientiert und trotzdem zielfokussiert die Trainingsplanung über den letzten Makrozyklus abgelaufen ist, dann wird mir immer wieder bewusst: »Alles, was jetzt passiert, wird sich in einem sehr engen und mir bekannten Möglichkeitsrahmen abspielen.« Abgesehen von unvorhersehbaren Ereignissen weiß ich ganz genau, was meine Athletinnen und Athleten imstande sind zu vollbringen. Das gibt Sicherheit, denn wenn es auf der Plattform knapp und heiß hergeht, wird sich mein Realismus gegenüber einem reinen Optimismus oder Pessimismus durchsetzen – ausnahmslos.

Wenn ich mit dem Planen für einen wichtigen Wettkampf beginne, ist mir immer klar, wo die Reise hingehen muss. Natürlich bleibt es mir nicht erspart zu adaptieren, den Weg zu verlängern oder über neues, unbekanntes Terrain zu führen. Eine Rast einzulegen, wo diese gar nicht geplant ist, oder Equipment zu benutzen, das sich eigentlich als ungeeignet für einen gewissen Zweck herausstellt. Aber das Ziel meiner Athletinnen und Athleten liegt klar vor mir. Und in der Retrospektive, wenn ich mich am Wettkampftag umdrehe und auf den gemeinsamen

Weg, den ich mit meinem Schützling gegangen bin, zurückblicke, dann leuchtet mir ein, wo wir im Moment stehen und was wir fähig sind zu leisten, und zwar aufs Kilogramm genau. Ich weiß, welche Last wir beim ersten Versuch auflegen können und wie schwer die Maximallast sein darf, die an diesem Tag im Rahmen des Möglichen liegt.

Immer wenn ich mich im Aufwärmraum hinter der Wettkampfbühne umsehe, dann spüre ich, dass auf dieser internationalen Ebene zahlreiche Realisten zu finden sind. Die Optimisten lassen sich zumeist zu Lasten hinreißen, die an diesem Tag nicht möglich sind. Die Pessimisten sind zu vorsichtig und können das wahre Potenzial ihrer Athletinnen und Athleten nicht erkennen. Doch die Realisten wissen genau, was heute, an diesem einen Tag, möglich ist. Ihre Trainingsplanung, die durchdachte Auswertung der Pläne, die Darstellung der Leistungsentwicklung über die letzten Monate, ihre Erfahrung im Bereich des Taperings kurz vor dem Wettkampf und der leistungssteigernde Einfluss der Erholung der letzten Wochen auf die unmittelbare Performance helfen ihnen dabei, sich sicher zu fühlen, eine Ruhe auszustrahlen und die richtigen und optimalen Entscheidungen zu treffen. Diese Profis findet man kaum hinter Profilen von Social-Media-Kanälen mit Hunderttausenden Followern. Ihr auf Erfahrung und vor allem Wissenschaft fußender Realismus wirkt nicht so attraktiv wie der leuchtende und Funken versprühende Optimismus vieler mittelmäßiger Coaches.

Wenn es um das nachhaltige Erreichen von Topleistungen geht, werden Sie gemeinsam mit Ihren Athletinnen und Athleten dann die höchstmöglichen Erfolge erzielen, wenn Sie realistisch bleiben – wohlgemerkt mit einem kleinen Hauch von Optimismus. Alles, was Sie noch benötigen, ist die aktuelle wissenschaftliche Realität und das praxiserprobte Know-how, das Ihnen dieses Buch im Bereich der Trainingsplanung vermitteln wird. Wir werden die einzelnen Grundlagen der Kraftleistungsfähigkeit erarbeiten, sie entschlüsseln und uns im Detail ansehen, weshalb eine stetige Erweiterung ebendieser Grundlagen unabdingbar ist. Um einen nachvollziehbaren Trainingsplan über mehrere Zyklen und Jahre erstellen zu können, benötigen Sie des Weiteren den aktuellen, verständlich aufbereiteten Stand der Wissenschaft in Bezug auf die Belastungsvariablen – gern auch als Trainingsvariablen, Reizvariablen oder Belastungsnormative bezeichnet –, die sogenannten Steuerrädchen des Planens. Sie geben uns den Rahmen vor, in welchem wir uns bewegen müssen, um ein spezifisches Ziel zu erreichen. Zu guter Letzt bringen wir alles sinnvoll, individuell und zielorientiert »auf das Blatt« (oder das Excel-Sheet oder in die App) – ständig in Hinblick auf die individuellen Bedürfnisse, das Level des Könnens, die körperlichen, geistigen, aber auch umweltbezogenen Voraussetzungen der Athletinnen und Athleten und im stetigen Austausch mit ihnen, um den mehrjährigen Plan langsam, aber sicher zur Perfektion zu führen. Nichts Geringeres als das sollte unser Anspruch als Coaches für andere, aber auch für uns selbst sein. Und bevor ich es vergesse: Für mich ist jeder planmäßig trainierende Mensch eine Athletin oder ein Athlet – egal auf welchem Performancelevel.

Trainingsplanung ist der Olymp der Sportwissenschaft. Hier fließt nicht nur die eigene Erfahrung und jene von anderen erfolgreichen Coaches mit ein, sondern vor allem das Wissen aus allen Bereichen der Sportwissenschaft, wie Physiologie, Anatomie, Biomechanik oder Trainingswissenschaft, um nur einige zu nennen. Gemeinsam werden wir Schritt für Schritt den Gipfel erklimmen. Wenn wir nach einem interessanten, spannenden und hoffentlich auch freudigen und geselligen Weg oben angekommen sein werden, werde ich Ihnen gratulieren. Denn Sie werden sich in Zukunft sehr häufig zurücklehnen, einen tiefen Atemzug nehmen und zu sich selbst sagen: »Ich liebe es, wenn ein Plan funktioniert.« Das kann ich Ihnen garantieren. Willkommen im A-Team!

Ihre Voraussetzungen zur Aufnahme ins A-Team

Ohne ein gewisses Maß an physiologischem, biomechanischem und trainingswissenschaftlichem Know-how, wie der Körper auf Reize reagiert und welche Anpassungen für eine definierte Zielleistung notwendig sind, ist sinnvolles Planen nicht möglich – weder auf kurze und schon gar nicht auf lange Sicht. Neben diesen Kompetenzen benötigen Sie des Weiteren alle Informationen über Ihre Athletinnen und Athleten, die Sie bekommen können. Angefangen bei den Zielsetzungen über ihre mögliche Trainingszeit und das zur Verfügung stehende Equipment bis hin zu ihrer Verletzungshistorie und den bereits absolvierten Trainingsplänen – um nur wenige wichtige Inputs zu nennen. Genau deswegen sind wir hier: um gemeinsam diese notwendigen Voraussetzungen zu schaffen.

Wie ich bereits erwähnt habe: Trainingsplanung ist der Gipfel der angewandten Sportwissenschaft. Hier fließt Ihr gesamtes Wissen über Körper, biologische Adaptation und (bio) mechanisches Verständnis zusammen und trifft sich mit Ihren sozialen Skills, um gemeinsam mit Datenverarbeitungskünsten etwas Neues und Großartiges entstehen zu lassen. Trainingsplanung ist kein eigenständiges Fachgebiet. Es ist vielmehr die Zusammenführung aller Parameter für die Anwendung in der Praxis.

Stellen Sie sich vor, Sie wollen einer Athletin zu einer Höchstleistung in ihrer Sportart verhelfen. An Tag X – Gott sei Dank noch in einiger Zukunft – geht es ums Ganze. Es könnte der Scheidepunkt in ihrer Karriere sein – zum Beispiel die Qualifikation für das Nationalteam. Ein Ziel, von dem sie bereits seit ihrer Jugend geträumt hat und mit dem die Möglichkeit kommt, Erfolge auf internationaler Ebene zu feiern. Sie hat sich Ihnen anvertraut. Sie sollen ihr beistehen. Ohne Zweifel eine große Verantwortung. In diesem Beispiel geht es nun gar nicht darum, welche Sportart die Dame absolviert. Vielmehr sind es Ihre Gedanken als Coach, welche die entscheidenden sind. Es ist Ihr Know-how, Ihr umfassendes Wissen in ebendieser Sportart, das nun auf dem Prüfstand steht. Wird es ausreichen, um das Ziel zu erreichen? Müssen Sie es erweitern? Neu anwenden? Es adaptieren? Sind Sie überhaupt der Richtige? Nur keine Sorge. Atmen Sie durch. Ihr Know-how wird ausreichen, spätestens dann, wenn wir uns Punkt für Punkt und Schritt für Schritt mithilfe dieses Buches die Fertigkeiten und das Wissen angeeignet haben, einen optimalen – vielleicht sogar perfekten – Plan zu erstellen. »Den perfekten Plan?«, fragen Sie. »Den gibt's doch gar nicht!« Doch. Ich muss Ihnen widersprechen. Der perfekte Plan existiert. Er sieht jedoch anders aus, als Sie erwarten. Perfektion hat keine besondere Form, noch besitzt sie Eigenschaften, aus denen man allgemeingültige Schablonen für die Zukunft formen könnte. Perfektion ist auch mitnichten für alle gleich. Perfektion muss wachsen. Sie muss gedeihen und ihr muss die Möglichkeit gegeben werden, sich über die Zeit hinweg anzupassen und ihre Form zu verändern. Perfektion ist Einzigartigkeit. Sie ist einmalig und existiert für jeden Zweck nur ein einziges Mal. Was es nicht gibt, ist eine allgemeingültige, also für alle gleiche Perfektion. Sie wäre auch langweilig. Ein und derselbe Mikrozyklus kann auf Dauer niemals perfekt sein. Ein sich wandelnder Lebenstrainingszyklus sehr wohl. Was das genau bedeutet, werden Sie noch früh genug erfahren.

Doch vergessen wir unsere Athletin nicht. Uns steht noch eine große Planungsaufgabe bevor. Und für diese sollten wir die Anforderungen, die an Sie herangetragen werden, in vier große Einheiten aufteilen. Genau so ist auch dieses Buch aufgebaut.

Die Aufgabe teilen – den Erfolg multiplizieren

Die Sportwissenschaft ist noch sehr jung. Genauso wie die modernen Olympischen Spiele hat sie sich erst kurz vor Beginn des 20. Jahrhunderts langsam etabliert. Und doch hat sie vor allem wegen der Popularität des Profisports in den letzten 50 Jahren eine rasante Entwicklung hingelegt. Jede einzelne Sportart, die in einem höheren Leistungsbereich ausgetragen wird, kann nicht mehr »einfach nur trainiert« werden. Sie muss in ihre relevanten leistungsdeterminierenden Grundlagen zerlegt werden. Diese werden individuell analysiert und nach den neuesten wissenschaftlichen Methoden maximiert. Wie Sie im Abschnitt »Die Grundlagen der Maximalkraft« (ab Seite 35) erfahren werden, liegen allein der Steigerung der Maximalkraft in der Kniebeuge so viele Zugangsfähigkeiten zugrunde, dass einem fast angst und bange werden kann, sie alle optimieren zu müssen. Und wir werden uns eher an einfache Bewegungen wie eben die Kniebeuge halten. Stellen Sie sich vor, wie dies beim Stabhochsprung ist. Und auch, wenn Sie alle Grundfähigkeiten entschlüsselt haben, stehen Sie vor der nächsten – vielleicht noch höheren – Hürde: Wie organisieren Sie nun diese Inhalte in einem Trainingsplan?

Genau das ist aber Ihre Aufgabe bei unserer fiktiven Athletin. Die ihrer sportlichen Leistungsfähigkeit zugrunde liegenden Fähigkeiten müssen zuerst gefunden und eventuell in Gruppen zusammengefasst werden. Danach sollten Sie diese in eine sinnvoll aufeinander aufbauende Reihenfolge bringen, sodass sich immer die folgende Fähigkeit auf der ihr vorausgehenden entfalten kann und sich die Leistung potenziert. Natürlich dürfen die zuerst trainierten Fertigkeiten nicht vergessen werden. Denn wird das Fundament brüchig, ist an eine hohe und stabile sportliche Entwicklung nicht mehr zu denken.

Diesem ersten wichtigen und unabdingbaren Schritt auf Ihrem Weg auf den Gipfel des Planungsolymps ist das gesamte erste Kapitel (ab Seite 20) gewidmet. Nur durch eine durchdachte Zyklisierung und korrekte Sequenzierung ist eine maximale und verletzungsfreie sportliche Leistung heutzutage möglich. Wir werden die verschiedensten Strategien zur Periodisierung kennenlernen. Alle haben ihre positiven Seiten, doch leider auch ihre Nachteile. Wenn wir diese Periodisierungsarten analysieren, werden wir am Ende eine Art Hybridmodell erstellen können, das je nach Anforderung der Sportart, des Individuums, des Könnens und der aktuellen Umstände angepasst werden kann. Damit halten Sie ein wertvolles und mächtiges Werkzeug in Ihren Händen, um aus den einzelnen Grundbausteinen der Sportart einen Leistungstempel zu bauen, der dem genetischen Potenzial Ihrer Athletin entspricht. Sie wird ihre vollen Leistungsreserven ausschöpfen können. Ob dieses nun für das Erreichen ihrer Ziele reicht, liegt nicht mehr in Ihren Händen. Eines bleibt am Ende dieses ersten Kapitels stehen: Periodisierung ist die Macht und Sie sind auf dem besten Weg, diese als Jedi-Ritter des Planens zu kontrollieren.

Sie müssen nicht immer am Ball bleiben, aber zumindest am Spielfeld

Mit weit über 100 spezifischen sportwissenschaftlichen Journalen werden Studien beinahe am Fließband produziert. Auf uns prasselt täglich eine schier unmöglich zu überblickende Menge an Informationen ein. Ein Ende ist nicht in Sicht. Aus eigener Erfahrung aus meiner Zeit als PhD-Student an der Abteilung für Biomechanik am Institut für Sportwissenschaften in Wien kann ich Ihnen vergewissern: Es ist erdrückend. Sogar wenn wir sie überblicken könnten, bleibt die Frage: Wie ordnen wir sie ein? Die Ergebnisse einiger Untersuchungen liegen manchmal so weit auseinander, dass sie paradox klingen. Andere verwenden die neuesten muskuloskelettalen Modelle und widerlegen als sicher geltende Ansichten zu Muskel- und Gelenkkräften. Unser Verstand, der oft nach Beständigkeit strebt, wird hart auf die Probe gestellt. Vergleicht man diesen *infinite scroll* an neuem Wissen mit einem Fußballspiel, dann ist der aktuelle Stand der Wissenschaft der Ball, dem Sie hilflos hinterherlaufen und dessen einzige Beständigkeit der Richtungswechsel zu sein scheint. Ohne Zweifel, Sie werden ermüdet und vollkommen ausgelaugt zurückbleiben und beginnen, das Spiel nicht mehr zu mögen. Und das ist frustrierend.

Lassen Sie mich Ihnen einen kleinen, aber wichtigen Tipp geben: Bleiben Sie stehen, bevor es zu spät ist. Ruhen Sie sich aus. Ihnen läuft nichts davon. Der Ball wird das Spielfeld nicht verlassen, und wenn, dann wird er wieder darauf zurückgeworfen. Wenn Sie allerdings vor lauter Hin- und Herlaufen knapp vor dem Zusammenbruch stehen, werden Sie ausgewechselt – und das sollte nicht passieren. Die Wissenschaft, also im übertragenen Sinn der Ball, wechselt manchmal ihre Richtung – unerwartet. Das müssen Sie ihr erlauben. Die Suche nach der »Wahrheit« ist eben nicht linear. Doch sie wird sich trotz aller Richtungswechsel in einem recht eng definierten Rahmen – dem Spielfeld – bewegen. Dass sich dieses erweitert oder sich die Spielregeln ändern, passiert nur sehr träge. Wenn Sie am Feld bleiben, den Ball immer im Blick haben, Sie taktisch die richtigen und nachhaltigen Schritte setzen – mal etwas langsamer, mal etwas energischer –, dann werden Sie im Spiel bleiben und auf Dauer wahrscheinlich auch der

Teamleader werden. Sie haben das Spiel verstanden. Sie bleiben durchgehend am Ball, ohne diesem andauernd nachlaufen zu müssen.

Sehen Sie die Studienlandschaft wie dieses Fußballspiel. Gewisse Ergebnisse werden Sie aus der Bahn werfen wollen. Akzeptieren Sie diesen Richtungswechsel. Verfolgen Sie mit Ihren Augen den Verlauf des Balls und ändern Sie, wenn er nicht zurückkommt, auch gern Ihre Laufrichtung. Aber tun Sie dies mit der Weisheit und dem Weitblick eines Kapitäns, der das gesamte Spiel im Blick behält und seine Aktionen bedacht steuert. Am Ball bleiben bedeutet nicht immer, die neueste Studie zu 100 Prozent zu übernehmen und alles andere, was davor war, zu vergessen. Es heißt vielmehr, die aktuellen Ergebnisse sinnvoll in ein Großes und Ganzes einzuordnen. Dieses Große und Ganze sind all Ihre Erfahrungen und jene, welche Ihre Kolleginnen und Kollegen gemacht haben. Und es ist auch die umfassende Wissenschaftslandschaft. Und eben nicht nur diese eine Studie.

Verstehen Sie mich nicht falsch: Sie benötigen den aktuellen Stand der Forschung, um mit maximaler Effizienz zu planen. Doch dieser soll Ihnen helfen und Sie nicht verunsichern. Die Wissenschaft gibt uns das Spielfeld vor, auf welchem wir uns bewegen. Jedes neue Ergebnis führt zu mehr Klarheit – aber nur dann, wenn wir das gesamte Feld im Auge behalten. Ich werde Ihnen in Kapitel 2 (ab Seite 116) helfen, das Spielfeld abzustecken, auf dem Sie sich dann frei bewegen können. Hier können Sie sich sicher sein, kaum Fehler zu machen. Es bietet Ihnen auch den Rahmen, neue und zukünftige Studien einzuordnen und – sollte es die Zeit verlangen – das Feld zu erweitern, wenn es den Spielregeln nicht mehr genügt. Sie sind der Kapitän. Laufen Sie dem Ball nicht blind hinterher, aber bleiben Sie beständig am Spielfeld und überblicken Sie souverän das Geschehen, wie das wahre Profis tun.

Auf den Punkt bringen

Sie haben verstanden, warum und wie man die Zyklen eines Trainingsplans richtig sequenziert. Sie kennen die wissenschaftlich optimale Ausprägung der Belastungsvariablen. Jetzt, im dritten Kapitel (ab Seite 206), geht es darum, den Plan zu erstellen und ihn somit seiner Feuertaufe zu unterziehen. Sie werden verstehen, warum ein makrozyklisierter Plan so aussieht, wie er aussieht. Auf Reaktionen Ihrer Athletinnen und Athleten können Sie mit den richtigen Schlussfolgerungen antworten. Sie wissen, wie Sie die Wissenschaft in eine verständliche Sprache übersetzen, die für jeden Trainierenden anders klingen muss. Hierzu lernen wir Möglichkeiten kennen, ein und dieselbe Kenngröße auf einem Plan anders darzustellen. Je nachdem, wie Ihr Gegenüber das braucht und wie es für den jeweiligen Zyklus Sinn ergibt.

Viele gute Pläne scheitern daran, dass sie zwar der Wissenschaft genügen und auch durchdacht periodisiert sind, sie aber nicht an den jeweiligen Trainierenden angepasst werden. Dieser häufig verwendete Begriff der Individualisierung ist keine einmalige Sache. Er ist ein Prozess, der sich nicht nur durch die gesamte Planungsphase zieht, sondern vor allem durch Feedback während des Trainings und des Wettkampfs immer wieder beeinflusst wird. Als Coach geht es hier darum, die richtigen Fragen zu stellen und die Antworten darauf korrekt zu deuten. In diesem dritten, sehr praxisorientierten Kapitel werden essenzielle KPIs *(key performance indicators)* des Trainings besprochen. Damit schaffen Sie es, durch kleine Änderungen und Anpassungen den Trainingsplan immer besser zu individualisieren und ihn in Richtung Perfektion zu adaptieren.

Sie werden lernen, wie ein optimaler Plan aussehen muss, welche Features er beinhaltet und wie ein effizientes Feedback von Ihren Athletinnen und Athleten auszusehen hat. Um es Ihnen so verständlich und einfach wie möglich zu machen, werden wir einen Beispieltrainingsplan entstehen lassen, der in Kapitel 4 zur Vollendung gebracht wird. Die Erstellung von individualisierten Tabellen zur optimalen Planung steht ebenso auf dem Programm wie das optimale Einholen von Feedback, um damit den Planungsprozess mit Ihren Athletinnen und Athleten so ökonomisch und sinnvoll wie möglich zu gestalten.

Von Beispielen lernen

Zu guter Letzt präsentiere ich Ihnen verschiedene Trainingspläne zur Steigerung der Kraftleistungsfähigkeit. Diese sollen Ihnen eine Idee davon vermitteln, wie – je nach Zielsetzung und individuellen Gegebenheiten – Trainingsplanung auf diversen Leistungsebenen aussehen kann. Ich bin der Meinung, dass es Rezepte braucht, die man zuerst dekonstruieren und verstehen muss, bevor man sich an die Kreation eigenständiger Gerichte wagt. Genau das erfahren Sie in Kapitel 4 ab Seite 342: eine kleine »Rezeptsammlung«, die Ihnen Appetit auf neue, eigene Schöpfungen machen soll. Um sie jedoch richtig wertschätzen und begreifen zu können, benötigen Sie das Know-how aus den Kapiteln 1 bis 3. Lassen Sie uns keine Zeit mehr verlieren und denken Sie daran: Unser Ziel ist nichts Geringeres als der individuell perfekte Plan – effizient, nachhaltig, zielorientiert und vor allem erfolgreich. Die gemeinsame Reise dorthin wird Ihnen Freude bereiten. Davon bin ich überzeugt.

DIE PERIODISIERUNG ODER DIE BASIS DES PLANENS

1

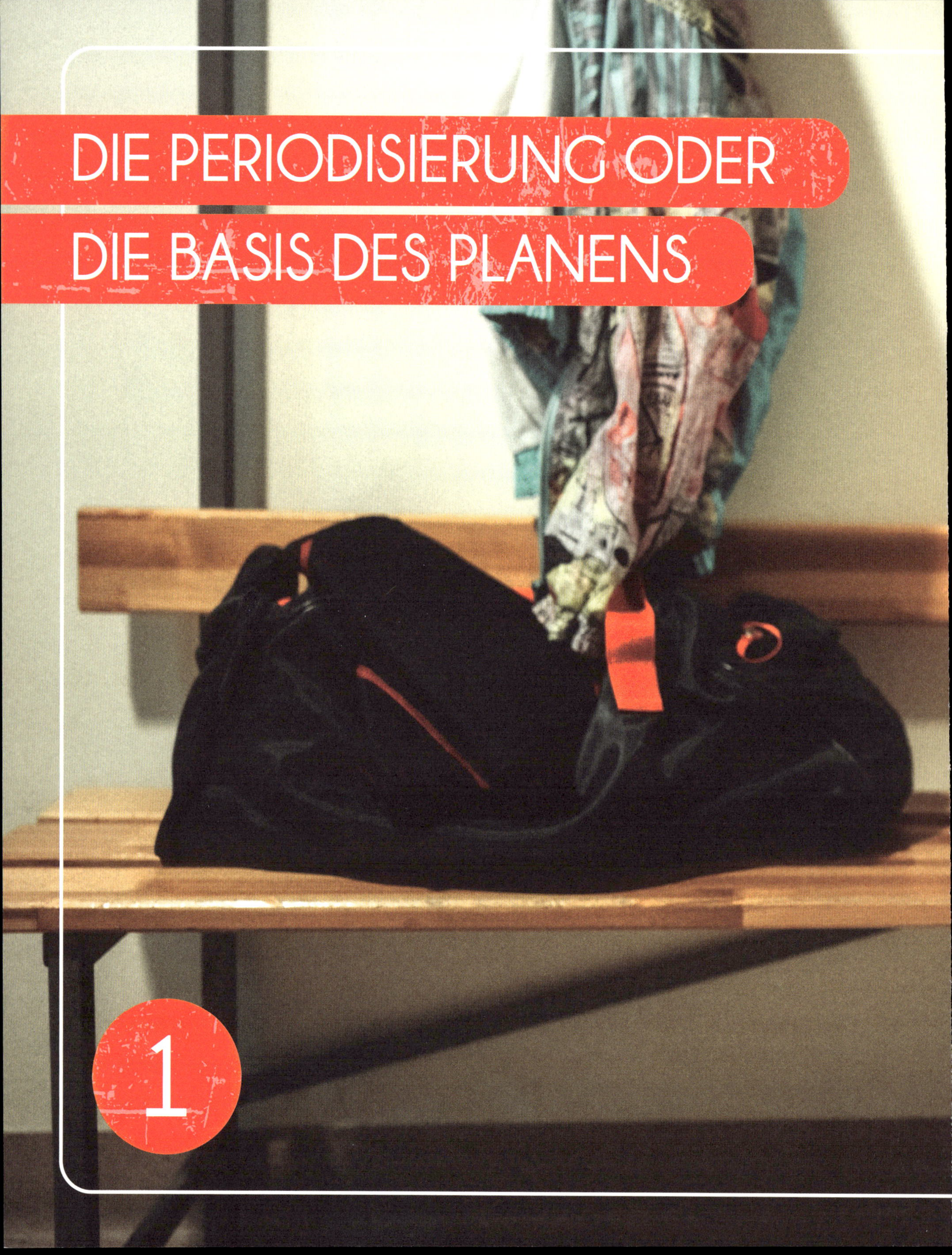

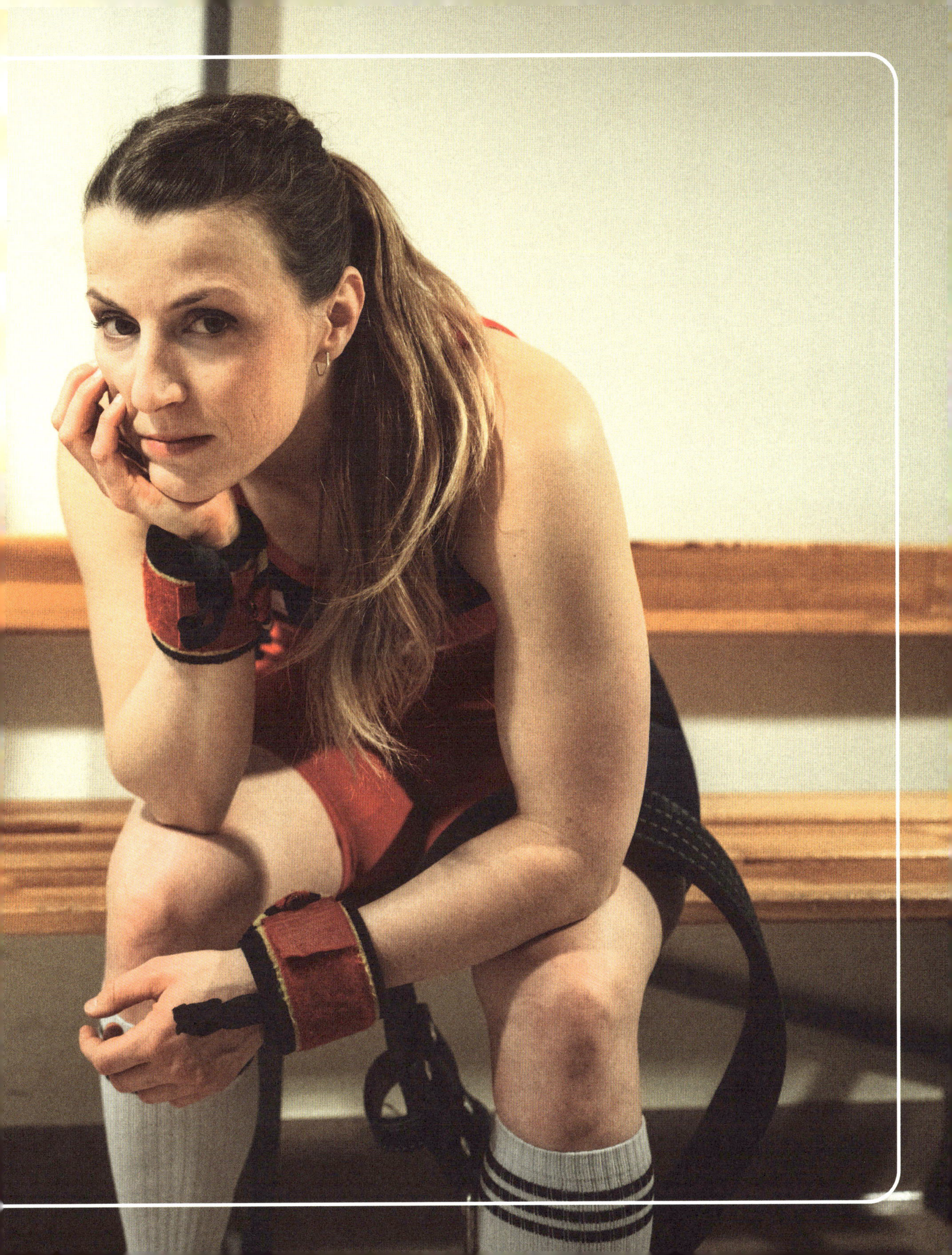

Die Ressourcentheorie – das Fundament der maximalen Leistungsfähigkeit

Ich glaube (so sollte ein Wissenschaftler eigentlich keinen Satz beginnen), dass in kaum einer Zeit mehr über Ressourcen gesprochen wurde als in der heutigen. Wir begegnen diesem Begriff überall: sei es in den vollkommen überfälligen, viel zu spät begonnenen und zu träge ablaufenden Diskussionen über die katastrophalen Auswirkungen menschlichen Tuns auf die langfristigen Klimaentwicklungen oder im Versuch, Menschen Möglichkeiten zu präsentieren, wie sie ihren oft viel zu fordernden Alltag geistig und körperlich in den Griff bekommen, ohne sich ständig am Rande des Burn-outs zu bewegen. Was mich sehr überrascht, ist, dass in Bezug auf die langfristige Steigerung der körperlichen Leistungsfähigkeit das Wort »Ressource« in kaum einer Betrachtung vorkommt. Und doch ist es auf diesem Gebiet am eindrucksvollsten und direktesten fühlbar, wenn die Ressourcen nicht ausreichen, um eine gewisse (sportliche) Rolle im Leben spielen zu können.

Die Maximalkraft ist – entgegen allgemeiner Ansicht – eigentlich keine konditionelle Grundfähigkeit. Sie bildet sich erst aus zahlreichen notwendigen, ihr zugrunde liegenden Bausteinen. Die schiere Menge an Informationen über ebendiese Bausteine, die es zu entwickeln gilt, würde uns in der Trainingsplanung vor ein massives Problem stellen – wäre da nicht die Periodisierung. Mit diesem mächtigen Werkzeug schaffen Sie es, alle entscheidenden Einflussfaktoren für die Kraftfähigkeit strukturell sinnvoll, aufeinander aufbauend und sich selbst verstärkend in einen Plan zu integrieren. Gemeinsam lernen wir, wie wir es benutzen.

Das Prinzip der Spezifität: Spezifisch ist aber nicht gleich spezifisch

Körperliche Leistungen – ob diese nun im Spitzensport erfolgen oder in anderen Lebensbereichen – profitieren am meisten davon, wenn sie nach strikten und immer gleich ablaufenden Mustern trainiert oder durchgeführt werden. Allgemeinhin kennen wir die theoretische Grundlage dieser Vorgangsweise als das »Prinzip der Spezifität«.

»Spezifität ist ein grundlegendes Prinzip des Trainings, das für die Sicherung optimaler Anpassung und Leistungsverbesserung unerlässlich ist. Aus physiologischer Sicht muss ein Trainingsprogramm jene Systeme belasten, die an der Ausführung einer bestimmten Aktivität beteiligt sind, um spezifische Trainingsanpassungen zu erzielen. Um die physiologischen Systeme, die mit der Leistung in optimaler Weise verbunden sind, zu belasten, sollten drei Komponenten der Spezifität berücksichtigt werden: das energetische System, die verwendeten Muskelgruppen [in ihrer jeweiligen Arbeitsform] und die sportlich-technische Fertigkeit.«[4] Daher würde das Prinzip der Spezifität Folgendes nahelegen: Je genauer die Anforderungen im Training die energetischen Systeme, verwendeten Muskelgruppen und sportlich-technischen Fertigkeiten den Sport widerspiegeln, desto eher verbessert sich die sportliche Leistungsfähigkeit. Umgekehrt gilt: Je unähnlicher die Komponenten eines Trainingsprogramms für eine gegebene sportliche Aufgabe sind, desto unwahrscheinlicher ist es, dass sich die Leistung in dieser Aufgabe verbessert.

Wenn Sie also in etwas herausragend werden wollen, müssen Sie laut dem Prinzip der Spezifität exakt dieses Etwas trainieren – sowohl unter den vollkommen gleichen dynamischen als auch physiologischen Bedingungen. Wollen Sie Ihre Maximalkraft bei einer Wiederholung in der Kniebeuge erhöhen, trainieren Sie genau das: immer eine Kniebeuge, immer exakt eine Wiederholung, immer mit maximaler Last, immer mit maximaler Anstrengung, immer unter Wettkampfbedingungen. Obwohl es zuerst logisch klingt, auch in manchen Case Studies an Wettkampfathleten untersucht wurde und sicherlich zumindest in einer Vorwettkampfphase in leichten Abwandlungen der »Go-to-Point« von beinahe allen Coaches ist und sein muss, sollten wir dieses Thema etwas differenzierter diskutieren.[5] Denn spezifisch ist nicht gleich spezifisch.

Was die wissenschaftliche Welt, aber auch die meisten Coaches als spezifisch betrachten, würde ich gern von nun an mit dem Begriff **»tätigkeitsspezifisch«** ersetzen. Tätigkeitsspezifisches Training bedeutet also, genau die Tätigkeit zu trainieren, in der jemand gut sein will. Das wäre für einen Kraftdreikampf das wettkampfnahe Exerzieren von Kniebeuge, Bankdrücken und Kreuzheben. Man versteht darunter also die beschriebene Definition des Prinzips der Spezifität.

Dem neu besetzten Ausdruck **»spezifisch«** müssen wir etwas aufgeschlossener gegenübertreten als dem sehr eng gefassten »tätigkeitsspezifisch«. Um ihn im Bereich des Krafttrainings richtig zu deuten, brauchen wir die Kompetenz, die der Maximalkraft zugrunde liegenden Fähigkeiten zu erfassen. Genau diese werden wir in den nächsten Seiten aufs Genaueste behandeln. Damit wir nun aber den Unterschied zwischen »spezifisch« und »tätigkeitsspezifisch« verstehen, möchte ich einige Informationen vorwegnehmen. Allgemein gesprochen sind auf lange Sicht neben dem tätigkeitsspezifischen Training der eigentlichen Übungen zwei wesentliche Faktoren an der Maximalkraftleistung beteiligt. Zum einen ist dies die Unversehrtheit aller beteiligten Strukturen. Zum anderen ist es die quantitative Ausprägung der Muskelmasse. Ihr Organismus wird nur dann die genetisch höchstmögliche Leistung vollbringen können, wenn er gesund ist. Jede Verletzung, ja sogar eine etwaige Vorstufe davon führt zu einer teilweisen nervalen Hemmung von an der Bewegung beteiligten Muskeln. Ihr Körper will Sie einfach vor einer noch schlimmeren Verletzung schützen. Man kann es ihm nicht verübeln.

Nehmen wir also an, Sie hatten eine kleine und auf Dauer nicht einschränkende Verletzung Ihres linken Kniegelenks. Ihr Ziel ist die Maximierung Ihrer Kniebeugeleistung. Nun haben durch die Verletzung allerdings die Kraft und Muskelmasse Ihres Quadrizeps des linken Beins massiv gelitten. Es ist nicht nur Ihr Ansinnen, den linken Quadrizeps wieder auf das alte Niveau und darüber hinaus zu bringen, sondern auch jeder zukünftigen weiteren Verletzung vorzubeugen. Nun frage ich Sie: Obwohl die Verletzung bereits ausgeheilt ist, denken Sie, dass das tätigkeitsspezifische Training der Kniebeuge die erste Wahl in Ihrem Training sein sollte? Meinen Sie, dass Sie mit Kniebeugen nahe Ihren 100 Prozent der Maximalkraft das Ziel erreichen werden, Ihren linken Quadrizeps an Ihren rechten angleichen zu können und gleichzeitig optimale Verletzungsprophylaxe zu betreiben? Richtig. Die Antwort kann nur »Nein« lauten. In dieser Phase Ihres Trainings wäre es weit wichtiger, sich gezielt auf den muskulären Aufbau Ihres Quadrizeps zu fokussieren und diesen mit möglichst kontrollierten und wenig komplexen Bewegungen wieder auf Vordermann zu bringen. Hier muss man vom »Prinzip der (Tätigkeits-)Spezifität« abweichen und jene notwendigen Übungen trainieren, die in genau dieser momentanen Phase das Wichtigste – also individuell Spezifischste – sind.

Um das Ziel von Muskelaufbau zu erreichen, brauchen wir andere Belastungsvariablen, eventuell andere Übungen und andere Zugänge als für das Ziel Maximalkraft. In Ihrer aktuellen Situation ist vielleicht die Leg Extension oder die Leg Press in einem leicht höheren Wiederholungszahlbereich gewinnbringender als eine Maximalkraftkniebeuge – obwohl beide Übungen und die Wiederholungszahlbereiche kaum als tätigkeitsspezifisch zu kategorisieren sind. Zwar wären auch wenige und schwere Wiederholungen in der Wettkampfübung nahe der Maximalkraft dazu geeignet, Muskelmasse aufzubauen, allerdings weit weniger effizient.[6, 7] An Wettkampf ist unmittelbar somit nicht zu denken. An individuelle Spezifik sehr wohl. Und das individuell Spezifischste sind zu diesem Zeitpunkt des Trainingsplans Muskelaufbau und Verletzungsprophylaxe. Das wird Ihnen erlauben, in der Zukunft wieder an Maximalkraftkniebeugen zu denken und an Wettkämpfen teilzunehmen.

Individuell spezifisch ist also all das, was Ihnen aktuell am ehesten hilft, auf lange Sicht das meiste aus sich herauszuholen. Es bildet Ihre Ressourcen, die notwendig sind, um längere Phasen der »Tätigkeitsspezifik« ohne Verletzung durchzustehen. »Individuell spezifisch« bedeutet für jedes Individuum in jeder Trainingsphase etwas anderes, auch wenn deren ultimative Zielsetzung die gleiche ist. Für eine möglichst hohe maximale Kniebeugeleistung ist für den einen die Muskelmasse seines Quadrizeps das Wichtigste, da dieser das schwächste Glied in der Kette ist. Für die andere ist es die Verstärkung ihrer passiven Strukturen der Lendenwirbelsäule, da sie vielleicht an einer Bandscheibenproblematik laboriert hat und diese ihre Kniebeugeleistung limitierte. Natürlich müssen beide Individuen wieder tätigkeitsspezifische Bewegungen in ihr Training integrieren und diese umso mehr favorisieren, je näher sie einem Wettkampf kommen. Doch in einer Phase, in der es vor allem um die Vorbereitung geht, gilt es für beide, ihre Ressourcen zu erhöhen, und zwar durch individuell spezifisches und nicht unbedingt durch rein tätigkeitsspezifisches Training. Für eine dritte Person kann der individuell spezifischste Inhalt wiederum das eigentliche Training der Kniebeuge mit maximalen Lasten sein, da sie ausreichend Muskelmasse und gesunde und belastbare Strukturen mitbringt. Hier wären »individuell spezifisch« und »tätigkeitsspezifisch« deckungsgleich.

Sie können sich sicher bereits denken, dass es hier sinnvoll sein kann, das Training in Zyklen einzuteilen – also zyklisiert zu arbeiten. Dadurch lassen sich die für die jeweilige Zielsetzung notwendigen Trainingsinhalte viel strukturierter und übersichtlicher aufteilen und effizienter durchführen. Tendenziell kann man sagen, dass Sie zu einem etwaigen Wettkampf hin die Trainingszyklen immer tätigkeitsspezifischer gestalten sollten. Je länger es noch bis zu einem Wettkampf hin ist, desto individuell spezifischer arbeiten Sie in Zyklen an Ihren eigenen subjektiven Problemstellen – egal, ob Sie diese nun rehabilitativ oder präventiv behandeln oder ob Sie »nur« eine detektierte Schwachstelle verbessern wollen.

Anders ausgedrückt, gibt es somit eher wettkampfferne, ressourcenaufbauende Zyklen und wettkampfnahe, ressourcenverwendende Zyklen. Trainingsabschnitte, in denen Sie sich entweder ausschließlich um das eine oder um das andere kümmern, sind selten. Es ist, wie in nachfolgender Grafik ersichtlich, immer eine Kombination von beiden – allerdings mit einer Schwerpunktsetzung –, sodass Sie am Ende Ihre Ressourcen optimal ausgeschöpft, aber nicht überstrapaziert haben und Sie nicht unter die »Überlastungsgrenze« kommen.

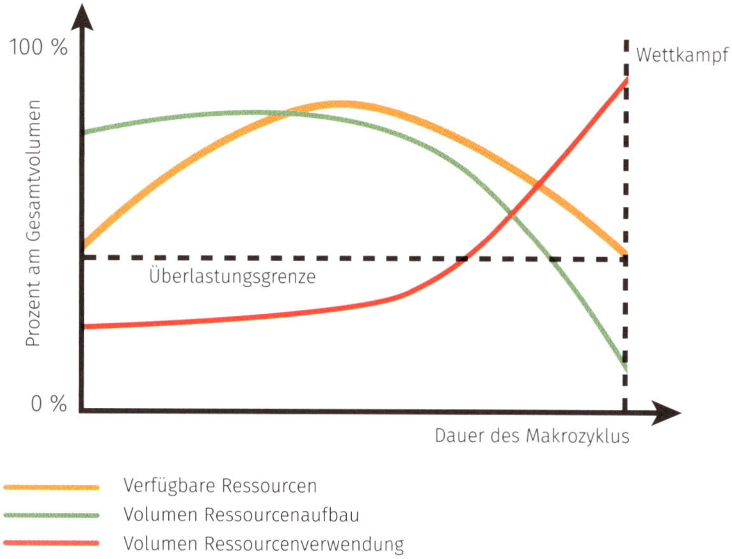

Ressourcenaufbau und Ressourcenverwendung halten sich über den Makrozyklus hinweg gesehen die Waage, sodass die verfügbaren Ressourcen niemals »gefährlich wenig« werden.

Das Verständnis um die Ressourcentheorie lässt Sie selbst oder Ihre Athletinnen und Athleten langfristig verletzungsfrei trainieren. Nur so haben Sie eine Chance, Ihr genetisches Limit oder das Ihrer Schützlinge zu erreichen. Ein perfekter Plan, der darauf fußt, Woche für Woche das Gleiche zu tun, kann auf Dauer nicht perfekt sein. Denn entweder ist er eher darauf ausgelegt, die Ressourcen zu erhöhen, oder er baut auf ihnen auf und verwendet und verbraucht sie somit.

Zusammenfassend kann man sagen: Individuelle Spezifik erhöht Ihre Ressourcen. Tätigkeitsspezifik nutzt diese. Wird eines von beiden gegenüber dem anderen zu lange unverhältnismäßig favorisiert, laufen Sie eher Gefahr, sich zu verletzen, oder Sie erreichen Ihre maximale Leistung nicht. Die Grafik auf Seite 27 zeigt: Wenn Sie sich nicht um Ihre Ressourcen kümmern, betreiben Sie früher oder später Raubbau an Ihrem Körper.

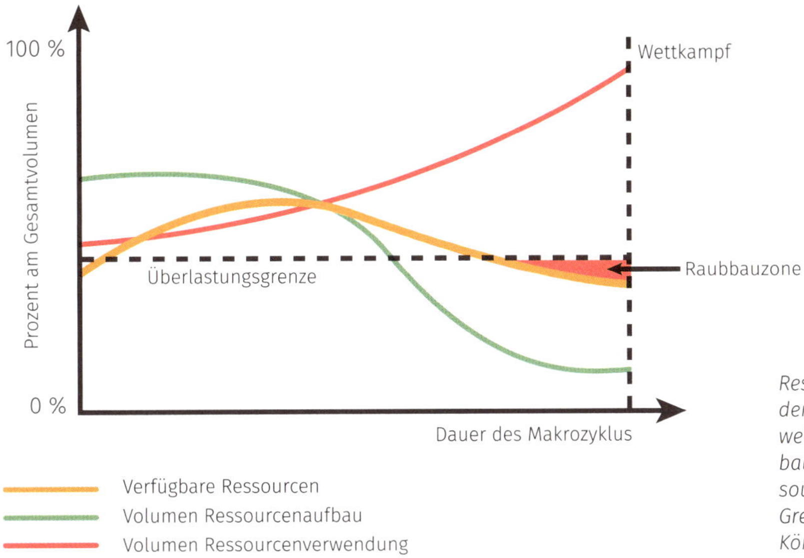

Ressourcenverwendung ist über den Makrozyklus hinweg gesehen weit höher als der Ressourcenaufbau, sodass die verfügbaren Ressourcen unter eine »gefährliche« Grenze fallen und »Raubbau« am Körper begangen wird.

Konzentrieren Sie sich auf der anderen Seite ausschließlich auf deren Aufbau (Grafik unten), werden Sie in Wettkämpfen nicht bestehen, da Sie nicht gelernt haben, auf Ihre Ressourcen zuzugreifen und sie zu benutzen.

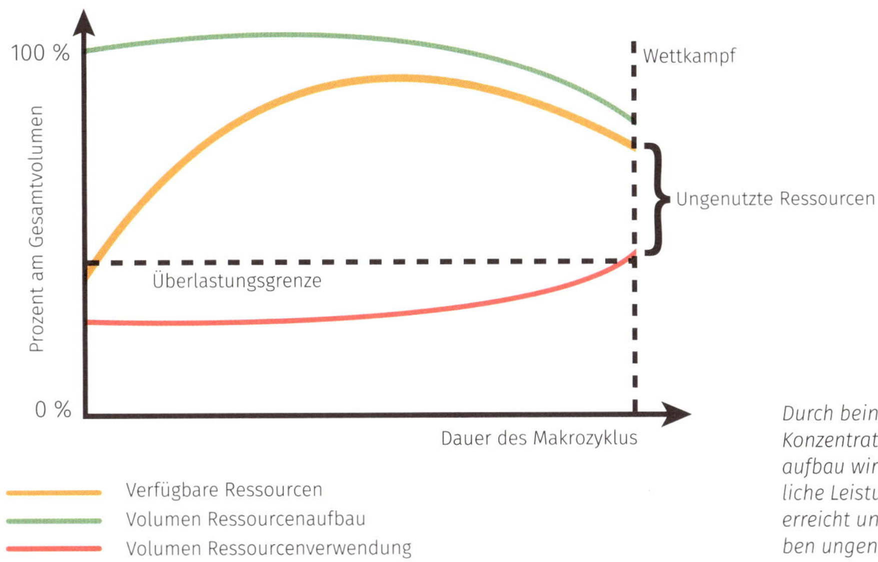

Durch beinahe ausschließliche Konzentration auf den Ressourcenaufbau wird das maximal mögliche Leistungspotenzial niemals erreicht und viele Ressourcen bleiben ungenutzt.

Wie so oft habe ich ein Beispiel aus der Praxis für Sie. Ein sehr guter Freund von mir und einer der besten Kraftdreikampf-Coaches im deutschsprachigen Raum übernahm im Jahr 2017 eine Athletin, die sich aus dem CrossFit® und olympischen Gewichtheben zurückziehen wollte, um sich im Kraftdreikampf zu versuchen. Diese Frau hatte über Jahre sehr vielfältig trainiert. All ihre körperlichen Strukturen waren in den verschiedensten Richtungen zug- und druckfest. Neben einer ausgeprägt hypertrophierten Muskulatur hatte sie auch ein hohes Maß an kardiovaskulärer Ausdauer und verstand es, Coaching-Anweisungen perfekt umzusetzen. Man könnte sagen, sie brachte ein einzigartiges Paket an Ressourcen mit, die nur darauf warteten, endlich eingesetzt zu werden. Mein Freund gab ihr einen sehr wettkampfspezifischen (tätigkeitsspezifischen) Plan, mit dem sie in den drei Disziplinen Kniebeuge, Bankdrücken und Kreuzheben, aufbauend auf ihren Ressourcen, so stark wie möglich werden sollte. Und das wurde sie auch. Die erste Meisterschaft verhalf ihr zur Qualifikation für die Staatsmeisterschaft, die sie als Dritte beendete. Ihre Leistung war hoch genug, um ins Nationalteam aufgenommen zu werden – und das nach ihrem erst zweiten Wettkampf. Damit ging ihr erstes Wettkampfjahr im Kraftdreikampf ausgesprochen erfolgreich zu Ende. Coach und Athletin konnten zufriedener nicht sein.

Nun frage ich Sie: Welchen Trainingsplan würden Sie dieser Athletin für die nächste Saison geben? Genau. Exakt jenen, der im letzten Jahr so gut funktioniert hat. »Never change a winning team«, wie es so schön heißt. Mit einem sehr ähnlichen Plan konnten die beiden die Leistungen des letzten Jahres nicht nur erneut abrufen. Diese wurden sogar bei Weitem überboten. Als erste Österreicherin, die in ihrer Gewichtsklasse ohne unterstützendes Equipment über 100 Kilogramm auf der Bank gedrückt hatte, wurde sie nicht nur Staatsmeisterin, sondern auch Fünfte bei den Europameisterschaften. Sollte mein Freund hier ein Talent sondergleichen gefunden haben und ihr mit einem anscheinend perfekten Plan das Tor zu internationalen Spitzenleistungen geöffnet haben? Es sah alles danach aus.

Im dritten Wettkampfjahr kam es dann jedoch bereits in den Wettkampfvorbereitungen zu erkennbaren Einbußen in der Leistung. Damit nicht genug, hatte unsere Athletin mit kleinen, aber störenden sportartbedingten Problemchen in den verschiedensten Bereichen ihres Körpers zu kämpfen. An eine Leistungssteigerung war nicht zu denken. Und all das, obwohl der exakt selbe Plan verwendet wurde, der sich als so erfolgreich erwiesen hat. Was war passiert? Wir konnten uns zuerst keinen Reim darauf machen. Als aufgrund der

Coronapandemie alle Wettkämpfe eingestellt wurden und wir etwas Abstand gewinnen konnten, erkannte mein Freund das Problem. Nicht umsonst befand er sich in der Topliga der Trainer. Der Grund für diese Leistungseinbußen, die ganzen kleinen Verletzungen und die »Unlust«, einen ähnlichen wettkampfspezifischen beziehungsweise tätigkeitsspezifischen Plan zu trainieren, der doch so gut funktioniert hat, lag nicht im Detail. Das große Ganze war schuld. Wir dachten zu reduktionistisch, zu wenig ganzheitlich. Die Athletin meines Freundes hatte über die letzten Jahre hinweg einfach all ihre Ressourcen verbraucht, wie in der folgenden Abbildung zu sehen ist.

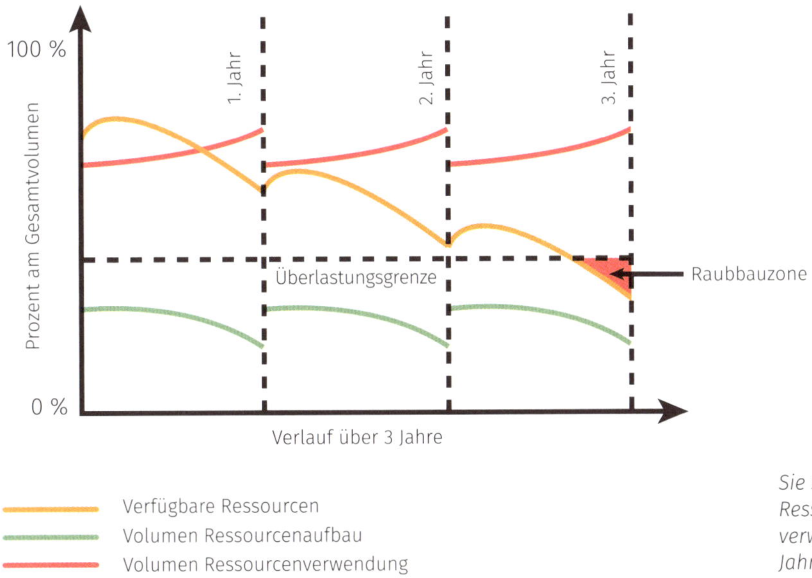

Sie sollten das Verhältnis Ressourcenaufbau zu Ressourcenverwendung auch über mehrere Jahre überwachen.

Es war wieder an der Zeit, vermehrt Verletzungsprophylaxe und Muskelaufbau in spezialisierten Zyklen zu adressieren. Beides sind – wie Sie gleich erfahren werden – unentbehrliche Grundlagen für eine Maximierung von Kraftleistungen. Dadurch, dass unsere Athletin durch ihre ehemalige Sportart ein so hohes Maß an körperlichen Ressourcen in den Kraftdreikampf mitgebracht hat, war ein wettkampfspezifischer beziehungsweise tätigkeitsspezifischer Plan das optimale Mittel, um sie schnellstmöglich kompetitiv zu machen. Der Plan war perfekt. Für genau diese Situation in genau dieser Zeit. Nach der Saison – so die Schlussfolgerung – müssten mein Freund und seine Athletin sich ab nun wieder vermehrt um den Wiederaufbau ihrer Ressourcen kümmern, um diese auf einem gewissen Niveau zu halten. Auf der anderen Seite waren es auch äußere Faktoren – das negative Arbeitsumfeld und der persönliche Bereich –, die es ihr durch ständigen Druck unmöglich machten, an die alten Leistungen anzuknüpfen. Heute bin ich mir sicher, dass die Veränderung des Fokus im Trainingsplan zumindest eine weitere Stagnation, insbesondere bezogen auf den ersten Grund, hätte verhindern können. Zweiterer wäre allein durch das Coaching nicht zu lösen gewesen.

Es war ein wundervoller Lernprozess und eine Offenbarung dahingehend, wie wichtig neben all der Wissenschaft auch ganzheitliches Denken und Erfahrungen sind. Genau so funktioniert Trainingsplanung. Wir bewegen uns zwar immer im evidenzbasierten Rahmen, müssen uns aber mit ständigem Feedback und durchgehender Selbstkontrolle jene Erfahrungen mit unseren Athletinnen und Athleten holen, die es uns erlauben, den perfekten langfristigen Plan zu erstellen. Und dieser ist zyklisch wechselnd, adaptiv, flexibel, individuell und langfristig orientiert.

Ein anderes, kürzer zu erzählendes Beispiel wäre das Training des Griffs für das Kreuzheben. Wenn dieser regelmäßig versagt und Sie mit Zughilfen viel mehr als ohne heben können, würden Sie weitere tätigkeitsspezifische Kreuzhebesätze oder -einheiten in den Trainingsplan integrieren? Das würde den restlichen Trainingsplan durch die zusätzlich hohe Arbeitslast massiv beeinträchtigen. Besser wäre es, die Griffkraft gezielt zu trainieren – mit Übungen, die einen viel geringeren »Ermüdungs-Impact« an den Körper herantragen. Das ist zwar weniger tätigkeitsspezifisch, doch in dieser Situation viel intelligenter und auf das individuelle Ziel hin gesehen trotzdem spezifisch.

Ach ja, bevor wir uns auf den nächsten Seiten den Grundlagen der Maximalkraft widmen, ist mir folgende Information noch ein großes Anliegen: Sie müssen keinen Wettkampfsport ausüben, um in manchen Zyklen wettkampfspezifisch beziehungsweise tätigkeitsspezifisch zu trainieren. Auch im reinen Gesundheitssport hat ressourcenzehrendes Training seinen Platz und ist sogar sehr sinnvoll. Wieso das so ist, erkläre ich Ihnen auf den nächsten Seiten.

Sportartenanalyse – die Voraussetzungen für die Übungsauswahl

Was genau bedeutet eigentlich »tätigkeitsspezifisch«? Welche Übung im Krafttraining der zu trainierenden Tätigkeit nun am ähnlichsten ist, muss über eine Bewegungs- beziehungsweise Sportartenanalyse eruiert werden. Nicht immer ist alles so klar wie im Kraftdreikampf, wo die Krafttrainingsübung auch automatisch die Wettkampfübung abbildet. Nehmen wir als Beispiel ein unterstützendes Krafttraining, um den vertikalen Sprung zu verbessern. Natürlich ist der Sprung selbst die tätigkeitsspezifischste Übung, doch kann ein tätigkeitsspezifisches Maximalkrafttraining helfen, höhere Sprungleistungen zu generieren.[8, 9, 10, 11] Aber welche Übungen sind nun jene, die – wenn die Grundlagen stimmen – den höchsten Übertrag haben? Dafür haben uns Zatsiorsky et al. einen hervorragenden Leitfaden zur Verfügung gestellt, den ich Ihnen nicht vorenthalten will.[12] Er nennt die optimale kinetische und kinematische Übereinstimmung von Übungen im Krafttraining mit Bewegungen im Sport »dynamische Korrespondenz«. Diese muss genauso wie das metabolische Anforderungsprofil des Trainings mit der Zieltätigkeit beziehungsweise der Sportart zusammenpassen, um von tätigkeitsspezifischem Training sprechen zu können. Die dafür zu analysierenden Punkte sind in der nachfolgenden Tabelle zusammengestellt.

Grundlegende Fragen für die Bewegungsanalyse	
Dynamische Korrespondenz der Bewegung	**Metabolisches Anforderungsprofil der Sportart**
1. Sind die beteiligten Gelenke und die leistungsbestimmenden Bewegungen die gleichen? 2. Sind die Bewegungsamplituden der Übung im Trainingsplan und der Bewegung im Wettkampfsport (in der Tätigkeit) deckungsgleich? 3. Trainiert man mit derselben muskulären Arbeitsweise? 4. Wie sieht die Lasteinleitung aus? Welchen Weg nimmt die Kraft durch den Körper (Kraftfluss)? 5. Welche Zeit steht mir für die Bewegung zur Verfügung? 6. Wo liegt der akzentuierte Bereich der Kraftproduktion? 7. Sind neuronale Mechanismen (wie zum Beispiel der Muskelspindelreflex) involviert?	1. Wie viel Energie muss pro Zeiteinheit zur Verfügung gestellt werden (Energieflussrate/Leistung)? 2. Wie viel Energie benötige ich generell (Kapazität)? 3. Mit welchem Verhältnis von Arbeit und Erholung hat man zu arbeiten?

Um Sie mit diesen Fragen nicht allein zu lassen, werden wir deren Beantwortung an einem konkreten Beispiel gemeinsam erarbeiten: Juliane muss, um einen Leistungstest zu bestehen, ihre maximale vertikale beidbeinige Sprungleistung verbessern. Ihr ist vollkommen klar, dass am eigentlichen Sprungtraining kein Weg vorbeiführt. Da sie aber selbst bereits seit einiger Zeit Krafttraining vor allem im Muskelaufbaubereich betreibt und versteht, dass gezieltere Reize das eigentliche Sprungtraining massiv unterstützen können, will sie die optimale tätigkeitsspezifische Übung in der Kraftkammer finden. Zuerst wagt sie sich an die dynamische Korrespondenz und stellt sich selbst die Frage, ob die Kniebeuge mit der Langhantel hier die optimale Wahl ist. Die leistungsbestimmenden Gelenke sind nämlich bei Sprung und Kniebeuge die gleichen – namentlich das obere Sprunggelenk, das Kniegelenk und das Hüftgelenk. Auch die Bewegungen ähneln sich stark. Einzig das obere Sprunggelenk wird beim Sprung über einen größeren Bewegungsumfang (Range of Motion) bewegt. Ansonsten können die Bewegungsamplituden sehr ähnlich gestaltet werden. Mit dieser kleinen Unzulänglichkeit können wir uns aber abfinden.

Wenn wir nun einen Punkt weiter gehen, so können wir erkennen, dass auch die muskuläre Arbeitsweise dieselbe ist. Zuerst exzentrisch-nachgebend und mit einer kurzen isometrisch-haltenden Übergangsphase wird die konzentrisch-überwindende Kontraktion eingeleitet. Sollte die Kniebeuge vielleicht die perfekte dynamische Korrespondenz zum Sprung besitzen? Es sieht alles danach aus.

Lassen Sie uns zu Punkt 4 fortschreiten: die Lasteinleitung. Und hier sehen wir das erste Mal einen signifikanten Unterschied zwischen einem Sprung und der Kniebeuge mit der Langhantel. Bei dieser erfolgt die Einleitung der äußeren Kraft (Last) über den Bereich der Schulterblätter auf den Körper und muss über die gesamte Wirbelsäule abgeleitet werden, bevor sie das Becken und die unteren Extremitäten erreicht. Das bedeutet, dass die Wirbelsäule im Kraftfluss liegt und über Muskeln »stabilisiert« werden muss. Das ist beim Sprung nicht der Fall. Hier greifen – sehr oberflächlich gesprochen – alle äußeren Kräfte beim Gesamtkörperschwerpunkt an. Das heißt für Juliane, dass sie sich um eine neue Übung umsehen muss, und sie findet diese im Belt Squat – einer Übung, bei der die Last über einen Gürtel bei der Lendenwirbelsäule auf den Körper wirkt. Dadurch ist die dynamische Korrespondenz wieder gegeben.

Wir können uns nun Punkt 5 widmen: der zur Verfügung stehenden Zeit. Diese ist beim vertikalen Sprung sehr kurz und liegt je nach Können unter einer Sekunde.[13, 14] Juliane sollte also die Kniebeuge an der Belt-Squat-Maschine so schnell wie möglich ausführen. Keine Sorge, die Last muss nicht so weit verringert werden, bis unsere Athletin einen Wert unter einer Sekunde schafft, doch sollte es ihr Ansinnen sein, möglichst explosiv an die Sache heranzugehen. Das Problem dabei ist nicht nur die Beschleunigung des Körpers, sondern auch jene der externen Last am Gerät. Wenn Juliane am Ende der Bewegung bereits in allen beteiligten Gelenken vollkommen gestreckt ist, so wollen ihr Körper, aber auch die Hantelscheiben am Gerät weiter in Bewegung bleiben. Newtons erstes Gesetz lässt grüßen. Ein Körper, der in Bewegung ist, bleibt so lange in dieser Bewegung, bis ihn eine Kraft aufhält. Diese Kraft ist die Schwerkraft. Doch sie muss ihre Wirkung erst entfalten und bei einer relativ hohen Hantelmasse, die Juliane mit ihrer unbändigen Kraft noch dazu sehr hoch beschleunigt, würde sie gemeinsam mit der Last abheben. Grundsätzlich ist das nichts Schlechtes und einem Sprung sogar inhärent. Das Problem ist die Landung mit dieser hohen Zusatzlast.

Unsere Athletin tut nun gut daran, zugunsten der Sicherheit kleine Abstriche von der dynamischen Korrespondenz zu machen. Was ihr allerdings helfen würde, wären Gummibänder, die zusätzlich zur Last so am Gerät fixiert werden, dass sie sich mit steigendem Bewegungsfortschritt immer mehr dehnen und somit die Gesamtlast nach oben zunimmt. Dadurch muss Juliane gegen eine zunehmende äußere Kraft arbeiten und die Bewegungsgeschwindigkeit sinkt trotz des Versuchs, so explosiv wie möglich zu arbeiten. Das führt zu einer geringeren Wahrscheinlichkeit, dass die Athletin mit der Last am Ende der Bewegung abhebt. Da die innere Motivation noch immer den Fokus auf ein möglichst schnelles Bewegen hat, auch wenn es sich nach außen hin nicht als solches manifestiert, genügt diese Adaptation mit Band der dynamischen Korrespondenz. Wir sind uns also einig, dass die »explosive« Kniebeuge an der Belt-Squat-Maschine mit hohem Gewicht und zusätzlichen Gummibändern nun die Übung der Wahl ist.

Um den Punkten 6 und 7 nun noch zu entsprechen, sollte Juliane vor allem in der oberen Bewegungshälfte der Streckung versuchen zu beschleunigen. Nur gut, dass wir bereits Bänder befestigt haben, die die Last nach oben zusätzlich erhöhen. Als letzten Ratschlag würde ich ihr empfehlen, den unteren Umkehrpunkt ebenfalls mit einem schnellen und harten Übergang zu absolvieren. Dadurch erhöht sich die Aktivität der Muskelspindeln. Ohne darauf explizit einzugehen, kann man durch das Auslösen dieses sogenannten Dehnungs-Verkürzungs-Zyklus eine stärkere Kontraktion der Muskulatur erwarten. Das muss allerdings behutsam antrainiert werden. Die dynamische Korrespondenz wäre also nun abgeschlossen und Juliane hat ihre optimale Übung und die korrekte Ausführung gefunden, um ihr Sprungtraining in der Kraftkammer zu ergänzen. Bitte vergessen Sie nicht, dass es hier nicht um den dafür notwendigen Ressourcenaufbau gegangen ist, der natürlich diesem tätigkeitsspezifischen Training im Plan vorzuschieben ist.

Um uns noch kurz dem metabolischen Anforderungsprofil zu widmen, benötigen wir Informationen darüber, wie denn der vertikale Sprungtest aussehen wird. Juliane hat drei Versuche mit selbst gewählten Pausenzeiten, um eine möglichst hohe Sprungleistung zu erreichen. Das bedeutet, dass die Energieflussrate maximal hoch sein muss, da in kurzer Zeit viel Arbeit absolviert wird. Die Leistung sollte also so maximal wie möglich sein. Dies klappt am besten mit den in der Zelle gespeicherten Energieformen Adenosintriphosphat (ATP) und Kreatinphosphat (KrP). Um dieses System zu trainieren, muss Juliane auch im Training hohe Lasten intuitiv möglichst schnell bewegen, wenige Wiederholungen durchführen und sich lange Pausen gönnen. Da sie nur drei Versuche absolvieren muss, die allesamt unter einer Sekunde dauern, und sie zwischen diesen Versuchen lange Pausen zur Erholung hat, ist die Kapazität kein Problem und muss hier nicht sonderlich beachtet werden. Am Ende unserer tätigkeitsspezifischen (Sportarten-)Analyse stehen also die folgenden Punkte:

- Kniebeugen an der Belt-Squat-Maschine
- Hohe Last und zusätzliche Widerstandsbänder
- Explosive Ausführung
- Wenige Wiederholungen (eine bis maximal vier oder fünf)
- Satzanzahl richtet sich nach Können und Zeitressourcen
- Schneller und harter unterer Umkehrpunkt
- Lange, vollständige Pausen zwischen den Sätzen

Das Einzige, was noch zu überlegen wäre, am Ende jeder Wiederholung die Fersen anzuheben und sich auf den Zehenballen nach oben zu drücken, um einen Sprung anzudeuten. Leider kann es sein, dass dadurch die Bewegung instabil wird und die explosive Ausführung, die Last und die Sicherheit darunter leiden.

Wir sollten uns nun noch dem Gesundheitssport widmen, in dem kaum Wettkämpfe oder Tests gefordert sind. Auch auf diesem Gebiet müssen wir als Coaches zuallererst den Alltag und die Wünsche der Athletinnen und Athleten analysieren, um darauf einen optimalen Trainingsplan erstellen zu können. Sind zum Beispiel bei einer älteren Person das problemlose Niedersetzen und Aufstehen von einem Sessel das Ziel, haben wir jene Bewegung, die wir im Training dynamisch korrespondierend simulieren müssen, eigentlich bereits gefunden. Was halten Sie von einer Box-Kniebeuge mit Langhantel oder auf einer Belt-Squat-Maschine? Das klingt im ersten Moment sehr tätigkeitsspezifisch. Ist das noch nicht möglich, macht es Sinn, zuerst spezifisch die Muskelmasse der beteiligten Muskeln aufzubauen – in vorgelagerten Zyklen an Geräten, an denen das Körpergewicht keine Rolle spielt.

Analysieren Sie die Wünsche und Ziele Ihrer Athletinnen und Athleten und überlegen Sie sich die optimalen dynamisch und metabolisch korrespondierenden Übungen dazu. Wenn Sie nun noch die Grundlagen dieser Übungen herausfinden, wie das zum Beispiel gesunde Strukturen und ein hohes Maß an Muskelmasse sein können, müssen Sie die Inhalte nur noch zyklisieren, und voilà: Sie haben einen Trainingsplan. Wie sich all das auf dem Gebiet der Maximalkraft verhält, lernen Sie in diesem Buch.

Die Grundlagen der Maximalkraft

Ich habe Sie lange genug auf die Folter gespannt. Sie wissen nun um die Wichtigkeit Bescheid, jede einzelne zur Erhöhung der Maximalkraft notwendige Grundfähigkeit im Training zu adressieren. Lassen Sie uns gemeinsam herausfinden, um welche Grundlagen es sich handelt, und jede einzelne im Detail besprechen. Nur wenn wir verstehen, welchen Einfluss diese physiologischen, morphologischen, psychologischen und sozialen Größen auf unsere Leistungsentwicklung haben, werden wir sie auf Dauer und mit dem ihnen gebührenden Respekt im Training berücksichtigen. Greg Nuckols hat bereits 2016 versucht, diese zu veranschaulichen.[15] In der folgenden Darstellung können Sie sich ein eindrucksvolles Bild von den zahlreichen Faktoren machen, die unsere Maximalkraftleistung bestimmen.

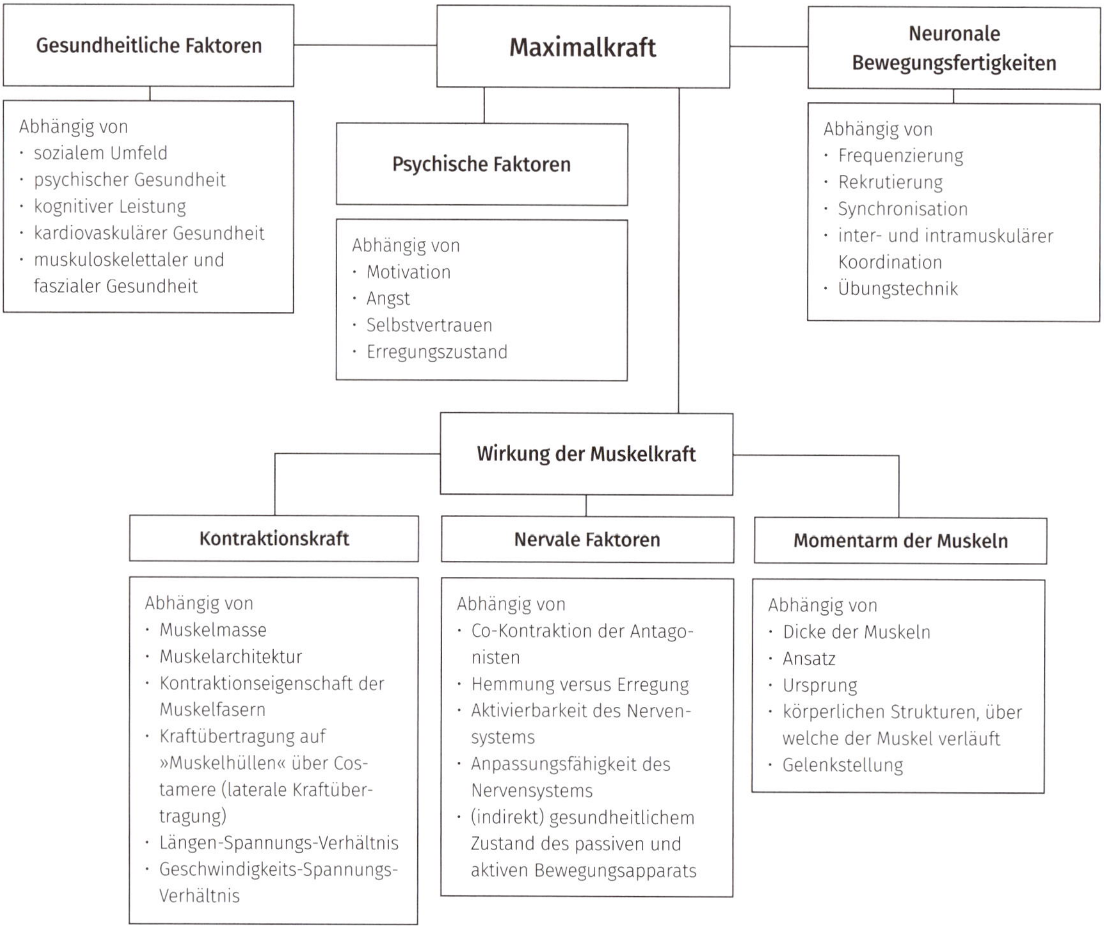

Die Maximalkraft wird von zahlreichen von uns beeinflussbaren, aber auch nicht beeinflussbaren Variablen bestimmt.

Des Verständnisses wegen werde ich ab Seite 37 versuchen, die Grundlagen der Maximalkraft zwei groben Kategorien zuzuordnen. Keineswegs sollte das aber den Eindruck einer eindeutigen und harten Trennung erwecken. Vielmehr dient diese strukturelle Aufteilung dazu, Tendenzen zu verstehen. **Kategorie 1** – nennen wir sie die **grüne Phase** – umfasst alle Grundlagen der Maximalkraft, die eher dem Ressourcenaufbau inhärent sind. **Kategorie 2** – die **rote Phase** – beinhaltet jene direkt der Maximalkraft zuträglichen Fähigkeiten, die auf den Ressourcen aufbauen und von diesen »zehren«; sie also eher nutzen, anstatt sie zu erweitern. Manche Inhalte werden wir etwas genauer betrachten, andere nur kurz umreißen, da sie außerhalb des Rahmens dieses Buches liegen.

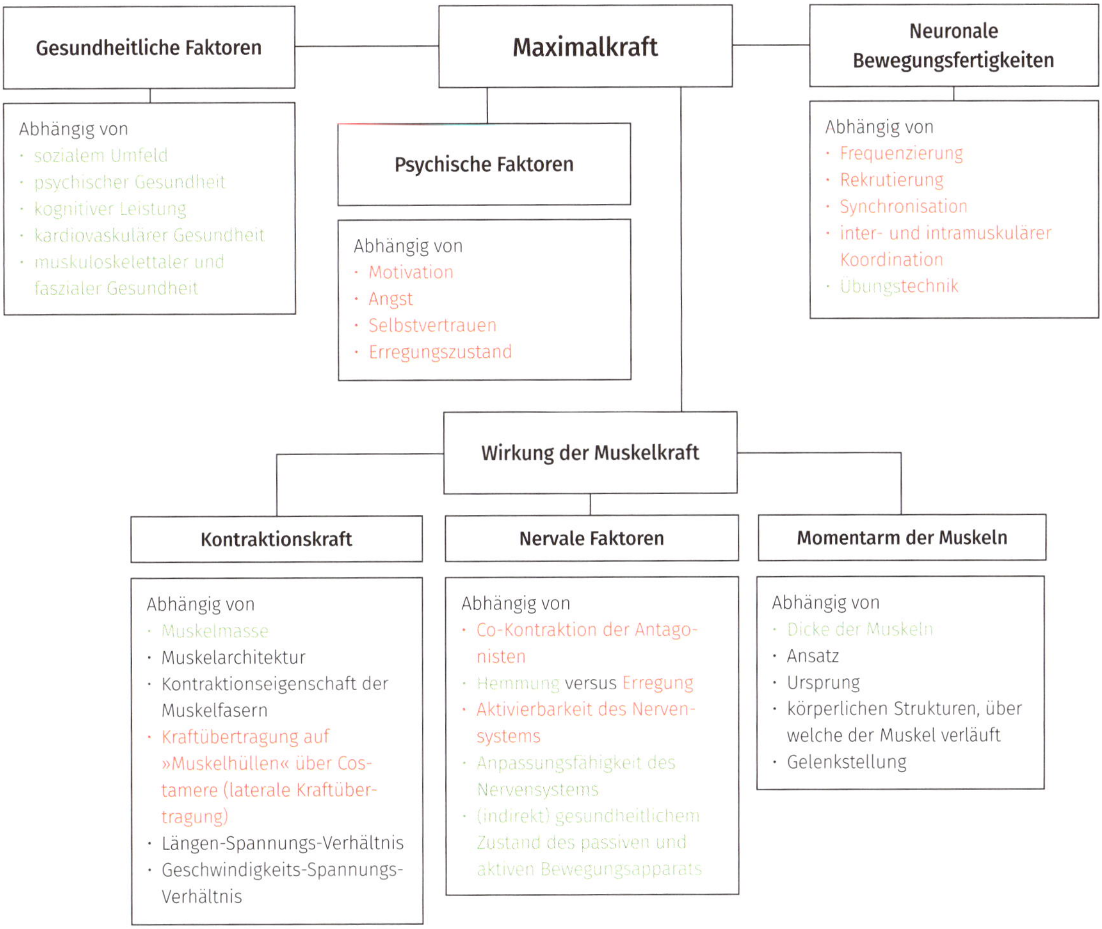

Die Einflussgrößen der Maximalkraft kann man in indirekte, eher ressourcenaufbauende und direkte, eher ressourcenverwendende Variablen einteilen.

Die grüne Phase

Lassen Sie uns mit der grünen Phase, der Phase der ressourcenaufbauenden Grundlagen der Maximalkraft, beginnen. Die Inhalte, die vorrangig in dieser Zeitspanne Beachtung finden, werden in einem durchdachten Trainingsplan jedoch auch in der roten Phase einfließen – allerdings in einer geringeren Quantität. Würde man zu lange ausschließlich die individuell spezifischen Inhalte oder ausschließlich die tätigkeitsspezifischen Inhalte trainieren, gingen deren positive Auswirkungen in der jeweils anderen Phase verloren. Wir wollen also keine strikte Trennung anstreben, sondern eine tendenzielle Schwerpunktsetzung.

Der Kraftfluss – der Weg der Kraft durch den Körper

Ihnen kommt das Thema bekannt vor? Dann möchte ich mich ausdrücklich dafür bedanken, mein Buch *Kniebeuge, Bankdrücken, Kreuzheben. Mit funktioneller Bewegungsanalyse zur Peak-Performance* erworben zu haben. Für alle anderen will ich diesen Punkt etwas genauer ausführen. Das Wissen um das Konzept des Kraftflusses, das im deutschsprachigen Raum durch Axel Gottlob Verbreitung gefunden hat, hilft uns, Anpassungen erst richtig zu verstehen und die Integration vielseitiger Übungen in einen Trainingsplan nachvollziehen zu können.[16]

Wenn Sie Ihren Körper mit einer äußeren Kraft – gern auch als Last bezeichnet – belasten, so muss diese an irgendeiner Stelle Ihres Körpers über eine Gegenkraft wieder abgeleitet werden. Ansonsten werden Sie beschleunigt und bewegen sich durch den Raum. Positionieren Sie zum Beispiel eine Langhantel auf Ihrem oberen Rücken und beginnen mit der Ausfallschrittkniebeuge, so wird die äußere Kraft über Ihren oberen Rücken in den Körper eingeleitet und über den linken und rechten Fuß wieder in den Boden mittels der Bodenreaktionskräfte abgeleitet. Zwischen den beiden Kraftangriffspunkten durchfließt die Last nun jede Struktur, die eine notwendige Verbindung dieser Punkte darstellt. Man spricht vom sogenannten Kraftfluss, der alle Körpersysteme belastet, die in ihm liegen. Um es mit wissenschaftlicher Präzision zu sagen: »Der Kraftfluss ist der Weg einer äußeren Kraft und/oder eines Moments vom Angriffspunkt (Stelle der Einleitung) bis zu der Stelle, an der diese durch eine Reaktionskraft und/oder ein Reaktionsmoment aufgenommen wird – also abgeleitet wird.«[17] Auf unser Beispiel zurückkommend können wir also festhalten, dass die gesamte Wirbelsäule, das Becken und die untere Extremität mit allen zu ihnen gehörenden Gelenken unterhalb der Langhantel im Kraftfluss liegen. Jede Struktur, die die Last ableiten muss, wird also belastet. Ob diese Belastung für eine Anpassung ausreicht, liegt an der Höhe der Last und mit welchem Volumen und welcher Häufigkeit sie an die Struktur herangetragen wird. Die notwendige Voraussetzung für eine Anpassung ist jedoch durch die Lage im Kraftfluss gegeben.

Nun nehmen wir während einer Ausfallschrittkniebeuge die unterschiedlichsten Gelenksstellungen ein. Mit jeder neuen Position wird die Last über die im Kraftfluss liegenden Strukturen leicht anders abgeleitet. Stellen Sie sich nur mal das Hüftgelenk vor. Während des Beuge- und Streckvorgangs berühren sich die beiden Gelenkspartner immer an anderen

Stellen. Genau an diesen wird die Last abgeleitet. Sie liegen im Kraftfluss, werden belastet und bekommen die Chance, sich anzupassen, also druckfester zu werden, um in Zukunft mehr Stress zu tolerieren. Erst durch Bewegung ändern sich die Kontaktflächen und machen das Gelenk vollständig belastungstoleranter. So wie in Gelenken verhält es sich auch in anderen Strukturen. Ihr Oberschenkelknochen liegt sowohl in oberster als auch in unterster Position im Kraftfluss. Allerdings wird die Last in jeder Position anders durch diesen durchgeleitet. Das führt dazu, dass er sich nicht nur in einer Richtung verstärkt, sondern in mehreren. Noch günstiger wäre es, weitere Übungen in den Trainingsplan zu integrieren. Diese setzen den im Kraftfluss liegenden Oberschenkelknochen wieder von anderen Richtungen von außen her mit Druck oder über die an ihm ansetzenden Muskeln von innen her mit Zug unter Stress. Die darauffolgende Anpassung ist also viel multidirektionaler, als wenn Sie nur eine einzige Übung durchführen würden.

Wenn es Ihr Ziel ist, einen robusten und sehr widerstandsfähigen Organismus zu erreichen, dann sollten Sie darauf achten, dass alle Strukturen von den verschiedensten Richtungen her mit Last durchflossen werden. Das funktioniert am besten mit unterschiedlichen Übungen, die über eine sinnvolle Range of Motion durchgeführt werden. Sie verbessern damit Ihre Belastungstoleranz auf vielseitige Weise und erhöhen die Ihnen zur Verfügung stehenden Ressourcen. Darauf können Sie im weiteren Training aufbauen.

Und wieder will ich mit einem Beispiel schließen: Stellen Sie sich vor, Ihr Wunsch ist es, im Kreuzheben unfassbar stark zu werden. Nun, wer hat diesen Wunsch nicht? Sie erstellen einen Trainingsplan und merken, dass Sie die Bewegung in gewissen Phasen – wenn die Last sehr schwer wird – nicht mehr zu 100 Prozent kontrollieren können. Ihr unterer Rücken rundet sich. Er entlordosiert. Dadurch kann es sein, dass die Kompressionskraft entlang der Wirbelsäule über eine kleinere Fläche der Bandscheiben, aber auch der Wirbelkörper abgeleitet wird. Das ist per se noch kein Problem, keine Sorge. Wenn allerdings genau jene Punkte, über welche die Last bei rundem Rücken abgeleitet wird, nicht vorbereitet sind, dann sind die dort liegenden Strukturen nicht optimal belastungstolerant. Ihnen fehlen die Ressourcen für eine Lastableitung über einen runden Rücken. Eine Verletzung ist dadurch nicht vorprogrammiert, aber auf jeden Fall wahrscheinlicher. Wie hätten Sie diesen Bereich besser vorbereiten können, damit ausreichend Ressourcen vorhanden sind, um auch ungewollte Belastungen zumindest eine Zeitlang zu tolerieren? Hätten Sie zusätzlich zu – »korrekt« ausgeführtem – Kreuzheben über längere Zeit auch Übungen eingeplant, die Sie bewusst und kontrolliert mit rundem Rücken durchführen, hätten Ihre Strukturen die Chance gehabt, sich durch Verstärkung besser vorzubereiten, und zwar auch jene Bereiche, die durch ausschließliches Training mit neutralem Rücken nicht optimal belastet werden. Bei passiven Strukturen wie Knochen dauert eine merkbare Anpassung circa acht Monate, bei Bändern und Sehnen sprechen wir oft von einem Jahr, obwohl die Studienlandschaft hier etwas widersprüchlich ist.[18, 19, 20, 21]

Um Ressourcen aufzubauen, tragen Sie an Ihren Körper die verschiedensten Kraftflüsse heran. All Ihre passiven, aber auch aktiven Strukturen werden belastbarer und Sie erschaffen einen Organismus, der auf jedmöglichen mechanischen Stress vorbereitet ist – innerhalb und außerhalb des Trainings. Die grüne Phase lebt von vielfältigen Lasteinflüssen. In der roten Phase ist dafür keine Zeit mehr.

Unzerbrechlich werden – stärken Sie Ihre Knochen

Unser Körper ist Profi darin, Kräfte, die von außen an uns herangetragen werden, abzuleiten. Spätestens seit dem Konzept des Kraftflusses wissen wir darüber Bescheid. Nun gilt es, dieses Know-how für Ihre Trainingsplanung zu erweitern. Wenn nun jede Struktur zwischen Kraftangriffs- und -ableitungspunkt potenziell Kräfte ableitet, so kann sie das nur unter einer Bedingung: Ihre eigene strukturelle Integrität ist stärker als die Kraft, die auf sie wirkt. Ist sie das nicht, gibt sie nach. Das führt akut entweder dazu, dass Sie die Belastung reduzieren müssen, Sie die einwirkende Kraft möglichst schnell auf andere Bereiche umleiten sollten oder Sie sich leider verletzen. Langfristig gibt es nur eine Antwort: »Stärken Sie Ihre Strukturen!« Das gilt, egal, ob dies nun Muskeln, fasziales Gewebe wie Sehnen und Bänder oder eben Knochen sind. Je stärker sich alle an der Kraftableitung beteiligten Einzelteile präsentieren, desto höher ist die Kraft, die Sie einem Widerstand entgegenbringen können. Das ist mechanisch nur logisch. Doch auch das Nervensystem betreffend tun Sie gut daran, alles in Ihrer Macht Stehende zu tun, um Knochen, Muskeln und fasziales Gewebe so zug- und druckfest wie möglich zu gestalten. Durch zahlreiche Rezeptoren weiß Ihr zentrales Nervensystem sehr gut um die Beschaffenheit Ihres Körpers Bescheid. Es wird den Teufel tun, Muskeln maximal zu aktivieren, wenn nicht sicher ist, dass Ihr Körper dies auch aushält. Jeder Hemmmechanismus hat zumindest in einer gewissen Phase, in der er auftritt, die wichtige Rolle, Bewegungen überhaupt erst exakt ausführen zu können oder Sie vor Verletzungen zu schützen. Mehr darüber erfahren Sie ab Seite 47. Was allerdings kein Grund für erhöhte Hemmungen sein sollte, sind zu schwache Strukturen.

In der grünen Phase geht es also primär darum, die kraftableitenden Elemente Ihres Körpers auf das vorzubereiten, was in der roten Phase unweigerlich den Hauptteil des Trainingsplanes ausmachen wird: das schwere, maximale Training jener Bewegungen, in denen Sie stark werden wollen. Die grüne Phase schafft somit das stabile Fundament. In der roten Phase bauen Sie darauf Ihren Leistungs-Wolkenkratzer auf. Je fester das Fundament ist, desto höher kann der Wolkenkratzer werden.

Sie sind nun sicher gespannt darauf zu erfahren, wie Sie Ihre aktiven und passiven Elemente verstärken. Lassen Sie uns keine Zeit mehr vergeuden und gehen wir in medias res. Die nächsten Seiten sind ganz Ihren Knochen gewidmet und wie Sie sie als solides Fundament der Maximalkraftleistung unzerbrechlich machen.

Mit 740 000 Betroffenen in Österreich und damit verbundenen jährlichen Kosten von 707 Millionen Euro ist Osteoporose ein massiver wirtschaftlicher Faktor. In Europa schlägt diese Volkskrankheit mit 31 Milliarden Euro pro Jahr zu Buche.[22] Osteoporose ist nichts anderes als eine Erkrankung des Skelettsystems, die in einer reduzierten Knochendichte resultiert. Bereits seit dem letzten Jahrhundert, spätestens jedoch mit der Publikation der LIFTMOR-Studienreihe (die Abkürzung steht für *Lifting Intervention For Training Muscle and Osteoporosis Rehabilitation*) ist es wissenschaftlich erwiesen, dass durch regelmäßige und ausreichend hohe Kraftreize die Knochendichte auch im fortgeschrittenen Alter signifikant erhöht werden kann.[23, 24, 25, 26, 27, 28, 29] Und das trifft bereits bei zwei wöchentlichen 30-minütigen Trainingseinheiten über acht Monate hinweg zu. Ein wichtiges Kriterium darf aber keinesfalls außer Acht gelassen werden: die Intensität. Wie wir in Kapitel 2 ab Seite 120 lernen werden, versteht man unter Intensität die Höhe des Reizes in Bezug auf die Maximalkraft. Diese sollte für die Erhöhung der Knochendichte außer im Anfängerstadium zumindest 80 Prozent betragen. Ist das Ihr Ziel, so müssen Sie also mit mehr als 80 Prozent jener Last arbeiten, die Ihnen eine vollständige Wiederholung erlaubt. Nur so werden durch die sogenannte Mechanotransduktion ausreichend mechanische Reize (Druck von außen auf oder Zug der Muskeln an den Knochen) in elektrochemische Signale umgewandelt. Sie erhöhen die Tätigkeit der Osteozyten (Knochenzellen), was zu einer stärkeren Aktivierung von sogenannten Osteoblasten führt. Darunter versteht man die spezialisierte Knochensubstanz aufbauenden Zellen. Somit kann indirekt über den Zug der Muskeln am Knochen und direkt über Lastableitung – egal ob durch Kompressionskräfte, Torsionskräfte, Biegekräfte oder Scherkräfte – eine langfristige Verstärkung des Knochens erfolgen,[30, 31] vorausgesetzt, die Intensität ist eben hoch genug. Je höher diese ist, desto größer ist die Wirkung.[32, 33, 34] Um die Knochen in allen Richtungen dicht und fest zu gestalten, sollte sie die äußere Kraft in zahlreichen Richtungen durchfließen. Jede körperliche Struktur passt sich genau entgegen der wirkenden Last an. Das bedeutet: Multidirektionale, unterschiedlich durch den Körper fließende Kräfte führen zu einer vollständigeren Verstärkung als immer die gleichen »Kraftvektoren« (Wolff'sches Gesetz).[35] Trainieren Sie also nicht nur schwer, sondern auch mit einer relativ großen Übungsvielfalt über eine möglichst große und sinnvolle Range of Motion.

Fragen Sie sich, warum ich über die Volkskrankheit Osteoporose schreibe, wenn doch die Leistungsmaximierung im Krafttraining das Thema dieses Buches ist? Die Antwort lautet: weil uns dieses Beispiel eindrucksvoll zeigt, was notwendig ist, um unsere primären lastableitenden Körperstrukturen – die Knochen – auf hohe Leistungen vorzubereiten. Denn genauso, wie man sie »nur« auf ein gesundes Niveau bringen kann, ist eine überschießende Maximierung der Knochendichte möglich, mit dem Zweck, Lasten zu tolerieren, die den meisten Menschen verwehrt bleiben. Was wir wollen, sind also starke Knochen. Ein dafür optimales Training – in jedem Alter – sieht im Großen und Ganzen wie folgt aus:

- **Intensität:** ab 70 oder 80 bis 100 Prozent des Einwiederholungsmaximums* (One-Repetition-Maximum, kurz 1RM)
- **Volumen:** 5 bis 15 oder mehr Sätze pro Woche pro Körperregion
- **Anstrengungsgrad:** nicht so wichtig, solange die Intensität passt
- **Frequenz:** zwei- bis dreimal pro Woche pro Körperregion
- **Pausensetzung:** vollständig, aber nicht so wichtig, solange die Intensität passt

* One-Repetition-Maximum oder Einwiederholungsmaximum: maximales Gewicht, das jemand in einem vordefinierten Bewegungsablauf und maximaler willkürlicher Anstrengung genau einmal bewegen kann. Es kann tatsächlich nur ein einziges Mal – je nach Übung – gehoben, gedrückt oder gezogen werden, zum Beispiel beim Kreuzheben, Bankdrücken oder Klimmzug.

- **Übungsauswahl:** jene Übungen, bei denen die gewünschten Körperregionen im Kraftfluss liegen; verschiedene Übungen für die gleiche Körperregion, damit die Last die jeweiligen Knochen in unterschiedlichen Richtungen durchfließt
- **Kadenz:** nicht so wichtig, solange die Intensität passt

Wenn Sie sich jetzt fragen, was die einzelnen hier angeführten Belastungsvariablen genau bedeuten, würde ich Sie bitten, hierher zurückzukehren, wenn Sie Kapitel 2 (ab Seite 116) gelesen haben. Dann werden Sie genügend Wissen erlangt haben, um diese Variablen richtig deuten zu können. Nun haben Sie genügend Know-how, um nicht nur optimal Knochendichte aufzubauen, sondern auch, um höchste Lasten sicher abzuleiten. Das ist unabdingbar für die rote Phase im Trainingsplan.

Ein kleiner Hinweis am Ende: Sprünge sind ebenfalls wunderbar dazu geeignet, passive Strukturen – insbesondere die Knochen – zu stärken[36, 37, 38, 39, 40, 41, 42] Achten Sie nur darauf, dass die Sprunghöhe ausreicht, um 2000 Mikro-Strain (kurz: µ-Strain; die Einheit, mit der die »Verformung« von Knochen gemessen wird) in den betroffenen Bereichen zu erzielen. Das entspricht einer Verformung von circa 0,2 Prozent des Knochens und wird durch Belastungen erreicht, die schnellem Laufen entsprechen. Auch hier sollte sich die Intensität an das Können der Athletin oder des Athleten anpassen. Mit einem Volumen von 40 bis 70 Sprüngen über eine Woche verteilt können Sie das Krafttraining sinnvoll ergänzen. Seien Sie nur vorsichtig: Die Verstärkung des Knochens dauert länger als jene des Muskels. Rechnen Sie mit sechs bis acht Monaten für merkbare Verbesserungen.[43] Entsprechend langfristig sollten Sie denken, um diese Ressource aufzubauen.

Fassen wir zusammen: Das Skelett ist das wichtigste Instrument, um Lasten abzuleiten. Je stärker Sie es gestalten, desto besser sind Sie darauf vorbereitet, in Zukunft maximale Leistungen zu erzielen. Diese Ressource hält Sie nicht nur auf lange Sicht gesund und verletzungsfrei, sondern bestimmt zum Teil auch, wie lange Sie in der roten Phase mit tätigkeitsspezifischem Training verweilen und von dieser Ressource zehren können.

Das unzerreißbare fasziale System

Wie es in der wissenschaftlichen Welt so üblich ist, lassen Sie uns zuerst die Begriffe »Faszien« und »fasziales System« definieren. Eine Faszie ist eine Hülle, eine Schicht oder eine andere abgrenzbare Ansammlung von Bindegewebe, die sich unter der Haut befindet, um Muskeln und andere Organe zu befestigen, sie zu umhüllen oder voneinander zu trennen.[44] Im Gegensatz beschreiben Adstrum et al. das fasziale System als ein den gesamten Körper durchziehendes 3-D-Netzwerk von interagierenden, voneinander abhängigen und verbundenen kollagenhaltigen festen oder lockeren Geweben, die ein komplexes Ganzes bilden und zusammenarbeiten, um Bewegungen auszuführen.[45] Nimmt man diese Definition als Grundlage, dann umfasst das fasziale System eine so große Anzahl an Geweben, dass man es als eigenständiges Organ bezeichnen kann. Nicht nur tiefe und oberflächliche Faszienschichten oder die direkt die Muskelfaser oder Muskelfaserbündel umhüllenden Endo-, Peri- und Epimysiumhüllen, Nervenhüllen, Sehnenscheiden und Auskleidungsschichten in Hohlräumen gehören dem faszialen System an, sondern eben auch Gelenkskapseln, Aponeurosen (flächenhafte Sehnen) und Sehnen und Bänder. Genau Letztere werden wir ins Zentrum unserer Betrachtungen stellen. Denn vor allem die Sehnen als Verbindungselemente von Muskeln und Knochen ermöglichen erst die Kraftübertragung und somit eine Bewegung.

Nun darf man sich den Muskel nicht als ein eindeutig von der Sehne getrenntes Gewebe vorstellen. Viel passender wäre das Bild einer von Ursprung zu Ansatz verlaufenden durchgehenden Sehne in mehreren dreidimensionalen Schichten, die in der Mitte von kontraktilem Muskelgewebe »aufgefüllt« und gespannt wird. Wenn wir es im Training schaffen, diese absolut essenziellen »Muskelkraftübertragungselemente« zu verstärken, dann reduzieren wir erstens die Verletzungsanfälligkeit und mit ihr die damit einhergehende Problematik einer muskulären Hemmung durch das Nervensystem. Zweitens schaffen wir die besten Voraussetzungen dafür, die Kraft des Muskels auf den Knochen zu bringen und somit einer Last effektiver entgegenwirken zu können.

Unterschiedliche Arten von faszialem Gewebe unterscheiden sich bezüglich ihrer Dichte und der Ausrichtung der Kollagenfasern voneinander. Darunter versteht man eine Gruppe von Proteinen, die in mehr als 28 verschiedenen Typen ein Viertel der Gesamtproteinmenge im menschlichen Organismus ausmacht. Vor allem Kollagen Typ I ist enorm zugfest und ist dementsprechend zu einem relativ hohen Anteil in Bändern und Sehnen zu finden. Je dichter und unidirektionaler die Ausrichtung der Kollagenfasern ist, desto stärker ist das Gewebe.

Damit Sie sich ein Bild von der enormen Kraft jener Moleküle, aus denen die Kollagenfasern teils bestehen, machen können, möchte ich Ihnen ein kleines Beispiel nennen. Die die

Kollagenfasern aufbauenden Moleküle – Tropokollagen genannt – haben eine maximale Zugfestigkeit von zwölf Giga-Pascal.[46] Das entspricht 12 000 Newton oder in etwa 1220 Kilogramm pro Quadratmillimeter. Wenn Sie sich das nicht richtig vorstellen können: Sechs Giga-Pascal ist der benötigte Druck zur Herstellung künstlicher Diamanten.[47]

Vielleicht denken Sie nun: Wie kann sich denn so etwas Starkes verletzen? Exakt diese Frage habe ich mir auch gestellt. Die Antwort findet sich in der rasanten Abnahme der Zugfestigkeit dieses Gewebes bei nur kleinsten Mikrotraumen in den Kollagenketten. Bei nur wenigen degenerierten Kollagenketten nimmt die Zugfestigkeit des vorderen Kreuzbandes im Knie auf einen Bruchteil des Ausgangswertes ab.[48] Wir können also bereits jetzt festhalten, dass nur gesunde Sehnen und Bänder Kräfte optimal ableiten können. Es versteht sich von selbst, dass ein nicht vollständig abgeschlossener Heilungsprozess zu noch schlimmeren und langwierigeren Verletzungen führen kann. Außerdem sollten Sie bedenken, dass die gesamte Sehne nicht ausschließlich aus Tropokollagen besteht, was die Zugfestigkeit des Gesamtgewebes natürlich massiv reduziert.

Wenn ich Ihnen die Wichtigkeit des faszialen Systems und dessen notwendige Verstärkung vor Augen führe, will ich Ihnen seine Aufgaben in Hinblick auf Krafttraining nicht vorenthalten. Dass es durch seine Verbindung von Muskeln mit Knochen (Sehnen), Knochen mit Knochen (Bänder) und auch durch Verbindungen untereinander Kräfte überträgt und somit Bewegung überhaupt erst zulässt, wissen wir bereits. Als Rezeptororgan nimmt es allerdings ebenfalls einen sehr wichtigen Platz im Training ein. Spezialisierte Zellverbände, wie Golgi-Organe, Ruffini- und Pacini-Körperchen und im Zwischenzellraum liegende Rezeptoren, detektieren Spannungen, Kontraktionen, langsame und schnelle Druckveränderungen und Schmerzen.[49, 50, 51] All das gibt Ihnen ständiges Feedback zur Bewegung und erlaubt es, diese viel feiner auszuführen. Außerdem erhält das zentrale Nervensystem dadurch die Möglichkeit, Kontraktionen auch zu hemmen, wenn Gefahr in Verzug ist. Ihr fasziales System und somit Ihre Sehnen und Bänder sind nicht nur die primäre kraftübertragende Instanz, sondern auch gleichzeitig das Messinstrument, das darauf aufpasst, dass Bewegungen nur in dem Ihnen zurzeit möglichen Rahmen ablaufen.

Ist es überhaupt möglich, eine so starke und komplexe Struktur durch Krafttraining zu verstärken? Ziehen wir exemplarisch die Patellasehne für eine genauere Betrachtung heran. Bei einem Querschnitt von 0,9 Quadratzentimetern und einer maximalen Spannung von 100 Mega-Pascal kommt man zu einer ungefähren Kraft der Sehne von 9000 Newton (das entspricht in etwa 917 Kilogramm).[52,53] Bitte seien Sie vorsichtig bei diesen Zahlen. Das ist nur ein Richtwert, der starken Schwankungen unterlegen ist. Rønnestad et al. konnten nach Maximalkrafttraining eine Verdickung der Sehne von acht Prozent nachweisen.[54] Erdagi et al. und Tüfekci et al. stellten in ihren Untersuchungen fest, dass trainierte Gewichtheber eine dickere Quadrizeps- beziehungsweise Achillessehne aufweisen als die nicht trainierte Kontrollgruppe.[55,56] Wenn man sich den Anpassungszeitraum von Sehnen ansieht, so sprechen zwar Reeves et al. und die vorher genannte Studie von Rønnestad et al. von nur circa zwölf Wochen, um signifikante Verbesserungen zu bemerken.[57,58] Allerdings ist das wissenschaftlich viel häufiger publizierte Ergebnis, dass die Anpassungen länger dauern – bis zu einem Jahr und darüber hinaus.[59,60,61] Es dürfte also ausreichend belegt sein, dass hohe Belastungen zu Anpassungserscheinungen in Sehnen und Bändern führen – bei Letzteren nur dann, wenn sie auch tatsächlich auf Zug kommen, was oftmals erst im Endbereich einer Bewegung passiert. Vor allem schweres Krafttraining, aber auch Sprungtraining führt zu einem Kollagenneu- und -umbau, zu einer Erhöhung der Steifigkeit und der Verdickung der Sehne und des Bandes und zu einer Verstärkung der Ansatzstellen von Sehnen.[62,63] Konkrete Vorgaben für eine Anpassung dieser faszialen Strukturen sind die folgenden:[64,65,66,67,68,69,70,71,72,73]

- **Intensität:** 80 bis über 100 Prozent des Einwiederholungsmaximums (1RM), also auch exzentrisches Overload-Training (Seite 62)
- **Volumen:** 5 bis 15 und mehr Sätze pro Woche pro Körperregion
- **Anstrengungsgrad:** nicht so wichtig, solange die Intensität passt
- **Frequenz:** ein- bis dreimal pro Woche pro Körperregion; kommt auf die anderen Belastungsvariablen an; Vorsicht, da die Anpassungszeiträume bei passiven Geweben länger sind (mit geringerer Frequenz beginnen)
- **Pausensetzung:** vollständig, aber nicht so wichtig, solange die Intensität passt
- **Übungsauswahl:** jene Übungen, bei denen die gewünschten Sehnen und Bänder im Kraftfluss liegen; bei großflächigen Faszien dürften häufig wechselnde Übungen von Vorteil sein, bei Sehnen oder Bändern ist das durch ihre unidirektionale Faseranordnung nicht so wichtig.
- **Kadenz:** kontrolliert bis explosiv (Sprünge)

Und wieder möchte ich Sie auf das zweite Kapitel (ab Seite 116) verweisen, um die angeführten Belastungsvariablen richtig einordnen zu können. Genauso wie bei der Verstärkung der Knochenmasse sind Sprünge hier wieder von herausragendem Wert, eventuell sogar noch wichtiger. Denken Sie nur immer daran, sich an diese hohen Belastungen der Sprünge langsam heranzutasten, und halten Sie die längeren Anpassungszeiträume der passiven Strukturen im Hinterkopf. Beginnen Sie lieber mit einer einmal wöchentlichen Sprungeinheit und wenig Volumen, anstatt Ihrem Organismus gleich zu viel zuzumuten.

Wenn Sie Ihre Knochen, Sehnen, Bänder und weiteren faszialen Strukturen vor allem während der grünen Phase Ihres Trainingsplans akzentuiert adressieren und diese verstärken, trainieren Sie zwar eventuell etwas weniger tätigkeitsspezifisch, aber Sie erweitern jene Ressourcen, auf denen Sie dann später aufbauen können. Vertrauen Sie auf dieses Fundament.

Die neuronale Hemmung minimieren

Der nervale Prozess, der durch seine Aktivierung die Aktivierung eines anderen nervalen Prozesses unterdrückt, wird neuronale Hemmung genannt. Neuronale Hemmung verlangsamt den nervalen Erregungseffekt des zentralen Nervensystems, verhindert Organ- oder Muskelaktivität oder deren Reflexe oder verringert die Signalübertragung in Synapsen. Diese Definition klingt nicht unbedingt danach, die Maximalkraftleistung zu erhöhen oder Muskeln besser rekrutieren zu können, um sie zur Hypertrophie zu bewegen. Und doch sind wir in allen unseren Bewegungen mit einem Zusammenspiel von Erregung und Hemmung konfrontiert. Die Gesamtheit der zur motorischen Einheit kommenden Reize – ob diese nun erregender oder hemmender Natur sind – wird »verrechnet«, und das führt entweder zu einem Aktionspotenzial oder nicht. Dieser sehr komplexe Satz bedeutet nichts anderes, als dass die zu einer Nervenzelle gehörenden Muskelfasern entweder alle aktiviert werden oder eben keine. Da jeder Muskel aus unzähligen Muskelfasern besteht, kann das die Gesamtkraft ebendieses Muskels erhöhen oder erniedrigen. Hemmende und verstärkende Signale hängen in jeder kleinsten Einheit der Bewegung von den verschiedensten Gegebenheiten ab. Diese betreffen den Grad der Unversehrtheit der beteiligten Strukturen oder aber die Frage, ob die Bewegung bekannt und gewohnt ist. Auch Schmerz, die Antizipation von Schmerz und das gesamte mechanische Umfeld der Bewegung spielen eine gewichtige Rolle.

Ohne nervale Hemmungen könnten wir keine zielgerichteten und feinen Bewegungen ausführen. Unsere Steuerung wäre plump und vollkommen unkoordiniert. Wir würden in unserer Erscheinung eher groben Maschinen gleichen. Genauso wie uns in einem gewissen Maße nervale Hemmungen helfen, Tätigkeiten überhaupt erst auszuführen, ist auch die sogenannte antagonistische Co-Kontraktion an unserer Bewegungssteuerung beteiligt. Hinter diesem Begriff versteckt sich die im ersten Moment paradox erscheinende Anspannung der Gegenspieler einer Bewegung. Lassen Sie mich die Lage mit einem Beispiel verdeutlichen: Sie befinden sich mitten in einem Satz Schulterdrücken stehend mit der Langhantel – übrigens eine großartige Übung, die leider etwas in Vergessenheit geraten ist.

Wenn Sie nun die Hantel nach oben über den Kopf bewegen, so sind – neben zahlreichen anderen – vor allem zwei Muskeln an der Bewegung beteiligt: der vordere Kopf des Schultermuskels und der Trizeps. Sie sind die Agonisten der Bewegung – die Spieler. Wäre jedoch nur der Schultermuskel im Schultergelenk tätig, wäre das katastrophal. Mit seiner ungebändigten Kraft würde er den Oberarm zwar nach oben bewegen, diesen allerdings auch gegen das Schulterdach drücken. Durch seinen Faserverlauf in bestimmten Bereichen der Bewegung könnte der Schultermuskel nicht anders, als das Schultergelenk luxieren zu wollen. Wären nicht die Muskeln der Rotatorenmanschette, die mit all ihrer Kraft gegen diese Luxationskomponente des Schultermuskels ziehen, würden Sie sich durch die eigene Muskelarbeit verletzen. Die Muskeln der Rotatorenmanschette haben aber zum Teil eine dem Schultermuskel vollkommen entgegengesetzte Zugrichtung. Sie arbeiten gegen diesen und werden somit als Antagonisten bezeichnet – als Gegenspieler. Ohne ihre Co-Kontraktion wäre eine sichere Bewegung nicht möglich. Natürlich dürfen wir nicht vergessen, dass unser Schultermuskel somit nicht nur gegen den äußeren Widerstand arbeitet, sondern auch gegen jenen inneren, den die Rotatorenmanschette aufbringen muss, um die Integrität des Gelenks zu managen. Das ist eindeutig eine Mehrarbeit, die allerdings unabdingbar erscheint.

Im Großen und Ganzen genießen wir also zwei nervale Haupteinrichtungen, um die Sicherheit und Genauigkeit in unseren Bewegungen zu steuern: einerseits das sehr feine Zusammenspiel von Hemmung und Erregung, andererseits die Aktivierung unserer Antagonisten, die mit ihrer Co-Kontraktion die Integrität unserer Gelenke wahren. Beide

Einrichtungen passen ihre Arbeitsweise in jedem Augenblick einer Bewegung an die jeweiligen Bedürfnisse an – abhängig von der Kraft der beteiligten Systeme, den veränderlichen äußeren mechanischen Einflüssen wie Trägheit, dem Bewegungsradius, den Hebelverhältnissen, der Muskellänge, der Kontraktionsgeschwindigkeit, der Ermüdung und vielen mehr. Alles gleicht einem Kontinuum, in dem hemmende und verstärkende Signale ständig im Austausch stehen. Jede noch so kleine Einheit aller Bewegungen wird neu bewertet und durch diese Signale »smooth« gesteuert. Warum ich Ihnen das im Detail erzähle? Weil es unter gewissen Umständen zu einem Zuviel an Hemmung und/oder Co-Kontraktion kommen kann. Ist das der Fall, können Sie Ihre vermeintliche Kraft nur in einem geringeren Maße gegen eine äußere Last richten. Ein gewisser Teil »verpufft«, weil er gegen eine vielleicht exzessive Co-Kontraktion der eigenen Antagonisten gerichtet ist. Ein anderer Teil wird durch übermäßige Hemmung gar nicht aktiviert. Dies ist Ihrer sportlichen Leistung nachteilig. Im Endeffekt schaffen Sie es dadurch nicht, Ihr gesamtes vorhandenes Potenzial auszuschöpfen. Nun stellt sich die Frage: Unter welchen Umständen gibt es ein Zuviel an Hemmung oder antagonistischer Co-Kontraktion und wie können wir dem im Training entgegenwirken, vor allem in der grünen Phase?

Einer der Gründe für übermäßige und der maximalen Leistungsfähigkeit abträgliche Hemmung ist die sogenannte arthrogene Muskelhemmung – auch AMI *(arthrogenic muscle inhibition)* genannt.[74, 75, 76, 77] Hier handelt es sich um einen sogenannten präsynaptischen Hemmreflex der Muskulatur eines Gelenks, dessen Strukturen verletzt waren oder noch immer sind. Mechanorezeptoren wie die vorher genannten Ruffini- und Pacini-Körperchen, genauso wie Golgi-Organe, nehmen Spannungen und Druckveränderungen in den Gelenken wahr. Diese treten bei Schwellungen auf. Kritische Werte werden an das zentrale Nervensystem gemeldet. Dieses antwortet mit einer Hemmung der Agonisten, um die Gelenkstrukturen vor weiteren Verletzungen zu schützen. Antagonisten werden zumeist stärker aktiviert, um die Integrität des Gelenks besser zu gewährleisten. Die Mechanorezeptoren reagieren bei der AMI also auf Schädigungen von Gelenkstrukturen und dürften auch lange nach einer strukturellen Beeinträchtigung noch zu hemmenden Reaktionen führen. Da Verletzungen oft in verschiedenen Schweregraden auftreten, kann eine Hemmung durch eine AMI wahrscheinlich bereits vor einer vollständigen Schädigung einer Struktur auftreten. Natürlich ist es umso ausgeprägter, je geringer der sensorische Input der Rezeptoren ist. Wenn dieser durch ein Trauma tatsächlich geschädigt oder zerstört ist, spricht man von einer Deafferenzierung. Das bedeutet, dass das zentrale Nervensystem weniger Informationen zur Verfügung hat, um sich ein Abbild der Situation zu machen. Was auch immer der Grund für eine AMI ist, auf kurze oder zumindest lange Sicht führt sie zu einem Schwinden der Kraft (Dynapenie), aber auch der Muskelmasse (Atrophie). Ein Betroffener läuft somit Gefahr, sich neuerlich zu verletzen. Durch das gehemmte Zusammenspiel der Muskeln eines Gelenks nimmt auch die Gelenksbelastung unter Bewegung zu. Sie sollten also alles daransetzen, die grüne Phase für optimale Rehabilitation und Prävention zu nutzen. Später im Trainingsplan reicht die Zeit dafür nicht mehr aus. Übermäßige Hemmungen können Sie sich für die Entwicklung der Maximalkraft nicht leisten. Profis aus den Bereichen Physiotherapie und Ergotherapie sind hier die wichtigsten Ansprechpersonen und sollten im gegebenen Fall die grüne Phase mit ihrem Know-how begleiten.

Doch Hemmung basiert nicht nur auf strukturellen Schäden, die bestehen oder bestanden haben. Auch Schmerz verändert die Signalübertragung zwischen Nerv und Muskel und reduziert somit die willentliche, aber auch reflexive Kontraktion.[78, 79, 80, 81] Eine Kombination aus Schmerz mit strukturellen Schäden hat sicherlich den größten Einfluss auf Dysfunktionen und muskuläre Schwächen. Doch Verletzungen sind keine notwendige Bedingung, um Hemmungen auszulösen. Bereits die Antizipation von Schmerz oder ein Schmerz, der trotz muskulärer Unversehrtheit besteht, verändert das Bewegungsverhalten und hemmt eine kraftvolle Bewegungsausführung.[82] Ich bin mir sicher, dass einige unter Ihnen das bereits am eigenen Leib erlebt haben. Wenn man sich einige Zeit nach einer Verletzung wieder an eine Übung wagt, so ist man derart bedacht darauf, ob nun ein Schmerz auftreten wird oder nicht, dass an eine maximal starke Leistung nicht zu denken ist.

Das große Problem bei Training unter Schmerzen und der daraus resultierenden zentralnervösen Hemmung ist die dadurch veränderte Bewegungsausführung. Der Versuch, die schmerzhafte und/oder verletzte Struktur zu schonen beziehungsweise so gut es geht aus dem Kraftfluss zu nehmen, resultiert in Kompensationsstrategien. Diese erlauben uns, Bewegungen trotz Einschränkungen durchzuführen, allerdings sind sie eben nur Plan B. Und Plan B ist meistens Plan A in seiner Effizienz nachgereiht. Wird nun eine längere Zeit kompensiert, da man unbedingt »über den Schmerz« trainieren will, so wird eine suboptimale Technik eingelernt, die auf der einen Seite die maximal mögliche Leistung auf lange Sicht schmälern kann, aber auch zu einer Überlastung weiterer Strukturen führt. Die Adaptation der Technik aufgrund von Schmerzen oder Hemmung bestimmter Muskeln und somit die Verschiebung von Belastungen ist eine sehr kurzsichtige Strategie. Steht man vor einem wichtigen Wettkampf, ist dies eventuell die einzige Möglichkeit, um zu bestehen. Befindet sich der Athlet oder die Athletin allerdings in der grünen Phase, weit weg von einer wichtigen Meisterschaft, dann muss die Ursache des Schmerzes behoben werden, um Bewegungen auf lange Sicht nicht negativ zu beeinträchtigen.

Was zumeist in der Betrachtung der Gründe für neuronale Hemmungen übersehen wird, ist die Unsicherheit, die beim Training neuartiger Übungen besteht.[83, 84, 85] Je unbekannter das Terrain ist, desto höher fällt die Co-Kontraktion der Antagonisten aus, um die Gelenksintegrität zu wahren. Sie sinkt nach einer Gewöhnungsphase normalerweise durch die sogenannte reziproke Hemmung. Davon spricht man, wenn die Antagonisten – also die Gegenspieler – inhibiert werden. Je ausgeprägter deren Hemmung ist, desto geringer ist die Co-Kontraktion und desto höher fällt der Wirkungsgrad der Agonisten aus, da diese nicht mehr gegen das von den Antagonisten erzeugte Drehmoment arbeiten müssen. Das bedeutet zusammenfassend, dass neue, unsichere und für das Gelenk ungewohnte Kraftflüsse die Co-Kontraktion erhöhen und somit eine maximale Wirkung der Kraft der Agonisten verhindern. Dies ist uns in der grünen Phase, wo oftmals neue Übungen zur multidirektionalen Verstärkung in das Training integriert werden sollten, relativ egal. Wo neue und unbekannte Übungen nur selten einen Platz finden sollten, können Sie sich sicher denken: in der roten Phase.

Welche Schlussfolgerungen bleiben uns jetzt? Übermäßige und der Leistung abträgliche Hemmungen sind zumeist das Resultat aus Verletzungen, Mikrotraumata, Schmerzen und Unsicherheiten bei der Übungsausführung. Eines der zentralen Ziele in der grünen Phase des Trainingsplanes ist es nun, die Gründe der Hemmungen zu rehabilitieren und ihnen durch Verstärkung von allen an der Bewegung beteiligten Strukturen entgegenzuwirken. Ich kann Ihnen die Wichtigkeit dieser Punkte in der grünen Phase nicht oft genug ans Herz legen. Wenn Sie erfolgreiche Athletinnen und Athleten coachen wollen, müssen Sie früh im Trainingszyklus für einen rundherum gesunden, zug- und druckfesten Organismus sorgen, um dem Nervensystem jedmöglichen Grund zu nehmen, Muskeln übermäßig zu hemmen. Nur so schaffen Sie die Voraussetzungen für tätigkeitsspezifisches Training in der roten Phase und daraus resultierende individuelle Spitzenleistungen. Bei lang andauernden Hemmungen verändert sich die Bewegungskontrolle in supraspinalen Zentren und die Erregbarkeit von benötigten Neuronen reduziert sich. Das darf in Hinblick auf eine zu erwartende geringere Kraftleistung und höhere zukünftige Verletzungswahrscheinlichkeit nicht passieren. Kümmern Sie sich früh darum – am besten in Zusammenarbeit mit Profis aus der Physio- und Ergotherapie.

Die Muskelmasse als Grundlage der Maximalkraft

Sie haben lange darauf gewartet. Nun ist es so weit: Wir reden über Masse. Genauer gesagt über Muskelmasse. Wenn es eine Ressource gibt, die Ihnen das Tor zu allen anderen Grundlagen der Maximalkraft eröffnet und selbst die wahrscheinlich wichtigste Komponente der Kraftleistungsfähigkeit ist, dann ist das die Muskulatur. Sie werden nicht glauben, wie oft dieses Faktum in der Praxis vernachlässigt wird. Vor allem in Sportarten, in denen man in Gewichtsklassen antritt, wird immer wieder versucht, in einer möglichst niedrigen Klasse zu starten. Leider stehen die dafür notwendigen Voraussetzungen vollkommen konträr zur Maximierung der Muskelmasse. Betrachtet man jedoch die – hoffentlich kausalen – Korrelationen von Muskelmasse zu Kraftleistungen, so ist eine Entwicklung offensichtlich: Je ausgeprägter die Hypertrophie ist, desto wahrscheinlicher geht damit eine hohe Maximalkraft einher.[86, 87, 88, 89, 90] Sogar bei Personen, die erst mit dem Kraftsport beginnen, ist bereits nach zwei Monaten nicht mehr die neuronale, sondern die muskuläre Anpassung der Hauptgrund für jeden weiteren Kraftzuwachs.[91] Es ist ganz einfach: Je mehr sogenannte kontraktile Elemente man hat, desto stärker kann man kontrahieren.

Leider wird bereits in Jugendjahren eine zu große Wichtigkeit auf das Körpergewicht gelegt. Versucht man dieses auf einem gewissen Wert zu halten, beraubt man sich oder seine Schützlinge um den Aufbau dieser wichtigen Ressource. Sollten Sie oder Ihre Athletinnen und Athleten noch nicht »austrainiert« sein, so muss es fast ausnahmslos darum gehen, die Muskelmasse zu erhöhen – sofern das Ziel Maximalkraft heißt. Die Methoden des Muskelaufbaus sollten in Ihrer praktischen und theoretischen Auseinandersetzung mit dem Thema Trainingsplanung absolute Priorität genießen. Sie werden in Kapitel 2 ab Seite 116 erfahren, dass ein hypertrophiespezifisches Training zum Teil andere Trainingsvariablen verlangt als jenes für die tätigkeitsspezifische Erhöhung der Maximalkraft. Limitieren Sie sich nicht. Stellen Sie die Muskelmasse auf ein hohes Podest. Sie ist laut Trezise et al. mit circa 50 Prozent an der Schwankung der Kraft verantwortlich.[92] Andere muskelbezogene Faktoren wie Fiederungswinkel und Faserbündellänge addieren weitere 10 bis 20 Prozent hinzu. Der Fiederungswinkel der Muskelfasern beschreibt übrigens den Winkel, in dem die Muskelfasern zur Sehne ausgerichtet sind. Dieser Winkel variiert zwischen verschiedenen Muskeln und beeinflusst die Effizienz und Geschwindigkeit der Muskelkontraktion sowie die Kraftübertragung während der Bewegung.

In einem praktischen Beispiel bedeutet das grob das Folgende: Wenn Sie zwei Athletinnen von ihren Anfängerzeiten bis hin zu ihren individuellen Höchstleistungen gecoacht haben, dann ist der Unterschied zwischen den beiden in ebendieser Höchstleistung zu 50 bis 70 Prozent über die Varianz in der Muskelmasse erklärbar.[93] Diese ist also einer der entscheidendsten Faktoren, wenn es um langfristige Maximalkraftentwicklung geht, und auch der Grund, warum wir ihm im zweiten Kapitel eine so hohe Wichtigkeit beimessen.[94] Und bevor ich es vergesse: Vigotsky et al. haben – wie Sie in der Abbildung unten sehen können – zumindest bei einigen Muskeln eindrucksvoll dargelegt, dass eine Erhöhung der Muskelmasse auch zu einem günstigeren Kraftarm führt. Das Resultat davon ist ein höherer Wirkungsgrad der Muskelkraft.[95]

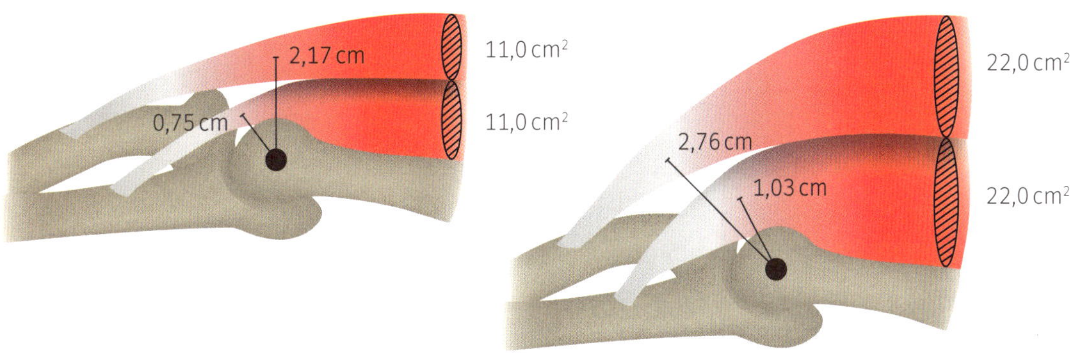

Bei einigen Muskeln – zum Beispiel bei den Armbeugern – bedeutet mehr Muskelmasse auch günstigere Hebelverhältnisse.

Muskelmasse ist eine Möglichkeit, mehr Kraft zu haben. Diese muss man in der roten Phase erst herausarbeiten, aber die Möglichkeit ist bereits da. Muskelmasse ist der Weg zu einem maximal langen Zuwachs an Kraft. Im Endeffekt hat eine Person mit mehr Muskelmasse ein höheres Kraftpotenzial als dieselbe Person mit weniger Muskelmasse. Interindividuell ist es wegen des Einflusses anderer, zum Teil auch unbeeinflussbarer genetischer Faktoren nicht so eindeutig. Das heißt nichts anderes, als dass eine Person mit weniger Muskelmasse sehr wohl in einer bestimmten Bewegung stärker sein könnte als eine Person, deren Muskulatur ausgeprägter ist. Weiters erklärt es sich von selbst, dass in vielen Sportarten das Verhältnis von Körpergewicht zur Maximalkraft, also die relative Maximalkraft, entscheidender ist als die absolute. Es obliegt der Einschätzung des Coaches, hier den Sweet Spot an Muskelmasse zu finden.

Wenn Sie nun langfristig denken – und das lege ich Ihnen ans Herz –, so können wir am Beispiel des Kraftdreikampfes den Einfluss der Muskelmasse auf die Leistung sehr gut darstellen. Sollten Sie bereits jahrelang optimales Training in dieser Sportart genießen, sind Sie sicherlich nahe an der für Sie perfekten Technik in den drei Übungen Kniebeuge, Bankdrücken und Kreuzheben. Auch wenn es noch die eine oder andere Kleinigkeit zu verbessern gäbe, so wird sich das nicht im großen Stil in der Wettkampfleistung widerspiegeln. Ihre Konkurrenz halten Sie vielleicht dennoch in Schach – so lange, bis jemand eben besser ist. Und so jemand kommt immer. Was können Sie nun tun? Noch mehr Fokus auf die Technik? Noch tätigkeitsspezifischeres Training? Wohl kaum, denn auf diesem Gebiet sind Sie bereits ausgereizt. Ihnen bleibt nur die Möglichkeit, Ihre Trainingsinhalte auf Kosten der Tätigkeitsspezifik hin zur Muskelaufbauspezifik zu verändern. Das führt unweigerlich dazu, dass die Wettkampfleistung leicht einbricht – aber nur kurzfristig. Genau diese Phase ist für viele unerträglich und sie wechseln wieder zurück zu primär tätigkeitsspezifischem Training – ein Fehler, den sie nicht begehen dürften. Denn um weiterhin besser zu werden, müssen Sie Ihre Muskelmasse vermehren. Das geht nicht von heute auf morgen und kann – wenn Sie dies zu lange vernachlässigt haben – eine ganze Saison einnehmen. Da die Methoden für Hypertrophie zwar ähnlich, aber nicht deckungsgleich mit jenen zur Erhöhung der Maximalkraft sind, können Sie nun nicht mehr die gleiche Menge an tätigkeitsspezifischen Inhalten in Ihrem Training unterbringen. Setzen Sie dann nach einiger Zeit Muskelaufbau wieder primär auf Wettkampfspezifik, dann hat Ihr zentrales Nervensystem plötzlich verbesserte und leistungsstärkere »Motoren« zur Verfügung. Es dauert etwas, um damit wieder umgehen zu können, doch wenn

Sie diesen Prozess gemeistert haben, sind Sie wieder kompetitiv und jene Person im Wettkampf, die es zu schlagen gilt. Je mehr vermeintliches Potenzial eine Person noch bezogen auf Muskelaufbau besitzt, desto mehr Zyklen eines Trainingsjahres sollte man sich primär mit Muskelaufbau auseinandersetzen. Natürlich kann die maximal mögliche Ausprägung in dieser Sache nicht exakt prognostiziert werden, doch fallen vor allem Athletinnen und Athleten in diesen Bereich, die das Training erst seit Kurzem aufgenommen haben. Sollten Sie noch hohe Hypertrophiereserven attestieren, so planen Sie ungefähr zwei Drittel aller Trainingsphasen mit Schwerpunkt Muskelaufbau ein. Schätzen Sie diese als gering ein, so reicht ein Drittel. Alles andere liegt mit 50 Prozent dazwischen. Beachten Sie bitte, dass es sich dabei nur um Richtwerte handelt. Individuelle Bedürfnisse, Geschwindigkeit der Anpassung an Trainingsreize, die Berücksichtigung erlittener Verletzungen, die technische Ausgereiftheit sowie die Anzahl der Wettkämpfe in einer Saison und einiges mehr beeinflussen diese Zahlen.

Die Methoden des Bodybuildings sind Grundvoraussetzungen für maximale Hypertrophie und somit – auf lange Sicht gesehen – auch essenziell für die Erhöhung der Maximalkraft. Sie allein sind zwar nicht hinreichend, aber notwendig. Wenn Sie Wettkampfathlet oder Wettkampfathletin in einer Sportart mit Gewichtsklassen sind, dann gibt es langfristig nur einen Weg: Versuchen Sie, durch Muskelaufbau in die höchstmögliche Gewichtsklasse zu kommen, die Sie erreichen können. Planen Sie ausreichend Zeit für die Ressource Muskelmasse ein und starten Sie dadurch mit einem muskulären Potenzial in die rote Phase, das sich gewaschen hat. Ein dafür optimales Training – in jedem Alter – sieht im Großen und Ganzen wie folgt aus:

- **Intensität:** 60 bis über 90 Prozent des Einwiederholungsmaximums (1RM)
- **Volumen:** 9 bis 30 und mehr Sätze pro Woche und pro Muskelgruppe
- **Anstrengungsgrad:** zum oder nahe zum Muskelversagen (@8 bis @10; 0 bis 2RIR)
- **Frequenz:** zwei- bis dreimal pro Woche pro Muskelgruppe
- **Pausensetzung:** vollständig, aber nicht so wichtig, solange die Intensität und das Volumen passen
- **Übungsauswahl:** jene Übungen, bei denen die Line of Action der gewünschten Muskeln (oder Muskelfasern) in Hauptzugrichtung liegt
- **Kadenz:** exzentrische Phase kontrolliert, konzentrische Phase explosiv; Ausnahme leichte Lasten: hier auch die konzentrische Phase kontrolliert

Weitere wichtige zu trainierende Einflussgrößen in der grünen Phase

Deren genaue Besprechung würde zwar den Rahmen dieses Buches bei Weitem sprengen, doch sollen auch weitere Einflussgrößen kurz erwähnt werden, die das Fundament für die rote Phase bestimmen können. Zuallererst sei hier an die kardiovaskuläre Fitness gedacht. Was diese konditionelle Fähigkeit in einem Buch über Trainingsplanung der Maximalkraft zu suchen hat? Ganz einfach: Stellen Sie sich vor, eine Ihrer Athletinnen klagt über kardiovaskuläre Probleme, die auch vom Arzt diagnostiziert sind. Sollten diese nicht adressiert werden, könnte es zu massiven gesundheitlichen Komplikationen kommen. Egal, wie fit diese Athletin in Bezug auf ihre Kraftleistungen ist, sie wird das Training abändern müssen, um Gefahren abzuwehren, die ihre Gesundheit bedrohen. Hätte sie bereits früher in ihrem Trainingsplan immer wieder zu einem Mindestmaß das kardiovaskuläre System trainiert, wäre es nie so weit gekommen und sie müsste keine Abstriche von ihrem tätigkeitsspezifischen Krafttraining machen. Wir reden hier nicht von stundenlangen prophylaktischen Ausdauereinheiten in der grünen Phase, aber doch von einem Minimalprogramm, das kardiovaskuläre Probleme sicherlich mit einer großen Wahrscheinlichkeit verhindern hilft. Die WHO spricht hier von zumindest 75 Minuten akkumulierten Ausdauerreizen pro Woche.[96] Das sollte wenigstens in der grünen Phase zu schaffen sein.

Ein weiterer wichtiger Punkt ist die soziale und psychische Gesundheit. Weisen Sie hier zu große Defizite auf, dann werden Ihre Ressourcen schwinden und das Training genießt nicht die Priorität und den Fokus, den es verdient. Ich kann Ihnen hier leider keine ausreichenden Tipps geben, wie Sie Ihr Leben außerhalb des Sports zu meistern haben. Mir fehlt hier nicht nur der Einblick, sondern vor allem das fachliche Know-how. Was ich Ihnen jedoch sicher sagen kann: Kümmern Sie sich um Ihre psychischen und sozialen Herausforderungen, sonst kümmern sich diese Herausforderungen um Sie.

Das eigene Fundament pflegen

Sie wollen Ihr Ziel so schnell und effizient wie möglich erreichen? Ohne Überlastungserscheinung oder womöglich Verletzungen, und das nachhaltig? Dann gibt es tatsächlich nur eine langfristige Möglichkeit: Maximieren Sie Ihre Ressourcen und verfestigen Sie Ihr Fundament, um für alles, was auch immer an tätigkeitsspezifischen Trainingsreizen auf Sie wartet, gewappnet zu sein. Dazu gehört die Verstärkung der passiven Strukturen, die Erhöhung der

Muskelmasse und die Reduktion aller Gründe, die Ihr zentrales Nervensystem zu übermäßigen muskulären Hemmungen veranlassen könnten. Die Frage, die wir noch dringend zu klären haben, ist jene nach der Zyklisierung dieser notwendigen Grundlagen der Maximalkraft. Wie schaffen wir es, all die genannten Inhalte und jene, die wir noch in der roten Phase benötigen, optimal aufeinander abzustimmen? So, dass sie sich einerseits zu einem spezifischen Ziel oder Wettkampf hin durch deren optimale Reihenfolge im Trainingsplan potenzieren, und andererseits, um auch in der roten Phase ein Minimum an individuell spezifischen Inhalten und in der grünen Phase ein Minimum an tätigkeitsspezifischen Inhalten zu trainieren, damit diese erhalten bleiben und sich so wenig wie möglich zurückbilden. Nachdem wir auf den folgenden Seiten die rote Phase besprochen haben werden, stehen die Möglichkeiten zur Zyklisierung im Fokus, um all Ihre Fragen in Hinblick auf die praktische Anwendung zu beantworten.

Die rote Phase

Wenden wir uns der »heißen Phase« zu. Nun geht es vorrangig darum, die Ressourcen, die Sie in der grünen Phase erarbeitet haben, anzuwenden. Sie haben ein Ziel vor Augen und dafür müssen Sie tätigkeitsspezifisch trainieren. Alles, was Sie dafür an Fundament benötigen, haben Sie in der grünen Phase erworben und durch Ihr Training die »Lizenz« selbst ausgebildet, sich jetzt primär um immer das Gleiche zu kümmern. Dafür ist die rote Phase da: exakt das zu üben, was Sie für Ihr Ziel brauchen. Alles andere wird auf einem Minimum gehalten.

Immer und immer wieder

Nun ist jener Grundsatz, unter dem allgemeinhin das Prinzip der Spezifität verstanden wird und den wir als tätigkeitsspezifisch beschreiben, Trumpf. Sie wollen in Kniebeugen stark sein? Trainieren Sie Kniebeugen. Sie brauchen in dieser Bewegung eine hohe Maximalkraft? Trainieren Sie sie schwer und wettkampfnah. Sie benötigen Konsistenz? Beugen Sie immer gleich und so oft es bezüglich Ihres Niveaus und Ihrer Erholungsfähigkeit sinnvoll ist. Schenkt man Chris Beardsley Glauben, so wird durch das tätigkeitsspezifische Wiederholen der optimalen Bewegung diese immer effizienter.[97] Wichtig dabei ist, dass Sie vor allem im Maximalkraftbereich so wenig ermüdet wie möglich an die Sache herangehen. Jedem Satz und jeder Wiederholung müssen ungeteilte Aufmerksamkeit und scharfer Fokus entgegengebracht werden. Dadurch lernen Sie, Ihre Ressourcen immer effizienter einzusetzen.

Wenn Sie nun meinen, diese Art des Trainings wirke langweilig, so kann ich Ihnen nicht widersprechen. Immer und immer wieder dasselbe zu absolvieren, kann zumindest nach einer gewissen Zeit monoton werden. Ich versuche, Ihnen mithilfe dreier Informationen zu helfen, die rote Phase zu überstehen. Erstens sei erwähnt, dass Sie nun genau das machen dürfen, wofür Sie eigentlich trainieren. Es geht um die Hauptbewegungen Ihrer Sportart, jene, die Ihnen den »biggest bang for your buck« liefern. Wenn Sie Ihre Sportart lieben, dann macht Ihnen das häufige Training deren Elemente wahrscheinlich nichts aus. Der zweite Grund, wieso es nicht so schlimm ist, nun eher monoton trainieren zu »müssen«, ist die Tatsache, dass Sie eigentlich lange genug darauf gewartet haben. Die gesamte grüne Phase hinweg gab es nur eine Zielsetzung: Ressourcenerhöhung für die rote Phase. Und wenn das bedeutet hat, tätigkeitsunspezifisch – aber trotzdem individuell spezifisch – zu trainieren, dann war das eben so. Nun sind Sie da, wo Sie hinwollten. Genießen Sie diese Klarheit. Als letzter Punkt sei die Tatsache erwähnt, dass Sie sich nun Training für Training und Woche für Woche besser vorbereitet fühlen werden – und zwar um jene Tätigkeit, für die Sie zielstrebig arbeiten, so gut wie möglich zu absolvieren. Sollte es sich um einen Wettkampf im Kraftdreikampf handeln, werden Sie merken, dass Sie im Training nun ständig bessere Leistungen erbringen werden, je näher Tag X kommt. Das motiviert und macht zuversichtlich. Es gibt kaum ein besseres Gefühl im Kraftsport als den Anschein von wöchentlicher Verbesserung. Eigentlich handelt es sich zum Teil »nur« um Ihr immer effizienteres Anwenden der Ressourcen, die Sie in der grünen Phase aufgebaut haben.

Nervales »Tuning« in der roten Phase

Und wieder steht in einem Kapitel das Nervensystem im Mittelpunkt. Nun geht es allerdings nicht mehr darum, eine übermäßige Hemmung aufgrund von Verletzungen oder Schmerzen zu minimieren. Dieses Ziel haben Sie hoffentlich bereits in der grünen Phase erreicht. Wir geben uns jedoch nicht mit dem Status quo zufrieden, welcher der Normalität verhaftet ist. In der roten Phase suchen wir nach Leistungen, die über der Normalität liegen, jenseits davon. Wo wir hinwollen, reichen die Methoden des Normalen nicht aus. Auf lange Sicht wäre dieses Streben nach mehr zwar nicht nachhaltig und würde unweigerlich zu einem Raubbau am Körper führen, aber mit genügend aufgebauten Ressourcen haben wir kurzfristig eine Chance. Lassen Sie uns gemeinsam Methoden finden, um unser gesamtes

Potenzial zu enthemmen, indem wir die Sicherheitsinstallationen des Körpers zugunsten einer höheren Leistung nach unten regulieren. Durch welche Trainingsinhalte können wir das erreichen?

Den Ausdruck »reziproke Hemmung« haben Sie bereits kennengelernt. Er beschreibt die Aktivierungsreduktion der Gegenspieler einer Bewegung. Das ist eine gute Sache – wenn es um Leistung geht. Denn dadurch müssen unsere Agonisten weniger gegen einen körpereigenen Muskelzug arbeiten. Vor allem durch sehr schweres, aber auch explosives Training nimmt die reziproke Hemmung zu, was zu einer höheren Effizienz der Agonisten führt.[98] Somit haben Sie bessere Maximalkraft- und Schnellkraftleistungen zu erwarten, trotz gleichen Potenzials. Je bekannter und gewohnter die trainierten Übungen sind, desto eher favorisiert das zentrale Nervensystem eine weitere Reduktion der Co-Kontraktion der Gegenspieler.[99, 100] Dadurch nimmt nicht nur die Kraft der Agonisten direkt zu, sondern gleichzeitig auch die Gegenspannung der Antagonisten ab. Schweres Training von bekannten – tätigkeitsspezifischen – Übungen spielt Ihrer Leistung also doppelt in die Tasche. Die Frage ist immer: Will das zentrale Nervensystem mehr Gelenkssicherheit durch eine höhere Co-Kontraktion oder mehr Leistung durch deren Reduktion? Je gesünder und belastungsverträglicher die beteiligten Strukturen und je gewohnter die durchgeführten Übungen sind, desto eher wird es sich für Zweiteres entscheiden.

Sollten Sie sich in Ihrem Training primär auf schwere, bekannte Übungen konzentrieren, kommt es zu weiteren »Tuning«-Effekten des Nervensystems.[101, 102] Einer davon wäre die Erhöhung der maximalen nervalen Entladungsrate, was einen immensen kraftsteigernden Effekt haben kann. Genauso führen schwere Trainingslasten zu einer Synchronisation der motorischen Einheiten, also der Nervenfasern mit all den von ihnen innervierten Muskelzellen. Je besser jemand mit maximalen Lasten umgehen kann, desto synchroner arbeiten die motorischen Einheiten. Bei Gewichthebern und Gewichtheberinnen ist dieser »Tuning«-Effekt markanter ausgeprägt als bei Personen, die erst mit schwerem Krafttraining beginnen. Allerdings kommt es bereits nach wenigen Wochen zu einer Steigerung der Synchronisierung. Im Speziellen dürfte exzentrisch akzentuiertes Training hier sehr gut wirken. Dazu später mehr. Zusätzlich zu diesem gleichzeitigeren Arbeiten des Nerv-Muskel-Apparats kann man durch das Training von maximalen Lasten in gewohnten Übungen eine Erhöhung der Frequentierung und Rekrutierung der Muskelfasern erwarten. Damit ist nichts anderes gemeint, als dass diese mit einer höheren Reizfrequenz »befeuert« werden und das Nervensystem auch mehr motorische Einheiten – und somit Muskelfasern – einsetzt. Das Resultat aus diesen Anpassungen ist ein höherer Wirkungsgrad der Muskeln und eine damit einhergehende höhere Maximalkraftleistung.

Weier et al. konnten in ihren Studien belegen, dass sich bereits nach vier Wochen Training mit hohen Lasten in komplexen Übungen, wie zum Beispiel die Kniebeuge eine ist, die sogenannte *short-interval intracortical inhibition* reduziert,[103] gleichzeitig erhöht sich die kortikospinale (das Großhirn und das Rückenmark betreffende) Erregbarkeit. Durch diese beiden Anpassungen wird das vorhandene Potenzial der Trainierenden effizienter ausgeschöpft.

Wobei man sich bis heute nicht sicher ist und die Forschung zu widersprüchlichen Aussagen kommt, ist die Rolle der sogenannten Golgi-Organe. Das sind Rezeptoren am Muskel-Sehnen-Übergang, die zur Messung und Regelung der Muskelspannung dienen und Informationen über diese an das zentrale Nervensystem weiterleiten. Bei gefährlich hohen und ungewohnten Werten, die zu Selbstverletzungen führen könnten, werden sie aktiv und führen zu einer Hemmung des kontrahierenden Muskels.[104] Laut Aagaard et al. soll diese Golgi-Organ-Hemmung durch 14-wöchiges Krafttraining reduziert werden.[105] Ob dies tatsächlich der Fall ist, wird bezweifelt.[106]

Als Conclusio im Hinblick auf die Anpassungen des Nervensystems in der roten Phase können wir festhalten, dass es durch schweres Training von bekannten (Wettkampf-)Übungen zu günstigen neuronalen Anpassungen kommt, die zu einer zusätzlichen Steigerung der Maximalkraft führen. Es geht also primär darum, das in der grünen Phase aufgebaute Potenzial weiter zu entfesseln. Die dafür notwendigen Trainingsvariablen – schwer, oft und immer das Gleiche – sind auf Dauer allerdings weder optimal für die Gesunderhaltung des Organismus noch für optimalen Muskelaufbau ausgelegt. In der roten Phase, wenn es um die maximale Ausprägung von gewissen Leistungen in Zielübungen geht, brauchen wir jedoch genau diese tätigkeitsspezifischen Trainingsinhalte, die Sie in der folgenden Aufzählung zusammengefasst vorfinden. Die letzten 4 bis 14 Wochen vor einem etwaigen Wettkampf sind also vor allem schwerem Gewicht und der Wettkampfübung vorbehalten. Je besser Ihre Ressourcen ausgebaut sind und es um Ihre gesundheitliche Vorsorge bestellt ist und je mehr Muskelmasse Sie besitzen, desto länger sollten und dürfen Sie sich in dieser Phase befinden. Haben Sie hingegen noch viel Potenzial in den aufbauenden Bereichen, kann eine rote Phase auch nur vier Wochen dauern. Leider muss ich Ihnen mitteilen, dass die Dauer dieser Zeiträume nur sehr schwache wissenschaftliche Unterstützung genießt. Neuronale Anpassungen dürften aber nach circa zwei bis drei Monaten abflachen.[107] Blieben Sie zu lange bei rein tätigkeitsspezifischen Maximalkraftreizen, würde das zu einer Vernachlässigung des optimalen Aufbaus von Muskeln und der Prävention von Verletzungen führen.

Einige Athletinnen und Athleten befinden sich in der Praxis jedoch oft viel länger als zwei bis drei Monate in der tätigkeitsspezifischen Phase und profitieren enorm davon. Das Training von tätigkeitsspezifischen Inhalten ist auf der einen Seite nicht immer und nicht für jeden und jede ausschließlich ressourcenzehrend. Auf der anderen Seite wiederum haben manche Trainierende bereits nach einem Monat Überlastungserscheinungen oder erreichen durch die schweren und wenig wechselnden Inhalte in der roten Phase nach vier bis sieben Wochen ein Plateau.[108] Sie sollten hier in engem Kontakt mit Ihren Schützlingen stehen, Trainingsinhalte immer neu abwägen und vor allem Erkenntnisse in die nächste rote Phase mitnehmen. Es ist beinahe unmöglich, gleich von Beginn an den perfekten Trainingsplan vorzulegen – mit der optimalen Dauer der grünen Phase und der roten Phase. Der perfekte Plan muss wachsen. Seine Nahrung ist Feedback und Evaluation. Je mehr Zyklen Sie planen, umso näher kommen Sie dem individuell optimalen Training. Verstehen Sie bitte deswegen die erwähnten Zeiträume nur als Richtwerte, die Sie individuell anpassen sollten. Wir werden in Kapitel 3 ab Seite 206 noch genügend Zeit haben, uns über die Länge der jeweiligen Phasen zu unterhalten.

Die tätigkeitsspezifischen Inhalte für nervales »Tuning« beinhalten zusammengefasst folgende Parameter:

- **Intensität:** 80 bis 100 Prozent des Einwiederholungsmaximums (1RM)
- **Volumen:** 3 bis 18 und mehr Sätze pro Woche pro Muskelgruppe
- **Anstrengungsgrad:** die Trainingssätze ein bis drei Wiederholungen vor dem Muskelversagen beenden (@7 bis @9; 1 bis 3RIR)
- **Frequenz:** zwei- bis dreimal pro Woche pro Übung, manchmal sogar öfters
- **Pausensetzung:** vollständig
- **Übungsauswahl:** jene tätigkeitsspezifischen Übungen, in denen man besser werden will
- **Kadenz:** exzentrische Phase kontrolliert schnell, konzentrische Phase explosiv

Weitere tätigkeitsspezifische Anpassungen in der roten Phase

Neben den bereits genannten nervalen Auswirkungen von schwerer Last kommt es auch zu morphologischen Anpassungen. Was Sie bereits wissen, ist, dass hohe Widerstände unsere Knochen druck- und unsere Sehnen zugfester gestalten. Das bedeutet, dass auch in der roten Phase das Fundament einer möglichst hohen Leistung weiter verstärkt wird. Genauso wie der passive Bewegungsapparat profitiert auch die Muskulatur von hohen Spannungen. Sie sind es, die Hypertrophie auslösen. Allerdings liegt in der roten Phase hierauf nicht das Hauptaugenmerk und somit nehmen wir die beiläufigen Anpassungserscheinungen zwar dankend mit, versuchen diese Bereiche allerdings nicht auf Kosten tätigkeitsspezifischerer Inhalte zu priorisieren. Die Trainingszeit reicht hierfür einfach nicht aus. Unser Trainingsplan besteht nun primär aus direkten, die Maximalkraft erhöhenden Inhalten und weniger aus indirekten, die für übermäßigen Muskelaufbau sinnvoller wären.

Eine sehr interessante Anpassung, die wir durch Maximalkrafttraining erreichen, ist die vermehrte Bildung von sogenannten Costameren.[109, 110] Sie helfen uns bei der lateralen Kraftübertragung. Zu Recht fragen Sie mich nun, was das denn genau sei. Lassen Sie mich versuchen, es Ihnen kurz zu erklären. Muskelfasern verlaufen selten von ihrer Ursprungs- zu ihrer Ansatzsehne. Das bedeutet, dass der gesamte Muskel länger ist als seine einzelnen Muskelfasern. Damit diese nicht einfach so im Raum herumliegen, müssen sie an den sie umgebenden Faszien fixiert werden. Diese Fixierungen erlauben eine Kraftübertragung der Muskelkontraktion auf das umliegende Bindegewebe. Je mehr von diesen Verbindungen – Costameren – vorhanden sind, desto mehr Kraft kann über sie übertragen werden. Ramaswamy et al. sprechen davon, dass bis zu 80 Prozent der kontraktilen Kraft eines Muskels über diese abgeleitet werden kann.[111] Es macht also durchaus Sinn, sie zu vermehren. »Wie?«, fragen Sie. Durch schwere Lasten. Ein optimales Ziel vor allem für die rote Phase. Hier gelten die gleichen Trainingsvariablen wie auf Seite 61 angeführt.

No holds barred: Exzentrischer Overload

Sie sind weit fortgeschritten? Sie sind absolut gesund, belastungsverträglich und Ihre Muskulatur ist nahe am genetischen Potenzial ausgebildet? Sie haben bereits zahlreiche erfolgreiche rote Phasen hinter sich gebracht und sind nun auf der Suche nach Möglichkeiten, Ihre Kraftreserven noch weiter anzuzapfen? Dann kann ich Ihnen eine Art Geheimwerkzeug anbieten: den exzentrischen Overload. Hier passieren keine Wunder, aber wir können mit einer korrekten Anwendung dieses Tools doch noch das eine oder andere Prozent an Leistung aus dem Körper herauskitzeln. Machen wir uns gemeinsam auf, das Training mit exzentrischer Überlast zu erkunden und seine Methoden kennenzulernen, um sie im Trainingsplan im korrekten Maße und zur richtigen Zeit einzusetzen. Timing ist hier das A und O.

Definieren können wir exzentrischen Overload als eine Methode, bei der die negative Phase der Bewegung gegenüber der positiven höher belastet wird, um den konzentrisch-exzentrischen Kraftunterschied auszugleichen. Bezogen auf Kniebeugen bedeutet das, dass man mit mehr Last nach unten geht, als man beim Aufstehen nach oben bewegen könnte. Um das zu bewerkstelligen, gibt es mehrere Methoden, die wir uns im Detail ansehen werden. Doch eines nach dem anderen. Die körperlichen Auswirkungen eines derartigen Trainings sind wissenschaftlich in gewissem Maße untersucht.[112, 113, 114, 115, 116, 117, 118, 119] Es dürfte neben einer höheren Steifigkeit im Muskel-Sehnen-Apparat und dadurch einer besseren Kraftübertragung auch die Aktivierbarkeit der Agonisten verbessern und deren Hemmung reduzieren. Des Weiteren wurde gezeigt, dass eher die schnelleren Fasern rekrutiert werden, was vor allem für Schnellkraft- und Schnelligkeitssportarten von großem Vorteil sein kann. Ein Training mit exzentrischem Overload besitzt auch ein leicht höheres Hypertrophiepotenzial, vor allem in den körperfernen Bereichen eines Muskels und hier akzentuiert bei den schnelleren Muskelfasern. Dies dürfte durch eine erhöhte Satellitenzellen-Aktivierung und eine vermehrte Freisetzung von Wachstumsfaktoren passieren.

Das klingt doch schon mal sehr vielversprechend. Bezogen auf den Zeitrahmen, in dem man die Mehrleistung durch exzentrisches Überlasttraining gegenüber konventionellem Training erkennen kann, konnten Hortobágyi et al. belegen, dass dies bereits nach sieben Tagen in puncto Maximalkraft der Fall sein kann.[120] Die meisten Studien, in denen gezeigt werden konnte, dass ein exzentrischer Overload zu einer höheren Kraftleistung oder Hypertrophie führt als konventionelles Training, wurden allerdings im Bereich von sechs bis zehn Wochen durchgeführt.[121, 122, 123, 124, 125, 126]

Die vollkommen berechtigte Frage ist nun, wie wir einen exzentrischen Overload in der Praxis erzeugen können. Dazu haben wir im Großen und Ganzen drei Möglichkeiten. Zuerst wäre das sogenannte Fly Wheel zu nennen – eine Trainingsform, die sich ganz an den Trägheitsgesetzen orientiert. Mithilfe einer speziellen Apparatur wird bei dieser Art des Trainings eine Scheibe durch Ziehen an einem Band in Rotation versetzt. Dieses Band ist an einem Gürtel, einem Griff oder einer Art Geschirr mit dem Athleten oder der Athletin verbunden. Die spürbare Last ist somit abhängig von der Masse und dem Radius der Scheibe und ihrer Winkelgeschwindigkeit. Wird diese Scheibe nun in der konzentrischen Phase beschleunigt, so muss man sie in der exzentrischen wieder abbremsen. Das kann durch die richtige Handhabung eine Überlast erzeugen, aber nur dann, wenn man über den vollen Weg beschleunigt, aber nur über einen kürzeren Weg abbremst. Man lässt sich sozusagen während der ersten Zentimeter der negativen Phase ohne viel Gegenwehr nach unten ziehen, um in der zweiten Bewegungshälfte mit aller Kraft entgegenzuwirken.

Als zweite Möglichkeit kann ich Ihnen sogenannte *Weight Releasers* anbieten. Dies ist sicher die kostengünstigste Variante, hat aber leider auch seine Nachteile. Weight Releasers sind spezielle Haken, auf denen man zusätzliche Gewichtsscheiben positionieren kann. Diese Haken hängt man dann gemeinsam mit den Gewichtsscheiben links und rechts auf eine Langhantel. Führt man nun Kniebeugen aus, berühren die Enden der Haken ab einer gewissen Tiefe den Boden und haken sich aufgrund ihrer speziellen Konstruktion von allein aus. Die Trainierenden können also mit der zusätzlichen auf den Weight Releasern befindlichen Last nach unten gehen, um ohne sie wieder aufzustehen. Damit haben wir ein exzentrisch akzentuiertes Training. Das Problem: Es funktioniert nur bei Langhantelübungen, ist eher wackelig und man kann es nur ein einziges Mal pro Satz anwenden, solange man nicht zwei Helferlein hat, welche die Haken nach jeder Wiederholung wieder auf der Hantel anbringen. Um Ihnen einen Anhaltspunkt zu geben, wie hoch die zusätzliche Last auf den Weight Releasern sein soll, kann ich Ihnen Refsnes zitieren, der von 105 bis 110 Prozent Überlast in der negativen Phase bei trainierten Athletinnen und Athleten spricht.[127] Aus meinen Erfahrungen heraus habe ich meistens mit circa 30 Prozent Unterschied zwischen der exzentrischen und der konzentrischen Phase gearbeitet. Wenn meine Schützlinge also mit 75 Prozent ihres Einwiederholungsmaximums (1RM) in der Kniebeuge aufgestanden sind, mussten sie zuvor mit 105 Prozent nach unten gehen. 30 Prozent der Gesamtlast befanden sich also auf den Weight Releasern.

Als letzte Option bleiben Ihnen noch sehr teure computergesteuerte Apparaturen, bei denen man exakt die gewünschten Prozente an exzentrischer Überlast einstellen kann. Der Preis dieser Maschinen liegt jedoch im oberen fünfstelligen Bereich und somit sind sie meist nur in Leistungs- und Olympiazentren zu finden.

Alles in allem haben wir mit exzentrisch akzentuiertem Training ein wunderbares Tool für hochaustrainierte Athletinnen und Athleten in der roten Phase zur Verfügung. Aus meiner eigenen Erfahrung heraus will ich Ihnen noch ein paar Tipps mitgeben, sollten Sie diese Methode anwenden wollen. Ein Zyklus mit exzentrischem Overload sollte spätestens zwei bis drei Monate vor einem etwaigen Wettkampf enden und die folgenden Zyklen müssen auf die Overload-Phase Rücksicht nehmen.[128] Das bedeutet, dass Sie hier auf Ihre Erholung achten sollten. Implementieren Sie es als Generalprobe zuerst vor einem eher unwichtigen Wettkampf. Für alle ohne Wettkampfambitionen ist das doch erhöhte Verletzungs- und Überlastungsrisiko durch diese Trainingsmethode übrigens den Versuch nicht wert. Vergessen Sie nicht: Exzentrisches Überlasttraining ist nur für vollkommen gesunde und erfahrene Athletinnen und Athleten gedacht, die eine erfolgreiche grüne Phase hinter sich gebracht haben. Und bedenken Sie, dass der dadurch auftretende hohe Stress auch Auswirkung auf das Leben außerhalb des Trainings haben wird. In Kapitel 4 ab Seite 342 finden Sie als Beispiel einen Plan, in den circa zwei Monate vor einem Wettkampf ein exzentrisch akzentuierter Mesozyklus eingeplant wurde. Kniebeugen und Bankdrücken werden mit Weight Releaser, Kreuzheben mit einer speziellen, aber leider sehr teuren computergesteuerten Plattform mit einstellbarer exzentrischer Zusatzlast absolviert. Auf einen Blick noch einmal die wichtigsten Eckpunkte für das Training mit Overload:

- **Intensität:** 70 bis 100 Prozent (konzentrisch) und 100 bis 110 Prozent (exzentrisch) des Einwiederholungsmaximums (1RM)
- **Volumen:** ein bis fünf exzentrische Overload-Sätze pro Woche pro Übung
- **Anstrengungsgrad:** die Trainingssätze ein bis zwei Wiederholungen vor dem Muskelversagen beenden (@8 bis @9; 1 bis 2RIR)
- **Frequenz:** ein- bis maximal zweimal pro Woche pro Übung mit exzentrischem Overload
- **Pausensetzung:** vollständig
- **Übungsauswahl:** jene tätigkeitsspezifischen Übungen, in denen man besser werden will
- **Kadenz:** exzentrische Phase kontrolliert, konzentrische Phase so explosiv wie möglich

Peaking und Tapering: Zeig, was du draufhast

Wenn Sie trainieren, um nicht nur an Wettkämpfen teilzunehmen, sondern um sie zu dominieren, dann reicht es nicht nur, fit zu sein. Was wirklich zählt, ist, was Sie davon am sogenannten *Judgement Day* an den Tag legen können. Ausgestattet mit dem größten Potenzial von allen Anwesenden, schaffen Sie es nur aufs Treppchen, wenn Sie dieses auch zeigen können. Stellen Sie sich nur einmal vor, dass Kniebeugen mit einer Last von 300 Kilogramm normalerweise kein Problem für Sie darstellen, Sie aber die letzten beiden Nächte kaum geschlafen haben. Es wird Ihnen nicht möglich sein, Ihre Topleistung abzurufen. Genauso verhält es sich mit jeder anderen Form der Ermüdung. Diese kann Ihre Fitness maskieren und somit Ihre aktuelle Performance minimieren. In den letzten Tagen und Wochen vor einem entscheidenden Tag, an dem Sie Ihre Leistung zeigen wollen, haben Sie eigentlich nur noch ein Primärziel: die Reduktion der Ermüdung auf allen Ebenen. In diesem kurzen Zeitraum ist es kaum mehr möglich, die Fitness zu erhöhen. Der Einfluss der Ermüdung auf die Leistungsfähigkeit ist jener Faktor, den es zu manipulieren gilt.

Unter Peaking versteht man allgemein den letzten Zyklus vor einem Wettkampf. *Tapering* ist die letzte Phase eines Peaking-Zyklus, die darauf abzielt, die Leistung durch Reduzierung der Trainingsbelastung und Erhöhung der Wettkampfspezifität zu maximieren.[129, 130] Wir befinden uns somit am entscheidenden Punkt in der roten Phase. Nun wird sich bald zeigen, wie erfolgreich das Training der letzten Monate und vielleicht Jahre war. In dieser Phase können Sie kaum noch Entscheidendes richtig machen, aber sehr viel falsch. Das gilt es zu vermeiden und deswegen müssen wir uns über das nachfolgend dargestellte

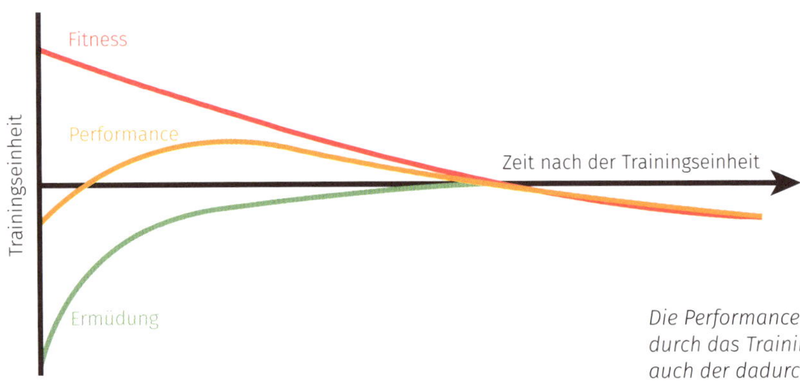

Die Performance ist immer das Resultat aus der durch das Training gesteigerten Fitness, aber auch der dadurch aufgetretenen Ermüdung.

theoretische und zweidimensionale sogenannte Fitness-Ermüdungs-Leistungsfähigkeits-Modell Gedanken machen.

Es besagt nichts anderes, als dass jede momentan abrufbare Leistungsfähigkeit die Summe aller positiven (Fitness) und negativen (Ermüdung) Auswirkungen von Training ist. Jede korrekt durchgeführte Trainingseinheit führt unweigerlich zu einer gesteigerten Fitness. Sie haben damit nämlich eine bestimmte Tätigkeit wiederum ein klein bisschen öfters trainiert. Zusätzlich zur – nur leicht – gesteigerten Fitness kommt eine immens erhöhte Ermüdung. Sie kennen das. Nach einem intensiven und anstrengenden Training sind Sie einige Zeit müde und erschöpft. Dieses Gefühl nimmt zwar zum Glück schneller ab, als sich die durch das Training gewonnene Verbesserung wieder auf das Ausgangsniveau reduziert, doch maskiert ebendiese hohe Ermüdung die nur leicht erhöhte Fitness. Das stellt während eines normalen Trainingsprozesses kein Problem dar. Es spricht auch nichts dagegen, noch ermüdet in die nächste Trainingseinheit zu starten. Im Gegenteil, es ist im Hochleistungstraining meist sogar ein Muss und führt zu Besonderheiten in der Trainingsplanung. Lassen Sie uns das aber bitte im Abschnitt über die blaue Phase besprechen und kehren wir zurück zum Tapering. Hier gilt es also nahe am Wettkampf jedwede Ermüdung, die durch das Training auftritt, so gering wie möglich zu halten. In dieser kurzen Phase ist die Steigerung der Fitness weniger entscheidend. Ein Halten des bereits erreichten Fitnessniveaus ist vollkommen ausreichend. Bevor wir uns darüber Gedanken machen können, wie wir das schaffen – also Fitness halten und Ermüdung reduzieren –, sollten wir uns überlegen, was überhaupt gemeint ist, wenn wir von Ermüdung sprechen.

In der folgenden Grafik erkennen Sie, dass Ermüdung sich grundsätzlich auf mehreren Ebenen mit jeweils unterschiedlich hohen und zeitlichen Einflüssen auf die Leistungsfähigkeit auswirkt.[131, 132]

Zu nennen wären zuerst jene Faktoren der Ermüdung, die einen zeitlich sehr kurzen Einfluss auf die Kraftleistung haben. Diese sind meist metabolischer Natur und beruhen auf einer verzögerten und vorübergehenden Verringerung der Kraft aufgrund einer beeinträchtigten Erregungsübertragung des Sarkolemms (Muskelzellhülle) und der Anhäufung von Metaboliten (Zwischen- und Abbauprodukte des Stoffwechsels), was zu einer verminderten Muskelkontraktionsfähigkeit führt. Zweiteres reduziert sich schneller, hat aber einen größeren negativen Impact auf die Kraft. Die metabolischen Faktoren von Ermüdung durch Krafttraining normalisieren sich nach wenigen Stunden, spätestens aber nach einem Tag.

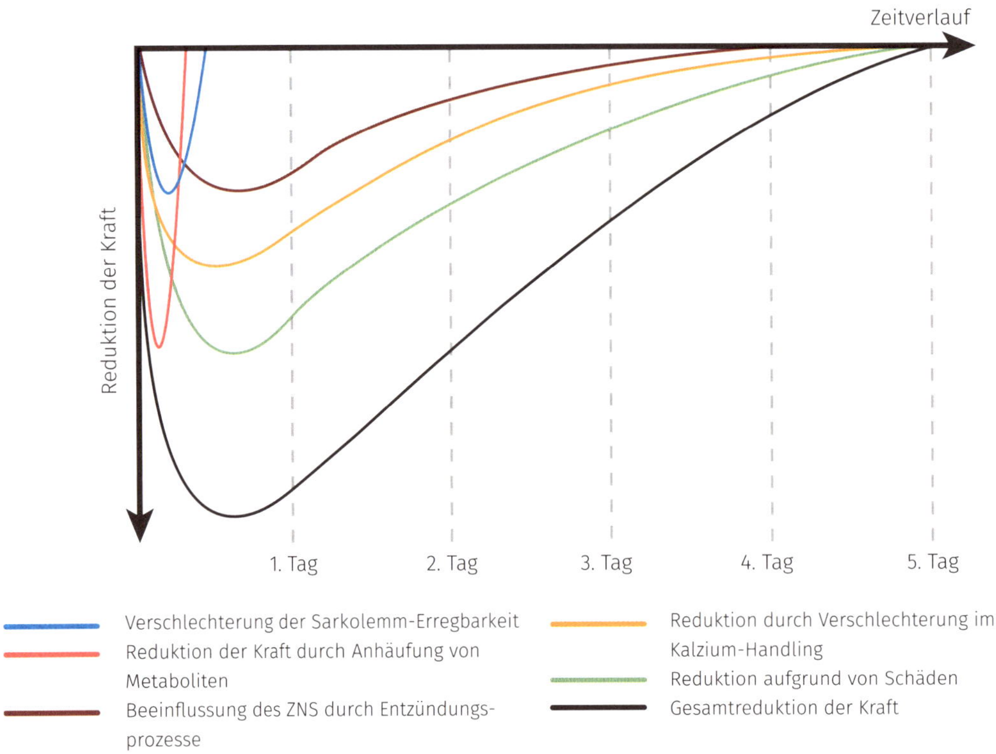

Ermüdung findet auf mehreren Ebenen statt und beeinflusst somit die Performance unterschiedlich lange.

Auch die Ernährung spielt eine Rolle, um die eventuell entleerten Energiespeicher wieder zu füllen. Die nächste Ebene ist die zentralnervöse Ermüdung – also die verminderte direkte willentliche Aktivierungsfähigkeit durch das zentrale Nervensystem. Wider die Meinung vieler Coaches ist diese Beeinträchtigung ebenfalls nach einem Tag kaum noch wahrzunehmen. Doch dürfen wir sie nicht ganz außer Acht lassen, da sie auch durch Entzündungsprozesse getriggert wird, die länger präsent sind und somit die ZNS-Ermüdung indirekt verlängern können.

Die wahrscheinlich im Krafttraining bemerkenswerteste Ebene der Ermüdung ist die strukturelle Ermüdung. Diese ist jene, die uns im Kraftsport am meisten und am längsten Leistung kostet. Sie müssen wir im Tapering am ehesten in den Griff bekommen und um sie geht es primär, wenn wir von Ermüdungsreduktion sprechen. Der strukturellen Ermüdung liegen Schädigungen der Muskelfasern wegen der im Krafttraining auftretenden mechanischen Spannungen zugrunde. Zusätzlich kommt es zu einer Verschlechterung des Kontraktionsmechanismus. Die strukturelle Ermüdung ist jene, die uns über mehrere Tage begleiten kann. Vor allem hohes Volumen, exzentrischer Overload, Training nahe am oder bis zum Muskelversagen, länger anhaltende Kontraktionen (also eine höhere Wiederholungszahl) und hohe Belastungen bei langer Muskelausgangslänge (zum Beispiel Fliegende mit der Kurzhantel für die Brustmuskulatur) führen vermehrt zu Schädigungen und somit zu einer hohen und lang andauernden strukturellen Beeinträchtigung.[133] Wie Sie sich sicherlich denken können, gilt es, das im Tapering zu vermeiden.

In einschlägigen Studien kommt es durch den Versuch, das Training so zu manipulieren, dass mit weniger Ermüdung zu rechnen ist, zur signifikanten Verbesserung im Bereich der Maximalkraft. Gibala et al. stellten eine Erhöhung der Kraft durch einen zehntägigen Taper fest, während eine Trainingspause über den gleichen Zeitraum zu keiner Verbesserung führte.[134] Izquierdo et al. konnten diese Ergebnisse in ihren Studien erweitern.[135] Nach vierwöchigem Taper kam es zu einer Leistungsverbesserung von zwei Prozent. Eine vierwöchige Pause reduzierte diese allerdings um neun Prozent. Zwei Prozent mag nach wenig klingen, doch dies kann entscheidend sein, wenn es um Platzierungen im Hochleistungssport geht. Williams et al. sprechen sogar von einer sechsprozentigen Erhöhung der Leistung im Bankdrücken nach einer nur einwöchigen Reduktion des Trainingsvolumens um 67 Prozent.[136] In ihrem Review fassen Travis et al. zusammen, dass zwischen einem und zehn Prozent Kraftleistungsverbesserung durch einen guten Taper möglich sind.[137] Absolviert man in einem Zeitraum von zwei bis sieben Tagen kein Training, kann man kaum eine Verbesserung erwarten. Mehr als sieben Tage ohne Training reduziert die Leistung sogar. Halten wir also fest, dass es in einem Taper nicht einfach nur um eine Trainingspause ohne Reize geht, sondern um eine Manipulation der Trainingsvariablen, damit sich die Fitness erhält und die Ermüdung reduziert. Dies erreicht man vor allem mit einer Reduktion des Volumens und in letzter Instanz auch mit einer Verminderung der Trainingsintensität.

Ich stelle Ihnen nun drei Taper-Möglichkeiten zur Verfügung, die Sie anwenden können, um Ihre Leistung an Tag X auch tatsächlich abrufen zu können. Die sicher am leichtesten anzuwendende Methode und jene, die ich Ihnen zu Beginn empfehlen kann, ist der sogenannte Step Taper.

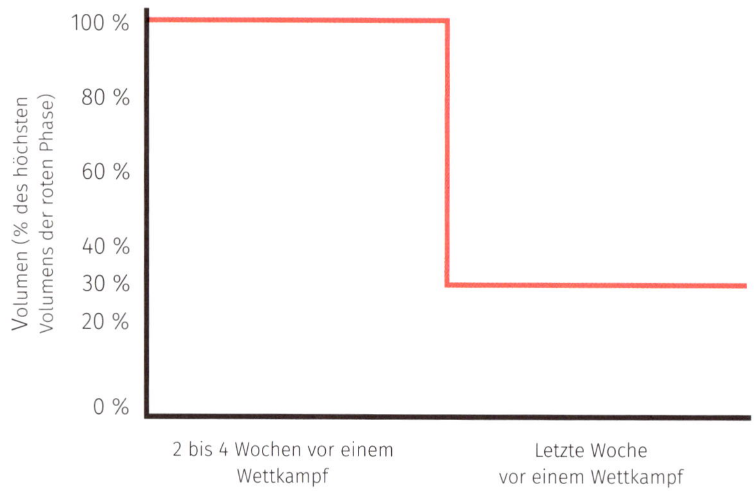

Beim am leichtesten anzuwendenden Step Taper wird das Trainingsvolumen in der letzten Woche um 30 bis 70 Prozent reduziert.

Vor allem bei noch nicht sehr weit Fortgeschrittenen, die sich die ersten Male in einem Wettkampf beweisen, oder bei Athletinnen und Athleten, die man als Coach noch besser kennenlernen muss, ist der Step Taper die Wahl Nummer eins. Wie Sie sehr gut in der Grafik ablesen können, reduzieren Sie einfach das Trainingsvolumen in der letzten Woche vor einem Wettkampf um 30 bis 70 Prozent. Praktisch gesagt: In der letzten Woche steht nur noch circa die Hälfte an Trainingssätzen auf dem Trainingsplan als in den Wochen davor. Sagen wir, Sie wollen die Leistung am Sonntag abrufen. Anstatt vier Trainingstage absolvieren Sie nur noch zwei – einen am Montag und einen am Donnerstag. Am Montag trainieren Sie noch jeweils einen oder zwei Sätze mit circa 85 Prozent des Einwiederholungsmaximums (1RM) jener Übungen, die am tätigkeitsspezifischsten sind. Am Donnerstag hingegen gehen Sie nur noch durch das Warm-up dieser Übungen und beenden das Training, bevor Sie zu einem Arbeitssatz kommen würden. Dadurch halten Sie Ihre Fitness auf einem gewissen Niveau und sorgen gleichzeitig dafür, die Ermüdung zu reduzieren, da das Volumen und schlussendlich auch die Intensität zum Wettkampf hin absinken. Laut Travis et al. ist diese sehr einfache Art der direkten Wettkampfplanung einem linearen Taper, wie wir ihn gleich kennenlernen werden, überlegen.[138]

Im linearen Taper auf Seite 71 wird das Trainingsvolumen – wie der Name bereits erkennen lässt – in den letzten ein bis zwei Monaten vor einem Wettkampf linear reduziert.

Es sollte in der letzten Trainingswoche bei circa 30 Prozent jener Satzanzahl liegen, die vor dem Beginn des Tapers im Trainingsplan gestanden ist. In den letzten beiden Wochen wird auch die Trainingsintensität gesenkt, damit Sie der Ermüdung Herr werden und diese die aufgebaute Fitness am Wettkampftag nicht maskiert.

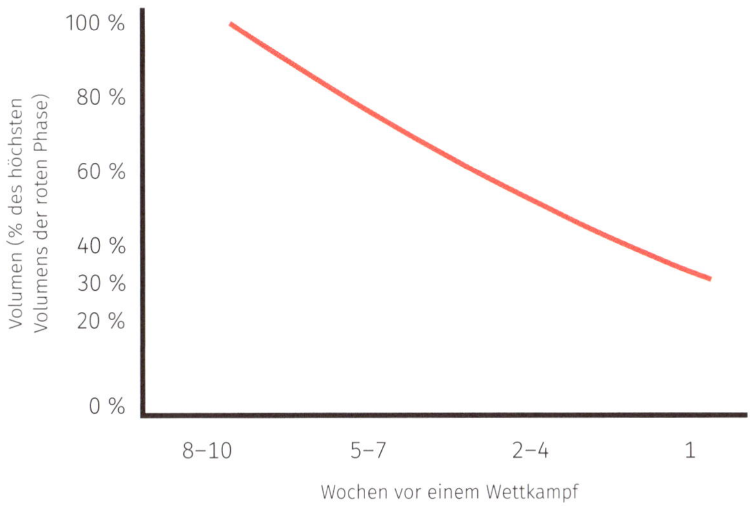

Entscheidet man sich für den linearen Taper, so wird das Volumen über die letzten acht bis zehn Wochen vor einem Wettkampf allmählich reduziert.

Für weiter Fortgeschrittene empfiehlt sich die dritte Taper-Möglichkeit: der sogenannte exponentielle Taper. Bei dieser planungsintensivsten Form wird ungefähr zwei bis drei Wochen vor dem Wettkampf das Volumen (und teilweise die Intensität) recht stark reduziert, bleibt dann für diese Woche konstant, um danach nochmals reduziert zu werden. Natürlich habe ich ein Beispiel, um dies zu veranschaulichen: Ariane hat in drei Wochen Staatsmeisterschaft im Kraftdreikampf. Das Training verlief ausgezeichnet und nun gilt es, die Ermüdung aus ihrem Körper zu eliminieren, um optimal zu performen. 13 Tage vor dem Wettkampf wird die letzte schwere Kreuzhebe-Einheit absolviert. Sie arbeitet hier nur noch mit sogenannten Singles, also Sätzen mit nur einer Wiederholung, da diese am tätigkeitsspezifischsten sind. Nach einem ausreichenden Aufwärmen arbeitet sie sich hoch auf eine Wiederholung bei 94 Prozent ihres Einwiederholungsmaximums (1RM). Nach diesem Trainingstag steht zwar Kreuzheben in den darauffolgenden Einheiten noch auf dem Plan, allerdings mit nur noch sehr geringem Volumen und auch geringer Intensität. Mit Kniebeugen und Bankdrücken verfährt sie ähnlich, hat aber hier die letzten schweren Einheiten zehn und sechs Tage vor dem Wettkampf angesetzt. Der Grund für dieses gestaffelte Vorgehen ist die Erfahrung, die auf der Grundlage der vergangenen Tapering-Phasen gemacht wurde. Ariane dürfte für das Kreuzheben am längsten zur Erholung benötigt haben und für Bankdrücken am kürzesten. So ist es übrigens bei den meisten Menschen, doch sollte diese Aussage trotzdem individuell überprüft werden.

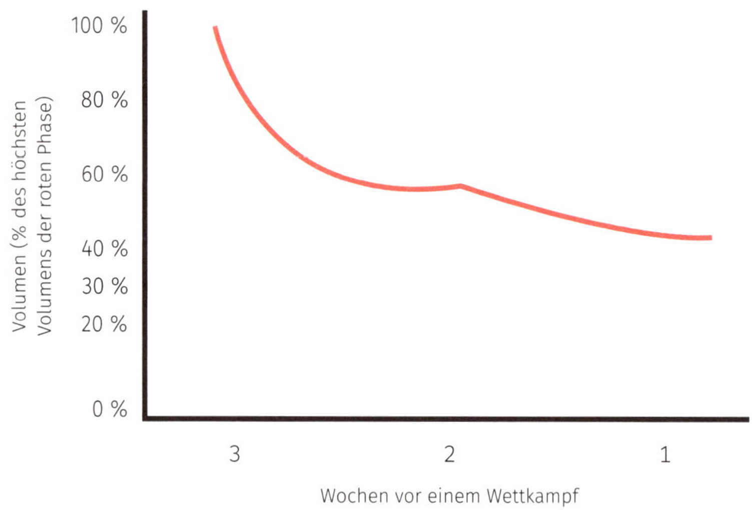

Der exponentielle Taper reduziert das Trainingsvolumen stufenmäßig über die letzten zwei bis drei Wochen vor einem Wettkampf.

Wenn Sie nun keine Wettkämpfe für sich oder Ihre Athletinnen und Athleten vorgesehen haben, so können und sollten Sie trotz allem Leistungsüberprüfungen in die Trainingsplanung einbauen. Das hält die Motivation hoch und ist sehr spannend zu planen. Darüber hinaus erhalten Sie sofort Feedback über die Wirksamkeit des Trainingsprozesses. Auch hier würde ich mit einem Taper arbeiten. Somit ist dieser Feinkniff der Trainingsplanung nicht nur Wettkampf-Coaches vorbehalten. Sie werden sich wundern, welche Leistungen möglich sind, wenn Ermüdung keine Rolle mehr spielt. Hier noch mal die wichtigsten Parameter für das Training im Taper:

- Intensität: 90 bis 95 Prozent des Einwiederholungsmaximums (1RM); in der letzten Woche vor einem Wettkampf meist 60 bis 90 Prozent des Einwiederholungsmaximums (1RM)
- Volumen: 30 bis 70 Prozent der üblichen Sätze in der roten Phase
- Anstrengungsgrad: die Trainingssätze zwei, drei oder sogar mehr Wiederholungen vor dem Muskelversagen beenden (< @8; > 2RIR)
- Frequenz: ähnlich der üblichen roten Phase (in der letzten Woche vor einem Wettkampf auch geringer)
- Pausensetzung: vollständig (die Ermüdung eines vorangegangenen Satzes sollte den darauffolgenden durch eine ausreichend lange Pause nicht beeinträchtigen)
- Übungsauswahl: ausschließlich tätigkeitsspezifisch
- Kadenz: wie in der üblichen roten Phase

Die blaue Phase

Die immer wiederkehrenden und in der modernen Trainingsplanung absolut notwendigen Phasen der sogenannten Deloads werden wir als blaue Phasen bezeichnen. Bei ihnen handelt es sich um ein sehr kontroverses Thema, das jedoch durch eine differenzierte Betrachtung in der Praxis nicht mehr wegzudiskutieren ist.

Deload – es muss auch mal Ruhe geben

Deload-Phasen werden üblicherweise im periodisierten Training praktiziert, um Ermüdung zu reduzieren und die Bereitschaft für nachfolgende Zyklen zu erhöhen. Die Verwendung eines geringeren Volumens und/oder einer geringeren Intensität ermöglicht die Wiederherstellung oder Regeneration der zugrunde liegenden physiologischen Systeme.[139] Obwohl diese Definition sehr ähnlich dem Tapering klingt, gibt es Unterschiede. Die wissenschaftliche Theorie hinter beiden Konzepten ist allerdings die gleiche. Das Ziel des Deloads ist nicht unbedingt, die Fitness hochzuhalten, sondern so schnell und effizient wie möglich die Ermüdung zu reduzieren. Sie wissen bereits, dass diese auf drei Ebenen stattfindet. Jene, die im Kraftsport am ehesten wegen ihrer langen Halbwertszeit zu beachten ist, ist die strukturelle Ermüdung. Hierzu zählen auch Mikrotraumen in den die Last ableitenden Strukturen wie Muskeln, Knochen, Bändern und Sehnen. Wenn Sie nun erneut Trainingsreize setzen, obwohl Sie noch nicht vollständig erholt sind, dann akkumuliert sich die strukturelle

Ermüdung und mit ihr die Mikrotraumen. Das kann früher oder später zu Verletzungen führen. Nun können Sie völlig zu Recht argumentieren, dass die Trainingsreize einfach weiter auseinandergesetzt werden sollen, um eine Ermüdungsakkumulation zu verhindern. Das würde bedeuten, dass man mit einer geringeren Frequenz trainiert würde, der Abstand zwischen den Trainings der gleichen Muskelgruppen beziehungsweise Körperstrukturen also größer wäre. Dem wäre nichts entgegenzusetzen, außer zweier damit auftretender Probleme. Erstens ist bei einer zu geringen Trainingsfrequenz keine optimale Erhöhung der Fitness zu gewährleisten. Wie Sie bereits im Abschnitt über Tapering anhand des Fitness-Ermüdungs-Leistungsfähigkeitsmodells gesehen haben, ist die Leistungsfähigkeit an einem gewissen Punkt am höchsten. Hier ist allerdings auch noch Ermüdung vorhanden. Um die Fitness weiter effizient zu erhöhen, sollten Sie jedoch genau hier den neuen Trainingsreiz setzen. Das Ziel im Training ist nicht die Freiheit von Ermüdung. Das Ziel ist es, die Fitness zu erhöhen. Die dadurch entstehende Herausforderung ist die Akkumulation von Ermüdung, wie in unten stehender Grafik ersichtlich. Durch die frühzeitige Art der Reizsetzung erhöht sich diese nämlich immer weiter und wird an einem gewissen Punkt eine Schwelle überschreiten, ab der die Verletzungsanfälligkeit stark erhöht ist.

Der zweite Faktor, weshalb es kaum möglich ist, ohne Deload auszukommen, ist die heterogene Anpassungszeit aller an der Kraftableitung beteiligten Strukturen. Passives Gewebe wie Knochen und vor allem Bänder und Sehnen benötigen hierzu länger als Knochen.

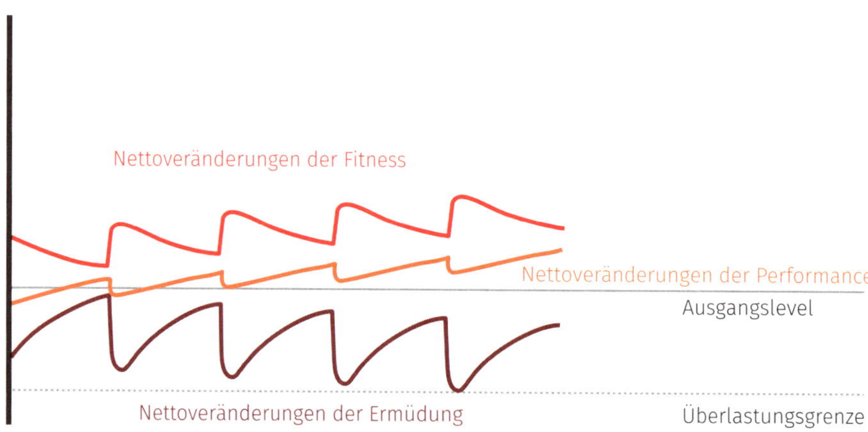

Trotz einer korrekten Reizsetzung im Training akkumuliert sich die Ermüdung immer weiter und verlangt nach einiger Zeit nach einem Deload, um sich nicht zu weit der Überlastungsgrenze zu nähern.

Wird nun Training mit hohen Lasten absolviert, so sind zwar die Muskeln eventuell wieder für eine neue Trainingssession bereit, die Sehnen, Bänder und Knochen sind es jedoch noch nicht. Sie können nun aber nicht so lange warten, bis sich auch diese erholt haben. Das würde die Fitness der Muskeln reduzieren und das Training ineffizient gestalten. Als einzige Möglichkeit bleibt, Zeiträume in den Trainingsplan zu integrieren, in denen die Gesamtbelastung des Organismus so gering ist, dass sich auch das passive Gewebe ausreichend erholen kann, um danach wieder optimal arbeiten zu können, wodurch die Verletzungswahrscheinlichkeit gering bleibt. Dass eventuell die Fitness in dieser blauen Phase minimal sinkt, nehmen wir gern in Kauf. Ein Deload kann also zu einem langjährigen, sicheren und effizienten Training führen. Ob, wann und wie lange die Deload-Phase sein sollte, hängt von folgenden Faktoren ab:

- **Volumen und Intensität des aktuellen Zyklus:** Je höher die Gesamtbelastung auf den Organismus ist, desto öfters benötigen Sie einen Deload.
- **Neuartigkeit der Belastung des aktuellen Zyklus:** Je ungewohnter die Belastung ausfällt, desto größer ist ihr Einfluss auf die Ermüdung.
- **Trainingsreize pro Woche:** Je öfter Sie sich pro Woche einem ähnlichen Reiz aussetzen, desto eher benötigen Sie Deloads.[140]
- **Ernährung, Lifestyle und Co:** Eine schlechte Ernährung, ein übermäßig kräftezehrender Lifestyle und exzessiver Alkoholgenuss tragen maßgeblich zur Reduktion der allgemeinen Fitness und des Leistungsniveaus bei. Dies erhöht die Notwendigkeit von häufigeren Deload-Phasen.[141]
- **Austrainiertheitsgrad:** Sehr gut trainierte Personen müssen eine ähnliche Übung beziehungsweise Muskelgruppe in einem gewissen Zeitraum öfters trainieren, um keinen zu starken Rückgang der Fitness zu riskieren. Das erhöht die Häufigkeit von Deloads.[142, 143]
- **Hohe Leistung in der Vorwoche:** Oftmals führt genau diese hohe Leistung in der Vorwoche dazu, dass die Strukturen stark belastet werden. Ein Deload in der darauffolgenden Woche wird wahrscheinlicher.
- **Stress, Schlaf et cetera:** High-Life-Stress wirkt sich negativ auf Leistung und Hypertrophie aus.[144]

Je härter, öfter und mehr also trainiert wurde, je höher der allgemeine Stress war und je weniger der Lebensstil die Leistungsfähigkeit unterstützt, desto eher benötigt man Deloads. Seien Sie als Coach auf der Hut und denken Sie auch an Einflussfaktoren, die außerhalb des Trainings liegen. Aus eigener Erfahrung heraus rate ich Ihnen, vorsichtig zu sein, wenn ein Athlet oder eine Athletin, den oder die Sie betreuen, in der Vorwoche eine atypisch hohe Leistung im Training gebracht hat. Oftmals ist eben genau durch diese Mehrbelastung ein Deload in der Woche darauf sinnvoll. Lassen Sie sich nicht zu sehr vom Trainingserfolg täuschen und zu unbedachten Entscheidungen hinreißen. Beobachten Sie die tägliche Performance weiter und reagieren Sie schnell, wenn es sein muss. Wie Sie die Notwendigkeit eines Deloads erkennen können, besprechen wir ausführlich im Abschnitt über Complex Training (ab Seite 99). Trotzdem möchte ich hier kurz vorgreifen.

Sie haben drei Möglichkeiten zu bestimmen, wann eine blaue Phase sinnvoll sein kann. Die pragmatischste Vorgangsweise ist das strikte Vorplanen von Deloads im Trainingsplan. So könnten Sie sich als Coach vornehmen, jede – sagen wir – fünfte Woche eine Entlastungsphase in den Trainingsplan zu implementieren. Der Vorteil dabei liegt auf der Hand: Es ist enorm einfach zu planen und auch mit etwaigen Wettkämpfen wunderbar zu vereinen, da man exakt weiß, wann eine Person einen Deload bekommt und wie lange man für diesen vorsieht. Hier gibt es keine zeitlichen Überraschungen. Der Nachteil wurde von Coleman et al. wissenschaftlich erforscht.[145] In seiner Studie wurde ein neunwöchiges, durchgehendes Training mit einem durch eine Deload-Woche getrennten Training verglichen. Als Resultat waren die Kraftwerte der Personen in der »Training mit Deload«-Gruppe leicht, aber signifikant geringer als bei jenen Personen, die durchgehend trainierten. Bei Wiederaufnahme des Trainings kam es zusätzlich zu vermehrtem Muskelkater, was der Leistung hinderlich war. Die Frage, die sich hier stellt, ist, ob es nach vier Wochen Training tatsächlich ermüdungstechnisch nötig gewesen wäre, einen Deload ins Training zu integrieren. Wer einen Deload durchführt, obwohl dieser noch nicht benötigt wird, verliert eine effiziente Trainingswoche – und das ist in Hinblick auf Spitzenleistungen niemals sinnvoll. Der Zeitraum der Studie war jedoch mit neun Wochen vor allem für Fortgeschrittene relativ kurz, um sinnvolle Aussagen zu treffen. Des Weiteren wurde in der Deload-Woche gar nicht trainiert, was in der Praxis, wie wir im Anschluss sehen werden, meist anders gehandhabt wird. Das Einplanen einer blauen Phase im Voraus ist somit sicherlich sehr einfach, allerdings nicht unbedingt effizient.

Als zweite Möglichkeit bietet sich ein kurzer Fragebogen an, den Ihre Athletinnen und Athleten am Ende jeder Trainingswoche ausfüllen. Wenn mehr als eine Frage mit »Ja« beantwortet wird, ist der Wechsel in die blaue Phase sinnvoll. Angelehnt an Helms würde ich folgende Fragen stellen:[146, 147]

1. Hattest du wenig Lust, ins Training zu gehen?
2. Hast du letzte Woche schlechter geschlafen als normalerweise?
3. Konntest du bei den Übungen weniger Last bewegen beziehungsweise weniger Wiederholungen als normalerweise erreichen?
4. Hast du außerhalb des Gyms mehr Stress als sonst?
5. Hast du Schmerzen?

Wenn die letzte Frage bejaht wird, dann benötigt die Entscheidung zu einem Deload kein zweites Ja.

Der aufwendigste Weg, um die Notwendigkeit eines Deloads zu erkennen, ist das objektive Messen von Biomarkern wie die Herzfrequenzvariabilität und einfache Schnelligkeits- oder Krafttests. Dies verlangt aber oftmals teure Gerätschaften, die nur den wenigsten zur Verfügung stehen. Was uns als Coaches jedoch sehr hilft, ist die Überwachung der angenommenen Maximalleistung in den tätigkeitsspezifischen Übungen – also die momentane Maximalkraft. Sinkt diese signifikant ab, ist ein Deload anzuraten. Dass man die Maximalkraft nicht jede Woche testen kann, ist klar. Wir benötigen also Wege, um sie möglichst akkurat zu berechnen. Hierzu möchte ich Sie einladen, die Abschnitte »Complex Training« (ab Seite 99), »Die Steuerung der Intensität über Prozente der Maximalkraft« (ab Seite 128) und »Der Check-in-Prozess: Durch Feedback zum perfekten Plan« (ab Seite 311) zu lesen. Deloads individuell sinnvoll zu planen, ist eine hochkomplexe Aufgabe und mit viel Erfahrung und auch Arbeit verbunden. Wenn Sie als Coach allerdings von sich selbst erwarten, für höchste Leistungen verantwortlich sein zu wollen, und das ohne erhöhtes Verletzungsrisiko, dann sollten Sie diesen Weg gehen. Er ist es wert.

Nun haben wir noch kein Wort darüber verloren, wie eine blaue Phase eigentlich genau aussieht. Im Folgenden finden Sie die Ausprägung der Belastungsvariablen in einem Deload. Bedenken Sie, dass es sich um keine kurzfristige vollständige Trainingspause handelt, sondern um eine Reduktion der Arbeitslast. Die Belastungsvariablen für einen Deload sind im Einzelnen:

- **Intensität:** maximal 80 Prozent des Einwiederholungsmaximums (1RM)[148]
- **Volumen:** 30 bis 50 Prozent der üblichen Sätze in der Phase davor
- **Anstrengungsgrad:** den Satz drei oder vier Wiederholungen vor dem Muskelversagen beenden (@6 bis @7; 3 bis 4RIR)
- **Frequenz:** Reduktion der Trainingshäufigkeit um 30 bis 50 Prozent zu der Phase davor
- **Pausensetzung:** keine Veränderung zu der Phase davor
- **Übungsauswahl:** eventuell sehr belastende Übungen massiv reduzieren
- **Kadenz:** keine Veränderung zu der Phase davor
- **Phasendauer:** vier Tage bis zu zwei Wochen, je nach Ermüdung und Dauer der Phase davor; hier ist kein signifikanter Kraft- oder Muskelmasseverlust zu erwarten.[149, 150]

Bitte denken Sie daran, dass der Aufbau der jeweiligen Trainingsphase dafür verantwortlich ist, wann ein Deload einzuplanen ist und wie lange er andauern sollte. Wenn Sie von einem Trainingsplan der grünen Phase in einen der roten Phase wechseln, so kann sich auch die Häufigkeit von benötigten blauen Phasen verändern. Es gibt kein vorherbestimmtes und optimales Load-Deload-Verhältnis, das einer Person für immer inhärent ist. Dieses verändert sich, sobald sich entweder die Lebensumstände oder die Trainingsinhalte durch einen Planwechsel radikal ändern. Jeder Plan und jede Phase haben bei jeder Person ihre eigenen »perfekten« Deload-Häufigkeiten.

Akzeptieren, was nicht zu ändern ist

Wenn es um die Erhöhung der Maximalkraft geht, sind viele leistungslimitierende Variablen verbesserbar. Und dennoch sind wir nicht allmächtig. Gewisse genetische Faktoren können wir beim besten Willen kaum signifikant beeinflussen. Denken Sie nur an offensichtliche Gegebenheiten wie die Länge der Extremitäten. Es ist nicht unbedingt förderlich, einen langen Oberschenkel in Relation zum Rest des Körpers zu besitzen, wenn es um eine maximale Kniebeugeleistung geht. Kurze Arme hingegen sind fürs Kreuzheben in keiner Situation sinnvoll. Die Muskelfaserzusammensetzung ist leicht veränderbar, aber Sie werden aus jemandem mit vorrangig langsamen Muskelfasern keinen Weltklassesprinter beziehungsweise keine Weltklassesprinterin kreieren können. Auch die Momentarme, welche die Muskeln besitzen, sind, wie zuvor erwähnt, zwar leicht beeinflussbar, aber nur bis zu einem gewissen Grad. Je länger sie sind, desto effizienter können Sie die Muskelkraft nutzen. Wie viel Muskelmasse jemand aufbauen kann, wie fokussiert sich jemand im Training verhält – alles ist zu einem hohen Grad vorbestimmt. Unsere Trainingsplanung, wie gut sie auch sein mag, hat darauf keinen Einfluss. Höchstleistungen sind genetisch prädisponiert, und zwar zu einem sehr hohen Prozentsatz. Natürlich gewinnt die Person, die intelligenter trainiert – aber nur, wenn die genetischen Voraussetzungen dieselben oder zumindest ähnlich jenen ihrer Kontrahenten und Kontrahentinnen sind. Sie würden gern wissen, wie viel die Genetik in eine maximale sportliche Leistung einfließt? Macnamara et al. und Lightfoot et al. geben uns in ihren Studien einen guten Einblick und sprechen davon, dass zwischen 50 und 80 Prozent der Varianz in der Leistung zwischen zwei Individuen allein durch Training nicht erklärt werden können – ein Großteil davon ist die genetische Prädisposition.[151, 152] Und die kann man in ihrer Gesamtheit übrigens unmöglich vorhersagen.[153]

Training und hartes Arbeiten sind sicherlich wichtig, aber eine schlechte genetische Veranlagung ist nicht zu überwinden. Durch hartes und intelligentes Tun kann man sich jedoch auf ein höheres Leistungslevel bringen. Wenn Ihre genetische Veranlagung eher durchschnittlich ist, können Sie sich durch intelligente Arbeit auf ein gutes Level hocharbeiten. Wenn Ihre genetische Veranlagung hingegen von vornherein als gut zu bezeichnen ist, können Sie sich auf einen herausragenden Platz manövrieren. Die Person an der Spitze? Sie hat hart und intelligent trainiert, aber sie hat sich auch die richtigen Eltern ausgesucht. Übrigens: Wie konsequent jemand trainiert, ist ebenfalls größtenteils genetisch determiniert. Je multifaktorieller eine Sportart, desto weniger Gewichtung besitzt eine genetisch herausragende Prädisposition in einem Faktor der Leistungsfähigkeit und desto besser ist eine »schlechte« genetische Veranlagung auszugleichen. Was Sie als Coach also garantieren sollten, ist eben genau das: sehr gutes Coaching und individuelle Verbesserung und nicht spezifische Ergebnisse. Diese hängen weder von Ihnen noch Ihren Schützlingen ab. Progression sehr wohl.

Periodisierung im Krafttraining – das optimale Timing der grünen, roten und blauen Phase

Eines dürfte klar sein, ohne dass wir es explizit angesprochen hätten: Ein gleichzeitiges Maximieren aller Grundlagen der Maximalkraft ist kaum möglich. Es sind einfach viel zu viele Einflussfaktoren, die es zu berücksichtigen gibt. Oft widersprechen sich deren Belastungsvariablen sogar. Man denke nur an die Notwendigkeit möglichst vielfältiger Reize in der grünen Phase im Gegensatz zu eintönigem und tätigkeitsspezifischem Training während der roten Phase. Uns bleibt nur das Einteilen aller relevanten Trainingsinhalte in spezifische Zyklen mit Schwerpunktsetzungen – ersichtlich auf Seite 115. Dadurch schaffen Sie nicht nur die Möglichkeit, alle trainierbaren Grundlagen der Maximalkraft im Trainingsplan unterzubringen, sondern Sie können durch deren richtiges Timing einen überlagerten und somit verstärkenden Effekt auf die Endleistung erzielen. Und richtiges Timing ist in der aktuellen Welt der Trainingsplanung meiner Meinung nach jene Einflussgröße, die am meisten vernachlässigt wird. Sie können noch so sinnvolle Trainingsinhalte zusammenstellen, die den Grundlagen der zu erzielenden Leistungsfähigkeit entsprechen. Sie können auch auf den aktuellen Stand der Wissenschaft ausgerichtete Belastungsvariablen und die korrekte Übungstechnik anwenden. All das wird Ihnen nicht dabei helfen, das ausdefinierte Ziel zu erreichen, wenn Sie die Reize nicht zur richtigen Zeit setzen. Timing ist alles. Das Richtige zur falschen Zeit ist leider das Falsche. Damit Sie in Zukunft das Entscheidende auch zur richtigen Zeit einplanen, dadurch die Wahrscheinlichkeit von Verletzungen minimieren und die Leistung durch sich überlagernde Trainingseffekte erhöhen, begeben wir uns zum nächsten Thema. Willkommen in der Welt der Periodisierung!

Das Konzept von Periodisierung und seine Wirksamkeit

Lassen Sie uns den Begriff »Periodisierung« definieren. Es handelt sich hierbei um eine Methode, den Trainingsprozess in Zyklen und Phasen zu unterteilen, um eine höhere Leistung zu erzielen und die Wahrscheinlichkeit von Übertraining zu minimieren. Wir brauchen sie im Besonderen bei Fortgeschrittenen, um alle für eine Maximalkraftsteigerung notwendigen

Inhalte sinnvoll in einem langfristigen Trainingsplan unterzubringen. Es hat sich in den letzten Jahrzehnten als nützlich erwiesen, den Trainingsprozess in immer feinere Zyklen zu unterteilen.
Anhand der unten stehenden Abbildung sehen Sie, dass das große Ganze innerhalb eines sogenannten Makrozyklus abgedeckt wird. Er gibt uns den mehrmonatigen, oft auch den jährlichen Rahmen vor, in dem Training abläuft. Im Wettkampfsport umfasst er zumeist eine Saison. In ihm finden sich wichtige allgemeine Informationen wie Wettkampfdaten, wann Urlaube oder Trainingscamps anstehen, wo eher im Bereich der grünen Phase gearbeitet wird oder wann man sich dazu entschließt, vorrangig tätigkeitsspezifisches Training der roten Phase zu integrieren. Im Endeffekt ist es ein erweiterter Kalender mit einem Überblick, wann was zu tun ist. Gern wird der Makrozyklus auch in Unterkategorien wie Vorbereitungsperiode oder Wettkampfperiode eingeteilt, im englischsprachigen Raum auch als Off-Season und In-Season bezeichnet.

Etwas feiner wird danach im Mesozyklus geplant. Dieser umfasst den Zeitraum von Deload zu Deload, kann aber genauso gut eine fixe Länge von meist einem Monat haben. Die etwas variablere Definition ist für uns Coaches sinnvoller, da verschiedene Zyklen unterschiedlich lang sein können. So kann ein Mesozyklus in einer grünen Phase sechs Wochen dauern, während er in der roten Phase vielleicht nur drei Wochen einnimmt. Eine vordefinierte Dauer von einem Monat wäre hier nicht praktikabel. Die feinste Kategorie im periodisierten Training ist der Mikrozyklus. Zumeist eine Woche in Länge beinhaltet er die jeweiligen Trainingssessions und alle Informationen, die notwendig sind, um ein Training

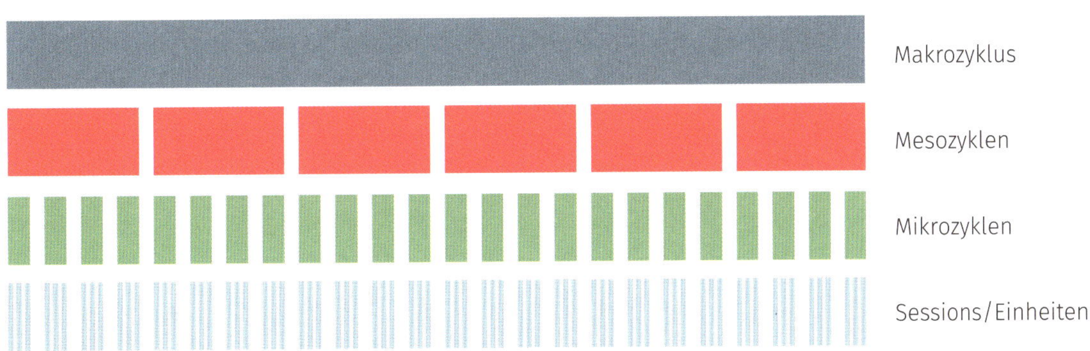

Es bietet sich aus logistischen und trainingswissenschaftlichen Gründen an, das gesamte Training in einzelne Zyklen einzuteilen.

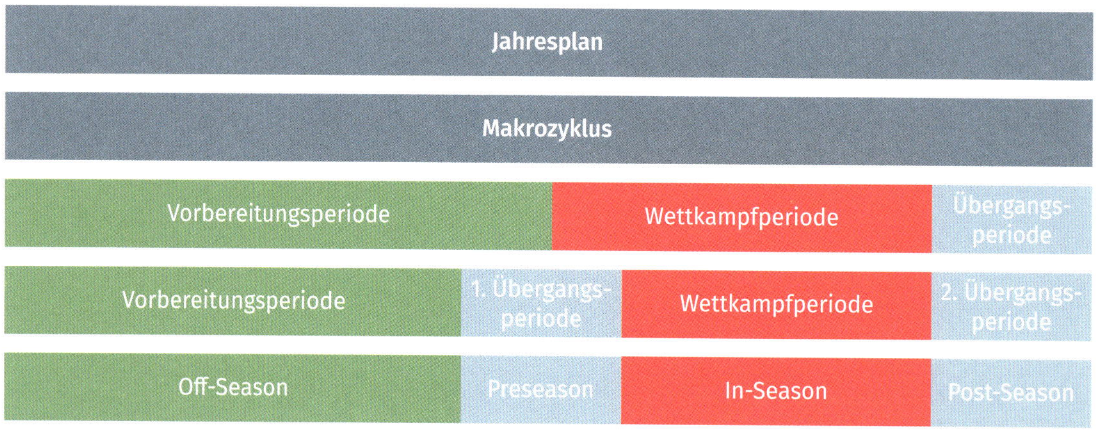

Jeder Makrozyklus beinhaltet eher vorbereitende Phasen und Wettkampfperioden. Je nach Land, Zeit, Sportart und Autor werden diese unterschiedlich bezeichnet.

durchzuführen. Genau dies ist der eigentliche Plan, den die Trainierenden durchlaufen. Sollte das etwas zu theoretisch für Sie wirken, dann sorgen Sie sich nicht. In Kapitel 3 werden wir sowohl Makro-, Meso- als auch Mikrozyklen nicht nur Schritt für Schritt diskutieren und besprechen, sondern auch gemeinsam planen. Unser Ziel ist es, jeden Zyklus mit individuellen Inhalten zu füllen und ihn durch Feedback-Loops fortlaufend zu perfektionieren. Dadurch erschaffen wir uns Mikro- und Mesozyklus-Bauklötze, mit denen wir einen optimalen Makrozyklus gestalten, den wir nach Belieben auch umgestalten können. Haben Sie noch etwas Geduld. Wir müssen uns noch mit einigen Informationen füttern, bevor wir uns an die Kunst des Planens machen.

Nachdem wir die Vielzahl an kraftsteigernden Grundlagen kennengelernt haben, sollte uns klar sein, dass Periodisierung allein aus organisatorischen Gesichtspunkten unabdingbar ist. Doch auch die Wissenschaft unterstützt uns mit ihren Ergebnissen. So kommen Williams et al. in ihrer Metastudie zum Schluss, dass periodisierte Programme effizienter sind, um Ziele zu erreichen.[154] Nuckols spricht von einer 17,5-prozentig schnelleren Kraftsteigerung mithilfe von Trainingsplänen, die ihre Trainingsvariablen geplant verändern. Bei trainierten Personen sollen es sogar 23,5 Prozent sein.[155] Dabei ist es nicht so, dass nicht-periodisierte Programme nutzlos seien – ganz und gar nicht. Doch dürften sie in puncto Wirkkraft periodisierten Programmen unterlegen sein. Und dieser Effekt nimmt mit dem Können der Trainierenden noch zu.[156] Fairerweise sollte ich jedoch anmerken, dass es sehr schwer ist, Studien in diesem Bereich der Sportwissenschaft durchzuführen. Sie müssen nämlich lange dauern, die Probanden sollten gute Athletinnen und Athleten sein und sie benötigen erfahrene Coaches als Programmdesigner. Damit sind sie oftmals zu teuer und undurchführbar.

Halten wir fest: Periodisierung ist effizient und unbedingt notwendig, um bei Fortgeschrittenen alle Grundlagen der Maximalkraft zu trainieren. Ist es zwangläufig notwendig, das Training auch bei Personen zu periodisieren, die erst mit dem Kraftsport beginnen? Nein. Doch Anfänger oder Anfängerinnen bleibt man hoffentlich nur sehr kurz. Mit Ihnen als Coach durchbrechen diese bald die Mauer zum Status eines Fortgeschrittenen. Und dann sollte Ihr Know-how im Bereich Periodisierung auf dem neuesten Stand sein. Damit dem so ist, sehen wir uns die fünf essenziellen Arten an, wie Sie Trainingsprogramme periodisieren können.

Die fünf essenziellen Periodisierungsmodelle

Die Geschichte der Sportwissenschaft hat uns einige wundervolle Modelle überliefert, wie man Trainingsinhalte optimal in Zyklen einteilen kann. Fünf davon will ich nun mit Ihnen besprechen. Auch wenn sie in der Praxis in ihrer theoretischen Reinform kaum vorkommen (sollten), so besitzen sie doch wichtige Elemente, die wir auf unserer Reise zum perfekten Plan kennenlernen müssen. Unser Ziel ist es, die Benefits jedes Modells zu finden, um diese Axiome in unsere eigene Trainingsplanung zu übernehmen.

Die lineare oder klassische Periodisierung

Sollten Sie bisher nur ein Modell der Periodisierung gekannt haben, ist es mit an Sicherheit grenzender Wahrscheinlichkeit die lineare Periodisierung. Es ist die Urform der Trainingszyklisierung. Mit ihr hat alles begonnen. Und wie so vieles im Bereich der Sportwissenschaft entwickelte sich dieses System in der ehemaligen Sowjetunion. Lev Matwejew war davon besessen, Topathletinnen und Topathleten zu erschaffen.[157] Er analysierte erreichte Leistungen der Olympischen Spiele der Jahre 1952 und 1956 und verwendete die Trainingsstrukturen der Erfolgreichsten für die Olympischen Spiele 1960. Sein Ansinnen war es, die interindividuelle Perfektion eines Trainingsplans zu finden. Die Sowjetunion dominierte in diesem Jahr die Konkurrenz. Ihre Athletinnen und Athleten konnten um 32 Medaillen mehr erringen als die USA und übertrumpften diese um knappe 50 Prozent.[158] Der Mythos der Periodisierung war geboren. An ihm haftete etwas Göttliches, das zu verstehen nur wenige Coaches in der Lage waren. Eigentlich hat sich daran bis heute nichts geändert. Trotz der politischen Isolation gegenüber dem Westen verbreitete sich die Idee der Periodisierung über Osteuropa und ab 1972 beziehungsweise spätestens nach dem Zerfall der UdSSR auch über den Rest der Welt. Tudor Bompa ist hier ein bekannter Name, der mit seinem Buch *Periodization – Theory and Methodology of Training* in den 90er-Jahren des letzten Jahrhunderts einen großen Beitrag leistete.[159]

Unten sehen Sie das ursprüngliche Modell der linearen Periodisierung. Es ist ein vollkommen anderes als jenes, das durch Überlieferungen und sportpolitische Differenzen bis zur Unkenntlichkeit hin bastardiert wurde. Es beschreibt zwar – wie auch in seiner Tradierung erkenntlich – den Wechsel zwischen volumenorientierten und intensitätsorientierten Trainingsinhalten, doch verhielten sich diese in ihrer ursprünglichen Form nicht so strikt gegenläufig und eindeutig abwechselnd wie in der überlieferten Form.

Im Endeffekt soll über den Makrozyklus hin gesehen die Trainingsintensität zu einem Wettkampf hin ansteigen und die Inhalte tätigkeitsspezifischer werden. Sie nähern sich also der roten Phase an. Der Umfang der Trainingsreize, also das Volumen, und vor allem die individuelle Spezifik nehmen während dessen ab. Man entfernt sich also immer weiter von

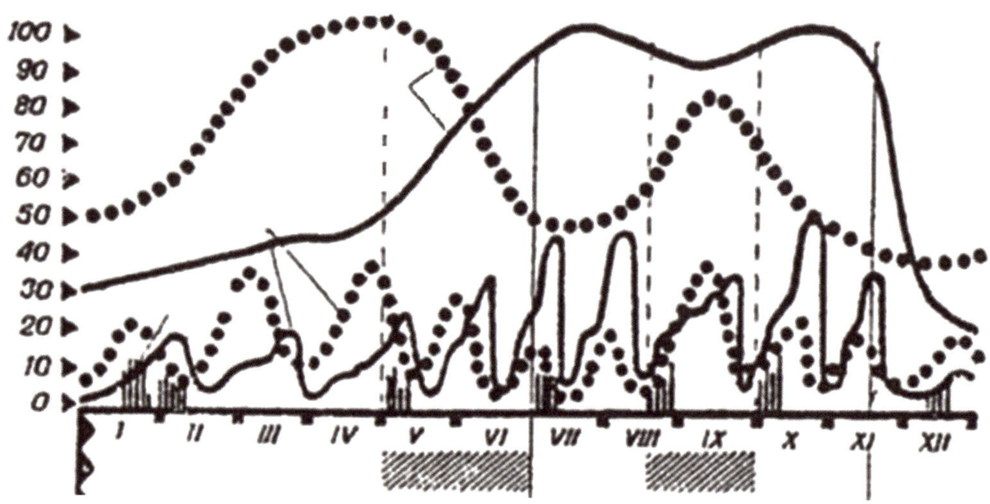

Das klassische Periodisierungsmodell von Matwejew verlangt tendenziell nach weniger Volumen und einer höheren Intensität, je näher der Wettkampf kommt.

der grünen Phase. Wie Sie in der Grafik auf Seite 84 sehen können, zeigen sich in den jeweiligen Mesozyklen feinere und mehrere wellenartige An- und Abstiege von Intensität und Volumen. Die Darstellungen im Makrozyklus sind quasi nur die geglätteten Kurven der Mesozyklen. Bezogen auf Krafttraining empfiehlt uns die lineare Periodisierung also, die tätigkeitsspezifischen Trainingsinhalte und somit auch die Intensität auf Kosten

Intensität, Wiederholungszahl und Volumen bei der linearen Periodisierung

Woche	Mesozyklus	Intensität × Wiederholungen	Volumen
1	Vorbereitungsperiode oder Off-Season	75 % × 8	hoch
2		75 % × 8	hoch
3		77 % × 7	hoch
4		77 % × 7	hoch
5		80 % × 6	mittel bis hoch
6		80 % × 6	mittel bis hoch
7		83 % × 5	mittel bis hoch
8		83 % × 5	mittel bis hoch
9		85 % × 4	mittel
10		85 % × 4	mittel
11	Wettkampfperiode oder In-Season	87 % × 3	mittel
12		87 % × 3	mittel
13		90 % × 2	niedrig bis mittel
14		90 % × 2	niedrig bis mittel
15		92 % × 1	niedrig bis mittel
16		92 % × 1	niedrig
17		95 % × 1	niedrig
18		95 % × 1	niedrig

des (allgemeinen) Volumens zu einem Wettkampf hin zu steigern. Sollten Sie keine Wettkämpfe im Sinn haben, so ersetzen Sie diese Wörter einfach mit »Leistungsüberprüfung« oder »Progressionscheck«. Auch wenn es sich dabei nur um einen schematischen Plan handelt, können Sie das der linearen Periodisierung zugrunde liegende Prinzip in der Tabelle auf Seite 85 sehr gut erkennen, nämlich wie über 18 Wochen – entsprechend der linearen Periodisierung – die Intensität zu- und das Volumen abnimmt.

Die Vorteile dieses Modells bezogen auf die Trainingsplanung liegen auf der Hand. Es ist enorm unkompliziert zu programmieren, da man einfach vom Datum der Leistungsüberprüfung ausgeht und von dort aus zurück zum Trainingsbeginn plant. In jeder Woche ist im Vorhinein klar, was exakt zu passieren hat. Wenn man nicht unvorhergesehen wegen Krankheit oder Ähnlichem ausfällt, erreicht man Tag X nach einer langen Episode von immer tätigkeitsspezifischeren Trainings. Dadurch eignet es sich wunderbar für genau einen Höhepunkt im Makrozyklus. Geht es um eine ganze Wettkampfsaison – denken wir nur an den Ballsport –, ist dieses Modell in seiner Reinform ungeeignet.

Ein weiterer großer Benefit der linearen Periodisierung ist die unwahrscheinliche Überlastung eines körperlichen Systems, da sich die Trainingsinhalte von individuell spezifischen zu sportartbezogenen tätigkeitsspezifischen hin ändern. Somit trainiert man nie über zu lange Episoden hin das Gleiche. Genau darin liegt aber auch seine Krux: Die für die Leistungsüberprüfung tätigkeitsspezifischsten Fähigkeiten werden nur kurze Zeit trainiert und in der Off-Season oftmals außen vor gelassen – zumindest in der überlieferten Form der linearen Periodisierung. Auf der anderen Seite kommt es während der In-Season zu einer Dekonditionierung jener Grundlagen der Maximalkraft, die (nur) in der Off-Season behandelt wurden. Bitte streichen Sie in diesem Bezug jedoch die oftmalige schematische, aber falsche Darstellung von scharf getrennten, aufeinander folgenden Trainingsinhalten. Diese vereinfachte Ansicht sieht vor, dass zuerst im Jahr ausschließlich Kraftausdauer trainiert werden sollte, gefolgt von Muskelaufbaureizen, Maximalkrafttraining und am Ende des Makrozyklus Schnellkrafttraining. Dies hat nichts mit der linearen Periodisierung zu tun und führt nur zu Verwirrung, vor allem in Sportarten, in denen sowohl Kraftausdauer als auch Schnellkraft keine Rolle spielen. Die Grundpfeiler der linearen Periodisierung, ihre Vor- und Nachteile sind, kurz gesagt, die folgenden:

DAS LINEARE ODER KLASSISCHE PERIODISIERUNGSMODELL

Grundlegende Prinzipien: zunehmende Tätigkeitsspezifik und Intensität, jedoch abnehmende Individualität und weniger Volumen zu einer Leistungsüberprüfung hin

Vorteile

- Leicht zu planen
- Überlastungen eines körperlichen Systems unwahrscheinlich
- Für Sportarten mit nur einem Saisonhöhepunkt geeignet

Nachteile

- Dekonditionierung von zu Beginn trainierten Fähigkeiten
- Die tätigkeitsspezifischste Fertigkeit wird nur im zweiten Teil des Makrozyklus trainiert.
- Ungeeignet für Sportarten mit langer In-Season

Take-aways

- Planen vom Tag der Leistungsüberprüfung aus bis zum Trainingsbeginn
- Zum Wettkampf hin immer tätigkeitsspezifischer werden

Wellenförmige Periodisierung

Wenn der Osten etwas erschafft, muss der Westen nachziehen – und umgekehrt. »So wird das Spiel nun mal gespielt«, sagte auch Thunderlips, der absolute männliche Athlet, ein Berg aus geschmolzener Lust in *Rocky III – Das Auge des Tigers*.[160] Mit der Verbreitung der linearen Periodisierung durch die Sowjetunion versuchte man im politischen Westen ein Modell zu finden, das sich nicht nur besser für Sportarten mit längeren Wettkampfsaisonen eignen sollte, sondern auch der klassischen Form überlegen ist. Dies war die Geburtsstunde der wellenförmigen Periodisierung. Sie variiert – wie auf Seite 88 gezeigt – die Trainingsintensität und das Trainingsvolumen und somit die Zielsetzungen des Trainings in kurzen (täglichen oder wöchentlichen) Abständen auf einer sich wiederholenden Basis.

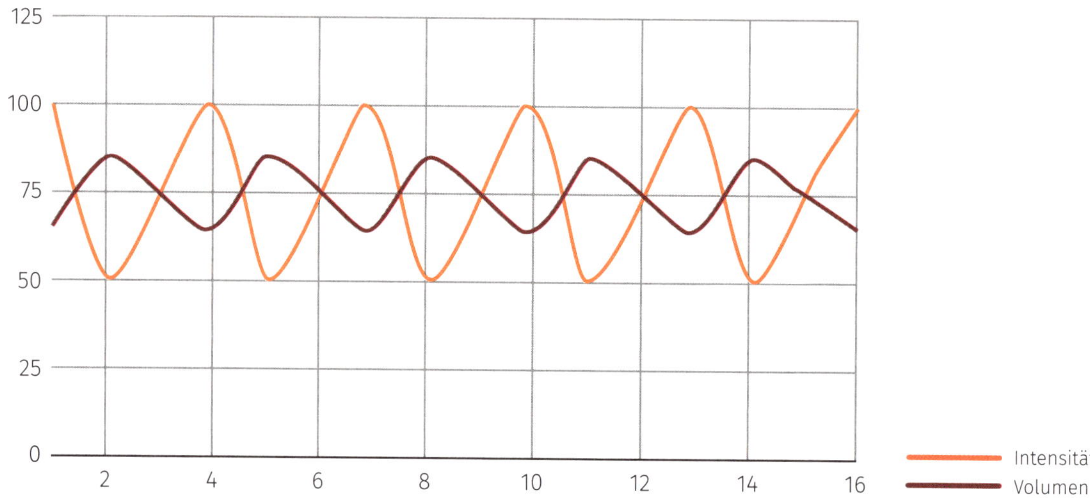

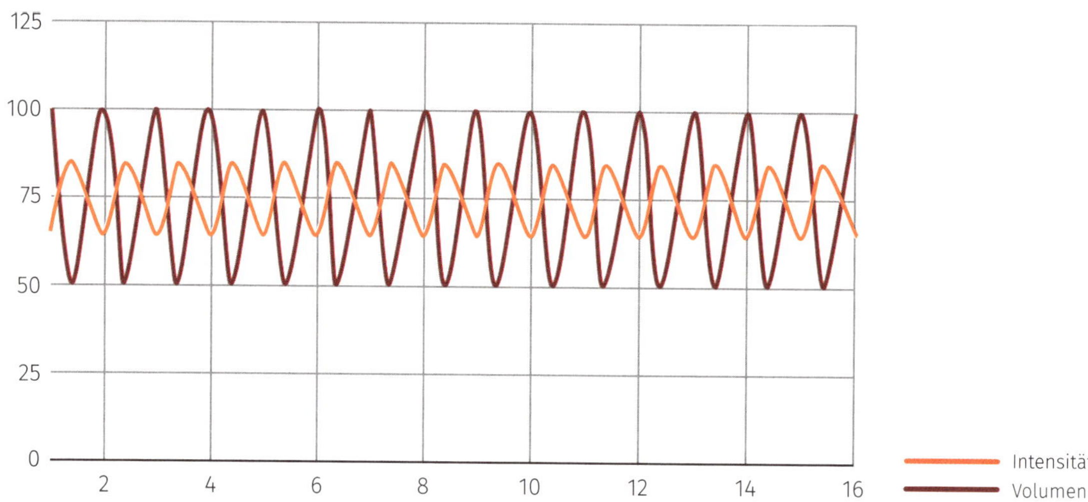

Die wellenförmige Periodisierung wechselt entweder wöchentlich oder täglich zwischen hohen Intensitäten und einem hohen Volumen.

Lassen Sie uns wieder anhand von zwei schematischen Beispielen in die Tiefe gehen. Beginnen wir mit der wöchentlich wechselnden wellenförmigen Periodisierung. Sie setzt auf eine wöchentliche Veränderung von Intensität und Volumen und somit von primären Zielsetzungen des Trainings. Bei der täglichen wellenförmigen Periodisierung passiert der Wechsel der Zielsetzungen – ausgedrückt in Intensität und Volumen – täglich. Wie Sie in der Tabelle auf Seite 89 sehen können, verändert sich die Intensität über die hier dargestellten

Intensität, Wiederholungen und Volumen in der wöchentlichen wellenförmigen Periodisierung			
Woche	**Mesozyklus**	**Intensität × Wiederholungen**	**Volumen**
1	Wettkampfsaison	75 % × 8	hoch
2		83 % × 5	mittel
3		91 % × 2	niedrig
4		76 % × 8	hoch
5		84 % × 5	mittel
6		92 % × 2	niedrig
7		77 % × 7	hoch
8		85 % × 4	mittel
9		93 % × 2	niedrig
10		78 % × 7	hoch
11		86 % × 4	mittel
12		94 % × 1	niedrig
13		79 % × 6	hoch
14		87 % × 3	mittel
15		95 % × 1	niedrig
16		80 % × 6	hoch
17		88 % × 3	mittel
18		96 % × 1	niedrig

drei Wochen nach oben, während das Volumen – also die Satzanzahl, aber auch die Anzahl an Wiederholungen – sinkt. Bei der täglichen wellenförmigen Periodisierung (Tabelle Seite 90) passiert all das innerhalb einer Woche. Zum Beispiel wird am Montag am schwersten und eventuell tätigkeitsspezifischsten trainiert. Dieser Tag ähnelt also von den Inhalten her einer roten Phase. Dafür ist aber das Volumen an diesem Tag geringer. An den beiden weiteren Trainingstagen nimmt die Intensität ab, um eventuell individuell nachhinkende

Grundlagen der Maximalkraft aus der grünen Phase zu trainieren. Das Volumen steigt aber gegengleich dazu an. Wenn Sie die Tabellen aufmerksam betrachtet haben, wird Ihnen sicherlich aufgefallen sein, dass hier bereits Elemente der linearen Periodisierung Einzug gefunden haben, da auch über den gesamten dargestellten Zeitraum die Intensität steigt und das Volumen absinkt. Somit haben wir es eigentlich nicht mehr mit einer Reinform der wellenförmigen Periodisierung zu tun, sondern bereits mit einer Art Hybridvariante.

Intensität, Wiederholungen und Volumen in der täglichen wellenförmigen Periodisierung

Woche	Mesozyklus	Intensität × Wiederholungen	Volumen
1	Wettkampfsaison	91 % × 2, 83 % × 5, 75 % × 8	niedrig, mittel, hoch
2		91 % × 2, 83 % × 5, 75 % × 8	niedrig, mittel, hoch
3		91 % × 2, 83 % × 5, 75 % × 8	niedrig, mittel, hoch
4		92 % × 2, 84 % × 5, 76 % × 8	niedrig, mittel, hoch
5		92 % × 2, 84 % × 5, 76 % × 8	niedrig, mittel, hoch
6		92 % × 2, 84 % × 5, 76 % × 8	niedrig, mittel, hoch
7		93 % × 2, 85 % × 4, 77 % × 7	niedrig, mittel, hoch
8		93 % × 2, 85 % × 4, 77 % × 7	niedrig, mittel, hoch
9		93 % × 2, 85 % × 4, 77 % × 7	niedrig, mittel, hoch
10		94 % × 1, 86 % × 4, 78 % × 7	niedrig, mittel, hoch
11		94 % × 1, 86 % × 4, 78 % × 7	niedrig, mittel, hoch
12		94 % × 1, 86 % × 4, 78 % × 7	niedrig, mittel, hoch
13		95 % × 1, 87 % × 3, 79 % × 6	niedrig, mittel, hoch
14		95 % × 1, 87 % × 3, 79 % × 6	niedrig, mittel, hoch
15		95 % × 1, 87 % × 3, 79 % × 6	niedrig, mittel, hoch
16		96 % × 1, 88 % × 3, 80 % × 6	niedrig, mittel, hoch
17		96 % × 1, 88 % × 3, 80% × 6	niedrig, mittel, hoch
18		96 % × 1, 88 % × 3, 80 % × 6	niedrig, mittel, hoch

Bevor wir uns den Vor- und Nachteilen dieses Modells widmen, sollte ich anmerken, dass laut wissenschaftlichen Erkenntnissen eine reine wöchentlich wechselnde wellenförmige Form sowohl einer täglichen wellenförmigen als auch einer linearen unterlegen ist.[161, 162] Der Grund dürfte der zu lange Abstand zwischen gleichen Trainingsreizen sein, der eine zu geringe Frequenz für eine optimale Anpassung mit sich bringt. Die täglich wechselnde Variante liegt in ihrer Reinform hier leicht vorn, wobei einige Studien die Wirksamkeit von linearer und täglich wellenförmiger Periodisierung auf einer Stufe sehen.[163, 164, 165]

Als Benefits dieses Periodisierungsmodells sind auf jeden Fall bei der täglich wechselnden Form die kürzeren Abstände anzuführen, in denen jedes leistungsdeterminierende System trainiert wird – ganz im Gegensatz zur langfristigen linearen Periodisierung. Das eignet sich sehr gut für Sportarten mit einer langen In-Season, da es zu keinem Verlust von wichtigen Grundlagen der Leistungsfähigkeit aus der grünen Phase kommt, weil diese ständig an bestimmten Tagen in der Woche trainiert werden. Dem tätigkeitsspezifischen Training wird ebenso ein Tag gewidmet. Entscheidet man sich zu diesem Periodisierungsmodell auch in der Off-Season, so hat man ebenfalls den Vorteil, dass sowohl individuell spezifisches Training der grünen Phase als auch tätigkeitsspezifisches Training der roten Phase durchgehend trainiert werden. All das führt zu einem sehr kurzweiligen und oft motivierenden Training. Der große Nachteil der wellenförmigen Periodisierung ist der geringere Fokus, den man einer zu trainierenden Fähigkeit entgegenbringen kann, da man diese nicht konzentriert im Trainingsplan bearbeitet. Wie bereits diskutiert, ist beim wöchentlich wechselnden wellenförmigen Modell die Trainingsfrequenz der jeweilig ähnlichen Trainingsreize zu gering, um eine optimale Anpassung zu erreichen. Dieses Problem haben wir bei der täglichen wellenförmigen Periodisierung nicht.

Als ein gutes Beispiel will ich Ihnen den Skisport nennen. Profis in dieser Sportart sehen sich mit einer sehr langen Rennsaison konfrontiert, die meist von Ende Oktober bis Anfang/Mitte März reicht. In der Off-Season kommen noch ein bis zwei längere Trainingslager auf Gletschern der Südhalbkugel hinzu, um auch während der Sommer der Nordhalbkugel diese Sportart trainieren zu können. Dass das alles andere als optimale Bedingungen sind, um die Kraftgrundlagen des alpinen Skilaufs zu trainieren, muss ich nicht gesondert erwähnen. Ich will Ihnen hier kein Buch über die optimale Vorbereitung auf eine Abfahrt oder einen Slalom präsentieren, doch es ist mir ein Anliegen, Ihnen zumindest die grundlegenden

Möglichkeiten einer optimalen Planung der Kraftfähigkeiten zu bieten. Diese sind eine entscheidende Größe, um im Skisport bestehen zu können. Sehen Sie sich den nachfolgenden exemplarischen Renn- und Trainingskalender dieser Sportart an. Er beginnt mit Oktober und soll nur einen Rahmen vorgeben. Aber Sie bekommen auch dadurch sicherlich ein Gefühl dafür, wie komplex Trainingsplanung hier wird.

Exemplarischer Renn- und Trainingslagerkalender im alpinen Skilauf						
Woche	**Oktober**	**November**	**Dezember**	**Januar**	**Februar**	**März**
1	Trainingslager		Rennen		Rennen	Rennen
2	Trainingslager				WM	Rennen
3	Rennen	Rennen		Rennen		
4		Rennen	Rennen	Rennen	Rennen	
Woche	**April**	**Mai**	**Juni**	**Juli**	**August**	**September**
1					Trainingslager	
2		Trainingslager			Trainingslager	
3					Trainingslager	
4		Trainingslager			Trainingslager	

An eine Art lineare Periodisierung ist mit diesen vielen Wettkämpfen nicht zu denken. Wenn Sie sich als Coach allerdings der wellenförmigen Periodisierung bedienen, dann können Sie auch die intensiven Rennphasen ohne Probleme mit sehr wenig Kraft- und Muskelmasseverlust überstehen, da jede dieser Fähigkeiten regelmäßig und in kurzen Abständen trainiert wird. Alles, was mit Rot unterlegt ist, sollte primär über die wellenförmige Periodisierung abgedeckt werden. Die mit Grün hinterlegten Felder sind Zeiträume, in denen ein längerfristiger Aufbau mit Elementen der linearen Periodisierung als auch mit jenen der noch kommenden Periodisierungsmodelle sicherlich Sinn ergibt.

Die Athletinnen und Athleten haben in der Rennsaison leider kaum die zeitlichen oder materiellen Ressourcen, um ein häufiges Krafttraining zu absolvieren. Wenn sie es zusätzlich zu den Rennen, den Skitrainings, den Reisen, Besprechungen und weiteren Verpflichtungen schaffen, zwei Einheiten Kraft pro Woche zu absolvieren, können Sie als Coach mehr als zufrieden sein. Um einen optimalen Plan vorlegen zu können, sollten Sie sich mit der *Minimum Effective Dose* auseinandergesetzt haben. Dies ist die minimal notwendige Reizhöhe und -menge, um Kraft und Muskelmasse auch in dieser »krafttrainingsarmen« Zeit halten zu können. Sie finden alle notwendigen Informationen darüber im Abschnitt »Das Trainingsvolumen – wie viel ist optimal?« ab Seite 152. Wichtig ist, dass Sie jede Woche während der In-Season zumindest einen Tag eher der Maximalkraft und spezifischen Schnellkraft widmen und einen anderen Tag eher dem Muskelaufbau beziehungsweise der Verletzungsprävention. Beide Qualitäten sind bei skisportadäquater Übungswahl entscheidende Grundlagen für eine Topleistung auf der Piste und müssen auch während der Rennsaison gehalten werden. Rein schematisch könnte also eine Trainingsplanung für diese Sportart über die Saison hinweg aussehen wie auf den Seiten 94 und 95. Die primär vorherrschende Art der Periodisierung kann sich innerhalb eines Makrozyklus ändern. Wichtig ist, dass zu einem gewissen Prozentsatz auch die untergeordneten Ziele mittrainiert werden. Die Prozente beziehen sich auf das trainierte Volumen.

Schematische Trainingsplanung im alpinen Skilauf über ein ganzes Jahr						
Woche	**April**	**Mai**	**Juni**	**Juli**	**August**	**September**
1					Trainings-lager	
2		Trainings-lager			Trainings-lager	
3					Trainings-lager	
4		Trainings-lager			Trainings-lager	
Ziel	Ausbau der Ressourcen				Halten der Ressourcen	
Periodi-sierung	Blockperiodisierung inklusive täglicher wellenförmiger Periodisierung				Tägliche wellenförmige Periodisierung	
Hauptfokus	Prävention, Hyper-trophie	Hyper-trophie	Hypertrophie, spezifische Kraft, spezifische Schnellkraft		Hypertrophie, spezifische Kraft, spezifische Schnellkraft	
Inhalte	Prävention: 50 % Hyper-trophie: 30 % Kraft: 20 %	Prävention: 20 % Hyper-trophie: 60 % Kraft: 20 %	Prävention: 20 % Hypertrophie: 40 % Kraft und Schnellkraft: 40 %		Prävention: 10 % Hypertrophie: 40 % Kraft und Schnellkraft: 50 %	

Schematische Trainingsplanung im alpinen Skilauf über ein ganzes Jahr						
Woche	**Oktober**	**November**	**Dezember**	**Januar**	**Februar**	**März**
1	Trainings-lager		Rennen		Rennen	Rennen
2	Trainings-lager					Rennen
3	Rennen	Rennen		Rennen	WM	
4		Rennen	Rennen	Rennen	Rennen	
Ziel	Verwenden und Halten der Ressourcen					
Periodi-sierung	Tägliche wellenförmige Periodisierung, Minimum-Effective-Dose-Training					
Hauptfokus	Hypertrophie, spezifische Kraft, spezifische Schnellkraft					
Inhalte	Prävention: 10 % Hypertrophie: 30 % Kraft und Schnellkraft: 60 %					

Sie sehen also, in vielen Sportarten – wie auch im alpinen Skilauf – kommen Sie ohne wellenförmige Periodisierung und einem somit regelmäßigen Training aller Grundlagen der Leistungsfähigkeit nicht aus. Diese Art der Trainingsplanung ist sicherlich nicht die optimale für nur ein oder zwei Saisonhöhepunkte. Wenn es aber um monatelange Wettkampfphasen geht, dann führt kein Weg an ihr vorbei. Auf Seite 96 sind noch einmal die Eckdaten im Überblick zusammengefasst.

DIE TÄGLICHE UND WÖCHENTLICHE WELLENFÖRMIGE PERIODISIERUNG

Grundlegende Prinzipien: täglicher oder wöchentlicher gegengleicher Wechsel von Tätigkeitsspezifik (inklusive hoher Intensität im Kraftsport) mit individuell spezifischem Training der Grundlagen (inklusive hohem Volumen im Kraftsport)

Vorteile

- Training jeder leistungsdeterminierenden Fähigkeit in kürzeren Abständen und somit keine Dekonditionierung irgendwelcher Grundlagen der Maximalkraft
- Kurzweilig
- Für Sportarten mit langer In-Season geeignet

Nachteile

- Schlechter Fokus auf eine zu trainierende Fähigkeit
- Bei der wöchentlichen wellenförmigen Periodisierung: Frequenz der jeweils gleichen Trainingsreize zu gering

Take-aways

- Regelmäßiges Training aller wichtigen Grundlagen der Maximalkraft (sowohl die tätigkeitsspezifischsten Inhalte als auch die individuell spezifischen Inhalte)
- Kein ausschließliches Training von nur einer Grundlage über einen längeren Zeitraum

Blockperiodisierung

»[Die] allgemeine Idee [der Blockperiodisierung] schlägt die Verwendung und Sequenzierung spezialisierter Mesozyklusblöcke vor, bei denen hochkonzentrierte Trainingsbelastungen auf eine minimale Anzahl motorischer und technischer Fähigkeiten fokussiert sind.«[166] Diese Definition beschreibt nichts anderes als die Aneinanderreihung von Phasen – mit einer jeweiligen Dauer von zwei bis sechs Wochen –, die sich jeweils auf eine oder wenige zu trainierende Grundlagen der Maximalkraft konzentrieren. Issurin spricht von *Accumulation*-, *Transmutation*- und *Realization*-Blöcken.[167] Während der *Accumulation*-Block – gern auch als *Volumen*-Block bezeichnet – individuell spezifische Inhalte besitzt, lebt der *Realization*-Block ausschließlich von hoher Intensität und tätigkeitsspezifischen Trainingsmethoden, die typisch für rote Phasen sind. Der *Transmutation*-Block liegt zwischen diesen beiden Extremen. Im ursprünglichen Modell nicht vorgesehen, wird in der Praxis auch gern ein und derselbe Block öfters hintereinander absolviert – so auch im nachfolgenden Beispiel für den Kraftsport. *Accumulation*-, *Transmutation*- und *Realization*-Blöcke mit ihren jeweils inhärenten Inhalten werden hier in der Blockperiodisierung gestaffelt trainiert.

Trainingsphasen und ihre Parameter in der Blockperiodisierung

Woche	Mesozyklus	Intensität × Wiederholungen	Volumen
1	Accumulation 1	76 % × 6	hoch
2		77 % × 6	hoch
3		78 % × 6	hoch
4	Accumulation 2	79 % × 5	hoch
5		80 % × 5	hoch
6		81 % × 5	hoch
7	Deload 1	70 % × 3	niedrig
8	Transmutation 1	85 % × 3	mittel
9		86 % × 3	mittel
10		87 % × 3	mittel
11	Deload 2	70 % × 3	niedrig
12	Transmutation 2	88 % × 2	mittel
13		89 % × 2	mittel
14		90 % × 2	mittel
15	Deload 3	70 % × 3	niedrig
16	Realization	94 % × 1	niedrig
17		95 % × 1	niedrig
18		96 % × 1	niedrig

Geht es um Schnellkraftsportarten wie zum Beispiel Football, werden in der Reinform der Blockperiodisierung während des *Accumulation*-Blocks vor allem Basisfertigkeiten, aerobe Ausdauer und Kraft trainiert, und zwar über einen Zeitraum von zwei bis sechs Wochen. Anschließend liegt im zwei bis vier Wochen dauernden *Transmutation*-Block der Fokus auf sportartspezifischeren Inhalten und der anaeroben Ausdauer, während man sich in den maximal zwei Wochen des *Realization*-Blocks auf Schnellkraft, Schnelligkeit und die Wettkampfübungen konzentriert. Der Grund, warum Issurin die zu trainierenden Fähigkeiten auf diese Art staffelt, ist seine Annahme über die sogenannten verbleibenden Trainingseffekte.[168] Laut seinen Recherchen hält die Wirkung von den im *Accumulation*-Block aufgebauten Kraft- und aeroben Ausdauerfähigkeiten bis zu 30 Tage an. Die anaerobe Ausdauer und Schnelligkeitsfähigkeiten nehmen jedoch schon nach zwei bis drei Wochen ohne spezifischen Trainingsreiz ab. Leider unterliegt dieses Konzept nur sehr schwachen bis gar keinen wissenschaftlichen Erkenntnissen.[169] Die wenigen Studien, die es in diese Richtung gibt, sprechen sich größtenteils gegen die von Issurin vorgetragenen verbleibenden Trainingseffekte aus. Es kommt bereits viel früher zu einer Dekonditionierung von gar nicht trainierten Fähigkeiten.[170] Die Lösung kann ich bereits kurz vorwegnehmen: Es ist günstiger, Schwerpunkte zu setzen, als reine Blöcke zu absolvieren, in denen ausschließlich eine oder zwei Grundlagen der Maximalkraft oder der sportlichen Leistung trainiert werden, die danach wieder für längere Zeit aus dem Training genommen werden.

Im Vergleich von verschiedenen Modellen ist die Blockperiodisierung einer wöchentlichen wellenförmigen und einer linearen Periodisierung überlegen und liegt in der Wirksamkeit mit der täglichen wellenförmigen Periodisierung gleichauf.[171, 172, 173] Ich ersuche Sie jedoch, bei diesen Studien keine voreiligen Schlüsse zu ziehen. Meist entsprechen die trainierten Trainingspläne nicht den Reinformen der jeweiligen Periodisierungsmodelle und die Untersuchungsdauer von nur sechs bis zehn Wochen ist zu kurz, um praktische Aussagen tätigen zu können.

Trotz dieser wissenschaftlichen Ungereimtheiten bezüglich der verbleibenden Trainingseffekte und der offensichtlichen Nachteile, etwa dass die tätigkeitsspezifischen Inhalte zu kurz trainiert werden, können wir doch einige Vorteile mitnehmen. Zum einen kann man sich bei einer Zyklusdauer von sechs Wochen sehr gut auf eine zu trainierende Fähigkeit konzentrieren. Zum anderen eignet sich die Blockanordnung perfekt, um in einem Makrozyklus organisatorisch auf einen oder mehrere Saisonhöhepunkte hin zu planen. Weiters ist es dem Coach möglich, durch gezieltes Feedback und ausgewählte *key performance indicators* (die Leistungskennzahl, kurz KPI) wie der errechneten Maximalkraft – dazu kommen wir in Kapitel 3 – die Wirksamkeit eines Blocks zu überprüfen und diesen gegebenenfalls anzupassen, und zwar ohne den gesamten Trainingsplan umschmeißen zu müssen.

Die Vor- und Nachteile der Blockperiodisierung hier noch einmal zusammengefasst.

BLOCKPERIODISIERUNG

Grundlegende Prinzipien: Grundlagen der sportlichen Leistung werden in spezialisierten Blöcken zusammengefasst.

Vorteile

- Guter Fokus auf eine zu trainierende Fähigkeit
- Abwechslungsreich
- Organisatorisch sinnvoll

Nachteile

- Zu kurzes Training der tätigkeitsspezifischen Trainingsinhalte
- Das Konzept der verbleibenden Trainingseffekte wird wissenschaftlich nicht unterstützt.

Take-aways

- Einteilung des Trainings in Blöcken ist organisatorisch enorm wertvoll.
- Optimal, um die einzelnen Blöcke auf ihre Wirksamkeit hin zu überprüfen und zu adaptieren, ohne den gesamten Makrozyklus überdenken zu müssen
- Erstellen von perfekten Blöcken durch ständiges Feedback möglich

Complex Training

Nun widmen wir uns einem sehr interessanten Gebiet, das uns dabei helfen wird, die eigene Trainingsplanung auf ein höheres Niveau zu heben. Genauso wie bei den vorangegangenen theoretischen Modellen der Periodisierung haben wir auch beim Complex Training viele positive Take-aways, von denen wir profitieren. Unter Complex Training versteht man das wiederholte Durchtrainieren eines im Großen und Ganzen gleich bleibenden Trainingszyklus (Complex), um beim Wettkampf einen bestmöglichen Outcome – ein bestmögliches Ergebnis – zu erreichen. Trainingsmethoden, -inhalte, -variablen und -mittel werden somit über mehrere Zyklen bis hin zu einem Wettkampf annähernd gleich gehalten. Moment ... Lassen Sie uns diesen Satz ein weiteres Mal betrachten. Ein bis zu einem Wettkampf beziehungsweise einer Leistungsüberprüfung gleich bleibender Trainingsinhalt? Ich höre, wie Sie sagen: Das hat doch mit Periodisierung nichts zu tun. Im Grunde haben Sie recht. Wir werden dieses Modell jedoch auch in der Trainingspraxis betrachten und erkennen, dass es sehr wohl auch im zyklisierten Training seine Berechtigung hat.

Das Complex Training hat sich in den 80er-Jahren des letzten Jahrhunderts in der heutigen Ukraine entwickelt. Der herausragende Kopf hierbei war Anatolij Bondartschuk, Olympiasieger im Hammerwurf 1972 und meiner Meinung nach der »Godfather of Periodization«. Ihm wird nachgesagt, 32 Periodisierungssysteme entwickelt zu haben.[174] Eines davon ist das Complex Training, das er aber mit anderen Modellen kombinierte, um den Trainingsplan zu perfektionieren. Grundsätzlich ändern sich wenige bis keine Trainingsvariablen in einem Complex. Würden Sie nach diesem System planen, bedeutet das, dass Sie Woche für Woche, Mikrozyklus für Mikrozyklus das Gleiche trainieren. Wenn sich etwas verändert, dann nur nach einer gewissen Zeit genau eine Variable. Diese Begrenzung der Veränderung während des Trainingszyklus hilft dabei, die Auswirkungen der verwendeten Trainingsinhalte genauer zu bestimmen. Wenn Sie zum Beispiel die Intensität bei einer Übung in jeder Trainingseinheit ändern – wie bei einer linearen Periodisierung – und auch noch die Übungen jede Woche wechseln, ist es praktisch unmöglich zu wissen, ob der Intensitätswechsel oder die Auswahl der Übungen stärker zu den beobachteten Ergebnissen beigetragen hat. Wenn jedoch höchstens eine Sache verändert wird, wie es im Complex Training praktiziert wird, ist es viel einfacher, den Trainingserfolg einem bestimmten Faktor zuzuschreiben. Im Endeffekt ist es eine Reduzierung der Unbeständigkeit eines Datensatzes, um ungenaue oder falsche Annahmen zu vermeiden. Man findet viel schneller heraus, was funktioniert und was nicht. So entsteht durch langsame und kleine Veränderungen mit der Zeit ein Trainingsplan, der sich der Perfektion immer weiter annähert. Dies verlangt sehr direktes und feinfühliges Coaching mit ständigem Feedback und Progressionscheck. Und es braucht Zeit. Doch als Resultat hat man zumindest einen Mikrozyklus (oder Mesozyklus), der effizienter nicht sein könnte.

Sollten Sie in der Welt des Kraftdreikampfs bereits etwas Fuß gefasst haben, so dürfte Ihnen der Name Mike Tuchscherer geläufig sein. Neben seinem Sieg bei den World Games 2009 hat er sich auch durch die Verbreitung zweier Trainingsplanungstools einen Namen gemacht. Das wären auf der einen Seite die sogenannte RPE *(Rate of Perceived Exertion)*, die uns in Kapitel 2 beschäftigt und die dem Athleten oder der Athletin einen großen Dienst erweist. Ohne sie wäre eine Intensitätssteuerung nur schwer möglich. Auf der anderen Seite hat er ein Trainingssystem namens *Emerging Strategies* entwickelt, das auf den Ideen von Bondartschuks Complex Training beruht.[175] Auch hier geht es darum, dass der Athlet beziehungsweise die Athletin auf schnellste Art und Weise zur individuellen Topleistung gelangt, und zwar mit sehr tätigkeitsspezifischen Inhalten, was für die rote Phase typisch ist. Bei den Emerging Strategies wird das vorhin erklärte ständige Exerzieren beinahe unveränderter Trainingsinhalte *Development Cycle* (Entwicklungszyklus) genannt.

Was oft vergessen wird, ist, dass sowohl Bondartschuk als auch Tuchscherer zusätzliche allgemeinere Zyklen in den Trainingsplan programmieren, welche vor allem die individuell spezifischen Inhalte abdecken – ähnlich einer grünen Phase. Unter Bondartschuk sind diese Phasen als Variationsmethode zu finden. Tuchscherer nennt sie *Hypertrophy Cycle* (Hypertrophiezyklus).[176] Die Grundregeln bleiben allerdings die gleichen: wenig und wenn, dann nur genau überwachte Veränderungen im Plan, um die Perfektion zu finden.

Wir haben also den sehr tätigkeitsspezifischen Development Cycle und den individuell spezifischen Hypertrophy Cycle. Vor allem bei Ersterem geht es nicht nur darum, die optimalen Trainingsvariablen für die jeweilige Zielsetzung zu finden, sondern auch zu erkennen, wie lange sich ein Athlet oder eine Athletin innerhalb eines Zyklus steigern kann, bevor die Leistung – wie auf Seite 102 ersichtlich – abfällt. Dadurch kennt man die genau diesem Zyklus mit seinen Trainingsvariablen inhärente *Time to Peak* – also jene Anzahl an Trainingseinheiten, die es braucht, um sich zu einem momentan möglichen Maximum zu steigern.

Genau hier sollte entweder ein Wettkampf erfolgen oder danach ein Deload eingeplant werden, da eine weitere Steigerung nicht mehr wahrscheinlich erscheint. Nach dem Deload folgt ein weiterer Development Cycle und das Ganze beginnt von vorn. Man kann aber auch zu einem Hypertrophy Cycle switchen und kümmert sich vermehrt um individuell spezifische Inhalte.

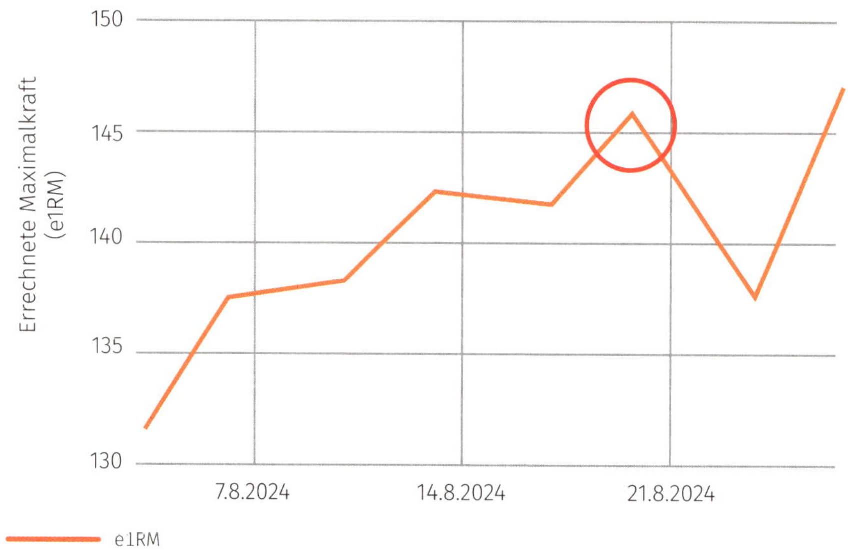

Durch einen signifikanten Leistungsabfall nach einer Peak Performance (ersichtlich durch eine gesunkene errechnete Maximalkraft) erkennt man einerseits die Time to Peak und andererseits die Notwendigkeit für einen Deload.

Lassen Sie uns diese wunderbaren Überlegungen zum besseren Verständnis Schritt für Schritt anhand eines Beispiels durchgehen. Die Erkenntnisse daraus werden uns ungemein behilflich bei der Erstellung des eigenen – perfekten – Plans sein. Albert ist ein Athlet, den Sie rein nach dem Complex Training zu betreuen gedenken. Hierzu sammeln Sie alle trainingsbezogenen Daten, die zu bekommen sind. Angefangen bei Trainingsplänen, die gut oder schlecht funktioniert haben, über seine vermeintlichen Schwächen während tätigkeitsspezifischer Bewegungen bis hin zu Übungen, die er subjektiv gesehen nicht mag. Nachdem Sie alles zusammenhaben, ziehen Sie sich zurück und erstellen nach bestem Wissen und Gewissen Alberts ersten Complex mit vorrangig tätigkeitsspezifischen Inhalten – also eine rote Phase. Albert hat nun exakte Angaben über alle relevanten Trainingsinhalte und Ihr Athlet kann mit dem Training beginnen. Nach spätestens jedem Mikrozyklus (der meist eine Woche dauert) holen Sie sich über Befragungen Feedback ein und überprüfen die Progression mittels Berechnung des angenommenen Einwiederholungsmaximums. Wie Sie das machen, werden wir in Kapitel 3 lernen. Wenn Sie einen Leistungsfortschritt von Mikrozyklus zu Mikrozyklus erkennen können, sind Sie beide auf dem richtigen Weg und das Training kann ohne Veränderungen voranschreiten.

Nach einiger Zeit – nehmen wir an: in der fünften Trainingswoche – fällt Alberts Leistung in den tätigkeitspezifischen Übungen plötzlich ab. Nun wissen Sie exakt, wie viele Mikrozyklen er für das Erreichen seiner aktuellen Peak Performance benötigt – nämlich vier – und wann ein Deload zu planen wäre: in der fünften Woche. Überziehen Sie zur Kontrolle aber den ersten Complex, damit Sie sich sicher sein können, dass es tatsächlich zu einem Leistungsabfall gekommen ist. Nun geben Sie Ihrem Athleten eine Woche reduzierte Trainingslast nach den Kriterien, die wir bereits aus der blauen Phase kennen, und starten danach mit dem exakt gleichen Complex wie zu Beginn des Trainings, um die *Time to Peak* nochmals zu überprüfen. Wenn es sich gleich verhält, haben Sie eine unschätzbar wichtige Erkenntnis gemacht: Albert braucht genau vier Wochen, um zu seiner Peak Performance zu kommen. Das gilt natürlich nur dann, wenn er genau diesen einen Complex trainiert und sich auch außerhalb des Trainings keine großen lebensbeeinflussenden Ereignisse abspielen.

Im darauffolgenden Zyklus könnten Sie nun eine Kleinigkeit verändern, denn vielleicht funktioniert dadurch der Plan ja noch besser. Wenn dem so ist, wird diese Adaptation fix in den Plan aufgenommen. Wenn nicht, kommt sie wieder raus. Dadurch entsteht nach und nach der optimale Complex für Alberts rote Phase. Und genau das gleiche Vorgehen absolvieren Sie dann in der Planung eines Complex mit Inhalten, die primär der grünen Phase zuzuschreiben sind. So entwickelt sich über die Monate der perfekte Trainingsplan. Sie wissen, wie lange die jeweiligen Zyklen dauern sollten, Sie kennen deren Inhalte und haben somit über Leistungsüberprüfung und Feedback Alberts Coaching vervollständigt. Das funktioniert nicht von heute auf morgen, aber es ist trotzdem der direkteste Weg.

Die Benefits des Complex Trainings sind klar ersichtlich: Es ist die nachvollziehbarste und die schnellste Möglichkeit, die individuell optimalen Trainingsinhalte zu eruieren. Sie können die Länge eines Zyklus sinnvoll vorhersagen und wissen, wann höchstwahrscheinlich ein Deload sinnvoll ist. Dies wurde bereits im Abschnitt über die blaue Phase angekündigt. Zu guter Letzt müssen Sie nicht mehr »blind« planen, sondern erstellen schrittweise und nachvollziehbar Trainingszyklen, die funktionieren. Als Nachteil kann ich Ihnen zum einen die eventuelle Langeweile nennen, die aufkommt, wenn man immer das Gleiche trainiert. Des Weiteren sieht das Complex Training oder zumindest die Emerging Strategies kein ausgeprägtes Periodisieren und kein gesondertes Peaking vor, was wissenschaftlich nicht haltbar ist. Auf Seite 104 sind noch einmal die Eckdaten zum Complex Training auf einen Blick.

COMPLEX TRAINING

Grundlegende Prinzipien: Training der fast gleichen Inhalte, um nach und nach den perfekten Plan wachsen zu lassen

Vorteile

- Genaue Idee, wie lange ein Zyklus dauern muss, bevor man einen Deload braucht
- Finden der individuell optimalen Trainingsinhalte
- Entscheidungen sind nachvollziehbar.

Nachteile

- Sehr langweilig
- Wenig periodisiert und kein Peaking, was wissenschaftlich problematisch ist
- Eruieren der Time to Peak ist nicht wissenschaftlich abgesichert.

Take-aways

- Finden des individuell perfekten Plans über direktes Coaching
- Kleinigkeiten adaptieren, anstatt alles zu ändern
- Jeder Zyklus hat seine eigenen optimalen Trainingsinhalte und seine eigene optimale Länge.

Conjugate Training

Das Konzept des sogenannten *Conjugate Training* entwickelte sich aus dem *Concurrent Training* (gleichzeitiges Training) und dem multilateralen Ansatz zur Entwicklung von sportlichen Fähigkeiten, mit dem in den Sportakademien der ehemaligen Sowjetunion und zuletzt in China gearbeitet wurde.[177, 178] Das Ziel dieser Schulen war es, junge Athletinnen und Athleten zu identifizieren, auszuwählen und auszubilden, die das Potenzial hatten, in internationalen Wettbewerben erfolgreich zu sein. Man nahm an, dass durch die Entwicklung vielfältiger sportlicher Fähigkeiten die Grundlage für spätere Spitzenleistungen geschaffen werden kann. Während dieses Prozesses sollten Coaches die Eignung ihrer jungen Schützlinge für eine für sie ideale Sportart erkennen. Diese allgemeinen Trainingsreize zu Beginn einer sportlichen Karriere sind also vor allem für Athletinnen und Athleten niedrigerer Qualifikation gültig und »beinhalten das parallele Training motorischer

Fähigkeiten, wie Kraft, Schnelligkeit und Ausdauer, um eine vielseitige Entwicklung der körperlichen Fitness zu erreichen«.[179] Im Endeffekt ging es den Begründern dieses Systems darum, zu Beginn einer sportlichen Karriere die Anpassungsfähigkeit der jungen Sportler und Sportlerinnen zu entwickeln. Dies wurde später als *General Physical Preparedness* (GPP) oder allgemeine Grundausbildung bekannt. Darauf aufbauend könnten sich tätigkeitsspezifische und sehr anspruchsvolle Leistungen besser entfalten.

In einer frühen sportlichen Entwicklung – vor allem bei Kindern und Jugendlichen – stehen beim Conjugate Training allgemeine und nicht tätigkeitsspezifische Inhalte (GPP) im Vordergrund. Laufen, Springen, Schwimmen, leichtathletische Basisfertigkeiten und turnerische Grundlagen stellen hier die Basis. Angelehnt an Nagorni und Harre dürfte dies in späteren Stadien zu höheren spezifischen Leistungen führen.[180, 181] GPP sollte also als funktionelle Basis für eine spätere Peak Performance in einer Sportart fungieren. Sie darf aber auch im Zeitraum des individuellen Höchstleistungsalters nicht vernachlässigt werden, um die Bildung, Verbesserung oder Wiederherstellung der Fähigkeiten, die eine unterstützende Rolle bei der Perfektionierung des Sports spielen, zu erhalten. Jene Fähigkeiten, welche die allgemeine *Work Capacity* erhöhen oder erhalten, müssen hier weiter ausgebildet werden. GPP dient ebenso als eine Art aktive Pause zur Unterstützung der Wiederherstellungsprozesse und somit der Anpassungsfähigkeit.[182]

Die allgemeine Grundausbildung nimmt also in den ersten Jahren einer sportlichen Karriere den dominierenden Stellenwert ein, wird aber auch später niemals vernachlässigt. Sie bildet die Grundlage der sogenannten dynamischen Organisation, die laut Verkhoshansky beschreibt, dass das Nervensystem durch vielseitiges Training besser im Problemlösen und sicherer in seiner Bewegungsausführung wird.[183] Je größer die funktionelle Basis des zentralen Nervensystems ist, desto einfacher, schneller und exakter können spezifische Bewegungsaufgaben und Techniken gelernt, angewandt und adaptiert werden. Eine athletische Performance ist eine komplexe Interaktion vieler Bewegungen. Bezogen auf die jeweilige Situation sucht sich das Nervensystem aus einer Vielzahl an bekannten Bewegungen selbst die optimale Lösung. Diese Problemlösungseffizienz können wir erhöhen, indem man den Organismus im Training vor immer neue Aufgaben stellt. Durch den Erwerb neuer Fähigkeiten verbessert sich die Anpassungsfähigkeit des zentralen Nervensystems. Vielleicht kommt Ihnen diese Theorie bekannt vor. In der grünen

Phase haben wir bereits gelernt, dass vielseitige Reize für eine spätere tätigkeitsspezifische Leistung sinnvoll sind.

Auf dieser Grundlage aufbauend, folgt im Conjugate Training die Maximierung der *Specific Physical Preparedness* (SPP). Vorweg möchte ich nochmals anmerken, dass GPP auch im Zeitraum des individuell sportlichen Höchstleistungsalters niemals zur Gänze aus dem Trainingsplan entfernt wird. Es sollte immer auf einem gewissen Level gehalten werden. Das haben wir weiter vorn bereits erfahren. Bis zu 30 Prozent der Trainingszeit sind auch in sehr tätigkeitsspezifischen Phasen den allgemeinen Inhalten geschuldet.[184, 185] Das bedeutet, dass über einen Lebenstrainingszyklus SPP zunimmt, GPP aber zu einem gewissen Grad immer mittrainiert wird. Auch innerhalb eines Makrozyklus wechselt man von eher GPP-Inhalten zu eher SPP-Inhalten, je näher man einer Leistungsüberprüfung oder einem Wettkampf kommt. Das Ziel von SPP ist die maximale Ausprägung einer für den Erfolg im Wettkampf entscheidenden Fertigkeit, unter der Verwendung aller im GPP aufgebauten Ressourcen. Der Effekt von verschiedenen Trainingszyklen, in denen SPP dominiert, wird nicht nur durch die Summe der einzelnen Reize bestimmt, sondern auch durch deren richtige Kombination. Im langfristigen Aufbau spielt die optimale Reihenfolge der Anwendung unterschiedlicher Trainingsinhalte eine große Rolle für die Effektivität des Trainingserfolgs. Die Inhalte sind so zu gestalten, dass die folgenden immer auf den vorangegangenen aufbauen. Trainingswirkungen überlagern und potenzieren sich, wenn sie in der korrekten Reihenfolge geplant werden.

Wir haben es im Conjugate Training also mit einer periodisierten Betrachtung über die gesamte sportliche Lebenszeit von Athletinnen und Athleten zu tun. Es definiert somit einen langfristigen Trainingsaufbau, in dem – manchmal sogar sich widersprechende – Trainingsinhalte sinnvoll und sich selbst potenzierend aufeinander folgen.

Das Conjugate Training zeichnet sich – noch einmal kurz zusammengefasst – durch die auf Seite 107 dargestellten Eckpunkte aus.

CONJUGATE TRAINING

Grundlegende Prinzipien: langfristiger Trainingsaufbau, um die genetisch mögliche Bestleistung verletzungsfrei und nachhaltig zu erreichen

Vorteile

- Sehr ganzheitlich gedachtes System
- Hilft bei der korrekten Integration von allgemeinen und speziellen Inhalten.
- Maximale Leistung ist nur durch nachhaltiges und verletzungsfreies Training möglich.
- Die korrekte Aneinanderreihung von Trainingsinhalten spielt eine entscheidende Rolle.

Nachteile

- Sehr komplex
- Wissenschaftliche Grundlagen sind sehr alt und ihre Quellen und die Datensammlung systemisch fragwürdig (Dopingmissbrauch in der Sowjetunion und DDR).
- Wenig konkrete Vorgaben (zum Beispiel zur richtigen Reihenfolge von Trainingsinhalten), somit eher ein theoretischer Rahmen

Take-aways

- Training muss langfristig und nachhaltig gedacht werden.
- Es gibt ressourcenaufbauende und ressourcenverwendende Phasen.
- Es gibt keine harte Trennung zwischen den verschiedenen Phasen, sondern immer nur Schwerpunktsetzungen.
- Trainingsinhalte sollten in eine optimale Sequenz gebracht werden, damit sie gut wirken; das Timing ist entscheidend.
- Langfristiger Erfolg ist besser als kurzfristig hohe Leistungen.

Interferenzeffekt

Ehrlich gesagt, wusste ich nicht, wo ich dieses sehr interessante und für jede Trainingsplanung wichtige Thema unterbringen sollte. Ich hoffe, dass die Position hier die passende ist und Sie den Einfluss des sogenannten Interferenzeffektes richtig einordnen können. Doch was versteht man darunter? Der Interferenzeffekt, oder auf Englisch *interference effect*, beschreibt die gegenseitige, meist negative Beeinflussung zweier oder mehrerer konditioneller Fähigkeiten wie Kraft, Ausdauer, Beweglichkeit, Schnelligkeit. Wenn durch einen Trainingsplan auch andere Fähigkeiten als nur die Kraft verbessert werden sollen und diese in keinem großen zeitlichen Abstand voneinander oder sogar innerhalb einer Trainingseinheit trainiert werden, spricht man von *Concurrent Training*. In beinahe allen Sportarten beruht die sportliche Leistung auf mehr als nur einer Fähigkeit. Es ist also für Sie als Coach sehr wichtig zu wissen, wie Sie einen möglichen negativen Einfluss des Interferenzeffektes so gering wie möglich halten. Da sich in diesem Buch alles um das Thema Kraft dreht, betrachten wir die gegenseitige Beeinflussung der konditionellen Fähigkeiten vom Standpunkt der Kraftleistungsfähigkeit aus und wie diese so wenig wie möglich negative Auswirkungen erfährt.

Interferenzeffekt: Kraft- und Ausdauertraining

Hier hat die Forschung der gegenseitigen Beeinflussung von unterschiedlichen Trainingsinhalten ihren Ausgang genommen. Hickson und Hennessy et al. konnten mit ihren Untersuchungen zeigen, dass bei gleichzeitigem Kraft- und Ausdauertraining die jeweils spezifischen Leistungen geringer waren, als wenn man nur eine Fähigkeit trainiert hatte.[186, 187] Nach acht bis zehn Wochen war zwar je nach Studie beim Concurrent Training ein Maximalkraftanstieg in der Kniebeuge zu verzeichnen (+ 25 Prozent beziehungsweise + 5 Prozent). Dieser war aber signifikant geringer als in jener Gruppe, die nur Krafttraining absolvierte (+ 44 Prozent beziehungsweise + 17 Prozent). Der Abstand zwischen den Kraft- und Ausdauerbelastungen war nicht länger als zwei Stunden bis zu einem Tag. Eine, aber nicht die einzige Erklärung dafür dürfte auf biochemisch-zellulärer Ebene zu finden sein. Ausdauerreize haben Einfluss auf eine erhöhte Expression von AMPK (*adenosine monophosphate-activated protein kinase*). Dieses wiederum verhindert die Aktivität von mTOR (*mammalian* oder *mechanistic target of rapamycin*), das für die Proteinsynthese und somit das Muskelwachstum verantwortlich ist.[188] Das ist keine gute Nachricht, wenn Hypertrophie oder

Maximalkraft das Ziel ist. Es gibt aber auch aktuelle wissenschaftliche Erkenntnisse, die dieser These entgegensprechen.[189] Fakt bleibt die in den Studien resultierende Minimierung der Kraftleistung beim Concurrent Training.

Man muss schon zugeben, die Vorgaben für die Studienteilnehmenden waren extrem – um es vorsichtig auszudrücken. Bei Hickson wurden sechs Ausdauereinheiten und fünf Krafteinheiten pro Woche absolviert,[190] alle sehr intensiv und vor allem anstrengend. Dies rief einige Folgestudien auf den Plan, die erstens mit weniger außergewöhnlichen Vorgaben arbeiteten und zweitens überprüfen wollten, bei welchen Durchführungskriterien der Interferenzeffekt so gering wie möglich bleibt. Die Ergebnisse kann man folgendermaßen zusammenfassen: Je länger der Abstand zwischen Kraft- und Ausdauertraining war, desto geringer war die gegenseitige Beeinflussung.[191, 192] Generell ist die Schnellkraft von zeitlich nicht getrenntem Ausdauertraining am stärksten beeinträchtigt.[193] Beginnt man erst mit dem Sport, so ist der Interferenzeffekt geringer, als wenn man fortgeschritten ist.[194] Und auch die Art des Ausdauertrainings dürfte eine Rolle spielen: Radfahren hat weniger negativen Einfluss als Laufen.[195]

Mit diesen Erkenntnissen können wir praktische Tipps für die Trainingsplanung geben: Wenn Ausdauertraining aufgrund einer gesundheitlichen Verbesserung des kardiovaskulären Systems im Plan Berücksichtigung finden soll und somit die Wahl der Ausdauersportart egal ist, dann sollten Sie eher Rad fahren, rudern oder schwimmen. Die exzentrische Belastung beim Laufen ist nämlich höher, was zu mehr strukturellen Mikrotraumen und einer somit längeren Erholungszeit führt. Sollte sich zeitlich sehr nahes Kraft- und Ausdauertraining nicht vermeiden lassen, so führen Sie Krafttraining zuerst aus und wählen lieber kurze Ausdauertrainingszeiten mit einer Dauer von etwa 20 bis 30 Minuten, die auch intensiven Charakter haben können. High Intensity Interval Training (HIIT) könnte hier am Ende einer Trainingseinheit mehr Sinn machen als eine lange Belastung. HIIT führt zu ähnlichen neuronalen und zellulären Anpassungen wie Krafttraining. Das Problem ist, dass diese intensive Form des Ausdauertrainings nicht immer möglich oder sinnvoll ist. Neben der hohen Anstrengung und neuronalen Ermüdung kommt es auch zu mehr Muskelschädigungen und somit einer längeren Regenerationszeit.[196] Im Umfeld von einem Beintraining ist also davon abzuraten.

Das Wichtigste für Sie als Coach ist das – wenn möglich – zeitliche Trennen von Kraft- und Ausdauertraining. Beeinflussungen findet man bei bis zu acht Stunden Pause zwischen beiden Belastungsreizsetzungen,[197] vor allem dann, wenn die gleichen Muskeln belastet wurden. Versuchen Sie also acht Stunden oder mehr zwischen den Kraft- und Ausdauertrainings vergehen zu lassen, und wenn das nicht möglich ist, planen Sie nach einem Beintraining keine unterkörperfokussierte Ausdauertrainingsart ein, sondern wählen Sie eher Schwimmen oder Rudern.

Eines muss ich Ihnen jedoch sagen und das sollten Sie immer berücksichtigen: Wenn es sich nicht vermeiden lässt, dann ist es vollkommen in Ordnung, dass Sie Kraft- und Ausdauertraining in einer Einheit planen. Bei beiden haben Sie zwar dadurch eine etwas geringere Wirkung zu erwarten, aber Sie werden trotzdem die Leistungen in beiden erhöhen. Das ist nicht der Fall, wenn Sie eine Fähigkeit gar nicht trainieren. Nur, weil Sie nicht perfekt planen können, heißt das nicht, dass Sie nicht das Optimum unter den gegebenen Umständen anstreben sollen.

Interferenzeffekt: Kraft- und Beweglichkeitstraining

So wie beim Training von Kraft und Ausdauer existiert auch zwischen Kraft und Beweglichkeit ein Interferenzeffekt. Da Beweglichkeitstraining so wie das Training aller übrigen konditionellen Fähigkeiten auf die verschiedensten Arten und Weisen absolviert werden kann, sollten wir hier vorsichtig bei Verallgemeinerungen sein. Am bekanntesten ist sicherlich das statisch-passive Dehnen, auch Stretching genannt, das dadurch charakterisiert ist, dass eine Dehnposition über eine gewisse Zeit gehalten wird. Wird Stretching vor dem Krafttraining absolviert, so kommt es zu einer massiven Verschlechterung von Kraft- und Schnellkraftwerten – abhängig von der Einwirkungszeit des Dehnens. Je länger passiv gedehnt wird, desto größer ist die Beeinträchtigung.[198, 199] Eine nur kurz in Dehnung gehaltene Position von circa zehn Sekunden hat keine Auswirkung auf die Performance.[200, 201] Auf der anderen Seite waren unter sehr guten Leichtathleten und Leichtathletinnen bei 30 Sekunden Stretching fünf bis zehn Minuten vor dem Sprintstart-Training die Sprintzeiten signifikant erhöht. Die Leistung hat sich also verschlechtert.[202] Wahrscheinlich liegt das an einer Reduktion der sogenannten *stiffness* (Steifigkeit) des Sehnen-Muskel-Apparates und einer damit einhergehenden Reduktion der elastisch-potenziellen Energie, die für Schnellkraftleistungen essenziell ist. Die beeinträchtigende Wirkung hält circa zehn Minuten an. Wird allerdings innerhalb dieser Zeitspanne die zuvor gedehnte Muskulatur maximal angespannt, verringert sich die Zeitdauer bis zur Wiederherstellung der Leistungsfähigkeit.[203, 204] Neben der Einwirkzeit dürfte auch die

Intensität des Stretchings eine Rolle spielen. Wird dieses vor einer Kraftleistung weniger intensiv durchgeführt, so hat es, trotz einer ähnlichen Wirkung auf die akute Vergrößerung des Bewegungsradius, einen geringeren negativen Einfluss auf die Kraftleistung.[205]

Je besser man trainiert ist, desto eher dürfte vor allem langes und intensives passives Stretching die Performance verringern, da bei trainierten Personen die Stiffness oft höher ist und diese für die Leistungsfähigkeit entscheidend ist.[206] Geht es um Muskelaufbau, ist die Datenlage nicht so eindeutig. Einzelne Studien deuten in die Richtung, dass dieser durch Stretching vor dem Training beziehungsweise zwischen den Sätzen weniger ausgeprägt ausfallen dürfte.[207] Hier gibt es aber recht widersprüchliche Meinungen.

Wenn wir uns aber andere Methoden des Beweglichkeitstrainings ansehen, sieht die wissenschaftliche Landschaft ganz anders aus. Dynamisch-aktives Dehnen, also im Endeffekt »Schwunggymnastik«, über eine große Bewegungsamplitude (Range of Motion) führt im Gegensatz zu Stretching zu einer Verbesserung der Schnellkraftleistung. Das könnte daran liegen, dass die Bewegung einerseits physiologisch spezifischer den Schnellkraftbewegungen ist, die beteiligten Motoneuronen, also die beteiligten Nerven und ihre innervierten Muskelfasern, danach leichter aktiviert werden können und es durch die aktiv dynamischen Bewegungen zu einer Art Aufwärmeffekt kommt.[208, 209, 210]

Vielleicht haben Sie bemerkt, dass wir uns bisher nur um die akuten Auswirkungen von Stretching vor dem Krafttraining Gedanken gemacht haben. Doch gibt es auch so etwas wie einen chronischen Interferenzeffekt? Die klare Antwort lautet: nein. Wenn man Stretching nicht vor dem Krafttraining durchführt, sondern entweder danach oder in gesonderten Einheiten, dann hat es keine negativen Auswirkungen auf Kraftzuwächse. Im Gegenteil, es dürfte diese sogar unterstützen.[211, 212] Zumindest bis zu einem gewissen Grad geht es auch in die andere Richtung.[213] Wenn Übungen im Krafttraining über den vollen Bewegungsradius absolviert werden, dann könnte sich die Beweglichkeit verbessern. Hat man allerdings eine sehr ausgeprägte Muskelmasse, so kann dies wegen der Stiffness und der Massehemmung wiederum gegen die Beweglichkeit arbeiten.

Vielleicht noch eine kleine Kuriosität am Rande: Warneke et al. haben in mehreren Studien bewiesen, dass lang andauernde Stretches (bis zu zwei Stunden!), die intensiv mittels einer Art Orthese gehalten werden, nicht nur zu einer größeren Range of Motion, sondern auch zu Muskel- und Kraftgewinn führen können.[214, 215, 216, 217, 218] Man darf auf weitere Ergebnisse gespannt sein.

Wollen Sie also stärkere und beweglichere Athletinnen und Athleten, planen Sie Kraft- und Beweglichkeitstrainingseinheiten. Lassen Sie aber das Beweglichkeitstraining entweder nach dem Krafttraining oder in eigenen spezifischen Einheiten durchführen. Ein kurzes und nicht intensives Andehnen vor Kraftreizen sollte allerdings keine negativen Auswirkungen haben. Von zwei Mythen müssen Sie sich allerdings trennen: Stretching hat weder eine reduzierende Wirkung auf einen Muskelkater noch verringert es das Verletzungsrisiko, wenn es vor dem Krafttraining absolviert wird.[219]

Interferenzeffekt: Kraft- und Schnellkraft- beziehungsweise Schnelligkeitstraining

Der letzte Punkt, der uns hier noch fehlt, ist die Auswirkung von Kraftreizen auf die Schnellkraft- beziehungsweise Schnelligkeitsperformance. Was diese Beziehung betrifft, habe ich mir erlaubt, darauf in anderen Abschnitten, aufgeteilt über das gesamte Buch, einzugehen. Ich ersuche Sie darum, in den Abschnitten »Der optimale Anstrengungsgrad, um maximal Muskelmasse aufzubauen« (Kapitel 2, ab Seite 174) und »Übungsauswahl und Übungsaufteilung« (Kapitel 3, ab Seite 254) nachzulesen, damit Ihre Athletinnen und Athleten – wenn sie das denn wollen – explosiv und schnellkräftig bleiben. Eine spezielle Information finden Sie dort jedoch nicht und deswegen möchte ich sie Ihnen gleich hier vermitteln: Wenn es um das schnellkräftige oder schnellstmögliche Bewegen des eigenen Körpers geht, kann es zwar kein Zuviel an Kraft geben, sehr wohl aber eine zu ausgeprägte Muskelmasse und dadurch ein zu hohes Körpergewicht. In körpergewichtsabhängigen Sportarten kann und soll die Erhöhung der Muskelmasse nicht ins Maximale gepusht werden. Der – wenn möglich – selektiven Hypertrophie von schnellen Typ-II-Muskelfasern und der Konzentration der Muskelmasse auf die leistungslimitierenden Körperregionen ist gegenüber einem unkontrollierten und maximalen Aufbau der Vorzug zu geben. Was für einige *meat head*s (Muskelenthusiasten), und dazu zähle ich mich auch, schwer zu akzeptieren ist, entspricht (leider) den realistischen Tatsachen.

Die perfekte Kombination verschiedener Periodisierungsmodelle

Wir haben nun fünf der bekanntesten Periodisierungsmodelle kennengelernt und ihre Vorteile und Nachteile diskutiert. Die alles übergeordnete Aufgabe sollte es sein, diese Modelle auch im Krafttraining zu nutzen, um alle vorher gelernten Grundlagen der Maximalkraft im optimalen Verhältnis zueinander und in der optimalen Sequenz im Trainingsplan abzubilden. Es versteht sich von selbst, dass individuelle Bedürfnisse hier ein gewichtiges Wörtchen mitzureden haben. Wir können uns nun gemeinsam aufmachen, mit dem neu erworbenen Wissen einen Rahmen für zukünftige Pläne zu gestalten. Dazu rufen wir uns nochmals die Grundlagen der Maximalkraft in Erinnerung:

1. **Grüne Phase**
   - Verstärkung des passiven Systems
   - Minimierung von Hemmmechanismen
   - Aufbau der Muskulatur
2. **Rote Phase**
   - Tätigkeitsspezifisches Training
   - Nervales »Tunen«
   - Bildung von Costameren
   - Eventuell exzentrischer Overload
   - Peaking und Tapering
3. **Blaue Phase**
   Deload, um vor allem strukturelle Ermüdung zu reduzieren

Wie wir es schaffen, diese Inhalte nun in eine optimale Reihenfolge zu bringen und periodisiert richtig zu planen, zeigen uns die Take-aways der fünf Periodisierungsmodelle:

1. **Lineare Periodisierung**
   - Sozusagen rückwärts planen vom Tag der Leistungsüberprüfung aus
   - Zum Wettkampf hin immer tätigkeitsspezifischer werden
2. **Wellenförmige Periodisierung**
   - Regelmäßiges Training aller wichtigen Grundlagen der Maximalkraft (sowohl die tätigkeitsspezifischsten Inhalte als auch die individuell spezifischen »weiter entfernten« Grundlagen der Maximalkraft)
   - Kein ausschließliches Training von nur einer Grundlage über einen längeren Zeitraum
3. **Blockperiodisierung**
   - Einteilung des Trainings in Blöcken ist organisatorisch enorm wertvoll.

- Optimal, um die einzelnen Blöcke auf ihre Wirksamkeit hin zu überprüfen und zu adaptieren, ohne den gesamten Makrozyklus überdenken zu müssen
- Erstellen von perfekten Blöcken ist möglich.

4. **Complex Training**
   - Finden des individuell perfekten Plans über direktes Coaching
   - Kleinigkeiten adaptieren, anstatt alles zu ändern
   - Jeder Zyklus hat seine eigenen optimalen Trainingsinhalte und seine eigene optimale Länge.
5. **Conjugate Training**
   - Training muss langfristig und nachhaltig gedacht werden.
   - Es gibt ressourcenaufbauende und ressourcenverwendende Phasen.
   - Es gibt keine harte Trennung zwischen den verschiedenen Phasen, sondern immer nur Schwerpunktsetzungen.
   - Trainingsinhalte sollten in eine optimale Sequenz gebracht werden, damit sie gut wirken; das Timing ist entscheidend.
   - Langfristiger Erfolg ist besser, als es kurzfristig hohe Leistungen sind.

Ein erfolgreicher Plan ist eine Kombination aus linearer, wellenförmiger und Blockperiodisierung – immer im Rahmen eines Conjugate Trainings. Die einzelnen Zyklen (Mikro- und Mesozyklen) bleiben in ihrer Struktur eventuell gleich mit nur minimalen Anpassungen, um über das Complex Training das Optimum herauszufiltern. Dadurch entsteht im Coachingprozess über die Monate und Jahre hinweg der »perfekte« Plan.

Ausschließlich schematisch und farblich dargestellt, könnte ein Makrozyklus somit wie auf Seite 115 aussehen. Jede Säule entspricht hier einer Trainingswoche.

Wie Sie erkennen können, sind die individuell spezifischen Inhalte in der grünen Phase zu Beginn verstärkt vorhanden. Auf diesen baut sequenziell – wie in der linearen Periodisierung – die rote Phase auf. Trotzdem sind in jeder Phase Elemente der anderen zu finden, damit diese nicht dekonditionieren. Das kennen wir von der wellenförmigen Periodisierung. Es handelt sich also um Tendenzen, nicht um Ausschließlichkeit. Die spezialisierte Blockstruktur hilft uns, organisatorisch besser vorgehen zu können. Jeder einzelne Block – oder in unserem Buch häufiger Zyklus genannt – wird durch direktes Coaching und strenge

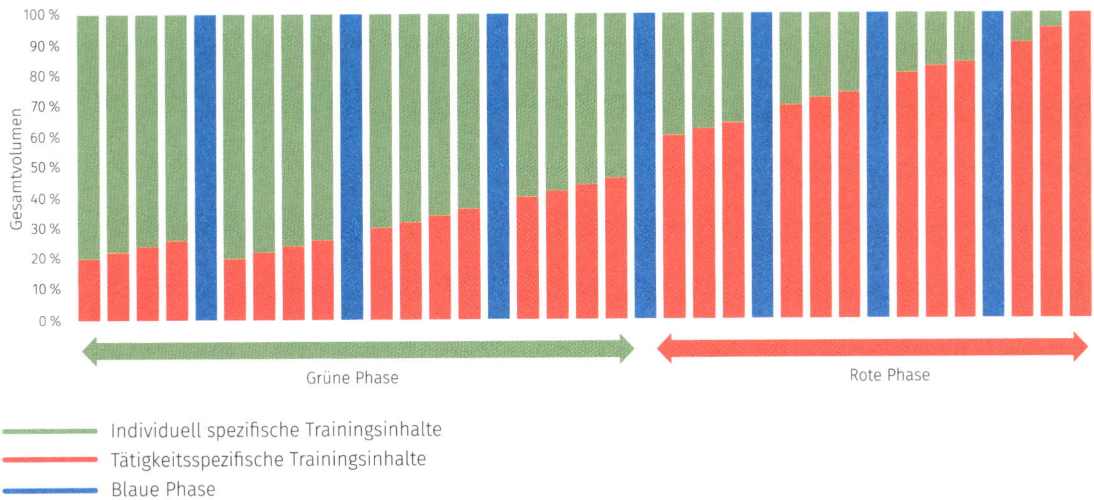

Über den Makrozyklus steigt der Anteil der tätigkeitsspezifischen Inhalte gegenüber denen der individuell spezifischen Inhalte bezogen aufs Gesamtvolumen an. Die Phase mit vorwiegend individuell spezifischen Inhalten wird grüne Phase genannt. Jene mit vorwiegend tätigkeitsspezifischen Inhalten wird als rote Phase bezeichnet.

Überwachung durch unser Know-how aus dem Complex Training langsam, aber sicher adaptiert, in seinem Inhalt und der Länge angepasst und zur Perfektion gedrillt. Die blauen Phasen unterteilen die einzelnen Zyklen durch einen notwendigen Deload. Der gesamte Trainingsplan ist inhaltlich in den aufeinander aufbauenden Sequenzen – von individuell spezifisch bis hin zu tätigkeitsspezifisch – optimal durchdacht. Zuerst stehen eher die ressourcenaufbauenden Inhalte in der grünen Phase im Vordergrund, die danach in der roten Phase genutzt werden können, um die Leistung zu potenzieren. Wie gesagt, niemals ausschließlich, immer tendenziell. Durch unser Know-how aus dem Conjugate Training wissen wir weiters, dass sich Leistung über einen langen Zeitraum entwickeln muss.

Sie kennen nun den Rahmen. Lassen Sie uns das Bild malen. Dafür brauchen wir die aktuellen wissenschaftlichen Erkenntnisse aus dem Bereich der Trainingsvariablen. Folgen Sie mir in das zweite Kapitel – in die Wissenschaft des Planens.

2 DIE TRAININGSVARIABLEN ODER DIE WISSENSCHAFT DES PLANENS

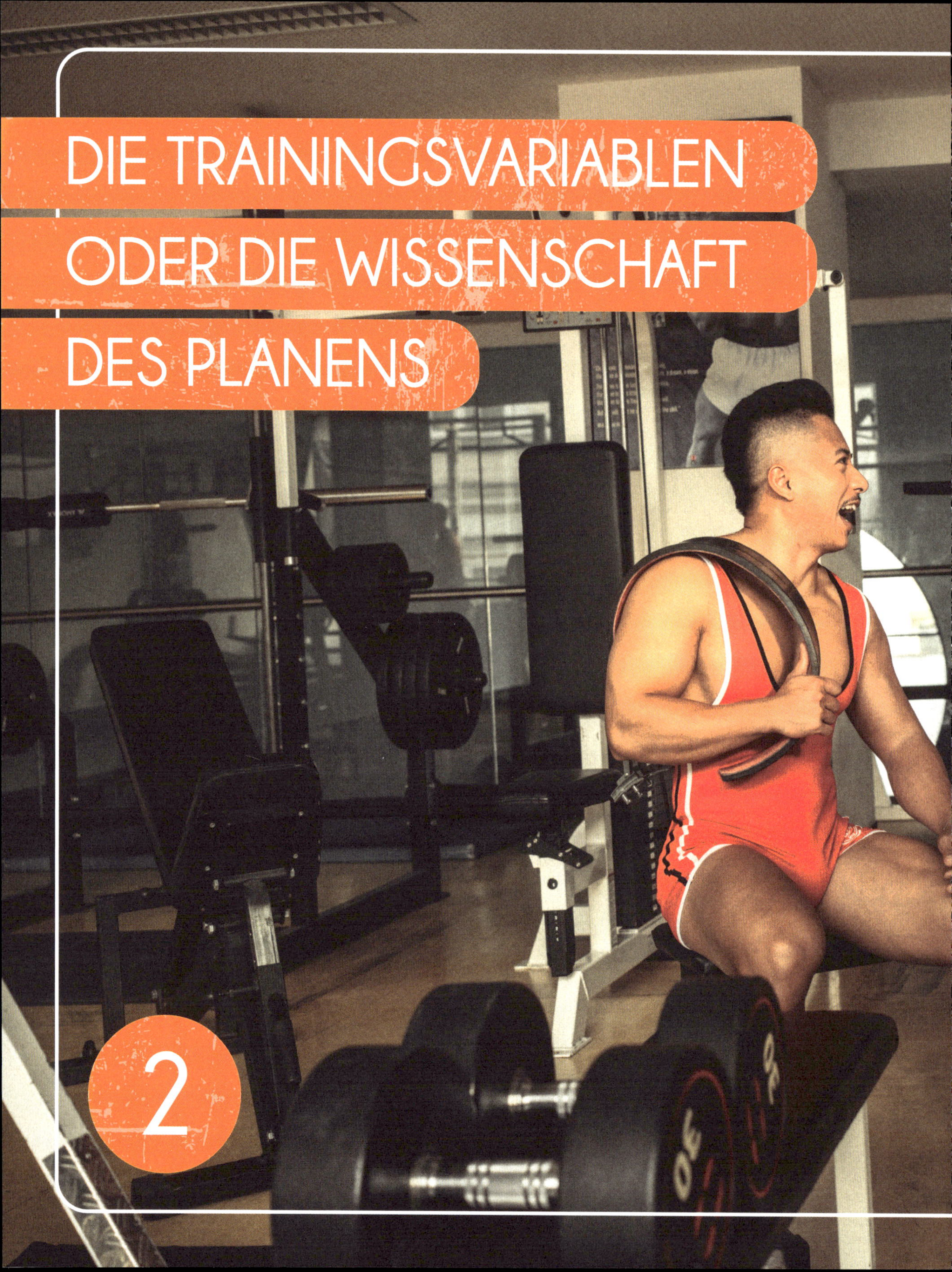

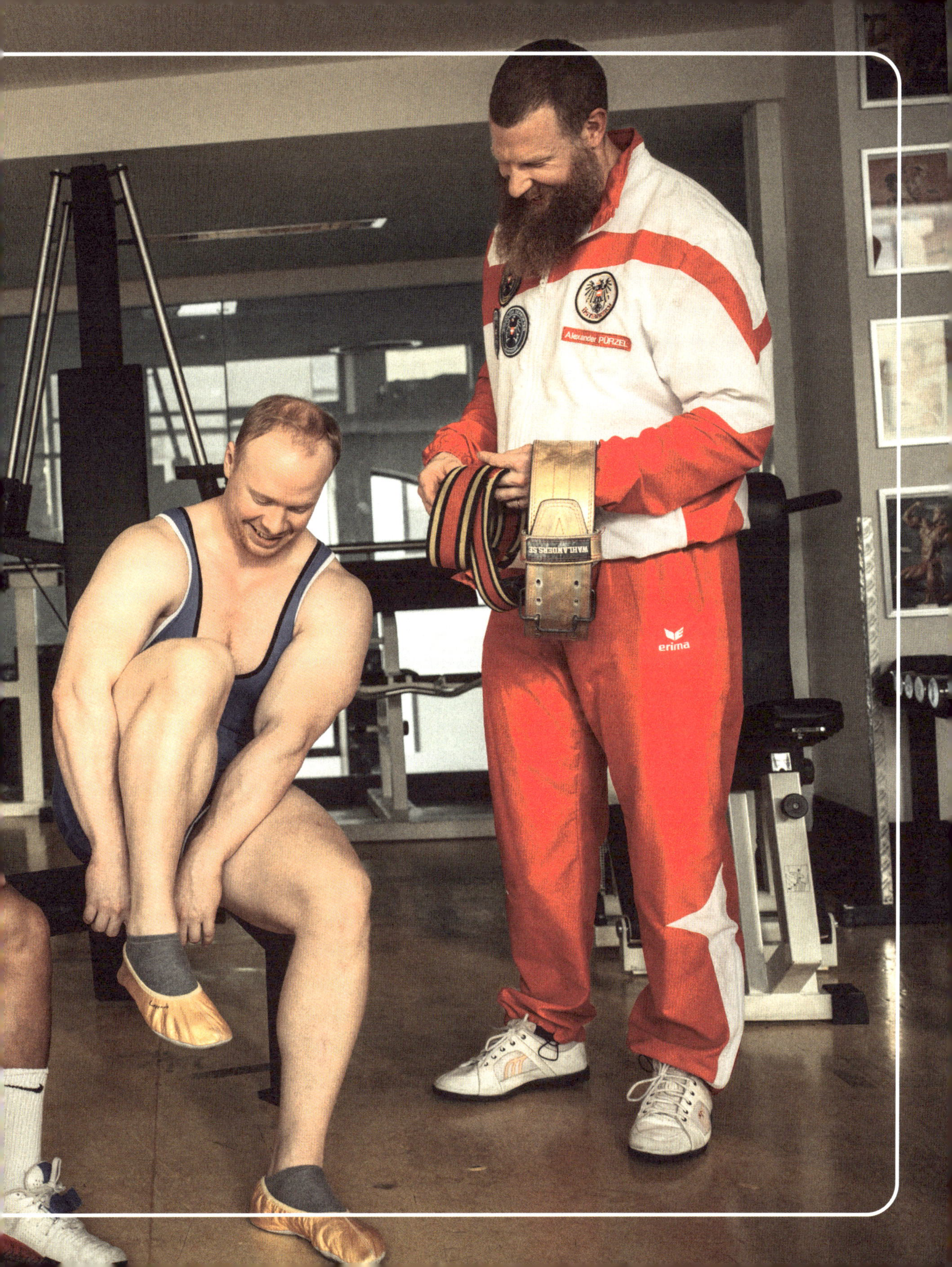
Alexander PÜRZEL
erima

Die Reise in die Welt der Trainingsvariablen

Dass die Maximalkraftfähigkeit von zahlreichen Faktoren abhängt, wissen wir nun. Was wir jedoch benötigen, sind die Normativa, die ebendiese Grundlagen der Maximalkraft optimal verbessern: die sogenannten Trainings-, Belastungs- oder Reizvariablen. Am besten sind sie mit Steuerrädchen vergleichbar, die je nach Einstellung zu einem anderen Ergebnis führen. Die Erhöhung der Muskelmasse braucht eine andere Einstellung dieser kleinen Rädchen als die Verstärkung von passivem Gewebe oder die Reduktion von Hemmmechanismen. In diesem zweiten Kapitel stehen die Trainingsvariablen im Mittelpunkt und mit ihnen ihre wissenschaftlich optimale Ausprägung für die jeweilige Hauptzielsetzung – egal ob individuell spezifisch oder tätigkeitsspezifisch. Blättern Sie jederzeit gern zu den bereits diskutierten Phasen eines Trainingsplans zurück. Am Ende eines jeden Themenblocks finden Sie zusammengefasst die perfekte Einstellung der Steuerrädchen für die dort besprochene Zielsetzung. Es handelt sich um einen Rahmen, den uns die Wissenschaft vorgibt. In diesem können Sie sich frei bewegen. Nun lassen Sie uns lernen, was die Trainingsvariablen bedeuten, was sie bewirken können und wie man sie am besten steuert.

Wenn es um Krafttraining geht, dann benötigen wir sieben Variablen, um das Ergebnis von Trainingsreizen gezielt steuern zu können. Diese sind: die Trainingsintensität, das Trainingsvolumen, der Anstrengungsgrad, die Trainingsfrequenz, die Pausensetzung, die Übungsauswahl und die sogenannte Kadenz oder auch Geschwindigkeit der Übungsausführung. Damit Sie diese besser verinnerlichen, habe ich eine kleine Geschichte einer Reise vorbereitet. Besser gesagt und für uns passender: die Geschichte über die Planung einer Reise.

Sie haben zu Beginn und auch während einer Wanderung eine der wichtigsten Entscheidungen zu treffen: Wo soll es eigentlich hingehen? Wollen wir den Weg in Richtung direkter Maximierung der Maximalkraft einschlagen und eher optimalen Muskelaufbau anstreben? Vielleicht ist es aber doch wichtiger, Hemmmechanismen zuerst zu eliminieren, bevor wir uns zum Muskelaufbau oder der Maximalkraft wagen? Die Richtung, in die es gehen soll, wird durch die Trainingsintensität beschrieben. Sie kalibriert jeden Trainingsreiz, um spezifisch für eine gewisse Zielsetzung zu sein. Wie weit man an jedem Tag geht, lässt sich ideal mit dem Trainingsvolumen vergleichen. Dieses ist die *Driving force* und lässt uns schneller oder eben weniger schnell voranschreiten. Indirekt beeinflusst auch die Anzahl der Tage, an denen man sich zu wandern vorgenommen hat, die Länge der Strecke, die man schafft. Am Trainingsplan wird diese Größe als Trainingsfrequenz ausgeführt. Sie sollten sich auch die Frage stellen, ob Sie ständig zur vollkommenen Erschöpfung gehen oder rasten wollen, bevor diese eintritt. Gedanken über den Anstrengungsgrad beeinflussen somit ebenfalls das Ergebnis der Reise oder eben, wie in unserem Fall, des Trainings. Nun bleibt noch zu klären, wann Sie zwischen den jeweiligen Tagesetappen pausieren wollen und wie lange Sie diese Rast planen. Die Variable der Pausensetzung findet man auch im Trainingsplan. Zu ihr gesellt sich nun noch die Übungsauswahl. Je vielfältiger die zur Verfügung stehenden Utensilien sind, desto variantenreicher kann nicht nur die Wanderung, sondern auch das Training sein. Am Ende bleibt noch die Frage nach der Kadenz oder, anders ausgedrückt, wie schnell Sie jeden Schritt setzen wollen.

Wenn Sie sich über all das Gedanken machen, dann werden Sie nicht nur eine erfolgreiche Wanderung hinter sich bringen, sondern auch ein zielgerichtetes Training. Eine oft vergessene Größe, die ich hier kurz erwähnen will, ist die Lebenswanderzeit. Wenn Sie Ihr gesamtes Leben hindurch wandern, werden Sie an Orte gelangen, die anderen verborgen bleiben. Viele Ziele erreicht man erst nach Jahren einer Reise – wenn andere schon längst aufgegeben haben. Sie sollten dranbleiben. Schritt für Schritt. Auch wenn das Terrain manchmal unwegsam ist und ein neuer Weg gefunden werden muss. Die Schönheit unberührter Orte ist es wert, weiterzugehen. Genauso verhält es sich im Training. Je länger Sie »am Eisen« sind, desto mehr werden Sie darüber staunen, was Sie alles bereits erreicht haben und was noch alles auf Sie wartet. Ich will Ihnen an dieser Stelle sagen, dass sich die Steuerrädchen des Planens in ihrer Ausprägung immer auch gegenseitig beeinflussen. Ein Beispiel: Je höher die Intensität ausfällt, desto weniger Wiederholungen sind möglich und desto höher werden auch die Pausenzeiten zwischen den Sätzen sein. Je mehr Volumen Sie an einem Tag trainieren, desto geringer ist wahrscheinlich die mögliche Trainingsfrequenz. Behalten Sie diese gegenseitige Abhängigkeit immer im Hinterkopf.

Wir werden nun die Trainingsvariablen in Bezug auf ihre optimale Ausprägung für die diversen Zielsetzungen besprechen, diskutieren und uns hierzu der aktuellen wissenschaftlichen Forschung bedienen. Genauso erhalten Sie einen Leitfaden, wie Sie diese Steuerrädchen bedienen können, um das Know-how zu erlangen, im dritten Kapitel des Buches gemeinsam effizienteste und individuelle Trainingspläne zu schreiben. Jede Trainingsvariable behandeln wir sowohl in Hinblick auf die tätigkeitsspezifischen Inhalte, die vermehrt in der roten Phase auftreten, als auch auf jene individuell spezifischen Inhalte, die vor allem die grüne Phase prägen. Somit steht bei den tätigkeitsspezifischen Inhalten die direkte Erhöhung der Maximalkraftfähigkeit inklusive der dafür notwendigen Ausprägung der Trainingsvariablen im Fokus. Die betrachteten individuell spezifischen Inhalte sind zumeist Muskelaufbau, die Verstärkung der passiven Strukturen und die Erhöhung der Lernwilligkeit des zentralen Nervensystems durch vielfältige Bewegungsaufgaben. Alle Zielsetzungen aus dem Bereich Rehabilitation und die optimale Reduktion von Hemmmechanismen sind nicht Inhalt dieses Buches. Setzen Sie hier unbedingt auf eine Zusammenarbeit mit Physiotherapeutinnen und Physiotherapeuten, wenn Sie Hemmungen aufgrund von Verletzungen oder Schmerzen in der grünen Phase loswerden wollen. Die Ausprägung der Trainingsvariablen in der blauen Phase finden Sie bereits zusammengefasst im Abschnitt über den Deload ab Seite 73. Gehen wir es an und betrachten wir zuallererst die Intensität.

Die Trainingsintensität – eine Variable, die über allen anderen steht

Unter der Intensität im Krafttraining versteht man die Höhe des Widerstands in Relation zur Maximalkraft. Diese wird meist als 1RM (One-Repetition-Maximum) oder 100 % F_{max} (100 Prozent der Maximalkraft) angegeben. Je größer also die Last und der dadurch erzeugte Widerstand sind, desto höher ist die Intensität. Natürlich bedarf es eines Tests oder einer Berechnung, um zu den 100 Prozent zu gelangen, von denen wir uns alle anderen Prozentzahlen ableiten können. Wie wir dazu kommen, sehen wir uns etwas später an. Wenn wir nun über Intensität sprechen, sollten wir uns hier strikt an die eben gegebene Definition halten. Im Volksmund gilt etwas als umso intensiver, je anstrengender diese Tätigkeit ist. Das ist aber im wissenschaftlichen Kontext nicht der Fall. Zum Beispiel ist laut unserer Definition ein maximal schneller 10-Meter-Sprint intensiver als ein maximal schneller 400-Meter-Lauf. Sie werden mir beipflichten, dass ein Sprint über eine Stadionrunde von der gefühlten Anstrengung her mit kaum etwas anderem zu vergleichen ist. Trotzdem ist er wissenschaftlich gesehen weniger intensiv als der 10-Meter-Sprint, da man bei Letzterem näher an der maximal möglichen Laufgeschwindigkeit arbeitet. Im Krafttraining verhält es sich genauso. Eine Kniebeuge mit einer einzigen maximal schweren Wiederholung gilt als Training mit 100 Prozent der maximalen Kraft (100 % F_{max}) beziehungsweise beschreibt das Training mit dem individuellen 1RM-Gewicht. Anstrengender fühlen sich jedoch 20 Wiederholungen mit etwas weniger Last an. Diese sind aber nicht so intensiv, da man nur mit – sagen wir – 70 % F_{max} arbeiten kann und das 20RM-Gewicht verwendet.

Die Intensität der individuell spezifischen Trainingsinhalte

Genauso vielfältig wie die individuell spezifischen Inhalte ist auch ihre optimale Ausprägung der Intensität. Beginnen möchte ich – wie auch in allen folgenden Abschnitten – mit der Betrachtung des Muskelaufbaus. Darauffolgend diskutieren wir dann die Trainingsvariablen in Hinblick auf die Verstärkung passiver Strukturen, um am Ende einige Worte über jene Inhalte zu verlieren, die die Lernwilligkeit des zentralen Nervensystems durch vielfältige Bewegungsaufgaben zum Ziel haben. Diese Reihenfolge steht weder in Bezug zur Wichtigkeit der jeweiligen Zielsetzungen noch zu einer gewünschten Reihenfolge im Trainingsplan.

Die optimale Intensität, um maximal Muskelmasse aufzubauen

Durchforstet man die aktuelle Literatur über die Trainingsintensität und ihre Auswirkung auf Muskelaufbau, so können wir eine interessante Entdeckung machen: Je trainierter eine Person ist, desto höher sollte die Intensität sein, um möglichst effektiv und effizient Muskelmasse aufzubauen. Gleich vorweg: Nur, weil sich ein gewisser Intensitätsbereich als optimal erweist, bedeutet das nicht, dass andere Bereiche vollkommen unwirksam sind. Bedenken Sie auch, dass sich manche Übungen für gewisse Intensitätsbereiche kaum eignen.

Sehen wir uns ein Beispiel an: Fliegende mit der Kurzhantel sind aus biomechanischen Gesichtspunkten bei wenigen Wiederholungen mit schwerem Gewicht, also hoher Intensität, mit Vorsicht zu genießen. Gründe dafür ist die hochkomplexe Aufgabe der Muskeln der Rotatorenmanschette, den Oberarmkopf auf der sehr flachen Schultergelenkspfanne zu zentrieren. Diese besitzt kaum Konkavität, was bedeutet, dass die Rotatorenmanschette hohe Kompressionskräfte erzeugen muss, um das Gelenk zu sichern. Des Weiteren ist durch den großen Radius der Übung das Trägheitsmoment der Hantelmasse sehr hoch. Das führt vor allem im unteren Umkehrpunkt zu einer hohen Belastung und erhöht die sogenannte Zwangslagenproblematik noch stärker. Davon spricht man, wenn im negativen (exzentrischen) Umkehrpunkt einer Übung der Widerstand sehr groß, die Muskelkraft eher geringer ist und man sich am Endanschlag des Gelenks befindet. Verstehen Sie mich nicht falsch: Die Übung »Fliegende« mit der Kurzhantel hat genauso Berechtigung wie jede andere Übung, wenn sie der gewählten Zielsetzung entspricht. Wir werden sie aber aus den bereits genannten Gründen nicht mit hoher Intensität, also hoher Last, und/oder schneller Geschwindigkeit durchführen können. Für diese Übung eignet sich somit eine Intensität im eher unteren effektiven Spektrum und dadurch etwas mehr möglichen Wiederholungen.

Anders verhält es sich zum Beispiel beim Kreuzheben. Bei dieser Übung mit einer eher niedrigen Intensität und somit vielen Wiederholungen zu arbeiten, könnte dazu führen, dass die Zielmuskulatur nicht mehr das limitierende Element ist. Wenn Sie mit dieser Übung Ihre Hamstrings (Muskulatur der Oberschenkelrückseite) aufbauen wollen, so ist das ein nachvollziehbarer Gedankengang. Wenn allerdings mehrere Sätze mit jeweils 15 Wiederholungen und eine somit dementsprechend niedrige Intensität auf dem Trainingsplan angeführt sind, könnte vor der absoluten Ermüdung der Oberschenkelmuskulatur das Herz-Kreislauf-System an seine Grenzen stoßen. Oder die Rückenstreckermuskulatur. Beides sind in diesem Beispiel Systeme, die nicht im Hauptfokus Ihres Trainingswunsches liegen. In diesem Fall tun Sie gut daran, die Intensität, also die Last, zu erhöhen und im Zuge dessen die Wiederholungen zu reduzieren.

Aufgrund dieser Gegebenheiten und gegenseitigen Abhängigkeiten zwischen den verschiedenen Trainingsvariablen ist es immer sinnvoll, Zahlenbereiche dieser Variablen anzugeben und keine exakten absoluten Werte. Das gibt Ihnen mehr Freiheit im Planen und Sie können besser zu Ihrem Ziel navigieren.

Doch wie hoch sollte die Intensität denn nun sein, um Muskeln aufzubauen? Als Neuling im Training hält die Wissenschaft in Bezug auf Intensität und Hypertrophie folgenden Hinweis für Sie bereit: Sie können kaum etwas falsch machen, solange Sie einfach etwas tun. Jede Trainingsintensität zwischen 40 % F_{max} und 85 % F_{max} ergibt Sinn.[220, 221, 222, 223, 224] Je geringer die Intensität ist, desto anstrengender und schmerzhafter fühlt sich der Satz an – vor allem, wenn man nahe zum Muskelversagen trainiert. Das dürfte allerdings wichtig sein, wie wir im Abschnitt über den Anstrengungsgrad ab Seite 173 noch erfahren werden.[225] Je höher die Intensität ist, desto besser sollte die Übungstechnik sitzen. In Studien ist die Drop-out-Rate bei hohen Intensitäten aufgrund von Überlastungen etwas höher. Somit ergibt es Sinn, diesen Bereich bei Anfängern und Anfängerinnen nur vorsichtig einzusetzen.[226] Relativ unklar ist die Datenlage, ob man bei leichten Lasten und somit geringer Intensität eher die langsamen Typ-I-Muskelfasern und bei schweren Lasten und korrespondierender hoher Intensität eher die schnellen Typ-II-Muskelfasern zum Hypertrophieren bringt. Es dürfte eine nicht signifikante Tendenz dahingehend bestehen, dass schwere Lasten zu einem vermehrten Dickenwachstum von schnellen Muskelfasern führen.[227] Zusammenfassend hängt es also wieder von individuellen und übungsbezogenen Faktoren ab, ob Sie sich eher im unteren oder oberen Intensitätsspektrum befinden.

Sind Sie bereits fortgeschritten und haben ein oder mehrere Jahre intelligentes Training hinter sich gebracht, so steigt die notwendige Intensität für einen weiterhin effizienten Muskelmasseaufbau an. Arbeiten Sie nun zwischen 70 % F_{max} und 90 % F_{max}[228, 229, 230, 231], bedeutet das, dass jede Intensität darunter oder darüber wertlos ist? Natürlich nicht, aber der angegebene Bereich ist der optimale, um schnellstmöglich zu hypertrophieren.

Sie haben also – je nach Fitnesslevel – ein breites Spektrum von möglichen effizienten Trainingsintensitäten, wenn Ihr vorrangiges Ziel Muskelaufbau ist. Abhängig von den weiteren Trainingsvariablen, die Sie noch genauer kennenlernen werden, den individuellen und planungsspezifischen Voraussetzungen und dem Trainingsstatus Ihrer Athletinnen und Athleten können Sie sich eher im unteren oder eben oberen Extrem positionieren. Die wichtigsten Eckpunkte zur Intensität für optimalen Muskelaufbau sind folgende:

- **Trainingsvariable:** Intensität
- **Zielsetzung:** Muskelaufbau
- **Optimale Ausprägung bei Anfängern:** 40 bis 85 % F_{max}
- **Optimale Ausprägung bei Fortgeschrittenen:** 70 bis 90 % F_{max}

Die optimale Intensität, um Knochen und Sehnen zu verstärken

Aufgrund all des Wissens, das Sie sich im ersten Teil erarbeitet haben, ahnen Sie wahrscheinlich bereits, was notwendig ist, um Knochen und fasziale Strukturen zu verstärken: hohe Intensitäten. Ohne unser passives Gewebe sind wir nicht fähig, Kräfte abzuleiten oder zu übertragen. Je belastungsverträglicher diese Strukturen sind, desto weniger werden wir – und unser zentrales Nervensystem – daran zweifeln, mit Lasten umgehen zu können. Niemand wird einer schwachen Tragesäule eine hohe Belastung zumuten. Genauso wenig tut dies unser Körper.

Wollen Sie dichte Knochen? Dann brauchen Sie beim Training höchste Intensitäten. Während für eher Untrainierte noch Intensitäten ab 60 % F_{max} beziehungsweise 70 % F_{max} ausreichen, so müssen sich Fortgeschrittene an 80 % F_{max} bis zu 100 % F_{max} vorwagen.[232, 233, 234, 235, 236, 237, 238, 239, 240, 241, 242] Das Interessante in diesem Zusammenhang ist, dass die Intensitätsbereiche ungefähr mit jenen für optimalen Muskelaufbau übereinstimmen, allerdings nur mit den eher oberen Grenzwerten. Das hat den Vorteil, dass wir durch schweres, aber trotzdem hypertrophieorientiertes Training nicht nur optimal Muskeln aufbauen, sondern auch die Knochendichte erhöhen und somit diese Ressource ebenfalls vergrößern. Alle Daten zur Intensität für die Erhöhung der Knochendichte setzen sich zusammen aus:

- **Trainingsvariable:** Intensität
- **Zielsetzung:** Knochendichteerhöhung, Knochenverstärkung
- **Optimale Ausprägung bei Anfängern:** 70 bis 100 % F_{max}
- **Optimale Ausprägung bei Fortgeschrittenen:** 80 bis 100 % F_{max}

Reißfeste Sehnen sind Ihnen ein Anliegen? Verwenden Sie als Anfänger beziehungsweise Anfängerin einen Kraftaufwand über 70 % F_{max}. Fortgeschrittene benötigen über 85 % F_{max} und oftmals sogar über 100 % F_{max} hinaus, was nur durch exzentrisch akzentuiertes Training möglich ist – ein Grund, warum diese Trainingsform zur Sehnenverstärkung so mächtig ist. Egal, ob zu Beginn einer Krafttrainingskarriere oder bereits mittendrin: Wir brauchen hier sehr hohe Widerstände, die eher mit jenen des Maximalkrafttrainings korrelieren und weniger mit jenen für optimalen Muskelaufbau. Darüber lernen wir, wenn es um die Intensitäten von tätigkeitsspezifischen Inhalten geht.

In Zusammenhang mit der Verstärkung knöcherner Strukturen und vor allem von Sehnen möchte ich hier auf die Wichtigkeit von Sprüngen verweisen. Vor allem unser Sehnenmaterial benötigt zur Anpassung sehr große einwirkende Kräfte. Diese sind mit Sprüngen, Richtungswechseln und Landungen sehr gut zu erreichen, wahrscheinlich besser als durch Krafttraining allein. Allerdings müssen diese Strukturen darauf langsam vorbereitet werden. Sollten Sie also vorhaben, Sprünge und ähnliche Bewegungsformen in den Trainingsplan aufzunehmen, so schreiten Sie langsam und progressiv voran. Beginnen Sie mit Krafttraining, einfachen Landungen und niedrigen vertikalen Sprüngen, bis Sie sich über die Zeit mehrerer Monate bis Jahre zu komplexen, einbeinigen Sprüngen, Landungen und Richtungswechseln vortasten. Sprünge haben ein sehr hohes Potenzial, Sehnen zugfester zu gestalten. Aber die Fähigkeit, diese hohen Belastungen auszuhalten, muss erst antrainiert werden. Zur Stärkung von Faszien und Sehnen gelten die folgenden Intensitätsempfehlungen:

- Trainingsvariable: Intensität
- Zielsetzung: fasziale Verstärkung, Erhöhung der Zugfestigkeit von Sehnen
- Optimale Ausprägung bei Anfängern: 70 bis 100 % F_{max}
- Optimale Ausprägung bei Fortgeschrittenen: 85 bis über 100 % F_{max}

Die optimale Intensität, um das Nervensystem adaptiv zu halten

Hoffentlich sind Sie nun nicht enttäuscht, aber ich kann Ihnen in Bezug auf die Intensität, die für die Adaptivhaltung, also die Anpassungsfähigkeit, des Nervensystems sinnvoll erscheint, keine konkreten Zahlen nennen – sowohl wegen mangelnder wissenschaftlicher Erkenntnisse als auch wegen der Unmöglichkeit, in manchen hier geplanten Übungen die Maximalkraft zu eruieren und von diesem Wert die jeweilige Intensität zu berechnen. Stellen Sie sich nur das Schlittenziehen vor. Bei dieser Übung geht es darum, einen schweren Schlitten mithilfe eines Gurtes hinter sich her zu ziehen. Ein Grund für den Einsatz dieser Übung kann es sein, jene Muskeln in der Hüfte zu trainieren, die während einer beidbeinigen Kniebeuge zu kurz kommen. Das wiederum führt zu einer effizienteren Gelenkszentrierung und somit – langfristig gesehen – zu weniger Hemmung und mehr Kraftpotenzial in einer wettkampfspezifischen bilateralen Übung. Des Weiteren stellt Schlittenziehen eventuell das Nervensystem vor ein neuartiges Bewegungsproblem und hält dieses somit lernfähig, wie wir im Abschnitt über Conjugate Training ab Seite 104 erfahren haben. Es ergibt also durchaus Sinn, in manchen Trainingszyklen zusätzlich zu tätigkeitsspezifischen Inhalten auch das Schlittenziehen in den Trainingsplan aufzunehmen.

Doch wie können wir die Intensität bestimmen? Was würde hier zum Beispiel 70 % F_{max} bedeuten? Was ist der Grundwert? Hier hilft uns die Wissenschaft – zumindest momentan – nicht weiter. Aus eigener Erfahrung kann ich Ihnen jedoch sagen, dass diese und ähnliche Übungen – wie Kettlebell-Swing, Farmer's Walk oder Belt Squat Walk – sehr wohl ihre Berechtigung haben, besonders in der grünen Phase. Das gilt auch, wenn das letztendliche Ziel die Maximalkraftsteigerung in einer Übung wie der Kniebeuge oder dem Kreuzheben ist.

Für Übungen mit komplexen, ungewohnten und schnellen Bewegungsabläufen, die oft kompliziert zu quantifizieren sind, sind einige Belastungsvariablen kaum sinnvoll vorzuschreiben. Hierzu zählt auch die Intensität. Trotzdem können sie für den Trainingsprozess und vor allem für die Steigerung der Lernfähigkeit des Nervensystems eine wichtige Rolle spielen. Die Planung muss dann eben nach Erfahrung und Gefühl erfolgen. In Kapitel 3, wo Trainingspläne bis ins kleinste Detail vorgestellt werden, kommen wir in der grünen Phase immer wieder mit diesen Übungen in Kontakt. Ich hoffe, dann etwas mehr Licht ins Dunkel bringen zu können.

Die Intensität der tätigkeitsspezifischen Trainingsinhalte

Die direkte Verbesserung der Maximalkraft, die vor allem in der roten Phase im Fokus steht, verlangt vor allem nach einer Intensitätsausprägung: hoch. Bezugnehmend auf die Ergebnisse aktueller wissenschaftlicher Studien spezifizieren wir die Empfehlungen wieder in zwei Gruppen: Personen, die mit Kraftsport erst begonnen haben, und solche, die bereits länger am Widerstand arbeiten. Für Anfänger und Anfängerinnen ist die Studienlandschaft nicht ganz so eindeutig. Während Lasevicius et al. und Rhea et al. davon sprechen, dass die Intensität zur Steigerung der Maximalkraft zumindest über 60 % F_{max} liegen sollte, kommen Kubo et al. mit ihren Untersuchungen zum Ergebnis, dass 80 % F_{max} bis 90 % F_{max} besser sind als Widerstände, die darunter liegen.[243, 244, 245] Andere Wissenschaftler konnten zwischen der Verwendung von 70 % F_{max} und 85 % F_{max} wiederum keinen Unterschied feststellen.[246] Die Untersuchungszeiträume lagen zumeist bei zehn bis zwölf Wochen.

Je länger jemand nun bereits seine Kraftfähigkeit trainiert und je besser entwickelt die Ressourcen sind, desto höher dürfte auch die notwendige Intensität sein, um die Maximalkraft noch weiter zu steigern. Hier ist von über 80 % F_{max} bis hin zu über 85 % F_{max} die Rede, welche die untere Grenze einer Anpassung darstellen dürften.[247, 248, 249, 250] Nach oben hin ist hier erst bei 100 % F_{max} und manchmal – bei exzentrisch akzentuiertem Training – erst darüber Schluss.

Ich möchte hier vorwegnehmen, dass ein optimaler Kraftzuwachs nur dann zu erwarten ist, wenn genau jene Übung, in der man auch besser werden will, in der entsprechenden Intensitätszone trainiert wird. Tätigkeitsspezifik ist hier Trumpf – in allen Variablen. Und genau deswegen muss ich hier eine Warnung aussprechen: Wenn die verwendete Intensität die optimale Übungsausführung beeinträchtigt und verändert, dann wurde sie zu hoch gewählt. Sobald bei einer Bewegung kompensiert werden muss, weil anscheinend in einem oder mehreren Muskeln die Kraft nicht ausreicht, um die Technik sauber auszuführen, ist die Übungsausführung eigentlich eine andere als geplant und wird – bei mehrmaliger Ausführung – eben anders eingelernt. Das sollte nicht passieren. 100 % F_{max} beziehen sich immer auf eine Ausführung mit der für das Individuum perfekten Technik. Trainieren Sie in der tätigkeitsspezifischen roten Phase zwar schwer, aber nicht mit so viel Last, dass die Bewegungsausführung Ihren Vorstellungen widerspricht. Seien Sie hier als Coach wachsam. Dennoch kann es bei Athletinnen und Athleten in Ordnung sein, über kurze Episoden des Trainingsplans »abzufälschen«, um in einem Wettkampf noch bessere Ergebnisse zu erzielen – solange man danach wieder an seinen Schwächen arbeitet. Um auf die Intensität der tätigkeitsspezifischen Inhalte – in unserem Falle also die Maximalkraftsteigerung – zurückzukommen: Je stärker Sie werden, desto höher muss sie sein. So ergeben sich auch die hohen Werte, hier noch einmal zusammengefasst:

- **Trainingsvariable:** Intensität
- **Zielsetzung:** direkte Erhöhung der Maximalkraft
- **Optimale Ausprägung bei Anfängern:** 60 beziehungsweise 70 bis 90 % F_{max}
- **Optimale Ausprägung bei Fortgeschrittenen:** 80 bis über 100 % F_{max}

Wie kann man Intensität steuern?

Es reicht nicht aus, die richtige Intensität für die jeweilige Zielsetzung gefunden zu haben. Sie müssen diese nun sinnvoll und verständlich auf den Trainingsplan schreiben. Seien wir ehrlich: 80 % F_{max} sind ein Wert, mit dem kaum jemand etwas anzufangen weiß. Er hilft uns ohne weitere Inputs nicht dabei, die Hantel mit der richtigen Menge an Scheiben zu beladen. Es gibt nun drei sinnvolle Möglichkeiten, die theoretische korrekte Intensität in die Praxis zu übersetzen. Jede hat ihre Vor- und Nachteile und Sie als Coach sollten alle Varianten beherrschen, um sich unter verschiedensten Umständen für das richtige Werkzeug zu entscheiden.

Die Steuerung der Intensität über Prozente der Maximalkraft

Hier handelt es sich um den Klassiker. Der Coach schreibt eine Prozentzahl auf den Trainingsplan, die sich auf das individuelle Maximum in der Übung bezieht, und gibt zusätzlich eine gewisse Wiederholungs- und Satzanzahl an. Was sehr einfach klingt und uns erlaubt, die wissenschaftlichen Intensitätsangaben für die unterschiedlichen Zielsetzungen direkt einzusetzen, ist in Wahrheit eine große Herausforderung. Es bedarf viel Wissens, Erfahrung und eines unmittelbaren und direkten Coachings, um mit dieser Art und Weise der Intensitätssteuerung arbeiten zu können.

Grob betrachtet haben wir vier Punkte, die wir klären müssen, um mit Prozenten der Maximalkraft auch in der Praxis erfolgreich zu sein. Herausforderung Nummer eins ist die Bezugsgröße, auf welche der gewählte Prozentwert referenziert. Dass 80 % F_{max} oder mehr wichtig sind, um die Maximalkraft direkt zu steigern, sollte Ihnen nun bekannt sein. Doch wie erhalten wir den 100-Prozent-Wert, den wir brauchen, um 80 Prozent davon zu errechnen? Sie haben recht: Wir müssen diesen mithilfe eines Maximalkrafttests herausfinden. Und hier haben wir unsere erste große Herausforderung, die nur schwer zu lösen ist. Wir können unmöglich für alle Übungen eines Trainingsplanes einen Maximalkrafttest durchführen. Schon gar nicht für Trainingsanfänger und -anfängerinnen. Diese sind in der Übungstechnik viel zu wenig sattelfest. Es gibt zwar ähnliche Formeln und Tabellen wie auf Seite 129, aus denen man die Maximalkraft durch die erzielte Anzahl an Wiederholungen bis zum Muskelversagen mit einer bestimmten Last errechnen kann, doch haben wir es hier mit einer Streuung der Ergebnisse je nach verwendeter Formel von bis zu zehn Prozent zu tun.[251, 252] Die beiden üblicherweise verwendeten Formeln lauten:

$$1RM = \frac{100 \times Gewicht}{52{,}2 + 41{,}9 \times e^{-0{,}055 \times WH}}$$

$$1RM = Gewicht \times (1 + \frac{WH}{30})$$

Oft wird versucht, über Formeln, in die man die bei einer verwendeten Last möglichen Wiederholungen einsetzt, die Maximalkraft zu errechnen. Leider sind sie individuell ungenau und benötigen eine Ausbelastung.

Je mehr Wiederholungen durchgeführt werden, desto höher wird die Varianz der Ergebnisse.[253, 254] Das ist eine Ungenauigkeit, die wir uns nicht leisten wollen. Wenn wir also mit Prozenten arbeiten, dann benötigen wir einen korrekt durchgeführten Maximalkrafttest. Formeln helfen uns hier kaum weiter. Ich würde aus diesem Grund vorschlagen, dass Sie eine Intensitätssteuerung über Prozentwerte für nur wenige wichtige Übungen bei erfahrenen Athletinnen und Athleten einsetzen. Dies sollten die tätigkeitsspezifischsten Wettkampfübungen sein. Mit der Zeit können Sie diese Vorgangsweise auch auf andere Übungen erweitern.

Die zweite Herausforderung ist eine, die bereits das Trainingsvolumen in Verbindung mit der Intensität bringt. Nehmen wir an, Sie haben vor, 85 % F_{max} als Trainingsintensität zu verwenden. Wie viele Wiederholungen sollen Sie nun planen? Auch hier gibt es Tabellen, die einen Richtwert geben, wie unten stehende von Tan, doch sind sie weder für alle Bewegungen noch für alle Personen noch für alle Trainingslevel passend.[255] Tabellen wie die folgende bringen die % F_{max} mit einer dort maximal möglichen Wiederholungszahl in Verbindung, allerdings sind das nur Mittelwerte.

Prozente der Maximalkraft und maximal mögliche Wiederholungszahlen

% F_{max}	100	95	92	89	86	84	81	78	76	73	70	68
Maximal mögliche Wiederholungen	1	2	3	4	5	6	7	8	9	10	11	12

Verschiedene Übungen führen trotz gleicher Intensität zu einer unterschiedlichen Anzahl an möglichen Wiederholungen und auch die eigene Trainingsgeschichte beeinflusst den Outcome.[256, 257] Eine Lösung wären individualisierte Tabellen, die jedoch sehr aufwendig zu erstellen sind. Nichtsdestotrotz werden wir uns dieser Aufgabe in Kapitel 3 ab Seite 316 stellen. Eine etwas weniger exakte, aber viel bequemere Möglichkeit ist es, sich die sogenannte Tabelle von Prilepin – zu finden auf Seite 131 – zunutze zu machen. Alexander Prilepin war mehr als ein Jahrzehnt lang mit dem sowjetischen Gewichtheben sowohl als Wissenschaftler als auch als Trainer auf Olympianiveau verbunden. Laputin et al. veröffentlichten als Erste Informationen zu Prilepins Ansatz, Trainingsintensitäten eine bestimmte Anzahl an Wiederholungen und Sätzen zuzuordnen, die für den Erfolg am effizientesten sein dürften.[258] Arbeitet man darüber oder darunter, ist der Effekt geringer.

Prilepins Tabelle besteht aus vier Spalten. Die erste gibt einen Prozentbereich der Intensität an, in welcher der Coach zu planen beabsichtigt. In der zweiten Spalte findet sich die Anzahl der Wiederholungen, die der Athlet beziehungsweise die Athletin innerhalb eines Satzes ausführen soll. Zu guter Letzt führt er den idealen Rahmen und den optimalen Mittelwert der Gesamtwiederholungsanzahl pro Training an. Entschließt sich also der Coach, Kniebeugen bei 85 % F_{max} zu programmieren, so kann man aus der Tabelle herauslesen, dass drei (zwischen zwei und vier) Wiederholungen pro Satz sinnvoll wären. Um auf die optimale Gesamtwiederholungsanzahl pro Training zu kommen, sollte er zwischen vier und sechs Sätze für diese Übung einplanen. Bei 90 % F_{max} wären wir bei zwei Wiederholungen in drei Sätzen.

Natürlich gibt es einen Spielraum, der individuell gern ausgenutzt werden kann. Ich beginne bei neuen Plänen eher im mittleren oder unteren Bereich der empfohlenen Wiederholungsangaben und steigere diese bei Bedarf im vorgegebenen Rahmen. Keine Sorge, wenn Ihr Athlet oder Ihre Athletin mit den von Ihnen angegebenen Wiederholungen kein Muskelversagen erreicht. Am Anschlag und mit höchster Anstrengung zu trainieren, ist im Bereich der Maximalkraft sogar kontraproduktiv. Dies wird Thema im Abschnitt über die Trainingsvariable Anstrengungsgrad (ab Seite 173) sein. Prilepins Tabelle ist eines der wichtigsten Unterstützungstools für einen Coach, um nachvollziehbar planen zu können.

Prilepins Tabelle			
% F_{max}	Wiederholungen pro Satz	Wiederholungsrahmen pro Trainingseinheit	Mittlere Wiederholungszahl pro Trainingseinheit
< 70	3–6	18–30	24
70–79	3–6	12–24	18
80–89	2–4	10–20	15
≥ 90	1–2	4–10	7

Wir sollten nicht vergessen, dass Prilepin aus dem Sport des Gewichthebens kam. Seine Schützlinge waren zum großen Teil bereits austrainiert und somit konnte er sich auf die direkte Steigerung der Maximalkraft konzentrieren. Ordnen wir also seine Tabelle eher den tätigkeitsspezifischen Inhalten für Maximalkraftgewinn zu und wenden sie primär für Intensitäten über 80 % F_{max} an. Pritchard et al. konnten die Effektivität der Verwendung von Prilepins Tabelle für die Übungen Kniebeuge, Bankdrücken und Kreuzheben wissenschaftlich beweisen.[259] Ich wage nun die Aussage, dass sie generell sinnvoll für das Training der Maximalkraftfähigkeit in den unterschiedlichsten Bewegungen ist, nicht nur für das Gewichtheben oder den Kraftdreikampf. Das praktisch Sinnvolle bei Prilepins Tabelle ist die Möglichkeit, in einem wissenschaftlich bestätigten wirksamen Bereich zu arbeiten, der die Maximalkraft verbessert. Hierzu bekommen wir eine Anzahl an Wiederholungen präsentiert, die einer gewissen Intensität zugeordnet wird. Befinden wir uns eher im unteren Bereich der Intensitätszone, sollten wir tendenziell eher im oberen Bereich der Wiederholungszone planen und umgekehrt. Da wir sowohl bei der Intensität als auch bei der Wiederholungszahl eine Spannbreite zur Verfügung haben, können die bereits erwähnten individuellen und übungsbezogenen Unterschiede viel besser ausgeglichen werden.

Das Konzept von Prilepin ist ein großartiges Werkzeug, mit dem Sie in die Trainingsplanung einsteigen können. Vor allem dann, wenn Sie noch nicht allzu viele Feedbackinformationen über das Training haben und mit Ihrem Schützling neu beginnen. Verwenden Sie es allerdings primär für tätigkeitsspezifische Inhalte zur direkten Steigerung der Maximalkraft. Für individuell spezifische Inhalte ist diese Tabelle weniger geeignet.

Für unsere ersten beiden Probleme beim Training mit Prozenten haben wir somit Lösungen gefunden: Wir wenden diese Methode nur bei (wenigen) tätigkeitsspezifischen Übungen an und bedienen uns Prilepins Tabelle. Doch eine weitere Herausforderung ist noch nicht geklärt. Wenn Ihr Trainingsplan Früchte trägt, so führt er zu Verbesserungen. Wie können wir diese in die weitere Trainingssteuerung aufnehmen? Regelmäßig und in kurzen Abständen Maximalkrafttests durchzuführen, ist alles andere als praktikabel. Dies ist jedes Mal eine große Belastung für den Organismus und zusätzlich auch mit psychischem Stress verbunden. Eine Vorgangsweise, die weder im Anfängerstadium noch bei Fortgeschrittenen sinnvoll erscheint. Im Endeffekt kann ich Ihnen hier keine optimale Alternative anbieten. Jene Option, die Ihnen bleibt, ist, über individualisierte Prozenttabellen die Progression Ihrer Athletinnen und Athleten in definierten Abständen zu berechnen. Es ist eine sehr aufwendige Methode, die aber im Leistungsbereich von unschätzbarem Wert ist, die Ihnen genaue Informationen über die Leistungsentwicklung liefert und die Ihnen die aktuelle Maximalkraft anzeigt – ohne belastende Tests durchführen zu müssen. Gedulden Sie sich hier noch bitte ein wenig, bis wir in Kapitel 3 beim Abschnitt »Intensitätsanpassung: Das Wissen um die aktuelle Leistungsfähigkeit und ihre Berechnung« (ab Seite 316) angelangt sind.

Als letztes Rätsel müssen wir noch jenes der täglichen Leistungsschwankungen lösen. Sie wissen selbst, dass nicht jeder Tag Ihr bester ist. Schlechter Schlaf, suboptimale Ernährung oder Stress verringern die Performance im Training. Haben Sie aber nun 85 % F_{max} auf dem Plan stehen, so bezieht sich dies wahrscheinlich auf einen Wert, den Sie voll motiviert an einem Testtag erreicht haben. Sogar wenn Sie sich an Prilepins Tabelle und seine Vorschläge zu den Wiederholungszahlen halten und normalerweise bei jedem Satz vor dem Muskelversagen stoppen, kann unter schlechten Voraussetzungen die vorgeschriebene Last zu hoch sein. Das Planen und Trainieren mit Prozenten ist nun mal eine sehr starre Angelegenheit. Einen Ausweg finden wir nur, wenn wir uns zuvor mit einer anderen Möglichkeit zur Intensitätssteuerung auseinandersetzen: der Intensitätsplanung mithilfe der RPE, der bereits erwähnten Rate of Perceived Exertion.

Bevor wir aber dieses nächste Thema erläutern, sehen wir uns auf den Seiten 133 und 134 einen Ausschnitt eines Trainingsplans in der roten Phase an, wo die Intensität auf der Grundlage von Prozenten und mit Zuhilfenahme von Prilepins Tabelle eruiert wurde. In Woche 1 (links) wurden 84 % F_{max} (235 Kilogramm in absoluten Werten), in Woche 2 (rechts) wurden 86 % F_{max} (240 Kilogramm in absoluten Werten) angegeben. Wiederholungen und Satzanzahl wurden anhand von Prilepins Tabelle eruiert.

Beispieltrainingsplan der roten Phase mit Intensitätsangaben durch Prozent

	TAG 1			Session RPE						
	Übung	**Satz**	**Pause**	**Woche 12.06.–18.06.**						**Info**
				G SOLL	G IST	WH SOLL	WH IST	RPE SOLL	RPE IST	
A	**Crunch**	1		AMRAP in 10 min						
		2								
		3								
		4								
		5								
B	**Hip Thrust**	1	2			12–15		9		
		2	2			12–15		9		
		3				12–15		9		
		4								
		5								
C	**Wettkampf-Kniebeuge**	1	5	225		4				
		2	5	235		4				
		3		227,5		4				
		4								
		5								
D	**YTWLs und BWS-Mobilisation**	1		5–10 min						
		2								
		3								
		4								
		5								
E	**Wettkampf-Bankdrücken**	1	5	147,5		4				
		2	5	155		4				
		3		150		4				
		4								
		5								

TAG 1								Session RPE		
	Übung	**Satz**	**Pause**	**Woche 19.06.–25.06.**						**Info**
				G SOLL	G IST	WH SOLL	WH IST	RPE SOLL	RPE IST	
A	**Crunch**	1		AMRAP in 10 min						
		2								
		3								
		4								
		5								
B	**Hip Thrust**	1	2			12–15		9		
		2	2			12–15		9		
		3				12–15		9		
		4								
		5								
C	**Wettkampf-Kniebeuge**	1	5	230		3				
		2	5	240		3				
		3	5	232,5		3				
		4		225		3				
		5								
D	**YTWLs und BWS-Mobilisation**	1		5–10 min						
		2								
		3								
		4								
		5								
E	**Wettkampf-Bankdrücken**	1	5	152,5		3				
		2	5	160		3				
		3	5	155		3				
		4		150		3				
		5								

Bei den Hauptübungen des Plans (Wettkampf-Kniebeuge und Wettkampf-Bankdrücken) wurde in Woche 1 (links) eine Intensität gewählt, die 84 % F_{max} entspricht, und in Woche 2 (rechts) werden 86 % F_{max} gefordert. Das Ziel dieser Übungen, wie auch des gesamten Plans, ist die direkte Steigerung der Maximalkraft. Das macht sie zu tätigkeitsspezifischen Übungen, die in der roten Phase im Mittelpunkt stehen. Natürlich schreibt ein Coach keine Prozente auf den Plan, sondern errechnet gleich die tatsächliche Last, welche diesen Prozenten entspricht. Sehen wir uns die Kniebeuge etwas genauer an: Unser Athlet hat hier eine maximale Leistung von 280 Kilogramm. 84 Prozent davon sind 235 Kilogramm und 86 Prozent rund 240 Kilogramm. Da wir uns laut Prilepins Tabelle in der Zeile mit dem Intensitätsbereich zwischen 80 % F_{max} und 90 % F_{max} befinden, wählen wir korrespondierend dazu aus der Spalte der optimalen Wiederholungen pro Satz in der ersten Woche vier und in der zweiten Woche drei Wiederholungen aus. Und damit verstehen wir auch, wieso in Woche 1 nur drei Sätze auf der Agenda stehen und in Woche 2 die Satzanzahl auf vier erhöht wurde. Denn nur so schaffen wir es in den optimalen Gesamtwiederholungsbereich pro Trainingseinheit, der von Prilepin vorgegeben ist.

Vielleicht wundern Sie sich, dass die Intensität hier von Satz zu Satz leicht abnimmt. Nun, da es sich um einen tatsächlich trainierten und nicht fiktiven Plan handelt, konnte der Coach bereits Erfahrung mit dem Athleten sammeln und weiß, dass seine Kraft von Satz zu Satz um circa 2,5 bis 5 Prozent abnimmt. Würde er hier die Last nicht reduzieren, hätte der Athlet keine Chance, die geforderte Anzahl an Wiederholungen – vor allem in den letzten Sätzen der Übung – zu absolvieren. Und Ihnen ist durch Ihre scharfe Aufmerksamkeit bestimmt auch nicht die Position des schwersten Satzes entgangen. Dieser steht bei diesem einen speziellen Plan nicht an erster Stelle, wo er normalerweise seinen Platz findet. Der Athlet konnte individuell besser damit umgehen und eine höhere Leistung erzielen, wenn er einen der sogenannten Down-Sets – jene Sätze, die normalerweise nach dem schwersten Hauptsatz kommen und in der Last leicht reduziert sind – zuerst trainierte und dann erst den eigentlichen Hauptsatz absolvierte. Deswegen wurde dies im Trainingsplan nach eingehendem Feedback berücksichtigt. Erfahrung trifft hier auf Wissenschaft – so, wie es in der Praxis sein sollte.

Fassen wir also die Vor- und Nachteile der Steuerung der Intensität über Prozente der Maximalkraft noch einmal zusammen, wie auf Seite 136 dargestellt.

PROZENTBASIERTE STEUERUNG DER INTENSITÄT

Grundlegende Prinzipien: Trainingslasten werden in Bezug zur Maximalkraft angegeben.

Vorteile

- Angaben über Prozente sind enorm klar und man bekommt exakte Angaben, welche Last zu verwenden ist.
- Vor allem für Athletinnen und Athleten wichtig, die mit subjektiven Intensitätsangaben über Wiederholungen und der RPE nicht gut umgehen können
- Diese Art der Intensitätssteuerung ist eine Garantie dafür, dass im wissenschaftlich optimalen Bereich trainiert wird.

Nachteile

- Zur Planung wird eine Bezugsgröße, also die Maximalkraft in der jeweiligen Bewegung, benötigt.
- Dadurch eignet sie sich nur für einige wenige Übungen.
- Auf die individuelle Tagesverfassung wird nicht eingegangen.
- Anpassung an Verbesserungen (Progression), aber auch Verschlechterungen sind ohne Tests nur schwer möglich und unterliegen somit Einschätzungen.

Take-aways

- Optimal, um klare Intensitätsangaben im Trainingsplan zu machen
- Sehr sinnvoll, wenn man nicht bis zum Muskelversagen trainiert, da dadurch tägliche Leistungsschwankungen weniger problematisch sind
- Diese Intensitätssteuerungsmethode ist vor allem für tätigkeitsspezifische Maximalkraftübungen sinnvoll (direktes Maximalkrafttraining).

Die Steuerung der Intensität über den Anstrengungsgrad: RPE, die *Rate of Perceived Exertion*

Es gibt wahrscheinlich kaum einen Athleten, der die theoriegeleitete Praxis des Kraftsports in den letzten 15 Jahren mehr beeinflusst hat als Mike Tuchscherer. Durch ihn erhielten wir ein Werkzeug, um auf einfachstem Wege das Training zu steuern. Zwar hat er dieses nicht erfunden, doch für den Kraftsport zugänglich gemacht. Die Rede ist von der sogenannten Skala der *Rate of Perceived Exertion*. Das Akronym, RPE, wird als eine Art Bepunktung für den Anstrengungsgrad eines Trainingssatzes verwendet. Die Skala reicht von 1 bis 10, wobei die Einschätzung »@10« – wie man die RPE richtig angibt – bedeutet, dass man mit maximaler Anstrengung gearbeitet hat. Auch wenn man die Rate of Perceived Exertion anders anwenden kann, so hat es sich im Krafttraining durchgesetzt, die Anstrengungseinschätzung mit noch weiteren möglichen Wiederholungen gleichzusetzen. Sehen Sie sich dazu die Tabelle auf Seite 138 an.

Wie Sie sehr gut in der Grafik erkennen können, würde man einen Trainingssatz mit @10 bewerten, wenn keine weitere Wiederholung mehr möglich gewesen wäre. @9 würde bedeuten, man hat den Satz beendet, obwohl man sich noch eine weitere Wiederholung zugetraut hätte. Ein Wert von @8 korrespondiert mit noch zwei möglichen Wiederholungen und so weiter. Alles unter @7 ist in der Praxis kaum einschätzbar und somit für unsere Betrachtungen weniger relevant. Die jeweiligen Anstrengungseinschätzungen sollten immer nach Beendigung des Satzes erfolgen. Nehmen wir an, Sie haben fünf Kniebeugen mit 100 Kilogramm absolviert, legen die Hantel zurück auf die Ablage und bewerten danach Ihren Satz. Sie kommen zum Entschluss, dass noch eine technisch einwandfreie Wiederholung möglich gewesen wäre, und schreiben somit @9 in den Trainingsplan. Wie ebenfalls in der RPE-Skala ersichtlich, gibt es auch die Möglichkeit von Zwischenwerten. Diese verwendet man dann, wenn man sich nicht ganz sicher ist, welche RPE nun die korrekte wäre. Ich würde @8,5 zum Beispiel dann angeben, wenn ich weiß, dass nur noch eine weitere Wiederholung möglich gewesen wäre, ich aber für ein reines @9 noch etwas mehr Last hätte verwenden können.

Ohne Prozente-Wiederholungs-RPE-Tabelle ist an modernes Coaching kaum noch zu denken. Sie verbindet Wiederholungen mit RPE-Werten und Prozenten der Maximalkraft (F_{max}). Um es hier deutlich zu sagen: Wir befinden uns noch immer bei der Trainingsvariable Intensität und nicht beim Anstrengungsgrad. Trotzdem kann dieser in Verbindung mit der Wiederholungszahl eines Trainingssatzes zur Intensitätssteuerung herangezogen werden. Auch hierzu liefert uns Tuchscherer wertvolles Wissen in Form einer Prozente-Wiederholungs-RPE-Tabelle, die auf Seite 139 dargestellt ist.[260]

War der Satz eher ein Aufwärmsatz? →	@6
War der Satz nahe an einem Aufwärmsatz? →	@6,5
Wären noch drei Wiederholungen möglich gewesen? →	@7
Wären noch zwei Wiederholungen und etwas mehr Last möglich gewesen? →	@7,5
Wären noch zwei Wiederholungen möglich gewesen? →	@8
Wären noch eine Wiederholung und etwas mehr Last möglich gewesen? →	@8,5
Wäre noch eine Wiederholung möglich gewesen? →	@9
Wäre zwar keine Wiederholung, aber etwas mehr Last möglich gewesen? →	@9,5
War ich am Limit? →	@10

Die RPE-Werte entsprechen der subjektiven Einschätzung darüber, wie viele weitere Wiederholungen in einem Satz noch korrekt ausgeführt hätten werden können.

Die Tabelle bringt die zwei Trainingsvariablen Intensität, in Form von % F_{max}, und den Anstrengungsgrad, angegeben durch den RPE-Wert, mit Wiederholungen in Verbindung. Wenn wir uns nun das erworbene Wissen über die notwendige Höhe der Intensität für die optimale Maximalkraftentwicklung bei Fortgeschrittenen in Erinnerung rufen, dann wissen wir, dass wir mit einer Intensität von über 80 % F_{max} belasten sollten. Leider fehlt uns oftmals der Grundwert, anhand dessen sich diese 80 Prozent errechnen lassen. Hier haben wir nun die Lösung. Wenn Sie als Coach eine Intensität von 84 % F_{max} wünschen, so suchen Sie sich in der Tabelle genau jene Zellen aus, in denen 84 Prozent steht. Nun können Sie ganz einfach die dazugehörende Wiederholungszahl und den RPE-Wert eruieren. Sie haben nun die Möglichkeit, anstatt »84 Prozent« auf den Trainingsplan zu schreiben, die Intensität mit 6@10 (sechs Wiederholungen bei einem Belastungsempfinden von zehn nach der letzten Wiederholung), 5@9, 4@8 oder 3@7 anzugeben.

Welche Kombination werden Sie wählen, wenn Maximalkraft im Hauptfokus der Übung steht? 6@10 fällt raus, da wir bereits zumindest kurz erwähnt haben, dass Training bis zum

Prozente-Wiederholungs-RPE-Tabelle								
RPE-Wert	Wiederholungen							
	1	2	3	4	5	6	7	8
@10	100 %	96 %	92 %	89 %	86 %	84 %	81 %	79 %
@9,5	98 %	94 %	91 %	88 %	85 %	82 %	80 %	77 %
@9	96 %	92 %	89 %	86 %	84 %	81 %	79 %	76 %
@8,5	94 %	91 %	88 %	85 %	82 %	80 %	77 %	75 %
@8	92 %	89 %	86 %	84 %	81 %	79 %	76 %	74 %
@7,5	91 %	88 %	85 %	82 %	80 %	77 %	75 %	72 %
@7	89 %	86 %	84 %	81 %	79 %	76 %	74 %	71 %
@6,5	88 %	85 %	82 %	80 %	77 %	75 %	72 %	69 %
@6	86 %	84 %	81 %	79 %	76 %	74 %	71 %	68 %

Muskelversagen für den Zuwachs an Maximalkraft nicht optimal ist. Darauf kommen wir aber noch im Abschnitt über den Anstrengungsgrad (ab Seite 173) zurück. Sie können also Ihre Athletin mit fünf Wiederholungen @9 (5@9), 4@8 oder 3@7 belasten. Nehmen wir an, Sie entscheiden sich für 4@8, da Sie nicht zu nahe ans Muskelversagen gehen wollen. Trotzdem soll die Last signifikant spürbar sein. Am Trainingsplan stehen also nun die Übung – nehmen wir wieder Kniebeugen –, die Wiederholungszahl 4 und der RPE-Wert 8. Für Ihre Athletin bedeutet das: Sie wärmt sich für die Kniebeugen auf und erhöht von Satz zu Satz die Last auf der Hantel. Nach einigen progressiv durchgeführten Aufwärmsätzen macht sie nur noch die laut Trainingsplan geforderten vier Wiederholungen und erhöht die Last weiter so lange von Satz zu Satz, bis sie bei @8 angelangt ist – natürlich mit adäquaten Pausen zwischen den Sätzen. Sie hat nun also jenes Hantelgewicht »gefunden«, das ihr vier Wiederholungen bei einem Belastungsempfinden von acht erlaubt hat. Die Intensität, die damit korrespondiert, sind die zuvor gewählten 84 % F_{max}. Die Athletin hat die geforderte Intensität nun vollkommen ohne vorangegangenen Maximalkrafttest gefunden und damit trainiert. Des

Weiteren ist die Tagesverfassung kein Problem mehr. Angenommen, das Trainingsgewicht bei 4@8 lag im genannten Beispiel bei 90 Kilogramm. Hätte sie einen schlechten Tag gehabt, dann wäre sie eventuell bereits bei 85 Kilogramm bei ihrem momentanen 4@8 angelangt. An einem Spitzentag wären vielleicht 95 Kilogramm möglich gewesen. Sie arbeitet also ständig bei den aktuell möglichen 84 % F_{max} – vollkommen unabhängig von der Tagesverfassung.

Damit nicht genug an guten Nachrichten. Durch die Angabe der Intensität über die Wiederholungszahl in Kombination mit dem Anstrengungsgrad wird auch die individuelle Verbesserungsrate vollkommen automatisch berücksichtigt. Ein Training mit 4@8 liegt bei unserer Athletin aktuell bei 90 Kilogramm. Jenes bei 4@8 in zwei Monaten erlaubt ihr aber, bereits 97,5 Kilogramm zu stemmen. Das Wissen um die RPE und ihre Möglichkeit zur Trainingssteuerung ist heutzutage aus der Trainingsplanung nicht mehr wegzudenken und gleicht viele der Nachteile einer prozentbasierten Steuerung aus. Schenkt man Helms et al. Glauben, so sind – bezogen auf die Effektivität in Hinblick auf die Steigerung der Maximalkraft – Trainingspläne mit flexibler RPE-Steuerung jenen mit starrer Prozentsteuerung leicht überlegen.[261]

Trotzdem sollten Sie sich immer in Erinnerung rufen, dass es in der Praxis einige Personen gibt, die mit der Freiheit, die ihnen die RPE bietet, nicht gut zurechtkommen. Was ich damit meine? Ein Training findet oftmals in Situationen hoher psychischer Erregung statt. Diese vernebelt in der Praxis bei manchen Athletinnen und Athleten die Einschätzungsgabe und sie *overshooten*. Das bedeutet, sie überschreiten ihre Grenze und verwenden mehr Last, als es ein zum Beispiel 4@8 erlauben würde. Das kann zu unerwünschten Ergebnissen führen. Bei einem Training, das zu knapp am Muskelversagen liegt, leidet oftmals die Technik. Rein wissenschaftlich gesehen, ist es auch für den Zugewinn an Maximalkraft weniger effizient als Training mit leicht geringerem Anstrengungsgrad. Dazu – wie gesagt – später mehr. Genauso gibt es das Gegenteil, was sich eher im Hobbybereich öfters beobachten lässt: das sogenannte *Undershooten*, das Unterschreiten. Es ist gleichbedeutend mit zu wenig möglichem Widerstand bei gegebenem RPE-Wert. Auch hier ist die Trainingsanpassung alles andere als optimal. Sowohl beim ersten als auch beim zweiten Beispiel sollte eine etwaige Angabe der Trainingsintensität über Prozente in Erwägung gezogen werden. Sie fragen sich vielleicht, wie lange es dauert, den Anstrengungsgrad akkurat einzuschätzen. Helms et al. sprechen von drei Wochen, nach denen man bereits mit einer Genauigkeit von plus-minus einem RPE-Wert seinen Satz bewerten kann.[262] Am besten führen Sie Ihre Athletinnen und Athleten schon im Anfängerstadium an die Einschätzung des Anstrengungsgrades heran, indem Sie sie jeden Satz bewerten lassen. Damit gelingt es Ihnen ganz nebenbei, die Voraussetzung für eine spätere Intensitätssteuerung durch Wiederholungen und die RPE zu schaffen.

Heutzutage werden auch gern *Reps in Reserve* (RIR) im Training eingesetzt. Darunter versteht man nichts anderes als das Negativ zu der RPE. Anstatt einen Satz mit @8 zu bewerten, gibt man ihm mit dieser Methode noch zwei zusätzliche RIR. Für viele ist diese Vorgangsweise um einiges einfacher zu verstehen. RIR werden aber meist ohne Zwischenstufen angegeben und sind somit etwas weniger exakt. Für mich stehen RPE und RIR gleichwertig nebeneinander, wie Sie in nachfolgender Tabelle sehen, und Sie können sich aussuchen, wie Sie den Anstrengungsgrad bewerten wollen. Ich bin in meiner Trainingsplanung der RPE verhaftet, da ich in meiner aktiven Wettkampfkarriere quasi damit aufgewachsen bin.

Einschätzung des Anstrengungsgrads eines Satzes mittels RPE und RIR

Rate of Perceived Exertion (RPE)	Geschätzter Anstrengungsgrad	Reps in Reserve (RIR)
@10	Es ist keine weitere Wiederholung mehr möglich.	0
@9,5	Es ist keine weitere Wiederholung, aber mehr Last möglich.	0
@9	Es ist eine weitere Wiederholung möglich.	1
@8,5	Es ist eine weitere Wiederholung inklusive mehr Last möglich.	1
@8	Es sind zwei weitere Wiederholungen möglich.	2
@7,5	Es sind zwei weitere Wiederholungen inklusive mehr Last möglich.	2
@7	Es sind drei weitere Wiederholungen möglich.	3

Betrachten wir auf den Seiten 142 und 143 nun einen meiner Pläne, der ausschließlich mit einer Intensitätsangabe mittels Wiederholungen und RPE geschrieben wurde. In Woche 1 (links) stehen 6–8@9 (laut Prozente-Wiederholungs-RPE-Tabelle 79 % F_{max}), in Woche 2 (rechts) stehen 5–7@9 (laut Prozente-Wiederholungs-RPE-Tabelle 81 % F_{max}) auf dem Plan. Das Training ist dadurch autoregulativ und an die aktuelle Leistung angepasst.

Beispieltrainingsplan mit Intensitätsangaben durch Wiederholungen und RPE

TAG 1				Session RPE						
	Übung	**Satz**	**Pause**	**Woche 05.12.–11.12.**						**Info**
				G SOLL	G IST	WH SOLL	WH IST	RPE SOLL	RPE IST	
A	**ATP Walk + Band (violettes Band von unten)**	1	1	120		2 min				
		2	1	130		1,5 min				
		3		140		1 min				
		4								
		5								
B1	**Glute Drive (+ Band an die Maschine für mehr Peak Contraction, Peak Contraction 1 sec halten)**	1	0			20		9		
		2	0			20		9		
		3	0			20		9		
		4								
		5								
B2	**Weighted Crunch**	1	1			12–15		9		
		2	1			12–15		9		
		3				12–15		9		
		4								
		5								
C	**SSB-Kniebeuge**	1	3			6–8		8		
		2	3			6–8		9		
		3	3			6–8		9		
		4	3			6–8		9		
		5				6–8		9		
D	**Lift-Off**	1	3			6–8		8		
		2	3			6–8		9		
		3	3			6–8		9		
		4				6–8		9		
		5								

TAG 1								Session RPE		
	Übung	Satz	Pause	Woche 12.12.–18.12.						Info
				G SOLL	G IST	WH SOLL	WH IST	RPE SOLL	RPE IST	
A	ATP Walk + Band (violettes Band von unten)	1	1	120		2 min				
		2	1	130		1,5 min				
		3		140		1 min				
		4								
		5								
B1	Glute Drive (+ Band an die Maschine für mehr Peak Contraction, Peak Contraction 1 sec halten)	1	0			20		9		
		2	0			20		9		
		3	0			20		9		
		4								
		5								
B2	Weighted Crunch	1	1			12–15		9		
		2	1			12–15		9		
		3				12–15		9		
		4								
		5								
C	SSB-Kniebeuge	1	3			5–7		8		
		2	3			5–7		9		
		3	3			5–7		9		
		4	3			5–7		9		
		5				5–7		9		
D	Rumänisches Kreuzheben	1	3			6–8		8		
		2	3			6–8		9		
		3	3			6–8		9		
		4				6–8		9		
		5								

Als Coach habe ich ohne Maximalkrafttest keine Ahnung, welche Leistung mein Athlet, für den dieser Plan geschrieben wurde, bei der Safety-Squat-Bar(SSB)-Kniebeuge zu vollführen vermag. Über die Planung mit RPE kann ich trotz allem sehr sinnvolle Angaben machen. So habe ich mich dazu entschieden, meinen Athleten mit 79 % F_{max} in der ersten Woche und 81 % F_{max} in der zweiten Woche zu belasten. Also befinden wir uns im unteren Maximalkraftbereich, der auch hohe Muskelaufbauwirksamkeit besitzt. Genau aus diesem Grund will ich, dass er sich näher am Muskelversagen bewegt. Ein @9 scheint mir angemessen. Sehe ich nun in der Prozente-Wiederholungs-RPE-Tabelle nach, so sind sieben Wiederholungen bei 79 % F_{max} und @9 möglich. Genau diese schreibe ich in den Trainingsplan. Um meinem Athleten etwas Handlungsspielraum zu geben, falls er während des Satzes erkennt, dass die Last für 7@9 doch zu leicht oder zu schwer gewählt wurde, ändere ich meine Planvorgabe auf 6 bis 8@9. Bleibt nur noch die Frage zu klären, weshalb ich fünf Sätze vorgesehen habe. Nun, da das Ziel Muskelaufbau ist, ist Prilepins Tabelle hier keine Option. Warten Sie auf den Abschnitt über die Trainingsvariable Volumen (ab Seite 152), damit wir diese Frage gemeinsam beantworten können. Übrigens, bei allen anderen Übungen, die Sie hier auf dem Plan sehen können, befinde ich mich ebenfalls bei @9. Der Grund: Muskelaufbau steht im Fokus und mit ihm mehr Nähe zum Muskelversagen.

Vielleicht mag Ihnen die Übungsreihenfolge etwas komisch vorkommen, da die Hauptübung (SSB-Kniebeugen) erst als vierte Übung angeführt wird. Dieser Plan wurde tatsächlich genau in dieser Form durchgeführt und der Grund für die Reihenfolge ist, dass sich mein Athlet nach einem langen Tag, den er im Sitzen verbracht hatte, viel besser bei Kniebeugen gefühlt hat, nachdem er seine Gesäß- und seine Bauchmuskulatur belastet hat. Somit sind wir nach einer anfänglich anderen Anordnung der Übungen zu dieser Lösung gekommen und sie hat wunderbar funktioniert. Es versteht sich übrigens von selbst, dass Aufwärmen ein integraler Bestandteil des Trainings ist. Auf den meisten meiner Pläne ist dieses nicht explizit angeführt, da alle meine Athletinnen und Athleten um dessen Wichtigkeit Bescheid wissen und es auch ohne schriftliche Angabe durchführen. Reagieren Sie auf das Feedback Ihrer Schützlinge und vergessen Sie nicht, was Sie im Abschnitt über Complex Training (ab Seite 99) gelernt haben.

Auf der folgenden Seite ist noch einmal die Übersicht für die RPE-basierte Intensitätssteuerung zusammengefasst.

RPE-BASIERTE STEUERUNG DER INTENSITÄT

Grundlegende Prinzipien: Trainingslasten werden mit gewünschter Wiederholungszahl und dem Anstrengungsgrad angegeben.

Vorteile

- Es ist kein Maximalkrafttest notwendig und somit ist die RPE für alle Übungen geeignet.
- RPE nimmt Rücksicht auf die Tagesverfassung.
- Auf die Ermüdung über die Sätze kann optimal eingegangen werden.
- Pläne können durch die bereits eingeplante Verbesserungsrate auch über längere Zeiträume geschrieben werden.
- Eine Progression ist eindeutig erkennbar (bei gleicher Last geringere RPE oder bei gleicher RPE eine höhere mögliche Last).

Nachteile

- Subjektive Einschätzung
- Steuerung über RPE erlaubt keine exakten Angaben, auf die man sich bereits im Vorfeld einstellen kann.
- Gefahr des *Under-* und *Overshootens* vor allem bei emotionalen Athletinnen und Athleten oder Anfängern und Anfängerinnen, die sich selbst noch nicht realistisch genug einschätzen können
- Bei wöchentlich gleichen Angaben besteht die Neigung, dass man sich ständig selbst überbieten will; dies wiederum führt zu einem *Overshooten*.

Take-aways

- Optimal, um flexible, progressionsberücksichtigende Intensitätsangaben zu machen
- Vor allem bei Übungen sehr sinnvoll, in denen ein Maximalkrafttest nicht zweckmäßig oder nicht möglich ist
- Diese Steuerungsmethode bietet sich für jede Phase des Trainingsplans an und sollte so gut wie möglich beherrscht werden.

Die Steuerung der Intensität über die Ausführungsgeschwindigkeit: Velocity Based Training

Von zu starr über zu subjektiv: Trotz ihrer vorhandenen Vorteile ist die Liste der praktischen Probleme bei den Intensitätssteuerungsmöglichleiten durch Prozente und RPE lang. Eine Methode, die sich in den letzten Jahren über die Erkenntnisse aus der Wissenschaft und die technische Weiterentwicklung immer mehr etabliert hat, ist die Steuerung der Intensität über die Geschwindigkeitsmessung der konzentrischen Bewegung, also des überwindenden Teils der Bewegung. In meinen Augen liegt hierin enorm viel Potenzial und Sie als Coach der Zukunft müssen sich auch damit auseinandersetzen, um methodisch auf dem neuesten Stand zu sein. Lassen Sie mich Ihnen das geschwindigkeitsbasierte Training – oder auch Velocity Based Training, kurz VBT genannt – näherbringen.

Eine Voraussetzung ist aber gegeben. Und diese ist mit Kosten verbunden. Sie benötigen eine Geschwindigkeitsmesseinheit – ganz egal, ob lineare Positionsmesseinrichtungen, Beschleunigungsmesser, die App-basiert sind, kameragestützte Systeme oder Vorrichtungen, die einen Laser nutzen. Ohne eines dieser Mittel können Sie sich das VBT nicht zunutze machen. Die Kosten variieren je nach Hersteller und Art der Messung zwischen wenigen Hundert bis mehreren Tausend Euro. Egal, wofür Sie sich entscheiden, folgende Daten benötigen Sie für eine einwandfreie Intensitätssteuerung: die durchschnittliche Geschwindigkeit des konzentrischen Anteils der Wiederholungen in Metern pro Sekunde (m/s), den Abfall der Geschwindigkeit von Wiederholung zu Wiederholung in absoluten Werten, aber auch in Prozent zur schnellsten Wiederholung, und die Möglichkeit, Zielbereiche der Geschwindigkeit zu definieren.

Grundsätzlich beruht VBT auf Studienergebnissen, die eine sehr hohe Korrelation zwischen dem Prozentsatz der verwendeten Last in Bezug zur Maximalkraft (% F_{max}) und der möglichen Bewegungsgeschwindigkeit feststellen konnten.[263] In klareren Worten heißt das nichts anderes, als dass man eine Last umso langsamer bewegt, je näher sie am Maximum liegt. Das ist nicht sonderlich verwunderlich und ist als Kraft-Geschwindigkeits-Beziehung bekannt. Was aber sehr wohl interessant ist, ist die Tatsache, dass jede Intensität mit genau einer bestimmten Geschwindigkeit korreliert. Um ein Beispiel zu nennen: 80 % F_{max} könnten also mit einer konzentrischen Geschwindigkeit bei Kniebeugen von 0,48 Metern pro Sekunde korrelieren. 90 % F_{max} beispielsweise mit 0,33 Metern pro Sekunde. Und – halten Sie sich fest – dieses Verhältnis bleibt konstant. Also egal, ob Sie stärker werden, durch wenig Training an Kraft verloren haben oder an einem Tag einfach müde sind: Wenn Sie in der ersten Wiederholung bei einer Kniebeuge mit 0,48 Metern pro Sekunde aufstehen können, dann wissen Sie, dass die verwendete Last 80 % F_{max} entspricht. Und diese korrespondierenden Werte bleiben Ihnen über lange Zeit, wenn nicht sogar über Ihre gesamte Trainingskarriere erhalten.[264, 265] Der genannte Zusammenhang ist jedoch individuell unterschiedlich und differiert auch von Übung zu Übung.[266, 267, 268]

Bevor Sie also VBT nutzen können, benötigen Sie ein sogenanntes individuelles Geschwindigkeitsprofil einer jeden Übung, bei der Sie es nutzen wollen. Dieses erlaubt Ihnen, eine genaue Beziehung zwischen den Prozenten der Maximalkraft einerseits und der Ihnen dort möglichen Bewegungsgeschwindigkeit andererseits herzustellen. Bedenken Sie, dass es sich immer um die durchschnittliche Geschwindigkeit der ersten – und somit schnellsten – Wiederholung bei einem gewissen Prozentsatz handelt.

Lassen Sie uns anhand eines Beispiels nun gemeinsam ein Geschwindigkeitsprofil erstellen, das durch einen (modifizierten) Maximalkrafttest bestimmt wird und Prozente der Maximalkraft mit der dort schnellstmöglichen Durchschnittsbewegungsgeschwindigkeit in Verbindung bringt. Nehmen wir an, Sie wollen mit Ihrem Athleten Lukas geschwindigkeitsbasiert die Intensität der tätigkeitsspezifischsten Übungen steuern. Wohlgemerkt bietet sich VBT genauso wie die Trainingsplanung mit Prozenten primär nur für die Erhöhung der Maximalkraft an. Natürlich gibt es auch Überlegungen und interessante Ansätze, um die beiden Methoden auf andere Bereiche der Kraftfähigkeit wie zum Beispiel Hypertrophie auszuweiten, doch konzentrieren wir uns hier auf den am besten untersuchten Bereich.

Zurück zu Lukas: Sie müssen nun in jenen Übungen, die Sie mittels VBT steuern wollen, eine Beziehung zwischen der Intensität – angegeben in % F_{max} – und der dort möglichen Durchschnittsgeschwindigkeit – definiert durch Meter pro Sekunde – herstellen. In unserem Beispiel stehen Kniebeugen im Fokus. Nachdem Sie die Geschwindigkeitsmesseinheit an der Stange angebracht haben, beginnt Lukas mit dem Aufwärmen. Mit vollständigen Pausen zwischen den Sätzen steigert er die Last so lange, bis er nur noch eine korrekt ausgeführte Wiederholung schafft. Zusätzlich zu den momentan möglichen 100 % F_{max} in der Kniebeuge kennen Sie jetzt auch die damit korrelierende Durchschnittsgeschwindigkeit. Bei Lukas waren das 250 Kilogramm bei einer Geschwindigkeit von 0,2 Metern pro Sekunde. Nun haben

Sie einen ersten Wert. Gern hätten Sie jedoch noch korrespondierende Geschwindigkeitswerte bei 80 bis 95 % F_{max}, da – wie Sie bereits wissen – dieser Bereich für die Maximalkraftentwicklung bei Fortgeschrittenen am effizientesten sein dürfte. Nach einer vollständigen Erholungspause von fünf bis zehn Minuten wird die Stange nun mit 95 Prozent von 250 Kilogramm, also 237,5 Kilogramm, beladen und Lukas führt damit eine Wiederholung aus. Natürlich muss er bei der Erstellung eines Geschwindigkeitsprofils immer nur eine Wiederholung machen, diese aber mit maximal möglichem Speed durchführen. Der Wert, den er hier erreicht, liegt bei 0,26 Metern pro Sekunde. Das gesamte Prozedere wiederholt er, bis er auch 90, 85 und 80 Prozent eruiert hat. Nun sind Sie im Besitz des im Folgenden präsentierten Geschwindigkeitsprofils von Lukas für die Übung Kniebeuge.

Geschwindigkeitsprofil Kniebeuge von Lukas

% F_{max}	Geschwindigkeit
80 %	0,48 m/s
85 %	0,41 m/s
90 %	0,33 m/s
95 %	0,26 m/s
100 %	0,20 m/s

Dieses gilt exklusiv für ihn und nur für diese Übung – aber in diesem Rahmen bleibt es konstant. Die Zwischenwerte – also zum Beispiel 82 % F_{max} – können Sie gern interpolieren. Doch was tun Sie nun mit diesen Werten? Lassen Sie uns das Beispiel weiterdenken. Wie gesagt, VBT ist vor allem für tätigkeitsspezifische Übungen und somit für die direkte Steigerung der Maximalkraft sinnvoll. Im Trainingsplan von Lukas haben Sie nun die Möglichkeit, anstatt mittels Prozente oder RPE mit Bewegungsgeschwindigkeiten zu arbeiten. Sie wissen bereits über die effizienteste Intensität – über 80 % F_{max} – zur Maximalkraftgewinnung Bescheid und entscheiden sich für 85 % F_{max}. In dem von Ihnen eruierten Geschwindigkeitsprofil konnte Lukas bei dieser Intensität eine Kniebeuge mit 0,41 Metern pro Sekunde durchführen. Anstatt nun 212,5 Kilogramm – 85 Prozent seiner Maximalleistung von 250 Kilogramm – in den Plan zu schreiben, steht dort nun 0,41 Meter pro Sekunde. Lukas misst also die Geschwindigkeit jeder – vor allem der ersten – Wiederholung in jedem Satz im Training mit. Mittels eines Displays, welches er sichtbar vor sich positioniert, oder mithilfe von Audiosignalen weiß er, wie schnell er die Bewegung durchgeführt hat. Wichtig ist, dass er ständig mit maximal möglicher Geschwindigkeit in der positiven, konzentrischen Phase der Bewegung trainiert. Ansonsten funktioniert VBT nicht. Nach einigen Aufwärmsätzen wird er zu einer Last kommen, bei der bei der ersten Wiederholung 0,41 Meter pro Sekunde angezeigt werden. Nun ist er bei seinem Zielgewicht und bei seinen aktuellen 85% F_{max} angelangt. Lukas konnte sein Trainingsgewicht ohne eine vorgegebene Last finden.

Ähnlich wie bei der Planung mithilfe der RPE spielt die Tagesverfassung hier keine Rolle. Auch Verbesserungsraten werden automatisch berücksichtigt. Der große Unterschied: VBT ist objektiv. Zusätzlich dazu bleibt die jedem Prozentsatz inhärente Geschwindigkeit über einen langen Zeitraum konstant – egal, ob man stärker oder schwächer wird. Im Extremfall, wie zum Beispiel einer Veränderung der langfristigen Zielsetzung von Maximalkraft auf Schnellkraft, könnte nach einiger Zeit allerdings die Erstellung eines neuen Geschwindigkeitsprofils vonnöten sein.

Bezugnehmend auf Lukas' Beispiel würde ich statt einer exakten Geschwindigkeit immer einen Bereich vorgeben. Sobald man sich in diesem befindet, hat man die Trainingslast erreicht. Anstatt 0,41 Meter pro Sekunde könnte das bei Lukas zum Beispiel der Bereich von 0,37 bis 0,45 Meter pro Sekunde sein. Was nun noch fehlt, sind die zugehörenden Wiederholungen und die Satzanzahl, die im Plan stehen müssen. Ich hoffe, Sie erinnern sich noch an Prilepins Tabelle. Genau diese benötigen wir hier wieder. Bei 85% F_{max} sollte man mit drei Wiederholungen pro Satz und 10 bis 20 Gesamtwiederholungen pro Training planen. Auf Lukas' Plan auf Seite 150 steht somit: 3@0,37 bis 0,45 m/s bei fünf Sätzen. Wurde für eine Person bei einer Übung ein Geschwindigkeitsprofil erstellt, so kann die Intensitätsangabe mittels der Bewegungsgeschwindigkeit der ersten Wiederholung erfolgen. Dadurch ist die Gewichtswahl vollkommen autoreguliert.

Beispieltrainingsplan mit Intensitätsangabe durch VBT

TAG 1						Session RPE				
	Übung	Satz	Pause	Woche 20.05.–26.05.						Info
				V SOLL	G IST	WH SOLL	WH IST	RPE SOLL	RPE IST	
A	Wettkampf-Kniebeuge	1	5	0,37–0,45		3				
		2	5	0,37–0,45		3				
		3	5	0,37–0,45		3				
		4	5	0,37–0,45		3				
		5		0,37–0,45		3				

Die Last muss man von Satz zu Satz regulieren, da Lukas immer im Geschwindigkeitsbereich bleiben soll. Bei fortschreitender Ermüdung klappt das nur mittels Lastreduktion. Das verwendete Gewicht und eventuell auch die tatsächliche Geschwindigkeit dokumentiert er natürlich im Trainingsplan lückenlos mit. Ich kann es nicht oft genug schreiben: Bei der Geschwindigkeitsangabe handelt es sich immer um die Durchschnittsgeschwindigkeit der ersten Wiederholung eines Satzes. Die Wiederholungen 2 und 3 in unserem Beispiel werden logischerweise langsamer sein. Diese können gern ebenfalls notiert werden, allerdings ist die erste Wiederholung jene, die durch ihre Geschwindigkeit die Intensität vorgibt. Lukas muss die Last hier ständig so schnell wie möglich bewegen, denn ohne diese Voraussetzung wäre VBT nicht möglich. Und vergessen Sie nicht: Das erstellte Geschwindigkeitsprofil gilt nur für Lukas und nur für die Übung Kniebeugen. Will er es auch in der Planung von Bankdrücken anwenden, muss auch hier ein Test die mit den jeweiligen Prozentsätzen korrespondierenden Geschwindigkeiten bestimmen.

Die Planung mittels VBT eignet sich auch dazu, die Wiederholungszahl zu regulieren. Dazu kommen wir aber erst im Abschnitt über das Volumen (ab Seite 152). Zuvor sei Ihnen wissenschaftlich versichert, dass Sie mit der Integration von VBT in Ihr Coaching die in puncto Trainingserfolg beste Methode der Intensitätssteuerung in den Händen halten – sowohl im Vergleich zum Planen mit RPE als auch mit Prozenten; wobei sich bei Zweiterem die wissenschaftlichen Geister noch etwas scheiden.[269, 270, 271, 272] Die Eckdaten zur geschwindigkeitsbasierten Intensitätssteuerung sind auf der folgenden Seite noch einmal zusammengefasst.

GESCHWINDIGKEITSBASIERTE STEUERUNG DER INTENSITÄT

Grundlegende Prinzipien: Trainingslasten werden mit gewünschten Wiederholungen und der geforderten konzentrischen Bewegungsgeschwindigkeit der ersten Wiederholung angegeben.

Vorteile

- Objektivste Art der Trainingssteuerung
- VBT nimmt Rücksicht auf die Tagesverfassung.
- Auf die Ermüdung über die Sätze kann optimal eingegangen werden.
- Pläne können durch die bereits eingeplante Verbesserungsrate auch über längere Zeiträume geschrieben werden.
- Eine Progression ist eindeutig erkennbar (bei gleicher Last schnellere Geschwindigkeit oder bei gleicher Geschwindigkeit eine höhere mögliche Last).

Nachteile

- Eine Geschwindigkeitsmesseinheit wird benötigt.
- Nur möglich bei einem vorher durchgeführten Maximalkrafttest inklusive Geschwindigkeitsprofil
- Technische Fehleranfälligkeit der Geschwindigkeitsmessgeräte
- Technische Ausgereiftheit der Übungsausführung ist Voraussetzung (durch eine technische Veränderung der Bewegung ist auch das Geschwindigkeitsprofil nicht mehr passend).
- Nur für direkte Maximalkraftverbesserung sinnvoll

Take-aways

- Optimal, um flexible, progressionsberücksichtigende Intensitätsangaben zu machen
- Objektivste Methode der Intensitätssteuerung
- Die wissenschaftlich gesehen effizienteste Möglichkeit zur Steigerung der Maximalkraft

Das Trainingsvolumen – wie viel ist optimal?

Wenn man die Intensität als jene Größe ansieht, welche die Richtung der »Trainingsreise« bestimmt – mit hoher Intensität geht man in Richtung Maximalkraft, mit einem etwas breiteren Spektrum an Intensität erreicht man tendenziell besser die Muskelmasse –, so gibt uns das Volumen vor, wie schnell wir voranschreiten. Es ist die treibende Kraft in Richtung unseres Ziels. Generell versteht man unter dem Trainingsvolumen die Menge an reaktionsauslösenden Trainingsreizen innerhalb einer gewissen Zeitspanne. Diese sehr allgemein gehaltene Definition führt auch dazu, dass Coaches sehr gern verschiedene Modelle zur Volumenberechnung heranziehen. Zuallererst sollten wir uns, bezogen auf das Hauptthema dieses Buches, klarmachen, was wir unter dem Volumen verstehen wollen. Die Optionen reichen von Wiederholungen oder Sätzen, die über einer reizauslösenden Schwelle liegen, dem Produkt aus allen Sätzen mal den durchgeführten Wiederholungen bis hin zur sogenannten »Volumen-Load« oder der Tonnage, bestimmt durch Last mal Sätze mal Wiederholungen. Ich würde Ihnen hier empfehlen, den unkompliziertesten Ansatz zu wählen und sich für die Anzahl der Sätze zu entscheiden, die über einer reizauslösenden Schwelle liegen, also jeder Satz, der nicht zum Aufwärmen zählt. Nun geht es darum, sich über den Zeitraum Gedanken zu machen, den wir in Hinblick auf das Volumen betrachten wollen. Da in der Studienlandschaft, aber auch in der Praxis meist eine Woche für Vergleiche herangezogen wird, rate ich auch hier dazu, diese Zeitspanne der Einfachheit halber zu übernehmen. Zu guter Letzt geht es noch um die Frage, auf was wir das Volumen beziehen. Jeweils auf eine Muskelgruppe oder eine Übung? Je mehr wir uns in der tätigkeitsspezifischen roten Phase befinden, desto eher tendiere ich zum Volumen pro Übung beziehungsweise pro Übungskategorie. Arbeiten wir eher im Bereich Muskelaufbau, dann ist es sinnvoller, das Volumen pro Muskelgruppe zu berechnen.

Halten wir also fest: In diesem Buch wird unter dem Trainingsvolumen die Anzahl der reizauslösenden Sätze innerhalb einer Woche pro Übung beziehungsweise pro Muskelgruppe verstanden. Diskussionen über Details, wie man zum Beispiel das Volumen für den Trizeps beim Kurzhantelbankdrücken bewertet, sollten immer individuell gelöst werden. Das Volumen für Muskeln, die nicht die unmittelbaren Hauptmotoren einer Übung sind, zähle ich immer zu 50 Prozent. Ein Satz Kurzhantelbankdrücken ist also ein Satz für die Muskelgruppe Brust, zählt aber nur als ein halber Satz für die Muskelgruppe Trizeps. Sie können das natürlich auch gern anders handhaben.

Das Volumen der individuell spezifischen Trainingsinhalte

Anders als bei der Intensität ist man sich in Bezug auf die exakte Ausprägung des Trainingsvolumens zur Verbesserung vieler notwendiger Grundlagen der Maximalkraft nicht sicher, vor allem wenn es um die typischen individuell spezifischen Inhalte geht. Während das wissenschaftlich notwendige Volumen für das Ziel Muskelaufbau sehr gut erforscht ist, besteht in der Betrachtung des passiven Gewebes auf jeden Fall Nachholbedarf. Bei sehr diffusen Fragestellungen wie der Verbesserung der Lernfähigkeit des Nervensystems sind konkrete Publikationen kaum vorhanden. Lassen Sie uns auch aus diesem Grund zuerst das optimale Volumen für das Ziel Muskelaufbau bestimmen.

Das optimale Volumen, um maximal Muskelmasse aufzubauen

Auch wenn die Spannbreite eine sehr große ist, so dürfte man sich zumindest wissenschaftlich einig sein, dass mit zunehmender Muskelmasse auch eine notwendige Erhöhung des Volumens wichtig ist. Bevor ich mit Ihnen gemeinsam die unterste Grenze von Sätzen für eine Erhöhung der Muskelmasse, also die sogenannte *Minimum Effective Dose* – diskutiere, lassen Sie uns versuchen, den wissenschaftlichen Rahmen abzustecken, in dem Hypertrophie optimal stattzufinden scheint. Entgegen der Meinung einzelner Akteure des Bodybuildings ist ein Satz pro Muskelgruppe zu wenig, um langfristig effizient Wachstum auszulösen. Bei Personen, deren Trainingserfahrung kürzer als ein Jahr ist, dürfte der optimale Bereich für effizienten Muskelaufbau je nach Studie bei 9 bis 18 beziehungsweise bei 12 bis 20 Sätzen pro Muskelgruppe pro Woche liegen.[273, 274] Bei unter 9 und über 20 Sätzen ist der Trainingserfolg geringer beziehungsweise zumindest nicht unbedingt größer. Persönlich plane ich bei Menschen, die erst mit dem Sport beginnen, eher die untere Anzahl an notwendigen Sätzen ein. Außerdem scheue ich nicht davor zurück, weniger als die genannten neun Sätze pro Woche zu planen, wenn dies zeitlich besser passend ist.

Bei Athletinnen und Athleten, die bereits zwischen einem Jahr und drei Jahren trainieren, liegt das notwendige Volumen in einem ähnlichen Bereich. Mehr als zehn Sätze pro

Muskelgruppe pro Woche sollten es schon sein, wenn das Ziel maximaler Muskelaufbau ist.[275] Die obere Grenze dürfte bei 18 bis 20 Sätzen liegen. Zumindest sind laut Haeselgrave et al. keine 27 Sätze pro Muskelgruppe notwendig. Diese führen zu gleichem Muskelzuwachs wie 18 Sätze pro Woche.[276]

Bleiben uns noch die Profis mit mehr als drei Jahren Trainingserfahrung. Brigatto et al. haben uns gezeigt, dass 32 Sätze pro Muskelgruppe pro Woche einen signifikant höheren Effekt auf die Muskelmasse haben als 16 Sätze und einen – statistisch nicht signifikant – höheren Effekt als 24 Sätze.[277] Das Problem bei seiner Studie ist die kurze Interventionsdauer von nur acht Wochen. Ob man dieses Volumen länger durchhalten kann, sollte hinterfragt werden. Allerdings ist es anscheinend möglich, bei Fortgeschrittenen hier signifikante Erfolge zu erzielen – vor allem dann, wenn die Teilnehmenden vor der Studie in ihrem eigenen Training weniger an Volumen trainiert hatten, als sie danach in der Studie durchführen mussten. Schoenfeld et al. haben das Volumenspiel sogar noch weiter auf die Spitze getrieben und bewiesen, dass Fortgeschrittene mit viereinhalb Jahren Trainingserfahrung den meisten Muskelzuwachs hatten, wenn sie über acht Wochen 30 bis 45 Sätze pro Muskelgruppe pro Woche absolviert hatten – ein in der Praxis über längere Dauer unwirklicher Wert.[278] Trotz allem müssen wir ihn hier berücksichtigen und uns eingestehen, dass zumindest in einem kurzen Zeitraum dieses extrem hohe Volumen die effektivste Hypertrophiewirkung hat.

Zu beachten gilt aber immer die individuelle Wirkung auf ein gewisses Volumen. Nur weil im Durchschnitt das höchste Volumen in dieser Studie das anabolste war, bedeutet das nicht, dass es für alle Trainierenden so sein muss. In der besprochenen Studie von Schoenfeld et al. gab es einige Individuen, die in der 30-bis-45-Satz-Gruppe keinen Zuwachs oder sogar einen Abbau zu verzeichnen hatten. Kalkulieren Sie deshalb immer die subjektive Antwort des Körpers als Feedback zu Ihren Trainingsplänen mit ein. Behalten Sie auch im Hinterkopf, dass nicht alle Studien ein »Mehr ist besser« im Ergebnis haben. Aube et al. konnten keinen statistischen Unterschied in puncto Muskelmassezuwachs zwischen 12, 18 und 24 Sätzen pro Muskelgruppe pro Woche erkennen.[279] Ähnlich ist auch das Ergebnis bei Enes et al. mit seinem über zwölf Wochen steigenden Volumen von 22 auf bis zu 52 (!) Sätze pro Muskelgruppe.[280] Hier wurden nur die Beine mit dieser Satzanzahl konfrontiert. Die Wirksamkeit in Hinblick auf Hypertrophie zwischen einerseits 22 Sätzen und andererseits über zwölf Wochen auf entweder 42 oder 52 Sätze steigendem Volumen war eine sehr leichte, aber statistisch unsichere, zugunsten der höheren Satzanzahl. Die Studienautoren selbst sprachen von Vorsicht beim Training mit diesem hohen Volumen. Auf Dauer und bei allen Muskelgruppen gleichzeitig angewandt, ist das nicht machbar. Einige Autoren äußern auch Kritik an Studien, die sich für ein extrem hohes Volumen aussprechen.[281]

Wenn man in diesem Zusammenhang Henselmans mit seiner Ansicht zitiert, dass pro Trainingseinheit ein Maximum an 9 bis 13 Sätzen pro Muskelgruppe sinnvoll ist, so wird uns klar, dass oben besagte Fortgeschrittene mindestens zwei- bis dreimal pro Woche jede Muskelgruppe trainieren müssten.[282] Bearsdley nimmt die obere effektive Satzgrenze pro Trainingssession für eine Muskelgruppe übrigens mit acht an und liegt somit leicht unter der von Henselmans empfohlenen.[283]

Ich wage hier zu behaupten, dass eine größere Varianz in den Übungen und somit unterschiedliche auf den Muskel einwirkende Kraftvektoren diese sinnvolle Satzanzahl erhöhen können. Programmiert man als Coach zum Beispiel beim Brusttraining jeweils eine Übung für den oberen Anteil, eine für den mittleren Anteil und eine für den unteren Anteil des großen Brustmuskels, so sind jeweils andere Muskelfasern jene, die hauptsächlich beansprucht werden, und die effektive Satzanzahl für diesen Muskel pro Trainingssession erhöht sich. Würden Sie nur eine einzige Übung – zum Beispiel ausschließlich Flachbankdrücken – in den Plan schreiben, so ist die Anzahl der effektiven Sätze pro Trainingseinheit reduziert.

Zusammenfassend können wir also sagen: Wenn es um Muskelaufbau geht, sollte man als Anfänger beziehungsweise Anfängerin 9 bis 18 Sätze pro Muskelgruppe pro Woche absolvieren. Ist man bereits weit fortgeschritten, können es schon zwischen 18 und 30 Sätze pro Muskelgruppe pro Woche sein – allerdings nur kurzzeitig und eventuell nur auf eine Körperregion konzentriert. Beachten Sie aber immer individuelle Reaktionen auf die Satzanzahl im Training. Was für den einen passend ist, kann für jemand anderen zu viel oder zu wenig sein. Mit 10 bis 20 Sätzen pro Muskelgruppe pro Woche sind Sie bei den meisten Ihrer Trainierenden auf jeden Fall in einem sehr wirksamen Bereich und ich würde Ihnen diesen Rahmen auch ans Herz legen.[284] Geht es, wie hier, um Muskelaufbau und wollen Sie ein höheres Volumen – also über 20 Sätze pro Muskelgruppe pro Woche – einmal versuchen, dann kann ich Ihnen einen kleinen Tipp geben: Sie können dieses zyklisieren. Damit meine ich, dass Sie zum Beispiel bei zwei aufeinanderfolgenden hypertrophieorientierten grünen

Phasen die erste eher oberkörperdominant und die nächste eher unterkörperdominant gestalten können. Dementsprechend planen Sie im ersten der beiden Zyklen das Volumen für den Oberkörper im oberen Bereich der Skala und jenes für die Beine eher im unteren. Dieses Vorgehen wird danach gewechselt. Dadurch wird das Gesamtvolumen nicht zu hoch und Sie können trotzdem muskelaufbautechnisch Schwerpunkte setzen.

Nun bin ich Ihnen noch die Minimum Effective Dose für Muskelaufbau schuldig – das ist jener Wert, den man zumindest benötigt, um nicht abzubauen. Diesen zu kennen, ist für die langfristig periodisierte Trainingsentwicklung enorm wichtig. Vor allem in der roten Phase, in welcher der Muskelaufbau nicht um Fokus steht, kann man dadurch perfekt bestimmen, wie viele Sätze man als Coach zumindest einplanen sollte, um die Muskelmasse über einen möglichst langen Zeitraum zu halten. Schoenfeld et al. fassen es sehr gut zusammen: Wenn man zwischen einem und vier Sätzen pro Muskelgruppe pro Woche trainiert, so erreicht man 64 Prozent jener Trainingswirksamkeit in Bezug auf Muskelaufbau, als wenn zehn oder mehr Sätze trainiert würden. Mit fünf bis neun Sätzen schafft man es sogar auf 84 Prozent.[285] Auch wenn wir es in Bezug auf Muskelmasse mit einer starken Beziehung zwischen Volumendosis und Hypertrophieantwort zu tun haben, so erreicht man doch mit geringem Volumen eine hohe Effektivität.[286] Iversen et al. sprechen sich für mindestens vier Sätze pro Woche und Muskelgruppe aus, wenn Fortgeschrittene ihre Muskelmasse zumindest halten wollen.[287] Die Forscher weisen allerdings darauf hin, dass eher mit hoher Intensität, also im Bereich 6RM bis 15RM, und Mehrgelenksübungen wie Kniebeuge oder Bankdrücken trainiert werden sollte. Bei wenig verfügbarer Trainingszeit für Muskelaufbau ist es auch ratsam, Supersätze ins Training zu integrieren. Wie Sie das am besten bewerkstelligen, erzähle ich Ihnen im Abschnitt über die Pausensetzung (ab Seite 190). Long story short: In einer tätigkeitsspezifischen roten Phase oder in Zeiten, in denen die Trainingszeit extrem kurz gehalten werden muss, sollten Sie zumindest vier muskelaufbauwirksame Sätze pro Muskelgruppe und Woche einplanen, damit Sie diese auf höchstmöglichem Niveau halten können.

Eine Kleinigkeit noch: Sie können das gern anders halten, aber ich teile den Körper für dieses Buch in folgende Muskelgruppen auf: Brust, Schulter, Rücken vertikaler Zug (eher klassische Latzugübungen), Rücken horizontaler Zug (eher klassische Ruderübungen), Beinvorderseite, Beinrückseite. Natürlich belasten viele Übungen mehrere Muskelgruppen gleichzeitig, weswegen ich Arme und Rumpf oftmals nicht als eigene Muskelgruppe zähle, sie jedoch im Training mit einigen Sätzen immer berücksichtige. Wie Sie das handhaben wollen, überlasse ich gern Ihnen. Hier noch mal die Empfehlungen zum Muskelaufbau über die Steuerung des Volumens in aller Kürze:

- Trainingsvariable: Volumen
- Zielsetzung: Muskelaufbau
- Optimale Ausprägung bei Anfängern: 9 bis 18 Sätze pro Muskelgruppe pro Woche (unteres Limit: 4 Sätze)
- Optimale Ausprägung bei Fortgeschrittenen: 10 bis 20 Sätze pro Muskelgruppe pro Woche (unteres Limit: 4 Sätze) oder volumenzyklisiert 18 bis 30+ Sätze pro Muskelgruppe pro Woche

Das optimale Volumen, um Knochen und Sehnen zu verstärken

Wie bereits angekündigt, kann ich Ihnen hier weit weniger eindeutige Ergebnisse liefern. Welche Menge an Reizen notwendig ist, um über das Normalmaß hinaus Knochendichte und Sehnenzugfestigkeit aufzubauen, ist noch immer wenig erforscht. Untere Grenzen sind eher zu finden und deuten darauf hin, dass bereits wenige Sätze pro Woche zu großem Erfolg führen.[288] Dies wird aber meist bei untrainierten Personen gemessen, die vor allem Osteoporoseprophylaxe zum Ziel haben. In der Welt der Athletinnen und Athleten, die an Wettkämpfen teilnehmen und in der es darum geht, die Knochendichte und Sehnenzugfestigkeit auf ein hohes Niveau zu heben, dürfte die untere Volumengrenze um einiges höher liegen. Ich würde mich hier an der unteren Grenze der für eine Maximalkraftentwicklung notwendigen Satzanzahl pro Woche orientieren.

Um es bereits vorwegzunehmen: Diese liegt bei sehr niedrigen drei bis sechs Sätzen pro Woche. Da die erforderliche Intensität im Speziellen für die Verstärkung faszialer Strukturen sehr hoch liegt, sollte hier mit Vorsicht vorgegangen werden und das Volumen nur langsam gesteigert werden. Das gilt vor allem dann, wenn Sie mit Sprüngen im Training arbeiten. Beginnen Sie als Richtwert mit 40 Sprüngen pro Woche, die Sie in der Intensität langsam progressiv steigern.[289, 290, 291, 292, 293] Die Anzahl kann sich dann über den Verlauf von Monaten und Jahren signifikant erhöhen, doch müssen Sie hier erst Belastungstoleranz aufbauen. Generell kann man sicherlich sagen, dass Sie als krafttrainierende Person kaum Probleme mit geringer Knochendichte oder Sehnenzugfestigkeit haben werden, sofern die gewünschten

Strukturen im Kraftfluss liegen. Wollen Sie jedoch sich oder Ihre Athletinnen und Athleten für eine Sportart vorbereiten, in der die auftretenden Belastungen jene eines Krafttrainings um ein Vielfaches übersteigen, dann benötigen Sie noch zug- und druckfestere Strukturen. Sie können diese mit Sprüngen, Sprints mit Richtungswechseln und exzentrisch akzentuiertem Training aufbauen.

Diese Trainingsformen werden Ihnen aber auch im reinen Kraftsport helfen, da die passiven Elemente Kräfte einfach viel besser und länger ohne Überlastung ableiten können. Somit bietet es sich an, sich in der grünen Phase auch über Sprünge Gedanken zu machen. In Bezug auf das Volumen im Krafttraining halten Sie sich bei den hier notwendigen hochintensiven Reizen zunächst an einen sehr tiefen Volumenreizwert und erhöhen diesen über den Fortlauf des Trainings über die Monate und Jahre. Beginnen Sie mit mindestens drei bis sechs Sätzen pro Woche, die über einer notwendigen Intensität von 80 % F_{max} liegen. Inkludieren Sie 40 bis 70 Sprünge pro Woche in den Trainingsplan. Erhöhen Sie diese in ihrer Anzahl und Intensität vorsichtig. Als Beispiel wurden bei 15 Sätzen pro Woche von maximalem Beinstrecken gegen einen unüberwindbaren Widerstand (isometrisches Training) über 31 Wochen bei Handball-Athleten günstige Anpassungen in der Patellasehne erzielt.[294]

Denken Sie daran: Je näher Sie einer tätigkeitsspezifischen maximalkraftorientierten roten Phase kommen, desto geringer wird das individuell spezifische Volumen – in diesem Fall jenes der Sprünge. Der Vorteil: Das Volumen des hochintensiven Krafttrainings erhöht sich nun sogar und mit ihm die Maximierung der Knochendichte. Um die Sehnenzugfestigkeit und generell fasziale Kraft auf einem hohen Niveau zu halten, sind die Maximalkraftreize der roten Phase auch ohne Sprünge sicherlich ausreichend. Die Eckdaten zur Verstärkung von Knochen und Faszien über das Trainingsvolumen sehen also wie folgt aus:

- **Trainingsvariable:** Volumen
- **Zielsetzung:** Knochendichteerhöhung, Knochenverstärkung, Verstärkung von faszialem Gewebe
- **Optimale Ausprägung bei Anfängern:** 5 bis 8 Sätze pro Körperregion pro Woche (unteres Limit: 3 Sätze)
- **Optimale Ausprägung bei Fortgeschrittenen:** 5 bis 15+ Sätze pro Körperregion pro Woche (unteres Limit: 3 Sätze)

Das optimale Volumen, um das Nervensystem adaptiv zu halten

Wir haben in der Sportwissenschaft noch einen langen Weg vor uns. Einmal abgesehen von der Schwierigkeit, den Begriff »adaptiv halten« zu definieren, ist es kaum möglich, diese Anpassung zu messen, geschweige denn dafür Trainingsvorgaben abzuleiten. Wir wissen zwar aus dem differenziellen Lernen, dass der oftmalige Wechsel von Inputs zu einem besseren Output in einer sportlichen Leistung führen kann.[295] Es ist aber auch in großem Stil wissenschaftliche Kritik an diesem Ansatz laut geworden.[296] Wir können – wie so oft – nur mit Tendenzen arbeiten und müssen auch die Meinung erfahrener Coaches einfließen lassen, um uns selbst zu positionieren. Wenn wir uns dafür entscheiden, dass es in gewissen Zyklen eines Trainingsprozesses sinnvoll sein kann, Bewegungen einzuplanen, die weniger tätigkeitsspezifisch sind, allerdings die Trainierenden vor neue Aufgaben stellen, dann sollten wir uns auch überlegen, in welchem Maße wir diese Inhalte einplanen. Klar ist, dass sie in der grünen Phase öfters vorkommen und sich gegen Ende der roten Phase beinahe auf null reduzieren.

Ich möchte Ihnen hier sagen, dass alle Informationen, die ich Ihnen nun – und auch in Zukunft – über diese Inhalte gebe, auf meinen eigenen Erfahrungen beruhen und keine wissenschaftliche Unterstützung genießen. Entscheide ich mich für unbekannte und herausfordernde Bewegungsformen im Training, dann versuche ich, dass diese zusätzlich auch eine zweite oder dritte Zielsetzung verfolgen. Bezogen auf das Volumen versuche ich daher, diese Übungen abhängig von ihrer »zweiten« Zielsetzung mengenmäßig zu erfassen. Wenn ich zum Beispiel in der grünen Phase bei einer Kraftdreikampf-Athletin mit einer Hüftabduktions- und Hüftaußenrotationsschwäche die Übung Walking Lunges mit einer schweren Kettlebell einplane, so zähle ich diese vom Volumen her zum Muskelaufbau der Hüftstrecker. Diese werden nämlich bei der Ausführung einen entscheidenden Beitrag leisten und auch stark belastet. Natürlich weiß ich, dass diese Übung für meine Athletin neu ist und sie durch sie vor unbekannte Bewegungsaufgaben gestellt wird. Das wird dem Nervensystem dazu verhelfen, Lösungen selbst zu finden und somit adaptiv, anpassungsfähig, zu bleiben. Absolviert sie drei Sätze, so zähle ich diese allerdings zum Volumen für Muskelaufbau der Hüftstrecker. Ich achte also in der grünen Phase darauf, dass einige Übungen, die man vor allem dem Muskelaufbau zuordnen kann, besondere zusätzliche Challenges beinhalten. In unserem Fall wäre das die einseitige Belastung mit einer schweren Kettlebell und die ständige Anforderung, durch die Dynamik der Bewegung die Kraftableitung durch den Körper neu zu organisieren.

Ja, Sie haben recht: In einer spezifischen Muskelgruppe erreiche ich effizienter Muskelaufbau, wenn ich so wenig Stabilitätsanforderungen wie möglich habe. Ich mache hier allerdings in einer weit vom nächsten Wettkampf entfernten grünen Phase bewusst Abstriche, um auch dem Ziel der Lernfähigkeitshaltung des Nervensystems Rechnung zu tragen.

Es versteht sich von selbst, dass andere Übungen – abhängig vom Können der Trainierenden – beinahe ausschließlich dem Ziel »*Adaptiveness* beziehungsweise Anpassungsfähigkeit des Nervensystems« zuzuordnen sind. Man denke nur an einarmige Kettlebell-Swings oder verschiedene Formen des Schlittenziehens für Athletinnen und Athleten, die lange Zeit nur Kniebeugen, Bankdrücken und Kreuzheben absolviert haben. Zusammengefasst bedeutet das, dass ich mich in der grünen Phase vor allem auf Muskelaufbau fokussiere. Allerdings wähle ich manche Übungen so, dass diese zwar nicht die optimale Stabilität für eine perfekte Konzentration auf Muskelaufbau aufweisen, dadurch aber eine höhere Anforderung an die Lernfähigkeit des Nervensystems beinhalten. Einige Beispiele wären einseitige Walking Lunges anstatt Split Squats in der Multipresse, einarmiges Kurzhantelbankdrücken anstatt Brustpresse oder Renegade Rows statt Rudern mit Bruststütze.

Wenn Sie wissen wollen, bei wie vielen Übungen ich das so mache, würde ich gern mit einer Tendenz antworten: Je vielfältiger die Reize für meinen Athleten oder meine Athletin sein sollen, desto eher plane ich Übungen ein, die eine neuartige Bewegungsherausforderung darstellen. Das ist vor allem bei Trainingsplänen für Jüngere der Fall oder bei Trainingsplänen für Athleten, die nach einer langen tätigkeitsspezifischen Wettkampfphase in eine neue Trainingsphase starten. Zumeist wähle ich zwei Übungen für den Unterkörper und je zwei Übungen für den Oberkörper mit Drück- und Zugbewegungen aus, die ich gegen solche Übungen austausche, die das Zentralnervensystem und die Gelenke auf eine eher unbekannte Art und Weise stimulieren. Das entspricht einer ungefähren Satzanzahl von fünf bis acht pro Woche. Zu viele sollten es nicht sein, da ansonsten die Effizienz im Bereich Muskelaufbau leidet. Gern können Sie sich für die grüne Phase ein Ziel innerhalb eines Rahmens von einer bis vier Übungen und einer dementsprechenden Satzanzahl von drei bis zehn stecken – je nach Ihrem Bedürfnis und der Distanz zum nächsten Wettkampf oder zur nächsten Leistungsüberprüfung. Je mehr sich jemand im Anfängerstadium befindet, desto weniger müssen Sie sich darüber Gedanken machen, da sowieso jede Übung »neu« ist – sogar jene auf Maschinen. Und bitte denken Sie daran: Es geht nicht darum, »fancy«

Übungen als Selbstzweck einzuplanen. Wir befinden uns noch immer im Kraftsport und nicht in einer Zirkusmanege. Jede Übung und ihre Ausführung müssen ein definiertes Ziel haben und in ihrem Einsatz begründbar sein. Zusammengefasst bedeutet das in Kurzform:

- Trainingsvariable: Volumen
- Zielsetzung: Adaptivhaltung des Nervensystems
- Optimale Ausprägung bei Anfängern: 3 bis 10 Sätze pro Körperregion pro Woche (in der roten Phase keine Sätze für diese Zielsetzung)
- Optimale Ausprägung bei Fortgeschrittenen: 3 bis 10 Sätze pro Körperregion pro Woche (in der roten Phase keine Sätze für diese Zielsetzung)

Das Volumen der tätigkeitsspezifischen Trainingsinhalte

Während einiger Ungereimtheiten bezüglich des Trainingsvolumens in manchen Aspekten der individuell spezifischen Inhalte können Sie sich jetzt auf klare Aussagen freuen. Wenn es um das direkte Training der Maximalkraft geht, dann liefert uns die Wissenschaft Antworten, sehr deutliche Antworten. Sie werden uns in jeder Entwicklungsphase der Trainierenden helfen, das richtige Volumen für die jeweiligen Phasen zu finden.

Beginnen wir mit mäßig trainierten Personen. Diese zeigen bei einer Anzahl von drei Sätzen pro Woche und pro Übung den gleichen Zuwachs bei der Maximalleistung in Kniebeugen und Bankdrücken wie bei 9 oder 15 Sätzen.[297] Somit dürfte bereits das niedrige Volumen von drei Sätzen pro Woche und pro Übung ausreichen, um die Maximalkraft optimal zu steigern. Mehr schadet zwar nicht, führt aber zu keinen signifikanten extra Zuwächsen.

Wenn wir uns aufmachen, um weiter fortgeschrittene Athletinnen und Athleten zu betrachten, fällt auf, dass auch hier wie zuvor beim Muskelaufbau die Tendenz besteht, dass ein Mehr an Volumen notwendig ist, um so effektiv wie möglich an Maximalkraft zu gewinnen. Die wissenschaftlichen Richtlinien reichen von 12 bis 14 Sätzen bei Jugendlichen mit drei bis vier Jahren Trainingserfahrung bis zu 16 bis 18 Sätzen bei Athletinnen und Athleten, die bereits mehr als fünf Jahre trainieren oder Kniebeugen mit mehr als dem doppelten Körpergewicht schaffen.[298, 299, 300] Eine Metastudie von Ralston et al. bestätigt die Notwendigkeit eines höheren Volumens bei Fortgeschrittenen und spricht von mehr als zehn notwendigen Sätzen, um die Maximalkraft effektiver zu erhöhen, als wenn man das Volumen geringer hält.[301] Wie auch bei der Zielsetzung Muskelaufbau steigt das erforderliche Volumen, je stärker jemand wird.Wir müssen nun noch die Frage klären, was an Volumen als Minimum unbedingt notwendig ist, um die Maximalkraft zumindest zu erhalten. Dankenswerterweise haben wir hier einerseits genügend Daten und andererseits ist das Volumen für das Erhalten der Maximalkraft tatsächlich dankbar gering. Das hilft uns während der grünen Phase sehr, uns hauptsächlich auf die Grundlagen zu konzentrieren und dabei die Maximalkraft mit geringem tätigkeitsspezifischem Volumen zu erhalten. Ralston et al. sprechen davon, dass ein bis vier Sätze ausreichen, um auf 81 Prozent jener Effektivität zu kommen, die man mit fünf bis zwölf Sätzen erreicht.[302] Schoenfeld et al. schlagen mit ihrer Untersuchung über die Minimum Effective Dose in dieselbe Kerbe.[303] Bereits mit drei wöchentlichen Einheiten von nur je 13 Minuten Dauer und in Summe drei Sätzen pro Woche und pro Übung schafft man über zwei Monate die beinahe gleichen Zuwächse in der Maximalkraft wie mit 9 oder 15 Sätzen pro Woche und pro Übung – auch dann, wenn man sich bereits zu den trainierten Personen zählt. Unterstützt wird dieses Forschungsergebnis durch Androulakis-Korakakis et al.[304]

Führt man pro Woche und Übung drei Sätze im Maximalkraftbereich bis zum Muskelversagen aus, so ist das eine Möglichkeit, die Maximalkraft zu erhalten oder sogar zu erhöhen – zumindest über einen Zeitraum von ein bis zwei Monaten. Dieselbe Forschergruppe hat diese Ergebnisse in einer neuerlichen Untersuchung bestätigt.[305] Zwei Sätze Kniebeugen, drei Sätze Bankdrücken und ein Satz Kreuzheben sind zwar nicht so effektiv wie ein höheres Volumen, doch führen sie innerhalb von sechs Wochen zu sehr guten Verbesserungen. Hängt man bei jedem Lift noch zwei weitere Sätze an, so lassen sich die Ergebnisse noch optimieren. Ein einziger Satz, zwei- bis dreimal pro Woche und pro Übung mit hoher Intensität und hohem Anstrengungsgrad durchgeführt, kann innerhalb von zwei bis drei Monaten zu zwar nur suboptimalen, aber doch signifikanten Maximalkraftverbesserungen bei Kniebeugen und Bankdrücken führen.[306] Wir können also aufgrund dieser Erkenntnisse darauf schließen, dass in Zyklen, in denen andere Grundlagen der Maximalkraft im Mittelpunkt stehen, zumindest drei Sätze im Intensitätsbereich zur Maximalkraftentwicklung ausreichen, um diese über einen Zeitraum von bis zu drei Monaten halten zu können. Ein höheres Volumen – wenn das möglich ist – führt natürlich zu signifikanteren Verbesserungen. Kurz zusammengefasst ergeben sich also folgende Eckdaten zum Faktor Volumen zur tätigkeitsspezifischen Steigerung der Maximalkraft:

- **Trainingsvariable:** Volumen
- **Zielsetzung:** direkte Erhöhung der Maximalkraft
- **Optimale Ausprägung bei Anfängern:** 3 bis 10 Sätze pro Übung pro Woche (unteres Limit: 3 Sätze)
- **Optimale Ausprägung bei Fortgeschrittenen:** 10 bis 18 Sätze pro Übung pro Woche (unteres Limit: 3 Sätze)

Wie kann man das Volumen steuern?

Da Sie nun den Rahmen kennen, in dem sich das Volumen für die jeweiligen Zielsetzungen der verschiedenen Level befindet, lassen Sie uns die Möglichkeiten zur Volumensteuerung besprechen. Im Großen und Ganzen haben wir zwei Möglichkeiten – und eine dritte, ganz spezielle Option. Die erste und wichtigste der beiden Hauptsteuermöglichkeiten erfolgt über die Satzanzahl. Auf sie ist dieses Buch aufgebaut und wir befassen uns seit der Diskussion von Prilepins Tabelle immer wieder mit ihr. Die in der Wissenschaft ebenfalls oftmals benutzte weitere Art der Volumenkontrolle ist jene über die sogenannte Volume-Load oder Tonnage. Auch ihr widmen wir einen Abschnitt (ab Seite 166). Zu guter Letzt unterhalten wir uns über eine interessante Option, um die Wiederholungsanzahl eines Satzes, die ebenfalls eine Teilkomponente des Volumens ist, über VBT – also die Bewegungsgeschwindigkeit – zu bestimmen.

Die Steuerung des Volumens über die Satzanzahl

Da viele wissenschaftliche Studien auf der Satzanzahl zur Volumenbestimmung aufgebaut sind, auch Prilepins Tabelle sehr gut mittels der Verbindung von Intensität und Wiederholungen auf diese Rücksicht nimmt und es für die praktische Anwendung als Coach am sinnvollsten erscheint, rate ich Ihnen zur Verwendung dieser Steuerungsmethode des Volumens. Die Vorteile liegen auf der Hand: Sie ist einfach zu eruieren und wissenschaftlich zulässig.[307] Sie können verschiedene Pläne sehr einfach bezogen auf das Volumen vergleichen und entscheiden, ob Sie gern mehr oder weniger Sätze für eine bestimmte Zielsetzung im Plan haben wollen. Um das Volumen eines Plans zu dokumentieren, können Sie einem gewissen Intensitätsbereich für eine Übung oder Muskelgruppe die Anzahl der Sätze zuordnen, die hier absolviert wurden. Nehmen wir als Beispiel an, dass Lukas in einer Woche in Summe elf Sätze für die Beine trainiert hat, um in der Kniebeuge besser zu werden. Vier Sätze davon waren Kniebeugen bei

90 % F_{max} mit jeweils zwei Wiederholungen. Zwei Tage später hat er weitere vier Sätze Frontkniebeugen absolviert bei fünf Wiederholungen @8. Für die letzten drei Sätze im Plan war – wiederum zwei Tage später – die Beinpresse mit zehn Wiederholungen @9 vorgeschrieben. Er trainierte also in dieser Woche in Summe elf Sätze für kniedominante Beinübungen. Auf die jeweiligen Intensitätsbereiche aufgeschlüsselt, sieht das Volumen wie folgt aus:

- 90 bis 100 % F_{max}: 4 Sätze (jene der Kniebeugen am ersten Trainingstag)
- 80 bis 89 % F_{max}: 4 Sätze (jene der Frontkniebeugen am zweiten Trainingstag; 5@8 entsprechen laut RPE-Tabelle circa 81 % F_{max})
- 70 bis 79 % F_{max}: 3 Sätze (jene der Beinpresse am dritten Trainingstag; 10@9 entsprechen laut RPE-Tabelle circa 71 % F_{max})

Diese Aufschlüsselung kann Ihnen bei der Einschätzung helfen, wie viel des Gesamtvolumens auf die jeweiligen Zielsetzungen entfällt. In unserem Beispiel wären das vier Sätze im Bereich Maximalkraft (Kniebeuge), weitere vier Sätze, die sowohl zum Teil maximalkraftwirksam, aber auch muskelaufbauwirksam sind (Frontkniebeuge), und drei Sätze im Bereich Muskelaufbau (Beinpresse). Lukas absolvierte also acht Sätze, die man zur Steigerung der Maximalkraft zählen kann, und sieben Sätze, die eine große Wirkung auf den Muskelaufbau haben dürften. Der Vorteil ist, dass man nach einem vollendeten Trainingszyklus sehr eindeutig an den Rädchen drehen kann, um kleine Anpassungen vorzunehmen, wenn man diese für notwendig erachtet. Meint man als Coach, dass es zu wenig Sätze im Bereich Maximalkraft waren, könnte man einfach den Anteil dieser Sätze erhöhen und jenen im Bereich Muskelaufbau reduzieren. Oder man erhöht den Intensitätsbereich, in dem Frontkniebeugen absolviert werden. Ist man der Ansicht, dass die Satzanzahl generell zu gering war, bietet sich an, sowohl bei der Beinpresse als auch bei Kniebeugen einen Satz hinzuzuaddieren. Will man allerdings beim nächsten Durchlauf des Trainingsplans mehr Fokus auf Muskelaufbau legen, ist die Antwort klar: Erhöhen Sie das Volumen im Bereich 70 % F_{max} bis 90 % F_{max}.

Obwohl wir in Kapitel 3 die Planerstellung Schritt für Schritt durchlaufen, kann es nicht schaden, bereits hier kurz ein Auge darauf zu werfen. Nachdem Sie für eine Athletin oder einen Athleten den Trainingsplan erstellt haben – also Makro-, Meso- und Mikrozyklus –, zählen Sie einfach alle Sätze im Mikrozyklus, der zumeist eine Woche dauert. Diese ordnen Sie vorher bestimmten Intensitätsbereichen zu, wie wir das auf Seite 164 gemacht haben. Sie können die Sätze auch gern nur tätigkeitsspezifischen Inhalten oder individuell spezifischen Inhalten anstatt Prozentbereichen zuschreiben. Das ist die Vorgangsweise, die wir in der Planerstellung in Kapitel 3 wählen. Für welche Methode Sie sich auch immer entscheiden: Durch sie können Sie überprüfen, ob auch tatsächlich die gewünschte und wissenschaftlich abgesicherte Satzanzahl im Trainingsplan steht. Ist das nicht der Fall, justieren Sie nach. Nun haben Sie nämlich einen Wert und können von diesem ausgehend die Satzanzahl erhöhen oder reduzieren. Je mehr Feedback Sie bekommen, desto exakter können Sie das Volumen anpassen und sich langsam an den perfekten Plan herantasten. Die Schritte zur Meisterklasse in der Trainingsplanung liegen klar vor Ihnen: einen Plan im wissenschaftlichen Rahmen erstellen – mitdokumentieren – subjektives und objektives Feedback einholen – nachjustieren. Hier noch einmal die Vor- und Nachteile der Volumensteuerung über die Satzanzahl im Überblick.

STEUERUNG DES VOLUMENS ÜBER DIE SATZANZAHL

Grundlegende Prinzipien: Die Anzahl der Sätze einer Übung oder einer Muskelgruppe pro Woche ist die entscheidende Steuergröße des Volumens.

Vorteile

- Sehr einfach handzuhaben
- Wissenschaftlich zulässig
- Zahlreiche wissenschaftliche Vorgaben und Ergebnisse vorhanden
- Sehr einfach, das Volumen eines bestimmten Intensitätsbereichs zu erhöhen oder zu erniedrigen und somit zu steuern
- Pläne können sehr gut in Bezug auf das Volumen untereinander verglichen werden.

Nachteile

- Sagt nichts über tatsächlich absolvierte reizauslösende Wiederholungen aus.
- Progression nicht unbedingt ablesbar

Take-aways

- Einfachste und wahrscheinlich auch sinnvollste Art und Weise der Volumensteuerung

Die Steuerung des Volumens über die Volume-Load

Der Vollständigkeit halber will ich Ihnen auch die Volumenkontrolle über die sogenannte Volume-Load, auch Tonnage genannt, nicht vorenthalten. Um diese zu berechnen, multipliziert man alle Sätze mit den Wiederholungen und der verwendeten Last, die entweder über einen gewissen Zeitraum (meist eine Woche) pro Muskelgruppe durchgeführt werden. Ober aber man betrachtet einzelne Übungen und kann somit erkennen, ob sich von Training zu Training die Volume-Load verändert hat. Durch die spezielle Form der Berechnung macht diese Methode meiner Meinung nach nur Sinn, wenn man das errechnete Volumen einem sehr eng gefassten Intensitätsbereich zuordnet. Denn bei einer Erhöhung der Last und der damit einhergehenden Reduktion der Wiederholungen sinkt die Volume-Load – auch wenn die Satzanzahl gleich bleibt. Wenn Sie in der Übung Kniebeuge 200 Kilogramm als Zusatzlast verwenden und damit drei Sätze mit fünf Wiederholungen durchführen, haben Sie eine Volume-Load von 3000 Kilogramm akkumuliert. Steigern Sie die Last in der nächsten Woche auf 210 Kilogramm bei gleicher Satzanzahl, aber nur vier möglichen Wiederholungen, so liegt das Ergebnis bei 2520 Kilogramm. Auf den ersten Blick würde es danach aussehen, dass Sie weniger an Trainingsarbeit absolviert haben und somit eine Regression im Plan verfolgen. Dem ist aber nicht so, denn Sie haben die Intensität gesteigert und die gleiche Satzanzahl durchgeführt. Wenn Sie mithilfe der Volume-Load das Volumen überwachen, so sollten Sie somit die verwendete Intensität immer mitbedenken.

Ein weiteres Problem ist das Benutzen unterschiedlicher Maschinen mit gleicher Wirkung. Wegen verschiedener mechanischer Übersetzungen können Sie Maschinen diverser Hersteller nicht miteinander vergleichen, da sich die effektive Last sehr stark von der abgesteckten unterscheiden kann. Benutzen Sie die Volumenüberprüfung mittels der Volume-Load nur dann, wenn Sie immer am gleichen Equipment trainieren.

Der jedoch größte Nachteil am Planen mit der Tonnage ist allerdings das sehr komplexe Planen im Vorfeld. Was meine ich damit? Wenn uns die Wissenschaft eine Satzanzahl vorgibt, die benötigt wird, um die Maximalkraft zu steigern, so ist diese sehr einfach in einen Plan zu schreiben. Was aber ist mit der Volume-Load zu tun? Sogar wenn es konkrete Vorgaben gäbe: Wie schreiben Sie eine Volume-Load von 9000 Kilogramm Kniebeugen pro Woche in den Plan? Sagen wir, 85 Prozent Ihres 1RM sind 200 Kilogramm. Führen Sie nun 20 Sätze pro Woche im Bereich mit zwei bis drei Wiederholungen durch? Oder doch eher elf Sätze à vier

Wiederholungen? Ich hoffe, Sie verstehen das Problem. Ein Planen mit einer vorgegebenen Volume-Load ist eindeutig viel komplizierter als mit einer vorgegebenen Satzanzahl.

Ich empfehle Ihnen – wenn Sie das wollen –, die Volume-Load gemeinsam mit der Satzanzahl zu dokumentieren. Als etwaiger »Ermüdungsparameter« könnte sie eventuell einen guten Dienst erweisen. Das bedeutet, dass eine erhöhte Volume-Load im Trainingsplan die Regenerationsfähigkeit negativ beeinflussen kann. Sie als Coach könnten durch die Kenntnis der Volume-Load schon im Vorfeld erahnen, wann eventuell eine Reduktion des Volumens oder sogar ein Deload notwendig ist. Steuern Sie allerdings Ihre Trainingsplanung primär über die Satzanzahl, nutzen Sie die Volume-Load vor allem als zusätzliche Informationsquelle.

STEUERUNG DES VOLUMENS ÜBER DIE VOLUME-LOAD (TONNAGE)

Grundlegende Prinzipien: Ergebnis wird aus Last mal Satzanzahl mal Wiederholungsanzahl einer Übung errechnet.

Vorteile

- Mit zusätzlicher Angabe des Intensitätsbereichs ist eine Progression ablesbar.
- Wissenschaftlich zulässig

Nachteile

- Sagt nichts über tatsächlich absolvierte reizauslösende Wiederholungen aus.
- Vergleich von verschiedenen Plänen, Übungen und/oder Geräten nicht möglich
- Komplizierter zu berechnen
- Nicht im Vorfeld zu planen

Take-aways

- Zusätzliche Berechnung der Tonnage kann aus Gründen der Progressionsüberprüfung vor allem bei der Zielsetzung Muskelaufbau sinnvoll sein.
- Eventuell Zusammenhang von Tonnage und Ermüdung

Die Steuerung der Wiederholungen pro Satz über das Velocity Based Training

Bereits bei der Steuerung der Intensität hat uns das geschwindigkeitsbasierte Training sehr geholfen – vorausgesetzt, man besitzt eine Messeinrichtung. Genauso können wir auch hier von diesem profitieren. Eine objektivere Art und Weise, die Anzahl der Wiederholungen im Satz zu steuern, gibt es nicht. Hier geht es also nicht darum, wie viele Sätze Sie in einen Trainingsplan schreiben. Das haben wir bereits geklärt. Jetzt wird diskutiert, nach wie vielen Wiederholungen ein Satz beendet werden sollte, um die bestmögliche Auswirkung auf die Steigerung der Maximalkraft zu haben, und zwar nun in Zusammenhang mit der Geschwindigkeit der ausgeführten Bewegung. Wir befinden uns also wieder bei tätigkeitsspezifischen Zielsetzungen, für die ein Training bis zum Muskelversagen nicht notwendig ist. Für die reine Maximierung der Muskelmasse würde ich Ihnen somit die Steuerungsmethode des Volumens über *Velocity Based Training* (VBT) – die Bewegungsgeschwindigkeit – nicht empfehlen.

Sie haben nun zwei Optionen, wie Sie mittels der Messung der Wiederholungsgeschwindigkeit die Satzdauer steuern können. Diese sind der sogenannte *Velocity Loss* und der *Velocity Stop*. Beginnen wir mit Ersterer. Wenn Sie mit einem Velocity Loss arbeiten, so definieren Sie eine maximal erlaubte Reduktion der konzentrischen – also positiven – Bewegungsgeschwindigkeit in Bezug auf die schnellste durchgeführte Wiederholung. Diese (schnellste) Wiederholung wird höchstwahrscheinlich die erste sein. Erzielten Sie während dieser Wiederholung einen Wert von, sagen wir, 0,4 Metern pro Sekunde und gewähren Sie einen Geschwindigkeitsabfall von 20 Prozent, so muss der Satz beendet werden, sobald die Bewegungsgeschwindigkeit einer Wiederholung unter 0,32 Meter pro Sekunde abgefallen ist. Gibt der Plan einen möglichen Velocity Loss von 40 Prozent vor, dann dürfen Sie bis zu einer Minimalgeschwindigkeit von 0,24 Metern pro Sekunde weitermachen.

Die meisten Messeinrichtungen erlauben eine Einstellung für einen Velocity Loss und zeigen das Ende des Satzes mit einem Piepston an. Die Frage ist nur: Wie hoch sollte der Velocity Loss nun sein? Die Literatur kann uns hier – wie so oft – mit Tendenzen zur Seite stehen. Je höher der erlaubte Velocity Loss ist, desto mehr Wiederholungen sind pro Satz möglich und desto näher bis zum Muskelversagen wird trainiert. Je weniger die Geschwindigkeit abnehmen darf, umso früher müssen Sie auch den Satz beenden, was Sie weiter vom Muskelversagen entfernt hält. Die Wissenschaft hat gezeigt, dass ein eher geringerer Velocity Loss von 20 Prozent in Bezug zur schnellsten – und meist ersten – Wiederholung zu einer stärkeren Verbesserung der Maximalkraft und zu einem besseren Erhalt der schnellsten Muskelfasern führt. Je näher Sie mit einem hohen Velocity Loss von zum Beispiel 40 Prozent dem Muskelversagen kommen, desto geringer ist die Wirkung auf die Maximalkraft. Allerdings können Sie nun mit einer gesteigerten Muskelaufbauwirkung rechnen.[308]

Im Abschnitt über den Anstrengungsgrad (ab Seite 173) werden wir erfahren, dass Training zum oder nahe zum Muskelversagen in Hinblick auf die Steigerung der Muskelmasse zu effektiveren Ergebnissen führt. Muskelversagen muss man nicht messen, da man es unmittelbar erfährt. Einen Satz aber einige Wiederholungen vor diesem zu beenden, ist eine oftmals sehr subjektive Einschätzung. VBT ist somit vor allem für ein Training geeignet, das davon profitiert, den Satz bereits vor Eintritt des Muskelversagens zu beenden. Dies ist im Speziellen das direkte Training der Maximalkraft. Die Literatur gibt uns zumindest eine mögliche Zahl – nämlich 20 Prozent Velocity Loss – vor. Ob etwas mehr oder weniger zu einem günstigeren Ergebnis führt, ist noch Gegenstand von Untersuchungen.

Einige Probleme haben wir jedoch mit dieser Art der Bestimmung der Wiederholungsanzahl pro Satz. Verschiedene Ausgangsgeschwindigkeiten der ersten Wiederholung führen auch bei gleichen Prozentsätzen der Reduktion zu unterschiedlichen Ausbelastungsgraden – inter- und intraindividuell. Das bedeutet, dass man bei 20 Prozent erlaubter Geschwindigkeitsreduktion von ursprünglich 0,3 Metern pro Sekunde näher ans Muskelversagen kommt, als wenn der Ausgangswert 0,5 Meter pro Sekunde gewesen wäre. Dies ändert sich auch von Satz zu Satz. Ist man bei den ersten Sätzen einer Übung bei 40 Prozent Velocity Loss noch weiter weg von der Ausbelastung, so wird bei den letzten Sätzen eventuell bereits das Muskelversagen erreicht, bevor die Geschwindigkeit unter 40 Prozent des Ausgangswertes fallen kann. Aus diesen Gründen würde ich Ihnen raten, die Anzahl der Wiederholungen eines Satzes weniger über einen bestimmten Prozentsatz durch den Velocity Loss zu limitieren, sondern eher das Konzept des Velocity Stop anzuwenden.

Der Velocity Stop beruht auf der wissenschaftlich bestätigten Tatsache, dass die Geschwindigkeit einer jeden Wiederholung eines Satzes damit korreliert, wie nahe man sich am Muskelversagen befindet. In anderen Worten: @8 bei Kniebeuge, Bankdrücken, Kreuzheben oder jeder anderen Übung erlaubt für eine Person genau eine bestimmte maximale Bewegungsgeschwindigkeit und nicht mehr. Bei @7 und @9 ist das genauso. Befindet man sich also zwei Wiederholungen vor dem Muskelversagen, also bei @8, kann man die Wiederholung nur noch mit einer gewissen Geschwindigkeit durchführen – egal, wie sehr man sich auch bemüht. Diese bleibt über den Trainingsprozess hinweg konstant.[309]

Ich versuche, Ihnen dieses Konzept über das hierfür notwendige Testprozedere näherzubringen. Bleiben wir wieder bei unserem Athleten Lukas. Mit ihm haben Sie bereits in der Übung Kniebeuge ein Geschwindigkeitsprofil erstellt (Seite 147). Sie kennen also nicht nur seine Maximalkraftleistung in der Kniebeuge, sondern auch die möglichen Bewegungsgeschwindigkeiten der jeweils ersten Wiederholung bei unterschiedlichen % F_{max}. An einem anderen Testtag – dann, wenn Lukas wieder ausgeruht ist – machen Sie beide sich an die Erstellung eines Velocity-Stop-Profils. Nach einem sinnvollen Aufwärmen wählen Sie 80 % F_{max} in der Kniebeuge als Hantellast. Die Maximalleistung Ihres Athleten liegt bei 250 Kilogramm. Deswegen werden nun 200 Kilogramm auf die Hantel geladen und der Geschwindigkeitssensor wird angebracht. Lukas führt nun so lange Kniebeugen durch, bis er am Muskelversagen angelangt ist. Jede dieser Wiederholungen muss nicht nur in der konzentrischen Phase maximal schnell erfolgen, sondern auch von der Ausführungstechnik her gleich aussehen – mit genau definierten Pausenlängen zwischen den einzelnen Wiederholungen. Wir wollen hier nicht, dass er sich am oberen Umkehrpunkt gegen Ende des Satzes länger ausruht als zu Beginn. Das würde das Ergebnis verfälschen. Einmal atmen. Runter. Rauf. Einmal atmen. Runter. Rauf. Und so weiter, bis keine Wiederholung mehr möglich ist. Dass Sie diesen – wie jeden anderen – Test mit Sicherungen durchführen müssen, versteht sich von selbst.

Die Geschwindigkeit einer jeden Wiederholung wird nun aufgezeichnet. Nehmen wir an, Lukas schafft acht Wiederholungen. Wir kennen nun bei jeder Wiederholung die für ihn maximal mögliche Geschwindigkeit. Diese wird logischerweise bis zum Ende hin immer langsamer werden. Nun wissen Sie als Coach, welche Geschwindigkeit Lukas in der Lage war bei der vorletzten Wiederholung zu absolvieren, also bei @9. Sie kennen auch seine Geschwindigkeit bei @8 und so weiter. Diese Zahlen tragen Sie in eine Tabelle wie auf Seite 171 ein und haben somit eine Verbindung von RPE-Werten mit dort möglichen Geschwindigkeiten in der Kniebeuge.

Velocity-Stop-Profil	
RIR/RPE	**Kniebeuge**
0/@10	0,24 m/s
1/@9	0,27 m/s
2/@8	0,30 m/s
3/@7	0,35 m/s
4/@6	0,38 m/s

Führen Sie diesen Test mit den für Ihre Athletinnen und Athleten wichtigsten und tätigkeitsspezifischen Übungen durch. Sie haben damit eine vollständig autoregulative, flexible, objektiv korrekte und über den Trainingsprozess konstante Intensitäts- und Wiederholungszahlsteuermöglichkeit. Wenn Sie Lukas normalerweise im Trainingsplan bei der Übung Kniebeugen 85 % F_{max} und drei Wiederholungen vorsetzen oder ein 3@8 einplanen, so können Sie nun den mit 85 % F_{max} korrelierenden Geschwindigkeitswert angeben. Das wären bei Lukas – wie im Geschwindigkeitsprofil im Punkt Intensität (Seite 148) angegeben – 0,41 Meter pro Sekunde. Dadurch haben Sie ihm die Möglichkeit gegeben, vollkommen unabhängig von der Tagesverfassung oder seiner Trainingsverbesserung die Kniebeuge exakt mit den aktuellen 85 % F_{max} ausführen zu lassen. Wenn nun noch als Velocity Stop 0,3 Meter pro Sekunde auf dem Trainingsplan steht, dann haben Sie – passend zu seinem Velocity-Stop-Profil – sichergestellt, dass Lukas den Satz bei einem @8 beendet. Das könnte an manchen Tagen zu zwei Wiederholungen führen, an anderen zu vier – je nach Tagesverfassung. Eine objektivere Methode zur Intensitätssteuerung und zum Wiederholungsmanagement werden Sie nicht finden. Für das Beispiel von Lukas ergibt sich eine vollkommen autoregulative Angabe von Intensität, Wiederholungen und Anstrengungsgrad durch VBT-Methoden. Lukas' Trainingsplan für die Kniebeuge könnte wie auf Seite 173 aussehen.

STEUERUNG DER WIEDERHOLUNGSANZAHL PRO SATZ MITTELS VELOCITY STOP

Grundlegende Prinzipien: Der Ausbelastungsgrad wird durch ein Velocity-Stop-Profil bestimmt.

Vorteile

- Objektiv und somit speziell für Athletinnen und Athleten, die sich mit RPE schwertun
- Unabhängig von der Tagesverfassung
- Unabhängig von der Ermüdung
- Optimale Möglichkeit, um den Satz immer im gleichen Abstand zum Muskelversagen zu beenden
- Werte bleiben über eine lange Zeit konstant.

Nachteile

- Eine Geschwindigkeitsmesseinheit wird benötigt.
- Nur möglich bei einem vorher durchgeführten Maximalkrafttest inklusive Geschwindigkeitsprofil und einem Velocity-Stop-Profil
- Technische Fehleranfälligkeit der Geschwindigkeitsmessgeräte
- Technische Ausgereiftheit der Übungsausführung ist Voraussetzung (durch eine technische Veränderung der Bewegung ist auch das Geschwindigkeitsprofil nicht mehr passend).
- Nur für direkte Maximalkraftverbesserung sinnvoll

Take-aways

- Objektivste Methode der Wiederholungssteuerung
- Nur für den Maximalkraftbereich (und Schnellkraftbereich) sinnvoll

Beispieltrainingsplan mit Angabe zum Velocity Stop

TAG 1						Session RPE				
	Übung	Satz	Pause	Woche 20.05.–26.05.						Info
				V SOLL	G IST	WH SOLL	WH IST	V STOP	RPE IST	
A	Wettkampf-Kniebeuge	1	5	0,37–0,45				0,3		
		2	5	0,37–0,45				0,3		
		3	5	0,37–0,45				0,3		
		4	5	0,37–0,45				0,3		
		5		0,37–0,45				0,3		

Der Anstrengungsgrad – wählen Sie weise

Oft mit der Intensität verwechselt, beschreibt der Anstrengungsgrad die Nähe zum Muskelversagen. Angegeben wird er zumeist mit der *Rate of Perceived Exertion* (RPE) oder den *Reps In Reserve* (RIR). Sie hatten bereits Kontakt mit dieser Variable (Seite 136). Der Anstrengungsgrad ermöglicht uns gemeinsam mit der Wiederholungszahl eine sinnvolle und autoregulative Angabe der Intensität in einem Trainingsplan – vor allem für jene Übungen, in denen kein Maximalkrafttest durchgeführt wurde. Lassen Sie uns nun etwas tiefer in die Thematik eintauchen und die Frage klären, ob Training bis zum Muskelversagen – also »No Pain, No Gain« – tatsächlich immer das Richtige ist.

Der Anstrengungsgrad der individuell spezifischen Trainingsinhalte

Im Endeffekt gibt es im Krafttraining zwei sinnvolle Anstrengungsgrade: bis zum Muskelversagen oder bis knapp zum Muskelversagen. Letzteres bedeutet meistens, dass noch eine bis drei Wiederholungen möglich gewesen wären. Je nach Zielsetzung werden wir uns Ersterem oder Zweiterem bedienen. Lassen Sie uns dazu wieder einen kurzen Abstecher in die

Wissenschaft machen, um ihre Erkenntnisse zu erfragen, wenn es um die verschiedenen Grundlagen der Maximalkraft geht, welche die grüne Phase prägen.

Der optimale Anstrengungsgrad, um maximal Muskelmasse aufzubauen

»No Pain, No Gain« ist zum Synonym für richtiges Bodybuildingtraining geworden. Das Weitermachen bis zur letztmöglichen Wiederholung oder darüber hinaus schien über Jahrzehnte der einzige Weg zu sein, um Muskelmasse maximal effektiv aufzubauen. Generationen von Fitnessenthusiasten haben sich diesem Credo verschrieben und alles darangesetzt, bis zum Letzten zu trainieren. Ein Abbruch eines Satzes vor dem Muskelversagen war undenkbar, ja nahezu blasphemisch. Wenn Sie nun von mir erwarten, dass ich dieser Ansicht über die Notwendigkeit eines maximalen Anstrengungsgrades widerspreche, so kann ich das nur eingeschränkt tun. Denn ein Training bis zum Muskelversagen dürfte zu einer größeren Hypertrophie führen, als wenn man den Satz mit »einigen Wiederholungen im Tank« beendet. Das stimmt im Besonderen bei bereits Fortgeschrittenen, aber vor allem dann, wenn man eher mit geringerer Intensität und somit hoher Wiederholungszahl trainiert.[310, 311, 312, 313] Der Grund dafür dürfte sein, dass die schnellen Typ-II-Muskelfasern bei geringer Intensität erst später im Satz und bei Eintritt des Muskelversagens rekrutiert werden. Würde man nun diesen Satz bereits früher beenden, wäre die Muskelaufbauwirkung geringer. Bei Anfängern und Anfängerinnen ist das allerdings noch nicht so wichtig: Ein Satz, der bis zur RPE @8 oder @9 durchgeführt wird, zeigt die gleiche Wirkung wie ein @10.[314]

Allerdings gibt es – wie so oft – auch hier Ausnahmen in der wissenschaftlichen Landschaft. Wenn die verwendeten Lasten hoch sind und mit einer eher geringeren Wiederholungszahl trainiert wird, so ist das Training bis zum Muskelversagen nicht unbedingt notwendig, selbst wenn es um maximal möglichen Muskelaufbau geht.[315, 316, 317, 318] Mit einer RPE von @7 bis @9 zu arbeiten, führt hier zu den gleichen Ergebnissen wie das Training mit 0RIR. Das hat unter anderem damit zu tun, dass bei hoher Intensität die schnellen Muskelfasern gleich zu Beginn stark an der Kontraktion beteiligt sind. Der Vorteil dieser Art des Trainings ist eine etwas verkürzte Erholungszeit und damit die Möglichkeit, Trainingsreize für eine Muskelgruppe in einer höheren Frequenz setzen zu können. Ich empfehle Ihnen, diese Strategie vor allem bei komplexeren, freien Mehrgelenksübungen wie Kniebeugen oder Kreuzheben einzusetzen. Wenn Sie hier zu knapp bis zum Muskelversagen trainieren, leidet oftmals nicht nur die Technik, sondern Sie bekommen es auch mit einer höheren Verletzungswahrscheinlichkeit zu tun.[319]

Bevor wir zu einer kleinen Zusammenfassung kommen, möchte ich mit Ihnen noch gern einige Ergebnisse von aktuellen Metastudien diskutieren. Refalo et al. kommen zum Schluss, dass – sehr generell gehalten – Training bis zum Muskelversagen einem Training, in dem die Sätze bereits vor diesem beendet werden, nicht überlegen – aber auch nicht unterlegen – ist.[320] Wie weit man vom Muskelversagen wegbleiben kann, wird hier nicht besprochen. Diesbezüglich bringen Robinson et al. etwas Licht ins Dunkel.[321] Laut ihrer Ergebnisse ist die Wirkung auf die Hypertrophie größer, je näher man dem Muskelversagen kommt. Bedenken Sie allerdings bitte, dass Metastudien nur einen enorm groben Rahmen über eine Thematik geben.

Liegt der Fokus im Trainingsplan auf dem Muskelaufbau, können wir also schlussfolgernd sagen: Wenn Sie für Anfänger und Anfängerinnen planen, ist Muskelversagen nicht notwendig und Sie können den Satz gern bei @8 beenden. Wenn Sie den Trainingsplan jedoch bereits für Fortgeschrittene erstellt haben, und sie trainieren ihre Übungen mit eher hohen Wiederholungszahlen (über acht bis zehn Wiederholungen), so wäre ein Training bis zum Muskelversagen sinnvoll. Bei komplexen, freien Übungen und eher geringen Wiederholungszahlen (unter acht) können Sie gern ein bis drei Wiederholungen »im Tank lassen« und trotzdem gleich effektiv an Muskelmasse zulegen. Aus Sicherheitsgründen und der dadurch entstehenden Möglichkeit, einen Trainingsreiz öfters pro Woche setzen zu können, sollten Sie auf Muskelversagen verzichten, wenn der Trainingsplan komplexe Übungen mit hoher Intensität enthält. Berücksichtigen Sie somit bitte immer auch alle anderen Trainingsvariablen, um die Frage zu beantworten, wie oft und wann Sie ein Training bis zum Muskelversagen in den Trainingsplan schreiben. Je näher am Maximum eine Variable ist, desto vorsichtiger sollten Sie bei den anderen sein.

Wir müssen uns zumindest noch kurz über die biochemische Ebene von Muskelversagen unterhalten. Eine sogenannte selektive Hypertrophie von schnellen Typ-II-Muskelfasern dürfte möglich sein, wenn man nicht nur den Anstrengungsgrad, sondern auch die Intensität und das Volumen betrachtet. Das ist vor allem in Sportarten, in denen Schnellkraft und Schnelligkeit eine Rolle spielen, von größter Bedeutung. Durch die Verwendung hoher Intensitäten besteht eine wissenschaftlich zwar nicht signifikante, doch leicht tendenzielle

Wahrscheinlichkeit, dass damit die schnellen Muskelfasern gezielter beansprucht werden.[322] In diesem Zusammenhang sprechen Travis et al. davon, dass – zumindest innerhalb der schnellen Muskelfasern – wahrscheinlich ein sogenannter Faser-Shift stattfindet.[323] Das bedeutet, dass mittelschnelle Muskelfasern zu schnellen werden. Zuerst wird eine Art Hybridform erzeugt, um danach die Muskelfaser vollständig umzuwandeln in einen anderen Muskelfasertyp. Da wir uns jedoch gerade über den Anstrengungsgrad unterhalten, sollten wir zu diesem Punkt zurückkehren. Lassen Sie mich hierzu etwas ausholen.

Vielleicht ist manchen von Ihnen bekannt, dass Kalzium (Ca^{2+}) eine entscheidende Rolle in der Muskelkontraktion einnimmt. Es erlaubt den beiden kontraktilen Filamenten Aktin und Myosin, eine Verbindung einzugehen, um später durch einen ausgeklügelten Mechanismus die Muskelfaser zu verkürzen. Ist also Ca^{2+} in der Zelle über einen gewissen Wert präsent, kann eine Kontraktion erfolgen. Das ist eine sehr gute Sache, ohne die Leben nicht möglich wäre. Befindet sich Kalzium aber zu lange in der Muskelfaser, führt es zu (reversiblen) Schädigungen am kontraktilen Apparat, an den Mitochondrien, der Zellmembran und dem sarkoplasmatischen Retikulum – allesamt Strukturen, die wichtig für Bewegung, das Zellüberleben und die Zellanpassung sind. Aus diesem Grund wird Ca^{2+} aktiv mittels einer Art Pumpe aus der Zelle transportiert, damit es dort nicht zu lange wirken kann. Das wiederum funktioniert nur mit Energie. Ist diese durch ein hohes Volumen oder Training zur Ausbelastung nur in geringerem Ausmaß vorhanden, so funktioniert dieser notwendige Pumpprozess schlechter und das Kalzium bleibt länger in der Zelle, was zu den beschriebenen negativen Auswirkungen wie Schädigungen am kontraktilen Apparat oder den Mitochondrien führen kann. Dadurch verlängert sich nicht nur die Regenerationszeit durch ebendiese Reize, die bis zur Ausbelastung gegangen sind oder mit hohem Volumen an den Körper herangetragen wurden. Es kommt außerdem zu einer ausgeprägten Reduktion von schnellsten Typ-IIx-Muskelfasern zugunsten weniger schnellen Typ-IIa- oder sogar Typ-I-Muskelfasern.[324] Das ist ein Prozess, der vor allem in Schnellkraft- und Schnelligkeitssportarten nicht gewünscht ist.

Als essenzielle Erkenntnis sollten Sie sich merken: Ein Training mit hoher Intensität, moderatem Volumen und ohne muskuläre Ausbelastung ist sinnvoller, wenn es um den Aufbau oder die Erhaltung der schnellsten Muskelfasern geht. Während Schnellkraftsportarten zweifelsohne eine gewisse Muskelmasse erfordern, unterscheidet sich dies grundlegend vom

Bodybuilding, bei dem der Fokus ausschließlich auf der quantitativen Ausprägung der Muskulatur liegt. Die Trainingsmethoden dieser Sportart erweisen sich außerhalb ihres Kontexts oft als suboptimal. Geringfügige Anpassungen im Trainingsplan, wie eine tendenziell höhere Intensität und weniger Wiederholungen in Sätzen, die bereits bei etwa @8 abgeschlossen werden, mögen zwar vielleicht zu einem minimal geringeren Muskelaufbau führen, wirken jedoch gezielter auf die Muskelfasertypen, die Sie in Schnellkraft- und Schnelligkeitssportarten maximieren möchten: die schnellen Typ-II-Fasern. Sie wirken dadurch einem Interferenzeffekt, wie ich ihn im Abschnitt »Interferenzeffekt: Kraft- und Schnellkraft- beziehungsweise Schnelligkeitstraining« angekündigt habe, entgegen.

Ach ja, und wenn Sie in gewissen Zyklen nahe an oder mit der bereits besprochenen Minimum Effective Dose trainieren müssen und Ihre Muskelmasse trotzdem erhalten wollen, so ist eher eine hohe RPE-Zahl – @9 bis @10 – angebracht. Hier noch einmal meine Empfehlungen zum Anstrengungsgrad, wenn Ihr Ziel Muskelaufbau ist:

- **Trainingsvariable:** Anstrengungsgrad
- **Zielsetzung:** Muskelaufbau
- **Optimale Ausprägung bei Anfängern:** (@7) @8 bis @10 beziehungsweise (3) 2 bis 0RIR (bei Minimum Effective Dose @9 bis @10 beziehungsweise 1 bis 0RIR)
- **Optimale Ausprägung bei Fortgeschrittenen:** (@7) @8 bis @10 beziehungsweise (3) 2 bis 0RIR (bei Minimum Effective Dose @9 bis @10 beziehungsweise 1 bis 0RIR)

Die Rolle des Anstrengungsgrads, um Knochen und Sehnen zu verstärken und das Nervensystem adaptiv zu halten

Das ist eine lange Überschrift zu einem Thema, das sich eigentlich mit einigen wenigen Sätzen abhandeln lässt. Unsere passiven Strukturen, wie Knochen, Sehnen und Bänder, brauchen vor allem eins, um sich zu verstärken: hohe Zug- und Druckkräfte. Und das bedeutet eine hohe Intensität. Wie weit Sie während eines Satzes bis zum Muskelversagen gehen, hat keine Relevanz auf deren Anpassung. Die Anzahl der Reize und ihre Höhe bestimmen hier die Adaptation, nicht der Anstrengungsgrad. Das ist ein Grund, warum Sprünge für die Verbesserung der Zugfestigkeit der Sehnen, aber auch als Knochenverstärkung so wichtig sind. Sie erlauben höchste Intensitäten. Ihnen einen Anstrengungsgrad im Trainingsplan in Form von RPE oder RIR beizumessen, ist weder notwendig noch in der Praxis durchführbar. Denn wissen Trainierende wirklich, ob sie gerade bei @8 springen? Machen Sie sich keine Gedanken über die Nähe zum Muskelversagen, wenn die Verstärkung von Sehnen und anderen passiven Strukturen im Vordergrund steht. Achten Sie auf hohe Belastungen und somit hohe Intensitäten. Wäre aber ein Training mit ausbelastendem Anstrengungsgrad als negativ zu bewerten? Grundsätzlich nicht, außer die Intensität leidet darunter oder Sie sehen sich mit höheren Verletzungsanfälligkeiten konfrontiert.

Betrachten wir nun den notwendigen Anstrengungsgrad, wenn es darum geht, das Nervensystem mit Aufgaben zu konfrontieren, die es lernfähig halten sollen. Wenn es rein um diese Zielsetzung geht, dann ist auch hier das Training bis zum Muskelversagen absolut nicht notwendig und bei neu erlernten Übungen aufgrund der hohen koordinativen Komponente auch nicht ratsam. Wenn Sie aber mit dem Einsatz der Übungen mehr als nur das Ziel der Adaptivhaltung des Nervensystems verfolgen – wenn Sie gleichzeitig auch einen Effekt auf die Erhöhung der Muskelmasse erzielen wollen –, dann sollten Sie mit höherem Anstrengungsgrad arbeiten. Als Empfehlung bietet sich @7 bis @9 an. Ein RPE-Wert von @10 ist hier wegen eben der vorher genannten zusätzlichen koordinativen Komponente kontraindiziert und auch nicht nötig. Das haben wir bereits im Abschnitt über Muskelaufbau erfahren (Seite 174). Komplexe Mehrgelenksübungen benötigen nicht zwangsweise ein Training bis zum Muskelversagen, um hypertophiewirksam zu sein. Kurz gesagt bedeutet das:

- Trainingsvariable: Anstrengungsgrad
- Zielsetzung: Knochenverstärkung, Sehnenverstärkung, Adaptivhaltung des Nervensystems
- Optimale Ausprägung bei Anfängern: Anstrengungsgrad nicht primär relevant
- Optimale Ausprägung bei Fortgeschrittenen: Anstrengungsgrad nicht primär relevant

Der Anstrengungsgrad der tätigkeitsspezifischen Trainingsinhalte

Es ist schon interessant, wie beeinflussend ein Narrativ sein kann, das sich über Jahrzehnte aufbaut: Krafttraining muss mit Schmerzen und Muskelversagen durchgeführt werden, um wirksam zu sein. Wir alle müssen ständig unseren inneren Schweinehund bekämpfen, stärker als unser Körper sein und über die Grenzen gehen, um Anpassungen zu erwirken. Personen, deren Trainingserfolg zu wünschen übriglässt, sagt man ständig mangelnde Selbsthärte nach. Doch eigentlich – in der wirklichen, evidenzbasierten Welt – ist das Training zum oder über das Versagen hinaus nur bei speziellen Voraussetzungen effektiver: bei Fortgeschrittenen mit der Zielsetzung maximaler Muskelaufbau, die sich dazu entscheiden, Übungen mit eher leichten Lasten und einer höheren Wiederholungsanzahl (über acht bis zehn) zu trainieren. In fast allen anderen Szenarien des Krafttrainings ist eine Beendigung des Satzes bei @7 bis @9 vollkommen legitim. Befreien Sie sich vom Dogma der »No Pain, No Gain«-Gesellschaft. Die Intensität ist für die meisten Zielsetzungen eine viel entscheidendere Variable als der Anstrengungsgrad. So ist das auch hier, in der roten Phase und bei tätigkeitsspezifischen Übungen, wenn es um den direkten Aufbau von Maximalkraft geht.

Sowohl im Anfängerstadium als auch bei Fortgeschrittenen ist für einen Maximalkraftgewinn das Training bis zum Muskelversagen jenem, welches den Satz davor beendet, nicht überlegen.[325, 326, 327] Im Gegenteil, es gibt Metastudien, die einen zwar nicht signifikanten, aber doch ersichtlichen Mehrwert darin sehen, den Anstrengungsgrad im Bereich @7 bis @9 anzusiedeln.[328]

Ist das Ziel der von Ihnen geplanten Übungen die direkte Erhöhung der Maximalkraft, ist eine hohe Intensität – über 80 % F_{max} – Trumpf. Die Höhe des Anstrengungsgrades ist sekundär und eventuell sogar kontraproduktiv, wenn sie ein Training bis zum Muskelversagen vorgibt. Die Gründe dürften nicht zuletzt auch in der sich durch einen hohen RPE-Wert oftmals verändernden, auf Dauer nicht optimalen technischen Ausführung der Übung liegen, wenn man nah an der maximalen Anstrengung arbeitet. Wenn die Maximalkraft gesteigert werden soll, gilt also:

- Trainingsvariable: Anstrengungsgrad
- Zielsetzung: direkte Erhöhung der Maximalkraft
- Optimale Ausprägung bei Anfängern: @7 bis @9
- Optimale Ausprägung bei Fortgeschrittenen: @7 bis @9

Die Trainingsfrequenz – jeden Tag oder nur einmal pro Woche?

In der deutschsprachigen sportwissenschaftlichen Landschaft unterscheiden wir zwischen Trainingshäufigkeit und Trainingsfrequenz. Während Erstere wiedergibt, wie oft jemand in einem gewissen Zeitraum, meist auf eine Woche bezogen, trainiert, gibt uns der zweite Wert darüber Auskunft, wie häufig eine bestimmte Muskelgruppe oder Übungskategorie in ebendieser Zeitspanne »am Eisen« ist. Theoretisch wäre es möglich, bei einer Trainingshäufigkeit von sieben Einheiten pro Woche mit nur einer Trainingsfrequenz von 1 zu trainieren. Voraussetzung hier wäre, jeden Tag die Kraftkammer zu betreten, jedoch immer eine andere Muskelgruppe zu trainieren. Wenn man die Muskelgruppen aufteilt, spricht man von einem Split-Training. In diesem Fall wäre es ein 7er-Split, da die Muskelgruppen auf sieben Tage aufgesplittet sind. Ginge man vier Tage pro Woche trainieren und würde immer ein Ganzkörperprogramm absolvieren, so spräche man von einem 1er-Split, da die Muskelgruppen nicht aufgeteilt, sondern an jedem Trainingstag bearbeitet werden. Die Trainingsfrequenz ist also immer der Quotient aus Trainingshäufigkeit durch Split. Im ersten Fall wäre das 7 durch 7 und somit eine Frequenz von 1. Das zweite Beispiel führt uns zu einer Trainingsfrequenz von 4, da eine Häufigkeit von vier Trainingstagen durch einen 1er-Split dividiert wird. Ich bin schon gespannt, was die Wissenschaft herausfindet, wenn es darum geht, die optimale Trainingsfrequenz für die unterschiedlichen Zielsetzungen zu finden.

Die Trainingsfrequenz in der grünen Phase

Bei der Bestimmung der effektivsten Trainingsfrequenz müssen wir sehr differenziert denken. Sie kennen bereits das Fitness-Ermüdungs-Leistungsfähigkeits-Modell. Für die Performance sind immer zwei Parameter relevant: einerseits die Fitness und andererseits die Ermüdung, die auf verschiedenen Ebenen stattfindet, unter anderem auf der strukturellen. Die Trainingsreize, die Sie einplanen, haben immer Einfluss auf beide Ebenen. Wenn wir uns Fragen bezüglich der Trainingsfrequenz stellen, sollten wir also nicht nur darauf achten, welcher Wert optimal ist, um die Fitness so effizient wie möglich zu steigern. Wir müssen auch auf die Ermüdung der unterschiedlichsten Strukturen Rücksicht nehmen, deren Erholung in differenten Zeiträumen stattfindet. Während sich unsere aktiven Muskeln sehr schnell erholen, brauchen passive Systeme dafür länger. Die optimale Frequenz für unsere Muskulatur ist also eine andere als jene für Knochen und Sehnen. Da durch Krafttraining in gewissen Intensitäten sowohl aktive als auch passive Strukturen belastet werden, akkumuliert in den passiven Strukturen die Ermüdung, während die Erholungszeit für die aktiven ausreicht, um in der nächsten Trainingseinheit wieder zu 100 Prozent fit zu sein. Denken Sie also immer mehrdimensional, wenn Sie einen Trainingsplan erstellen. Achten Sie natürlich auf die für eine Trainingswirkung optimale Frequenz. Bedenken Sie aber auch die jeweiligen Erholungszeiten und die Möglichkeit, durch eingeschobene blaue Phasen, also Deloads, eine Art Reset zu erreichen. Betrachten wir nun die optimale Trainingsfrequenz, um Muskeln aufzubauen.

Die optimale Trainingsfrequenz, um maximal Muskelmasse aufzubauen

Hier ist es wie so oft in der Trainingswissenschaft: Wenn es um Muskelaufbau geht, haben wir eine relativ große Datenmenge, aus der heraus wir unsere Entscheidungen treffen können. Vor allem die Trainingsfrequenz scheint enorm gut untersucht zu sein. Wie auch in den Abschnitten davor beginne ich mit der Betrachtung von Personen, die ein Training erst vor Kurzem aufgenommen haben. Die sicherlich am breitesten angelegte Studie bieten uns Westcott et al.[329] Mehr als 1600 Männer und Frauen wurden hier über zehn Wochen mit zehn Übungen und jeweils einem Satz pro Übung im Bereich 8RM bis 12RM untersucht. Ein Teil von ihnen trainierte einmal pro Woche, der andere zweimal pro Woche und ein dritter Teil dreimal pro Woche. Das Volumen zwischen den einzelnen Gruppen wurde (leider) nicht angeglichen, was bedeutet, dass jene Personen, die nur einmal in der Woche »unter der Hantelstange« waren, eine viel geringere Satzanzahl absolvierten als die Probanden und Probandinnen der anderen beiden Gruppen, vor allem jene der dritten. Als Ergebnis konnte festgestellt werden, dass eine Frequenz von 2 und 3 zu einem signifikant höheren Muskelzuwachs und Fettabbau führten als nur eine Trainingseinheit pro Woche.

Als weitere Limitation sei aber auch die Messmethode genannt. Der großen Personenanzahl war es wahrscheinlich zu schulden, weshalb man sich für Ultraschall und Kaliper als Werkzeuge entschied und die Veränderungen nicht über eine Magnetresonanztomografie (MRT) dokumentierte. Sehr interessant wäre natürlich gewesen, was passiert wäre, hätte jede Gruppe das gleiche Volumen trainiert und dieses eben nur über unterschiedlich viele Tage aufgeteilt. Wir nehmen, was wir bekommen können, und halten – vorsichtig – im Hinterkopf, dass eine Trainingseinheit in der Woche schlechter abschneidet, als wenn man sich öfters den Kraftreizen hingibt.

Damas et al., die ebenfalls das Training von Anfängerinnen und Anfängern untersuchten, verglichen fünf Einheiten mit zwei bis drei Einheiten pro Woche.[330] Auch dieses Forscherteam entschied sich leider dafür, das Volumen nicht anzugleichen. Was, glauben Sie, war die Antwort auf die Frage, welche der beiden Frequenzen besser für Muskelaufbau geeignet ist? Die optimale Anzahl an Trainingseinheiten pro Muskelgruppe in der Woche dürfte zwischen den Individuen sehr stark differieren. Während manche mit einer Frequenz von 5 am effektivsten voranschreiten konnten, benötigten andere nur die Hälfte der Einheiten pro Woche. Jeder Teilnehmer konnte sich zwar verbessern, eine Individualisierung der Trainingsfrequenz würde jedoch zu einem effizienteren Training und somit zu mehr Muskelmasse in der gleichen Zeit führen.

Wenn wir uns die verfügbaren Metastudien zu dem Thema ansehen, so gibt es im Endeffekt zwei große Take-away-Punkte. Erstens: Eine Muskelgruppe einmal pro Woche zu trainieren, ist in Ordnung, aber jede Frequenz, die höher als 1 ist, ist besser,[331, 332, 333, 334] zumindest im wissenschaftlichen Schnitt. Das bedeutet für die Praxis, dass Sie eine Muskelgruppe mehr als einmal in der Woche im Trainingsplan stehen haben sollten. Und zweitens: Ein entscheidenderer Faktor als die Frequenz – nicht nur, wenn es um Muskelaufbau geht – dürfte das Volumen sein.[335] Da man mehr Sätze unterbringt, wenn man öfters trainiert, ist die Trainingsfrequenz eine sehr dankbare Möglichkeit, um ein höheres Volumen an den Körper heranzutragen.

Alles bisher Genannte gilt in seiner Grundaussage auch bei Fortgeschrittenen.[336, 337, 338] Es gilt: Belaste jede Muskelgruppe öfters als einmal pro Woche und du befindest dich im wissenschaftlichen Rahmen für einen höheren Muskelaufbau. Ab hier ist es Ihre Verantwortung als Coach, mithilfe der Methoden des Complex Training herauszufinden, welche Frequenz für Ihre Schützlinge die optimale ist. Holen Sie Feedback ein, tracken Sie die Performance, adaptieren Sie leicht und – vor allem – geben Sie sich Zeit.

Es würde meinem wissenschaftlichen Anspruch nicht gerecht werden, enthielte ich Ihnen die Tatsache vor, dass es auch widersprüchliche Ergebnisse gibt. Gomes et al. fanden bei weit Fortgeschrittenen keinen Unterschied bei dem Vergleich von einer Einheit mit fünf

Trainingseinheiten pro Muskelgruppe pro Woche.[339] Das im Hinterkopf behaltend, würde ich trotzdem – sofern ich keine anderweitigen Informationen habe – jeden Plan mit einer höheren Frequenz als 1 erstellen. Aus den Erkenntnissen des optimalen Volumens für Muskelaufbau lässt sich die Conclusio ziehen, dass sich durch zwei bis drei Einheiten pro Muskelgruppe pro Woche das für einen effektiven Fortschritt notwendige Volumen am besten aufteilen lässt. Sollten Sie in Ihrer Planungspraxis erkennen, dass bei einem oder mehreren Ihrer Trainierenden die optimale Frequenz zwischen Muskelgruppen nicht die gleiche ist, so sollten Sie auch das in der Planung berücksichtigen. Es kann tatsächlich sein, dass manche Muskelgruppen eine geringere oder eben höhere Frequenz für optimale Hypertrophie benötigen als andere. Zu Beginn eines Trainingsprozesses müssen Sie davon jedoch nicht ausgehen, da ansonsten die Planung viel zu komplex wird. Für den Muskelaufbau bezüglich der Trainingsfrequenz gilt also Folgendes:

- Trainingsvariable: Frequenz
- Zielsetzung: Muskelaufbau
- Optimale Ausprägung bei Anfängern: mehr als eine Trainingseinheit pro Muskelgruppe pro Woche
- Optimale Ausprägung bei Fortgeschrittenen: mehr als eine Trainingseinheit pro Muskelgruppe pro Woche

Die optimale Trainingsfrequenz, um Knochen und Sehnen zu verstärken und das Nervensystem adaptiv zu halten

Machen wir es kurz und bündig. Obwohl die optimale Trainingsfrequenz auch bezüglich der Verstärkung von passivem Gewebe von der Ausprägung der anderen Trainingsvariablen abhängt, so dürfte eine Frequenz von zwei oder mehr Einheiten pro Woche effektiver sein, als wenn man die passiven Strukturen nur einmal pro Woche belastet.[340, 341] Wenn es um die Betrachtung von Sehnen und anderen nicht knöchernen passiven Geweben geht, haben wir leider kaum sinnvolle Studien, die verschiedene Trainingsfrequenzen miteinander vergleichen. Aus den Untersuchungen, die wir bereits im Abschnitt über die Grundlagen der Maximalkraft besprochen haben, können wir entnehmen, dass die meisten mit einer Frequenz von 1 bis 3 durchgeführt wurden. Ich empfehle Ihnen, hier eher im unteren Bereich – auch was das Volumen und die Intensität betrifft – zu beginnen und diese Variablen über eine längere Zeit hinweg langsam zu steigern. Wir dürfen nicht vergessen, dass nur leistungsstarke Verbindungen zwischen Muskeln und Knochen unsere Kräfte effizient übertragen können. Denken wir also an unsere passiven Strukturen und pflegen wir sie mit angepassten Variablen.

Bezüglich der Adaptivhaltung des Nervensystems – also dessen Neigung, sich anzupassen – empfehle ich Ihnen aus meiner Erfahrung heraus, sich an die optimale Frequenz für Muskelaufbau zu halten. Je weiter weg vom Muskelversagen Sie trainieren, desto höher kann in diesem Bereich die Frequenz sein. Bezüglich Knochen, Sehnen und Adaptivhaltung des Nervensystems gilt also:

- Trainingsvariable: Frequenz
- Zielsetzung: Knochenverstärkung, Sehnenverstärkung, Adaptivhaltung des Nervensystems
- Optimale Ausprägung bei Anfängern: ein bis drei Trainingseinheiten pro Körperregion pro Woche; zwei bis drei Trainingseinheiten pro Körperregion pro Woche bei der Adaptivhaltung des Nervensystems
- Optimale Ausprägung bei Fortgeschrittenen: ein bis drei Trainingseinheiten pro Körperregion pro Woche; zwei bis drei Trainingseinheiten pro Körperregion pro Woche bei der Adaptivhaltung des Nervensystems

Split-Möglichkeiten in der grünen Phase – vor allem für den Muskelaufbau

Wie Sie bereits wissen, versteht man unter einem Split die Einteilung der Muskelgruppen auf unterschiedliche Trainingseinheiten. Ich will die verschiedenen Möglichkeiten nun gern an Beispielen erörtern. Allerdings sollten wir zuerst festhalten, welche wissenschaftlichen Fakten in diese miteinfließen müssen. Halten Sie als Coach primär das für den Fortschritt notwendige Volumen im Hinterkopf. Dieses differiert je nach Trainingsstatus. Genauso wichtig ist die Tatsache, dass eine Frequenz von zwei oder mehr Einheiten pro Muskelgruppe pro Woche tendenziell besser ist als nur eine. Als letzten Punkt will ich die maximal sinnvolle Satzanzahl pro Muskelgruppe und pro Trainingstag in Erinnerung rufen. Diese liegt zwischen 8 und 13 Sätzen – die Angaben der Autoren, die das untersucht haben, bewegen sich in diesem Bereich.[342, 343] Welche Möglichkeiten haben Sie nun, die Trainingswoche für Ihre Athletinnen und Athleten je nach deren zeitlichen Ressourcen einzuteilen?

- **Zwei mögliche Trainingstage pro Woche:**
  - zwei Ganzkörpertrainings = 1er-Split (Frequenz: 2)
- **Drei mögliche Trainingstage pro Woche:**
  - drei Ganzkörpertrainings = 1er-Split (Frequenz: 3)
  - ein Oberkörpertraining, ein Unterkörpertraining, ein Ganzkörpertraining = 2er-Split (Frequenz: 2)
- **Vier mögliche Trainingstage pro Woche:**
  - vier Ganzkörpertrainings = 1er-Split (Frequenz: 4)
  - zwei Oberkörpertrainings, zwei Unterkörpertrainings = 2er-Split (Frequenz: 2)
  - zwei Drückübungs- + Beinvorderseitentrainings, zwei Zugübungs- + Beinrückseitentrainings = 2er-Split (Frequenz: 2)
  - Weitere sogenannte Bodypart-Splits wie zum Beispiel: zwei Brust- + Rücken- + Armtrainings, zwei Schulter- + Bein- + Rumpftrainings (Frequenz: 2)
- **Fünf bis sieben mögliche Trainingstage pro Woche:**
  Alles zuvor Genannte in den verschiedensten Kombinationen. Hier könnte die Wochenstruktur auch gern aufgelöst werden. Das bedeutet, dass man zum Beispiel einen Oberkörper-Unterkörper-Split (2er-Split) auch über fünf Wochentage trainieren kann und einfach in der ersten Woche dreimal den Oberkörper und nur zweimal den Unterkörper trainiert und diese Vorgangsweise in der zweiten Woche wechselt.

Die Trainingsfrequenz in der roten Phase

Zum Glück kommen wir nun wieder etwas in Gefilde zurück, in denen wir von der Wissenschaft besser geleitet werden. Ich bin ein großer Fan davon, durch eigene Erfahrungen – sei es im Training oder im Coaching – zu lernen. Auch den Austausch mit gleichgesinnten Professionisten und Professionistinnen schätze ich ungemein. Ohne sie ist die Trainingsplanung auf höchstem Niveau nicht möglich. Doch wenn die Wissenschaft nicht auf meiner Seite ist beziehungsweise sich die Datenlage als zu dürftig darstellt, um konkrete Aussagen zu tätigen, fühle ich mich immer etwas angreifbar – ein Gefühl, das mir nicht behagt. Es ist zwar schwierig und auch zeitraubend, ständig am Zahn der Zeit zu sein, doch diese wissenschaftliche Vorgangsweise gibt mir Sicherheit. Da wir wieder bei tätigkeitsspezifischen Inhalten und in der roten Phase angelangt sind und ich weiß, dass hier einige Studien auf uns warten, kann ich mich etwas entspannen und durchatmen. Obwohl, vielleicht habe ich mich zu früh gefreut. Ganz so eindeutig sind die Erkenntnisse der Wissenschaft hier doch nicht. Ähnlich wie bereits beim Muskelaufbau besprochen, differieren die Forschungsergebnisse recht stark. Grgic et al. sprechen nur sehr tendenziell darüber, dass eine höhere Frequenz für die Steigerung der Maximalkraft sinnvoller ist als eine niedrige.[344] Genauso wie ich hätten Sie das sicher auch lieber etwas spezifischer. Das Autorenteam hilft uns hier Gott sei Dank weiter. Tatsächlich dürfte es so sein, dass vier Einheiten pro Übung pro Woche zu mehr Kraftzuwachs führen als drei, zwei oder nur eine. Im Endeffekt führt jede Einheit mehr zu einem besseren Ergebnis, vor allem, wenn Oberkörperübungen betrachtet werden. Sieht man jedoch genauer hin, so erkennt man – vielleicht nicht auf den ersten, aber auf den zweiten Blick –, dass die Frequenz keine signifikante Rolle zu spielen scheint, wenn das Volumen unabhängig von der Frequenz das gleiche bleibt. Das heißt für die Praxis: Hauptsache, Sie schaffen die optimale Anzahl der Sätze – egal, auf wie viele Einheiten pro Woche sie aufgeteilt werden.[345, 346, 347, 348]

Sollten Sie sich nun fragen, wie Sie mit dem Planen bei einer Person, die Sie noch nicht gut kennen, beginnen sollen, empfehle ich Ihnen, zuallererst das für die Verbesserung notwendige Volumen zu definieren. Dieses teilen Sie dann sinnvoll auf. »Sinnvoll« bedeutet hier die Aufteilung auf mindestens zwei Einheiten pro Übungskategorie pro Woche. Wenn es um die direkte Steigerung der Maximalkraft in der roten Phase geht, würde ich Ihnen gern zusätzlich mit meiner Erfahrung aus dem Kraftdreikampf weiterhelfen. Sollten meine Athletinnen und Athleten die zeitlichen Ressourcen mitbringen, so beginne ich meistens mit einer Frequenz von 3 bis 4, wenn es um Bankdrücken geht, bei Kniebeugen plane ich meistens zwei bis drei Einheiten pro Woche und das Kreuzheben wird nur an einem oder zwei Trainingstagen absolviert. Der Grund dafür ist die Erkenntnis, dass die Erholungszeit für Kreuzheben die längste Zeit beansprucht, wobei im Gegensatz dazu die Ermüdung beim Bankdrücken am schnellsten sinkt. Das genießt zwar keine direkte Unterstützung durch Studien, aber trotzdem befinde ich mich mit meinen Beobachtungen im wissenschaftlichen Rahmen. Natürlich adaptiere ich sofort, wenn ich erkenne, dass eine andere Frequenz zu effizienteren Ergebnissen führen könnte.

Was ich Sie bitte hier mitzunehmen, ist die Tatsache, dass Trainierende oft für unterschiedliche Körperbereiche oder Übungen verschiedene Frequenzen benötigen. Eine sehr vorsichtige Tendenz ist die folgende: Übungen, die eine Vielzahl an Muskeln über eine große Range of Motion bewegen und noch dazu zu hohen Spannungen in Dehnpositionen führen, verlangen eine längere Erholungszeit und somit eine geringere Frequenz. Zu dieser Kategorie Übungen zählen zum Beispiel das rumänische Kreuzheben, Fliegende mit Kurzhanteln oder die bulgarische Kniebeuge. Die optimale Frequenz differiert übrigens auch zwischen den Zielen Muskelaufbau und Maximalkraftgewinn – bei ein und derselben Person.[349] Wenn Sie bei einem Ihrer Athleten oder Athletinnen herausgefunden haben, dass eine Frequenz von 2 in der grünen Phase bezüglich Muskelaufbau perfekt ist, so kann das in der roten Phase ganz anders sein.

Um eine weitere wichtige Sache anzusprechen: Sie sind nicht unter den Ersten, die sich die Frage gestellt haben, ob nicht zwei Einheiten pro Tag besser wären als eine. In puncto Maximalkraft kann es durchaus Sinn ergeben, das tägliche Volumen auf zwei Einheiten aufzuteilen. Für Muskelaufbau dürfte es keinen Unterschied machen.[350]

Betrachtet man also die wöchentliche Trainingsfrequenz in der roten Phase, sollten Sie bei mehr als einer Einheit pro Übung pro Woche ansetzen (außer eventuell beim Kreuzheben) und je nach Feedback anpassen. Ihr Plan muss und kann nicht von Beginn an perfekt sein, aber er wird es durch ständige, feedbackgesteuerte Adaptation. Halten Sie sich zunächst an die folgenden Daten:

- Trainingsvariable: Frequenz
- Zielsetzung: direkte Erhöhung der Maximalkraft
- Optimale Ausprägung bei Anfängern: zwei bis vier Trainingseinheiten pro Übung oder pro Übungskategorie pro Woche
- Optimale Ausprägung bei Fortgeschrittenen: zwei bis vier Trainingseinheiten pro Übung oder pro Übungskategorie pro Woche

Split-Möglichkeiten in der roten Phase

Hier müssen Sie etwas anders vorgehen als bei den Split-Möglichkeiten, die wir in der grünen Phase besprochen haben. Der große Unterschied ist jener, dass in der tätigkeitsspezifischen roten Phase nicht unbedingt eine Einteilung in Muskelgruppen, sondern in Übungen vorgenommen wird. Und es könnte sinnvoll sein, verschiedene Übungen unterschiedlich oft pro Woche zu trainieren. Hier kann ich Ihnen leider nicht so exakte Splits wie jene im Bereich der grünen Phase liefern. Es kommt nämlich neben den subjektiven Gegebenheiten ganz auf die Übung an, ob diese öfters oder weniger oft auf dem Plan stehen sollte. Grundsätzlich gilt: Je öfter ich eine Tätigkeit trainiere, desto besser werde ich in dieser – wären da nicht die verschiedenen Stufen der Ermüdung. Ich kann Ihnen also, wie bereits zuvor erwähnt, nur den Ratschlag geben, Übungen, die weniger ermüdend sind, öfters pro Woche zu trainieren und bei jenen, die den Körper auf den unterschiedlichen Ebenen mehr belasten, mit einer geringeren Frequenz anzusetzen. Das zukünftige Planungsbeispiel, das sich durch das gesamte dritte Kapitel zieht, ist genau anhand dieser Vorgabe erstellt. Hier wird in der roten Phase viermal pro Woche Bankdrücken durchgeführt, dreimal in der Woche stehen Kniebeugen auf dem Plan und das Kreuzheben soll nur zweimal trainiert werden. Sie können sich merken, dass vor allem Übungen mit einer ausgeprägteren exzentrischen Phase, hohen Lasten, Belastungen in langen Muskelausgangslängen und solche, die nah bis zum Muskelversagen hin absolviert werden, längere Regenerationszeiten und somit geringere Frequenzen benötigen.[351]

Typische Bodybuilding-Splits greifen in der roten Phase einfach zu kurz. Das hat auch noch einen anderen Grund. Angenommen, Sie entscheiden sich bei einer Ihrer Athletinnen für die eben genannte Aufteilung der Übungen: also viermal Bankdrücken, dreimal Kniebeugen und zweimal Kreuzheben in der Woche. Dadurch, dass die Steigerung der Maximalkraft in der roten Phase im Fokus steht, ist die Intensität mit über 80 % F_{max} sehr hoch, die Wiederholungszahl dadurch gering und der Anstrengungsgrad mit @7 bis @9 nicht maximal. Mit diesem Setting ist es möglich, dass sich die an den Bewegungen beteiligten Muskeln schnell erholen können und somit die gewählte Frequenz für diese Strukturen kein Problem darstellt. Was ist aber mit dem passiven Gewebe? Dieses erfährt durch die hohen Lasten ebenfalls eine erhebliche Beanspruchung mit dem Unterschied, dass seine Anpassungs- und somit Erholungszeiträume länger sind als die von Muskeln. Über mehrere Zyklen akkumuliert sich somit die Ermüdung in den Gelenksstrukturen und könnte nach einer (zu) langen roten Phase zu Überlastungen und auch Verletzungen führen.

Was ich Ihnen damit sagen will, ist Folgendes: Auch wenn eine gewählte Frequenz zur Maximalkrafterhöhung optimal ist, so kann es sein, dass dies nur über einen gewissen Zeitraum der Fall ist. In meiner langen Zeit als Coach ist es mir nicht selten untergekommen, dass sich durch – sagen wir – dreimaliges Training der Kniebeuge in der Woche die Leistung innerhalb von wenigen Zyklen radikal gesteigert hat. Bei nur einem einzigen weiteren Zyklus der roten Phase kam es jedoch zu Überlastungserscheinungen in den passiven Geweben und dadurch zu einem massiven Maximalkraftabfall und einer notwendigen Trainingspause. War nun die Frequenz schuld? Oder die Übung? War es die Intensität, die nicht toleriert wurde, oder eventuell ein zu hoher Anstrengungsgrad? Die Antwort lautet: weder noch. Es war die Kombination aus den genannten Trainingsvariablen über die Trainingszeit. Wäre ein Rote-Phase-Zyklus weniger trainiert worden, hätte man von einem perfekten Programm gesprochen. Doch so ist die Ermüdung im passiven Gewebe über die Monate akkumuliert und dieses konnte nach einiger Zeit keine weitere Belastung mehr tolerieren.

Was sind nun Ihre Optionen für die Zukunft? Da es um die Erhöhung der Maximalkraft geht, sollten Sie an der Intensität und dem Anstrengungsgrad nichts ändern. Natürlich könnten Sie mit einer geringeren Frequenz oder weniger Volumen reagieren. Diese Variablen haben Ihnen aber eine enorme Leistungsmaximierung in kurzer Zeit beschert. Deswegen wäre es meistens etwas günstiger, entweder eine Verkürzung der tätigkeitsspezifischen Zyklen und häufigere Deloads einzuplanen oder eben eine Verkürzung der gesamten roten Phase in Betracht zu ziehen, um das passive Gewebe nicht an seine Toleranzgrenze oder darüber hinaus zu bringen. Halten Sie bitte trotzdem die Idee einer Frequenz- oder Volumenreduktion immer als Back-up in Ihrer Tool-Box.

Denken Sie ganzheitlich. Nicht nur die Muskulatur steht im Zentrum der Betrachtung, wenn es um die maximale Leistungsfähigkeit geht, sondern auch all die passiven Strukturen und natürlich das Nervensystem. Während eine gewisse Frequenz für eines dieser Systeme das individuelle Optimum darstellt, kann sie für ein anderes zu viel sein. Das äußert sich nicht sofort, sondern erst nach einiger Zeit. Vergessen Sie nicht, dass Sie in der roten Phase sind und es nun auch in Ordnung und wahrscheinlich sogar notwendig ist, an den Ressourcen zu zehren. Aber ein solcher Zustand kann nicht ewig bestehen und Sie dürfen sich nicht wundern, wenn der Körper zu revoltieren beginnt, wenn die rote Phase zu lange dauert. Ein Wechsel in die grüne Phase mit anderen Frequenzen ist hier unausweichlich, um lange gesund und somit kompetitiv zu bleiben.

Die Pausensetzung – ausgeruht oder hastig von Satz zu Satz?

Unter der Pausenzeit im Krafttraining wird die belastungsfreie Zeitspanne zwischen zwei trainingswirksamen Belastungen verstanden. Sie bietet zahlreiche Möglichkeiten zur Trainingssteuerung. Einerseits erlaubt sie, mehr Volumen in der gleichen Trainingszeit unterzubringen. Andererseits hat sie Einfluss auf den wahrgenommenen Anstrengungsgrad der gesamten Trainingseinheit und natürlich auf die Intensität, also das Gewicht, das verwendet werden kann. Wir sollten allerdings gleich zu Beginn festhalten, dass eine hohe wahrgenommene Anstrengung durch kurze Pausen für gewisse Zielsetzungen notwendig sein kann, allerdings alles andere als essenziell für Muskelaufbau oder Maximalkraftgewinn ist. Unterziehen wir diese Aussage einer wissenschaftlichen Überprüfung.

Die Pausensetzung bei individuell spezifischen Trainingsinhalten

Würde es Ihnen um Schmerzen im Training gehen, dann wäre die Antwort bezüglich der optimalen Pausenzeit eine sehr eindeutige: kurz. Denn dadurch steigern Sie die Übersäuerungswerte sowohl im Muskel als auch im Blut. Die Muskulatur brennt, der wahrgenommene Anstrengungsgrad geht durch die Decke und etwaige masochistische Bedürfnisse sind gedeckt. Doch Sie wissen es besser: Nicht das Gefühl während des Trainings ist der entscheidende Faktor für die Trainingswirksamkeit, sondern der tatsächlich objektiv messbare Wert – sei es eine gesteigerte Maximalkraft oder, wie in diesem Abschnitt, die Erhöhung der Muskelmasse.

Die optimale Pausenlänge, um maximal Muskelmasse aufzubauen

Allen Laktatjunkies da draußen muss ich leider sagen, dass ihnen die Wissenschaft hier kaum Spielraum gibt. Bei gegebener Satzanzahl schafft man bei längeren Pausen (zwei Minuten versus fünf Minuten versus acht Minuten) entweder mehr Wiederholungen pro Satz oder sie erlauben mehr Last.[352] Der Grund dürfte im wieder vermehrt hergestellten und für die Kontraktion notwendigen Energiepool liegen.[353] Die energiereichen Phosphate ATP (Adenosintriphosphat) und CP (Kreatinphosphat) können bei längeren Pausen zu einem höheren Grad resynthetisiert werden. Dadurch kann im nächsten Satz intensiver belastet werden. Das führt unweigerlich zu einer höheren Muskelspannung und somit wahrscheinlich zu einer größeren Auswirkung auf die Hypertrophie. Allerdings verlängert sich die Trainingszeit durch die lange Pausensetzung enorm.

Auch Longo et al. kamen in ihrer sehr interessanten Untersuchung zum Ergebnis, dass eine reduzierte Intensität oder ein reduziertes Volumen durch kürzere Pausen (eine Minute) zwischen den Sätzen eine geringere Muskelaufbauwirkung hat als längere Pausen (drei Minuten).[354] Wir sprechen hier von 50 Prozent weniger Muskelmasseaufbau über einen Zeitraum von zehn Wochen bei Anfängern. Die Zeitersparnis bei Pausen von einer Minute Länge im Gegensatz zu drei Minuten lag allerdings bei 6 bis 39 Prozent. Was also tun, wenn das Ziel maximaler Muskelaufbau ist, die Trainingszeit jedoch nicht ausreicht, um möglichst lange Pausen einzuhalten?

Es ist zwar nicht überall möglich, doch einige Übungen bieten sich dafür an, in sogenannten Supersätzen durchgeführt zu werden. Wie das funktioniert, möchte ich an einem konkreten Beispiel verdeutlichen. Angenommen, Sie haben Beinstrecker und Beinbeuger auf der Maschine in Ihrem Trainingsplan. Anstatt nun eine Übung mit all den vorgeschriebenen Sätzen und einer angenommenen Pausenzeit von drei Minuten zu vollenden, um danach zur nächsten Übung voranzuschreiten, könnten Sie sich dafür entscheiden, diese beiden Maschinen im Supersatz zu trainieren. Zuerst absolvieren Sie einen Satz Beinstrecker und wechseln gleich danach und ohne Pause auf die Beinbeugermaschine. Erst danach gönnen Sie sich die besagten drei Minuten Pause. Dadurch ersparen Sie sich bei vier Sätzen pro Übung nicht nur bis zu einem Drittel an Trainingszeit, sondern haben auch keine notwendige Lastreduktion durch kurze Pausen zu erwarten. Sie trainieren zwar eine Übung sofort nach der anderen, allerdings belasten Sie die genau konträren Muskelgruppen. Eine gleiche zu erwartende Trainingswirkung in einer geringeren Trainingszeit klingt fast zu gut, um wahr zu sein.

Der Haken an der Sache ist, dass sich Supersätze nicht für alle Übungen eignen. Voraussetzung für ihre sinnvolle Verwendung sind antagonistische Muskelgruppen, also immer ein Gegenspielerpaar, und Übungen, in denen die belastenden Körperregionen eher klein sind. Kniebeugen im Supersatz mit stehendem Schulterdrücken fallen aufgrund dieser Vorgabe also durch. Ich würde Ihnen eher dazu raten, Supersätze nur bei sogenannten Eingelenksübungen in Betracht zu ziehen. Die Literaturlandschaft, die sich für eine höhere Muskelaufbauwirkung durch längere Pausen starkmacht, ist erdrückend.[355, 356, 357] Die früher gern propagierte Tendenz zu kürzeren Pausen dürfte den wissenschaftlichen Erkenntnissen entspringen, dass diese zu einer höheren Wachstumshormonausschüttung führen. Die akuten und kurzen Hormonanstiege sind allerdings kein Indikator für eine höhere Hypertrophie durch das Training.[358, 359] Übrigens gibt es hier auch keine Unterschiede zwischen Mehrgelenks- und Eingelenksübungen. Beide profitieren von längeren Pausen.[360] Schließlich sollten Sie noch wissen, dass die notwendige Gesamtanzahl der Sätze pro Woche, um maximalen Muskelaufbau auszulösen, durch eine längere Pausensetzung sinken kann.[361, 362]

Wollen Sie maximale Hypertrophie? Dann ruhen Sie sich zwischen den Sätzen lange genug aus. Wie lange? Drei Minuten sind besser als zwei Minuten und fünf Minuten sind besser als drei Minuten. Solange der Aufwärmeffekt nicht verloren geht, sind Sie mit längeren Pausen auf der sicheren Seite. Einzig die Gesamttrainingszeit steigt dadurch. Erzeugt das bei Ihnen Stress, dann greifen Sie bei manchen Übungen auf Supersätze zurück. Ist das Training trotz allem zu lange, dann müssen Sie eben die Pausen so gestalten, dass das geplante Volumen in der verfügbaren Zeit schaffbar ist. Eine Reduktion der Satzanzahl sollte wirklich nur die letzte Option sein. Die Rolle der Pausen für den Muskelaufbau lautet daher knapp und bündig:

- Trainingsvariable: Pausensetzung
- Zielsetzung: Muskelaufbau
- Optimale Ausprägung bei Anfängern: vollständig
- Optimale Ausprägung bei Fortgeschrittenen: vollständig

Die optimale Pausenlänge, um Knochen und Sehnen zu verstärken und das Nervensystem adaptiv zu halten

Wie Sie bereits wissen, ist der Schlüssel zu effektiver Verstärkung von passivem Gewebe die Intensität. Diese kann nur dann hochgehalten werden, wenn genügend ATP und CP für die starke Kontraktion vorhanden sind und ein niedriger pH-Wert in der Muskelzelle – hervorgerufen durch starke Übersäuerung – vermieden wird. Beides gelingt durch lange Pausen. Wir sprechen hier von vier Minuten aufwärts. Stehen also Knochen, Sehnen und weitere passive Gewebe im Fokus des Trainings, halten Sie die Pausen lang und die Intensität hoch. Die Last sollte hier nicht einer kurzen Pausensetzung zum Opfer fallen.

Wenn es um komplexere, neuartige Übungen geht, um die Anpassungsfähigkeit des Nervensystems zu reizen, schlägt man trainingsplanungstechnisch in die gleiche Kerbe. Sofern es Ihre

Zeitplanung erlaubt, führen Sie auch hier jeden Satz vollständig erholt und mit hoher Konzentration aus. Lange Pausen sind also Trumpf – sofern die Grundlagen der Maximalkraft das Hauptaugenmerk im Trainingsplan sind. Deswegen gelten auch hier knappe Ansagen:

- Trainingsvariable: Pausensetzung
- Zielsetzung: Knochenverstärkung, Sehnenverstärkung, Adaptivhaltung des Nervensystems
- Optimale Ausprägung bei Anfängern: vollständig
- Optimale Ausprägung bei Fortgeschrittenen: vollständig

Die Pausensetzung bei tätigkeitsspezifischen Trainingsinhalten

An dieser Tatsache ändert sich auch nichts in der roten Phase beziehungsweise bei tätigkeitsspezifischen Inhalten. Bitte irren Sie sich nicht in der Annahme, dass kurze Pausen zu einer effektiveren Trainingsanpassung führen, nur weil Sie sich möglicherweise erschöpfter fühlen. Wenn Sie die direkte Steigerung der Maximalkraft anstreben, dann kommen Sie nicht um lange Pausenzeiten herum. Ich würde hier sogar meinen, dass es günstiger ist, bei eingeschränkter Trainingszeit zur Not die Satzanzahl zu reduzieren, um die Intensität durch längere Pausen auf einem reizauslösenden Niveau zu halten. Schoenfeld et al. konnten über acht Wochen einen 200 bis 300 Prozent höheren Maximalkraftgewinn erzielen, wenn die Pause bei drei Minuten anstatt bei einer Minute lag.[363] Auch De Salles et al. kamen zum Schluss, dass mehr Kraftzuwachs bei längeren Pausen (fünf Minuten) zu erwarten ist.[364] Diese Tendenz war umso stärker ausgeprägt, je mehr Wochen die Probanden trainiert hatten. Planen Sie für höchste Erfolge also längere Pausen in Ihr Maximalkrafttraining ein.

Was in diesem Zusammenhang sehr interessant ist, sind aktuelle Untersuchungen zu Pausen zwischen den Wiederholungen eines Satzes.[365, 366] Bei Pausen von bis zu zwölf Sekunden zwischen jeder Wiederholung von Schnellkraftübungen nahm die Geschwindigkeit der Bewegungsausführung bei gleicher verwendeter Last erst viel später im Satz ab.[367] Auch bei 45 Sekunden Pause nach jeweils zwei Wiederholungen in der Übung Umsetzen und neun durchgeführten Sätzen war die Leistungsreduktion viel geringer, als wenn man das traditionellere Muster »drei Sätze à sechs Wiederholungen« durchführte.[368] Hier handelt es sich zwar um Schnellkraftübungen, doch sollte ein ähnlicher Zugang auch im Maximalkrafttraining sowohl in der Wissenschaft untersucht als auch in der Praxis erprobt werden. Im berühmten Westside-Barbell-Klub unter der ehemaligen Leitung des kürzlich verstorbenen Louie Simmons wurde diese Vorgangsweise auch zur Steigerung der Maximalkraft seit Jahrzehnten sehr erfolgreich eingesetzt. Es ist also auch für uns eine Überlegung wert, ob wir in Übungen, in denen dies möglich ist, unseren traditionellen Zugang nicht eventuell gegenüber neuen Methoden öffnen sollten. Wenn Sie also Maximalkraft anstreben, könnte es sinnvoll sein, anstatt vier Sätze mit je vier Wiederholungen und fünf Minuten Pause zwischen den einzelnen Sätzen ein adaptiertes Protokoll zu wählen: jeweils nur eine Wiederholung mit der gleichen Last zu absolvieren und danach immer eine Minute zu pausieren. Das würde bei 16 Sätzen zum gleichen Volumen und der gleichen Trainingszeit führen. Allerdings wäre die Ausführung höchstwahrscheinlich bei jeder Wiederholung technisch besser und auch explosiver. Wahrscheinlich ist auch keine Reduktion der Last über die Sätze notwendig, was allerdings beim traditionellen Zugang zu erwarten wäre.

Leider funktioniert diese Herangehensweise nicht bei jeder Übung. Die Hantel beim Bankdrücken 16-mal aus dem Rack zu heben, führt unweigerlich zu einer ungewollten Mehrbelastung des Schultergelenks. Mit speziellen Vorrichtungen, zum Beispiel Monolift-Attachments, kann man dieses Problem lösen. Es handelt sich hier auf jeden Fall um ein sehr interessantes Feld, auf dem Sie experimentieren sollten, wenn die Zielsetzung die direkte Steigerung der Maximalkraft – und nicht Muskelaufbau – ist. Übrigens: Als Coach können Sie durch dieses Wiederholungs-Pausen-Set-up viel sinnvoller Feedback geben, da jede Wiederholung für sich betrachtet werden kann und technische Hinweise durch die höhere Satzanzahl öfters ins Training einfließen können.

Festzuhalten ist jedenfalls die Tatsache, den nächsten Satz erst nach einer vollständigen Herstellung der Fitness in Angriff zu nehmen. Sie haben dabei zwei Möglichkeiten: Sie können entweder längere Pausen einlegen oder sich für das beschriebene »Intra-Set-Rest«-Protokoll entscheiden. In beiden Fällen gewährleisten Sie ausreichend Zeit zur Erholung. Kurz zusammengefasst bedeutet das für die Pausensetzung zur direkten Maximalkraftoptimierung:

- Trainingsvariable: Pausensetzung
- Zielsetzung: direkte Erhöhung der Maximalkraft
- Optimale Ausprägung bei Anfängern: vollständig
- Optimale Ausprägung bei Fortgeschrittenen: vollständig

Die Übungsauswahl – das richtige Werkzeug wählen

Das Thema dieses Abschnitts könnte mehrere Bücher füllen. Ich hoffe, Sie verzeihen mir, wenn ich hier unmöglich in die Tiefe gehen kann, ohne vom eigentlichen Thema Trainingsplanung abzuschweifen oder eine eigene Enzyklopädie beginnen zu müssen. Es ist höchst individuell, welches die passenden Werkzeuge für den Trainingsplan sind. Die Auswahl der Übungen, wie Sie bereits seit dem ersten Teil des Buches wissen, orientiert sich stets an den folgenden Fragestellungen:

- Welche Zielsetzungen bestehen auf lange Sicht (im Makrozyklus)? Ist es maximaler Muskelaufbau oder die Erhöhung der Maximalkraft in bestimmten Übungen? Vielleicht aber doch die Leistungsverbesserung in Sportarten außerhalb der Kraftkammer?
- Wo liegen die Ziele hinsichtlich der unmittelbaren Zukunft (im Mesozyklus)? Welche Grundlagen der definierten sportlichen Leistungsfähigkeit sollen im aktuellen Zyklus akzentuiert trainiert werden?
- Was sind die aktuellen (muskulären) Schwächen in der definierten Bewegung, die es zu verbessern gilt?
- Wo befinden sich die (muskulären) Stärken?
- Gibt es Übungen, die aufgrund der Verletzungshistorie nicht ausgeführt werden können oder sollten? Und welche sollte oder muss man sogar unbedingt absolvieren?
- Welche Übungen machen einfach keinen Spaß und stellen die Trainierenden vor eine ständige (und unnötige) Überwindung?
- Welches Equipment steht zur Verfügung?

Diese und zahlreiche weitere Fragen beeinflussen die Übungsauswahl – nicht nur im mehrjährigen Trainingsplan, sondern vor allem in den jeweiligen Mesozyklen, die sich auf eine Grundlagenfähigkeit der sportlichen Leistung konzentrieren.

Die Übungsauswahl für individuell spezifische Trainingsinhalte

Im Gegensatz zu den anderen Trainingsvariablen möchte ich hier die individuell spezifischen Inhalte als Gesamtes betrachten. Obwohl die Kniebeuge zweifellos die spezifischste Übung zur Steigerung der Maximalkraft in ebender Kniebeuge ist, gibt es dennoch zahlreiche Situationen, in denen es sinnvoller sein kann, eine andere Übung zu wählen, um die Grundlagen für das Ziel »Maximalkraft in der Kniebeuge« zu verbessern. Denken Sie nur an das Beispiel in Kapitel 1 auf Seite 24, in dem die Beinpresse oder die Leg Extension gegenüber der Kniebeuge die intelligentere Wahl darstellte, um einen kraftmäßig nachhinkenden Quadrizeps auf Vordermann zu bringen. Bei allen individuell spezifischen Inhalten, die vor allem in der grünen Phase adressiert werden, geht es also darum, aktuelle oder zukünftige Schwachstellen in der Hauptbewegung zu detektieren und diese gezielt mit spezifischen Übungen zu adressieren. Betrachten Sie nicht nur den momentanen Zustand Ihrer Athletinnen und Athleten, sondern antizipieren Sie auch deren zukünftige Entwicklung. Handeln Sie, bevor es Handlungsbedarf gibt. Die individuelle Spezifik steht in dieser Phase im Vordergrund. Die Tätigkeitsspezifik wird zwar nicht vergessen. Auf ihr liegt aber nicht der alleinige Fokus.

Um das zu bewerkstelligen, brauchen Sie als Coach Know-how aus dem Bereich der Prävention, aber auch dem Bodybuilding. Damit sorgen Sie dafür, dass Ihre Schützlinge nicht nur ihrer Sportart entsprechend tätigkeitsspezifisch belastet werden, sondern dass sie auch – auf lange Sicht gesehen – ihre Schwächen optimal verringern, die Stärken ausbauen und die Wahrscheinlichkeit von Verletzungen minimieren. Es gibt wunderbare Quellen – elektronisch oder physisch –, die sich mit den verschiedensten Übungen für die Ziele Prävention und Muskelaufbau beschäftigen. Diese sollten Sie als Coach durchforsten und in der Trainingsplanung anwenden. Genauso wäre es sinnvoll, ein Experte oder Expertin in der Erkennung und Analyse von individuellen Schwächen und Stärken zu werden – ohne aufwendige Testverfahren. Es ist zwar Werbung in eigener Sache, aber hier kann ich Ihnen mein Buch *Kniebeuge, Bankdrücken, Kreuzheben. Mit funktioneller Bewegungsanalyse zur Peak-Performance* ans Herz legen. Zumindest wenn Sie sich mit den »Big 3« beschäftigen. Je mehr Übungen Sie kennen, je besser Sie in der Analyse von Übungsnotwendigkeiten sind und je mehr Equipment Sie zur Verfügung haben, desto zielorientierter und spezifischer werden Sie Athletinnen und Athleten helfen können, auf lange Sicht maximale Leistung zu erreichen.

Verwenden Sie für individuell spezifische Inhalte immer jene Übungen, die das aktuell definierte Ziel – Muskelaufbau, Verstärkung passiver Strukturen oder Adaptivhaltung des Nervensystems – am besten erreichen lassen. Diese müssen nicht unbedingt tätigkeitsspezifisch für die jeweilige Sportart sein. Solange Sie die für das übergeordnete Ziel wichtigsten und eben tätigkeitsspezifischen Übungen nicht vollständig außer Acht lassen, sollten Sie auch keine Angst vor Variation haben. Sie führt zu mehr Muskelaufbau, einem lernfähigeren Nervensystem und langfristig zu einer höheren Maximalkraft.[369] Das bedeutet nun nicht, dass Sie Variationen nur um der Variation willen einplanen sollen. Jede Übung muss wohlüberlegt ein spezifisches Ziel verfolgen. Sie orientiert sich an Ihrer Analyse über die aktuellen und vermutlich zukünftigen Schwächen und Stärken Ihrer Athletinnen und Athleten. Egal, ob diese dann mit der Langhantel, Kurzhanteln oder an Maschinen durchzuführen ist – all diese Widerstandsquellen stehend gleichwertig nebeneinander. Seien Sie sich aber darüber im Klaren, dass verschiedene Übungen und deren Ausführung auch unterschiedliche Wirkungen auf den Organismus haben und somit die weiteren Belastungsvariablen beeinflussen.

In den letzten Jahren hat sich in einer Reihe von Studien gezeigt, dass Training im Bereich einer langen Muskelausgangslänge (also ein Gelenkswinkel, in dem sich der trainierte Muskel in einer gedehnten Position befindet) zu einer größeren Hypertrophieantwort führt.[370, 371, 372, 373, 374, 375, 376, 377] Ein Beispiel dafür ist das Trizepsstrecken über Kopf statt Trizepsstrecken am Kabelzug. Oder das Training an der Beinbeugermaschine im Sitzen statt in der liegenden Variante. Übungen, in denen eine hohe muskuläre Beanspruchung auch in einer langen Muskelausgangslänge wirkt, sind somit sehr wirksam für den Muskelaufbau und sollten in einem Programm unbedingt berücksichtigt werden. Sie benötigen allerdings auch eine längere Erholungszeit und erlauben dadurch eventuell weniger Volumen.[378, 379] Sich also ausschließlich aus dieser Kategorie zu bedienen und alle anderen Übungen außen vor zu lassen, muss aus einer holistischen und langfristigen Sicht auf die Trainingsplanung hinterfragt werden. Wählen Sie also weise! Dazu hier noch einmal die wichtigsten Eckdaten auf einen Blick:

- **Trainingsvariable:** Übungsauswahl
- **Zielsetzung:** Muskelaufbau, Knochenverstärkung, Sehnenverstärkung, Adaptivhaltung des Nervensystems

- **Optimale Ausprägung bei Anfängern:** individuell spezifisch (tätigkeitsspezifische Übungen eher nur im Bereich der Minimum Effective Dose)
- **Optimale Ausprägung bei Fortgeschrittenen:** individuell spezifisch (tätigkeitsspezifische Übungen eher nur im Bereich der Minimum Effective Dose)

Übungsreihenfolge von individuell spezifischen Übungen

Für mich ist die Übungsreihenfolge ein Teil der Übungsauswahl. Geht es um Hypertrophie, so ist es irrelevant, welche Übung Sie zuerst in einen Trainingsplan programmieren. Es macht wissenschaftlich gesehen keinen Unterschied, ob zuerst Mehrgelenks- oder Eingelenksübungen trainiert werden.[380, 381, 382, 383] Sollten Sie eine Muskelgruppe priorisieren, da diese in der muskulären Ausprägung nachhinkt, könnte es sinnvoll sein, sie an den Anfang des Plans zu stellen. Wenn Sie zusätzlich zu den individuell spezifischen Übungen in der grünen Phase auch tätigkeitsspezifische Übungen an einem Trainingstag einplanen, dann sollten diese – außer bei begründeten Ausnahmen – zu Beginn des Trainings stehen. Das hilft Ihnen dabei, diese mit maximaler Konzentration und vollkommen ausgeruht zu absolvieren.

Die Übungsauswahl für tätigkeitsspezifische Trainingsinhalte

Wenn Sie bisher sehr aufmerksam gelesen haben, wird die optimale Übungsauswahl für Tätigkeitsspezifik keine Überraschung darstellen. Sie wollen in einer bestimmten Sportart gut werden? Die Erhöhung der Maximalkraft in einer bestimmten Bewegung ist Ihr oberstes Ziel in der Trainingsplanung? Dann benötigen Sie in der roten Phase jene Übungen, die dynamisch und physiologisch mit der Wettkampfübung oder der Zieltätigkeit stark korrespondieren. Der Abschnitt »Die Voraussetzungen einer Sportarten- beziehungsweise Bewegungsanalyse« in Kapitel 1 deckt genau jene Punkte ab, die Sie wissen müssen, um die tätigkeitsspezifischste Übung für ein bestimmtes Ziel zu finden. Wenn wir unsere Lieblingsübung Kniebeuge wieder als Beispiel heranziehen wollen und es um die Steigerung der Maximalkraft in ebendieser geht, dann sollte die perfekte und tätigkeitsspezifischste Übung schnell gefunden sein. Sie haben es erraten: Es ist die Kniebeuge. Damit diese auch physiologisch beziehungsweise energetisch für die Erhöhung der Maximalkraft optimal trainiert wird, ist eine hohe bis höchste Intensität nahe den 100 % F_{max} vonnöten. Mit dieser Last sind nur wenige – wenn nicht sogar nur eine – Wiederholungen möglich und sinnvoll. Genau das brauchen Sie jetzt.

Aber seien Sie auf der Hut: Schwere Lasten führen oftmals zu Veränderungen in der technischen Ausführung der Übung. Inwiefern sind Sie bereit, das als Coach zuzulassen? Dazu müssen wir eine Frage klären: Weshalb ändern Athletinnen und Athleten Ihre Technik oftmals, wenn sie sehr nahe an ihrem möglichen Maximum arbeiten? Im Fachjargon spricht man davon, dass sie kompensieren. Bezogen auf die Kniebeuge kann eine Kompensation bedeuten, dass manche Trainierenden die Knie während der Ausführung umso mehr aneinander annähern – also eine optische X-Bein-Haltung einnehmen –, je höher das Gewicht wird. Andere neigen den Oberkörper weiter nach vorn, sind also vermehrt in einer Oberkörpervorlage, oder werden im Rücken rund. Wenn morphologische Gründe wie individuelle Gelenksformen, eingelerntes Verhalten oder zu wenig Erholung als Ursachen ausgeschlossen werden können, deutet alles darauf hin, dass die Trainierenden bei hoher Intensität ihre Stärken vermehrt einsetzen und ihre Schwächen »aus der Bewegung« nehmen wollen. Bei der Kniebeuge könnte zum Beispiel ein übermäßiges starkes Nach-vorne-Lehnen bedeuten, dass die Kniestreckermuskulatur am Limit ist und der Körper die Belastung auf die Hüftstrecker verschiebt – eine Kniestreckerschwäche wird also kompensiert.

Auf lange Sicht hilft Ihnen diese Beobachtung als Coach, kraftmäßig nachhinkende Systeme zu erkennen und diese im Trainingsplan vermehrt zu adressieren. In der roten Phase – also da, wo Sie sich gerade befinden – ist hierfür keine Zeit mehr. Vor allem, wenn es um Wettkämpfe geht, sollten Sie somit kleine technische Abweichungen tolerieren. Diese erlauben Ihren Schützlingen den besseren Einsatz ihrer aktuellen Stärken. Und genau das wollen Sie bei Wettkämpfen. Auf lange Sicht ist diese Strategie wegen der mangelhaften Reduktion der Schwächen nicht vorteilhaft. Kurzzeitig ist sie allerdings genau das Richtige, um bei einem Wettkampf zu bestehen. Wie lange und in welcher Ausprägung Sie diese Kompensationsstrategien erlauben, obliegt Ihrer Beurteilung als Coach und vor allem der Einschätzung, ob die Trainierenden damit ihre Gesundheit gefährden.

Bei gewünschter Tätigkeitsspezifik ist die Übungsauswahl also eindeutig: Planen Sie genau jene Übungen vermehrt ein, die dem Wettkampf oder der gewünschten Tätigkeit am ähnlichsten sind. Das Training von individuell spezifischen Übungen rückt in der roten Phase in den Hintergrund. Nun wollen Sie objektive, sportartenbezogene Tätigkeitsspezifik. Die individuelle Spezifik muss sich zurückziehen. Kurz gesagt bedeutet das bezüglich der Übungsauswahl Folgendes:

- Trainingsvariable: Übungsauswahl
- Zielsetzung: direkte Erhöhung der Maximalkraft
- Optimale Ausprägung bei Anfängern: tätigkeitsspezifisch (individuelle Spezifik eher im Bereich der Minimum Effective Dose)
- Optimale Ausprägung bei Fortgeschrittenen: tätigkeitsspezifisch (individuelle Spezifik eher im Bereich der Minimum Effective Dose)

Übungsreihenfolge von tätigkeitsspezifischen Übungen

Wie verhält es sich in dieser maximalkraftorientierten Phase mit der Übungsreihenfolge? Nun sollten jene Übungen zuerst absolviert werden, die Sie als am wichtigsten erachten.[384, 385, 386] Wenn also die Erhöhung der Maximalkraft in Kniebeuge, Bankdrücken und Kreuzheben im Fokus ist, dann sind es genau diese Übungen, die ganz oben beziehungsweise vorn auf dem Plan stehen müssen. Sollten mehrere gleichwertig wichtige Übungen an einem Trainingstag auf dem Plan stehen, können Sie sich überlegen, ob Sie die Reihenfolge nicht in regelmäßigen Abständen ändern wollen, um nicht ständig eine Übung zu bevorzugen. Zusätzlich müssen Sie den Ablauf im Wettkampf im Auge behalten, um diesen auch im Training zu simulieren. Was bleibt, ist die Erkenntnis, dass bei der Zielsetzung Maximalkraft die Übungsreihenfolge im Gegensatz zum Hypertrophiefokus wichtig ist.

Die Kadenz – superslow oder explosiv?

Die Kadenz gibt die Dauer einer Übung an. Jede Übung im Krafttraining besitzt vier Bewegungsphasen:

- Die exzentrische (negative oder nachgebende) Phase: In ihr wird dem Widerstand kontrolliert nachgegeben und die äußere Last gesenkt.
- Der exzentrisch-konzentrische Umkehrpunkt: Hier handelt es sich um die isometrische (haltende) Phase zwischen der Exzentrik und der Konzentrik.

- Die konzentrische Phase (positive oder überwindende) Phase: Hier wird der Widerstand überwunden und die äußere Last gehoben.
- Der konzentrisch-exzentrische Umkehrpunkt: Hier handelt es sich um die isometrische (haltende) Phase zwischen der Konzentrik und der Exzentrik.

Diese vier Bewegungsphasen werden mit vier Zahlen angegeben, um die Dauer exakt festzulegen. Charles Poliquin, ein ehemaliger kanadischer Krafttrainingsexperte, war laut seinen eigenen Aussagen der Erste, der diese von ihm »4-digit-cadence« genannte Kadenz beschrieben hat.

Nehmen wir als Beispiel eine mögliche Kadenz von 3-1-X-1 bei der Kniebeuge. Übersetzt bedeutet dieser Code, dass sich der oder die Trainierende drei Sekunden Zeit nehmen sollte, um in der Kniebeuge nach unten zu gehen. Dort wird eine Sekunde lang verweilt, bevor man sich explosiv (dafür steht das X) wieder nach oben drückt. Am oberen Umkehrpunkt wird wieder eine Sekunde pausiert, bevor die nächste Wiederholung mit der gleichen Kadenz beginnt.

Die Frage ist nun: Gibt es eine optimale Kadenz und wie sieht diese für die verschiedenen Zyklen eines Trainingsplans aus? Sehen wir uns an, was die Wissenschaft für uns bereithält.

Die Kadenz bei individuell spezifischen Übungen

Wie im letzten Abschnitt über die Übungsauswahl fasse ich auch hier den Einfluss der Kadenz auf alle individuell spezifischen Zielsetzungen – wie Muskelaufbau, Gewebsverstärkung und nervale Anpassung – zusammen. Haben Sie sich schon einmal die Frage gestellt, ob ein sogenanntes Super-Slow-Training – also eine absichtliche, extrem langsame Bewegungsausführung einer Übung – zu mehr Hypertrophie führt als eine zügigere Kadenz? Einige Fitnessstudioketten, aber auch ehemalige Bodybuilder und Influencer sind vehemente Vertreter dieser Art des Trainings.

Lassen Sie sich nicht in die Irre führen. Oftmals sind Geschäftsinteressen oder Unique Selling Points und weniger wissenschaftliche Erkenntnisse die treibenden Kräfte hinter einem »Super-Slow-Training« beziehungsweise einem, das sich rein auf die sogenannte *Time Under Tension* konzentriert. Was diesen Menschen in die Karten spielt, ist wiederum das Narrativ »No Pain, No Gain«. Denn ist über einen Satz hinweg gesehen die Muskelspannung über einem gewissen Niveau und ohne Zeiträume, in denen die Kontraktion kurz nachlassen kann, dann steigen die Übersäuerungswerte im Muskel. Das nehmen wir als Schmerz wahr. Und mit Schmerz verbinden wir Wirksamkeit. Lassen Sie die Korrelation »Schmerzempfindung : Trainingserfolg« für immer hinter sich. Sie existiert nicht. Natürlich, manchmal und für gewisse Zielsetzungen ist eine maximale Ausbelastung notwendig und diese geht mit einem kurzzeitigen muskulären Unwohlsein einher. Das ist aber keine essenzielle Bedingung für (fast) alle Zielsetzungen des Krafttrainings. Die Wirkung auf den Muskelaufbau ist die gleiche, ob nun eine Wiederholung in Summe eine halbe oder acht Sekunden lang dauert.[387, 388, 389] Wird sie absichtlich auf zehn Sekunden oder länger ausgedehnt, ist sogar mit einer geringeren Hypertrophiewirkung zu rechnen.[390] Super-Slow-Training ist also ineffizienter als ein Training mit schnell ausgeführten Wiederholungen.

Bezüglich einer optimalen Kadenz gibt es neben einer Wiederholungsdauer von unter zehn Sekunden nur eine allgemeine wissenschaftliche Vorgabe: Die exzentrische Phase sollte so kontrolliert erfolgen, dass die darauffolgende konzentrische Phase so explosiv wie möglich gestaltet werden kann. Das bedeutet nicht, dass man die Explosivität auch von außen erkennen kann. Es ist nicht möglich, schwere Lasten schnell zu bewegen. Wichtig ist die Intention dahinter. Es geht um das Ansinnen der Trainierenden, die konzentrische Phase so schnell wie möglich zu überwinden. Der Weg zu mehr Muskelmasse lautet also: kontrollierte Exzentrik und explosiv intendierte Konzentrik.

Wo wären wir, wenn es nicht zumindest eine Ausnahme geben würde? Wie Sie wissen, kann man auf einen großen Intensitätsspielraum setzen, wenn Muskelaufbau das Ziel ist. Wählt man für gewisse Übungen eine etwas geringere Last und sind dadurch mehr Wiederholungen möglich, sollte man die eben erwähnte explosiv intendierte Konzentrik etwas vorsichtiger betrachten. Nehmen wir ein Beispiel zu Hilfe, um besser zu verstehen, was ich damit meine. Sie schreiben Ihrer Athletin Martina »Fliegende mit der Kurzhantel« in der grünen Phase auf den Plan – zusätzlich zu zahlreichen anderen Übungen. Ihr Ziel ist eine verstärkte Hypertrophie in diesem Bereich, damit die Grundlage für eine spätere höhere Maximalkraft beim Bankdrücken geschaffen wird. Sie wählen zwölf Wiederholungen bei einem Belastungsempfinden @9 aus und planen drei Sätze ein. Die Last, die Ihr Schützling hierbei verwenden kann, ist so ausgelegt, dass die angegebene Wiederholungsanzahl @9 bewältigt werden kann. Sie ist also relativ leicht. Stellen Sie sich nun vor, Martina würde in den ersten Wiederholungen die konzentrische Phase so explosiv wie möglich gestalten. Abgesehen von den ersten Bewegungsgraden würde die Hantel richtiggehend »fliegen« und sich ohne weiteres Zutun der Athletin nach oben bewegen. Die mechanische Spannung in der Muskulatur wäre also nur in den ersten Bewegungsgraden gegeben. Im Großteil der Range of Motion würde kein Widerstand wirken, da der anfänglich hohe Kraftstoß ausreicht, um die Hantel zum Endpunkt zu bewegen. Das führt zu einer geringeren Hypertrophiewirkung, da die mechanische Spannung nur sehr kurz zu Beginn einer jeden Wiederholung auftritt.

Wir können also festhalten, dass es grundsätzlich richtig ist, nach einer kontrollierten Exzentrik eine explosiv intendierte Konzentrik folgen zu lassen. Ist die konzentrische Bewegungsgeschwindigkeit aber tatsächlich sehr hoch, sollte man die Last absichtlich langsamer bewegen. Bei leichten Lasten und dadurch einer höheren Wiederholungszahl – circa ab zehn bis zwölf Wiederholungen aufwärts – ist es für den Zuwachs an Muskelmasse sinnvoller, die Konzentrik bei den ersten, noch unermüdeten Wiederholungen kontrollierter zu durchlaufen. Ein weiterer Grund für absichtlich langsame Wiederholungen wäre einerseits das Bewegungslernen von ungewohnten Bewegungen. Solange man einen Bewegungsablauf nicht beherrscht, darf man ihn nicht schnell ausführen. Dabei hilft es auch, die Umkehrpunkte etwas länger zu gestalten. Genauso ist es auch nach Verletzungen sinnvoller, die Bewegungsgeschwindigkeit einzuschränken, um wieder das gewünschte »Bewegungs- oder Muskelfeeling« zu erhalten.

Kurz zusammengefasst bedeutet das also:

- Trainingsvariable: Kadenz
- Zielsetzung: Muskelaufbau, Knochenverstärkung, Sehnenverstärkung, Adaptivhaltung des Nervensystems
- Optimale Ausprägung bei Anfängern: exzentrisch kontrolliert, konzentrisch kontrolliert bis explosiv (je nach Trainingslevel)
- Optimale Ausprägung bei Fortgeschrittenen: exzentrisch kontrolliert, konzentrisch explosiv; bei leichten Lasten (über 10RM): exzentrisch kontrolliert, konzentrisch kontrolliert

Die Kadenz bei tätigkeitsspezifischen Übungen

Vielleicht ist dies der kürzeste Abschnitt im Buch. Es gibt nämlich nur eine wissenschaftlich unterstützte und praktisch sinnvolle Antwort: Die Kadenz von tätigkeitsspezifischen Übungen, die vorrangig, aber nicht ausschließlich in der roten Phase trainiert werden, muss die Geschwindigkeit der Zieltätigkeit beziehungsweise des Wettkampfs widerspiegeln. Und diese ist meist so schnell wie möglich und selten absichtlich langsam. Geht es um die direkte Steigerung der Maximalkraft, sollte die Exzentrik nur so schnell erfolgen, dass sie eine explosive Konzentrik optimal vorbereitet.[391, 392, 393, 394] Warum viele Worte verlieren, wenn es auch mit wenigen geht? Wollen Sie maximal stark in einer Bewegung werden, dann seien Sie so explosiv wie möglich – auch wenn die Bewegung von außen betrachtet durch die hohe Last langsam erscheinen mag. Es geht um die innere Intention – und diese sollte maximal schnell sein. Allerdings muss die Technik sitzen. Das ist die Voraussetzung für ein hohes Tempo. Zur Kadenz bei tätigkeitsspezifischen Übungen können Sie sich merken:

- Trainingsvariable: Kadenz
- Zielsetzung: direkte Erhöhung der Maximalkraft
- Optimale Ausprägung bei Anfängern: exzentrisch kontrolliert, konzentrisch kontrolliert bis explosiv (je nach Trainingslevel)
- Optimale Ausprägung bei Fortgeschrittenen: exzentrisch kontrolliert, konzentrisch explosiv

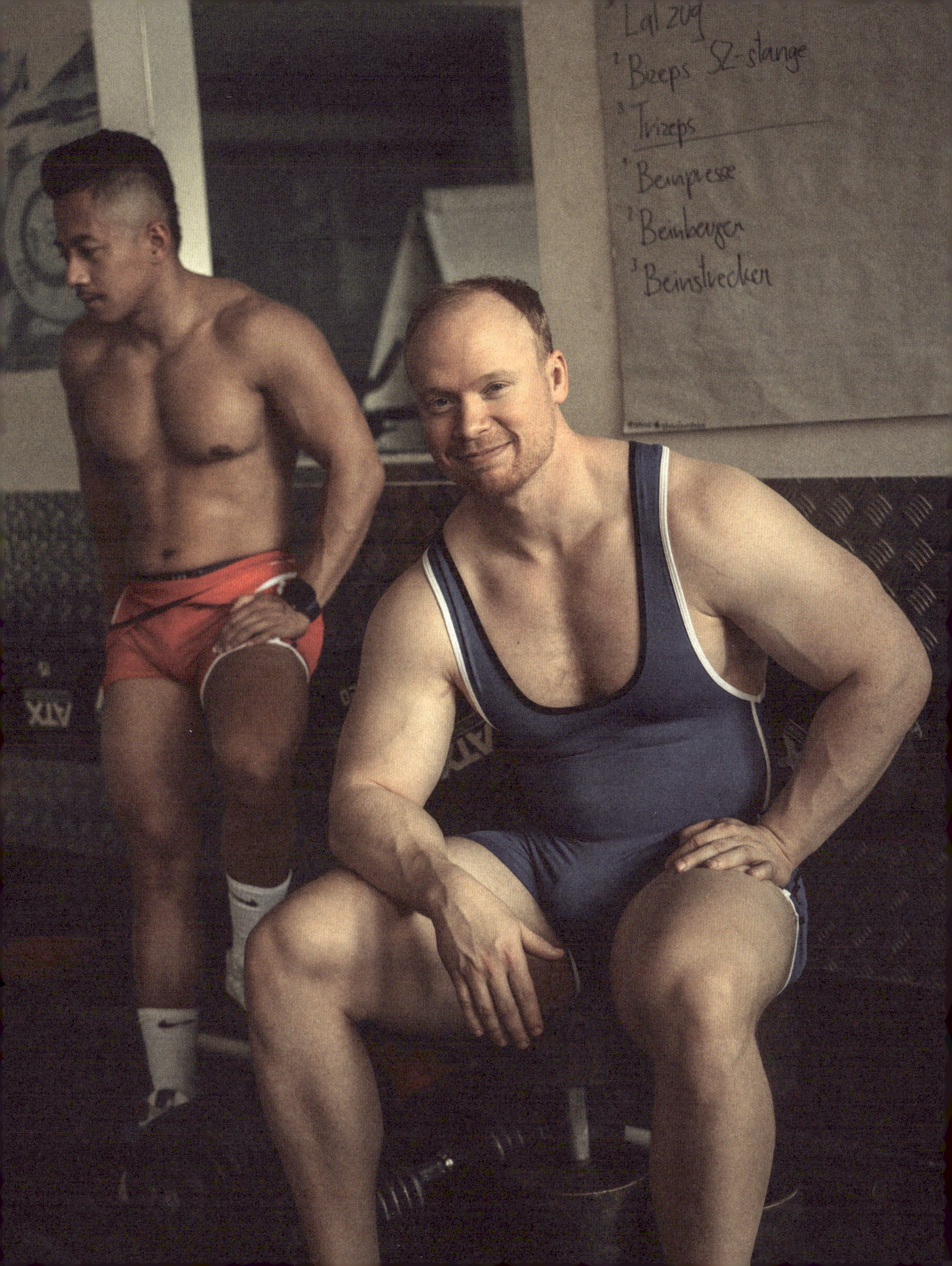
Lat zug
Bizeps SZ-stange
Trizeps
Beinpresse
Beinbeuger
Beinstrecker

3 DIE TRAININGSPLAN-ERSTELLUNG ODER DIE KUNST DES PLANENS

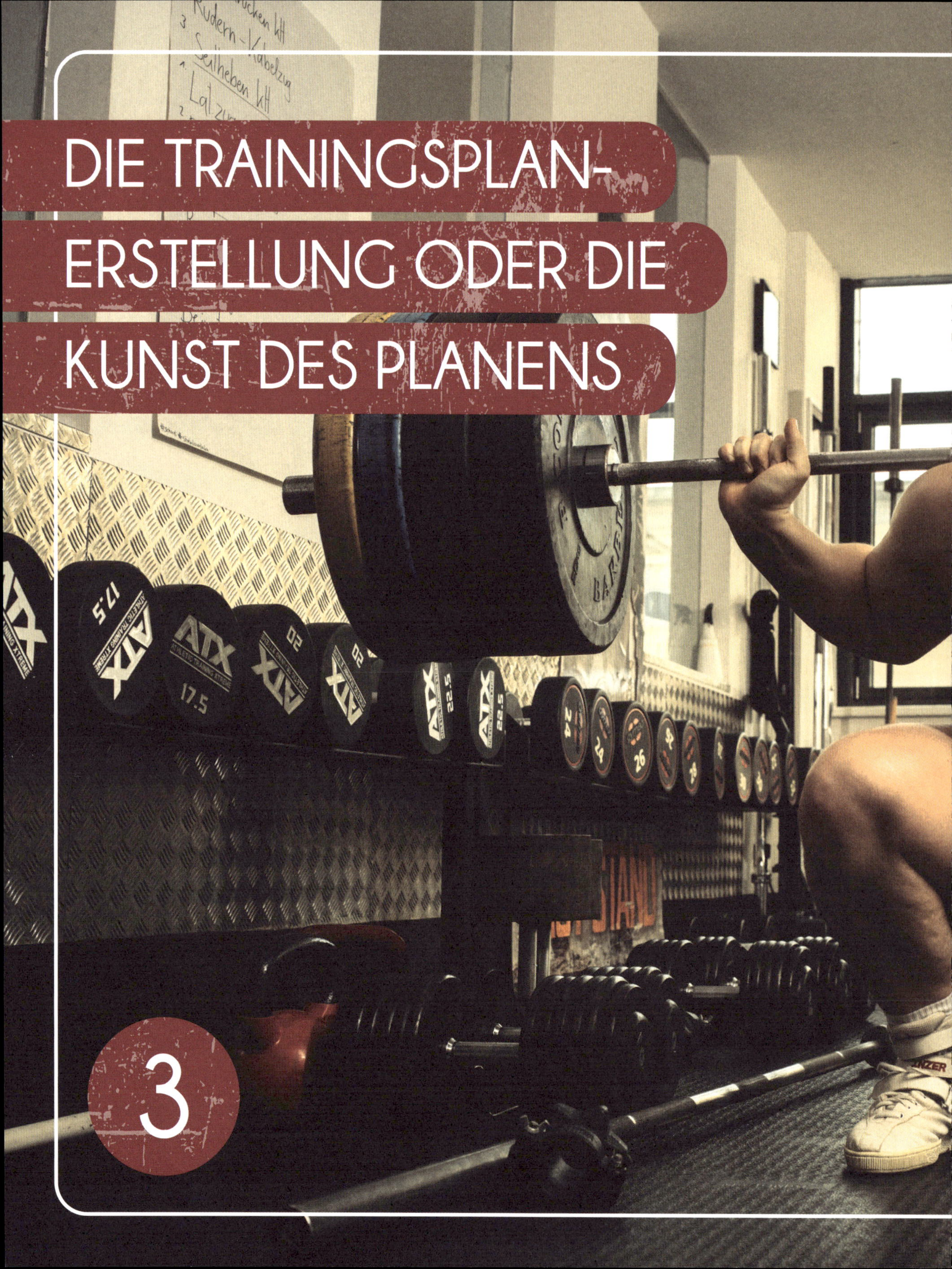

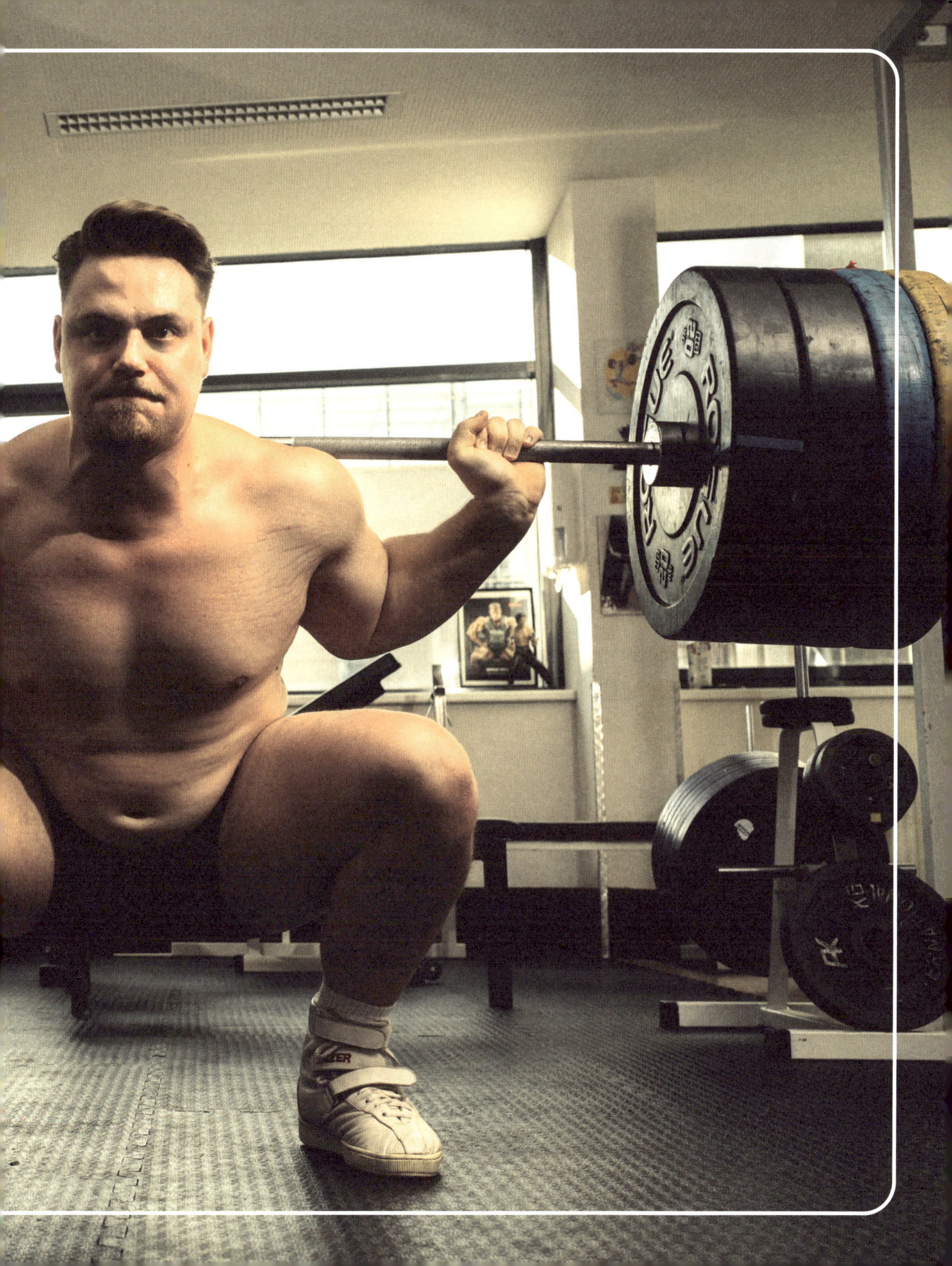
ROGUE

Die Komponenten eines Trainingsplans

Ich bin überzeugt davon, dass Erfolg – ob nun gemessen an einer sportlichen Leistung oder an irgendeiner anderen Kenngröße – nur dann Wert besitzt, wenn er nachvollziehbar erreicht wurde und zu einer nachhaltigen persönlichen, aber auch ganzheitlichen, holistischen Verbesserung eines Systems geführt hat. Wir haben in Kapitel 1 ab Seite 35 über die globalen Einflussgrößen der Maximalkraft und die Wichtigkeit ihrer dauerhaften Entwicklung gesprochen. Seit dem zweiten Kapitel wissen Sie darüber Bescheid, wie wir all diese Grundlagen auf ein neues Niveau heben können. Vereinen wir nun das Wissen über die Ressourcentheorie, ihre Periodisierungsmodelle und die wissenschaftlich optimale Ausprägung der Belastungsvariablen. Machen wir uns nun daran, Pläne zu entwerfen, die nicht nur höchst erfolgreich sind, sondern auch das Potenzial haben, zu inspirieren. Unser Ziel war und ist die Entwicklung der Maximalkraft. Willkommen im letzten Abschnitt Ihrer Reise – der Kunst des Planens.

Lassen Sie uns nun Schritt für Schritt die Erstellung eines Trainingsplans für die optimale Entwicklung der Maximalkraftfähigkeit durchgehen. Der Einfachheit halber stehen die drei Übungen Kniebeugen, Bankdrücken und Kreuzheben im Vordergrund. Sie können diese allerdings mit jeder von Ihnen gewünschten Übung austauschen. Wir werden mit dem Makrozyklus beginnen – also mit einer Art grober Übersicht der kommenden Monate bis hin zu einem Jahr. Hier sehen wir uns an, wie wir diesen je nach individuellen Zielsetzungen, persönlichen Voraussetzungen und ständig einfließendem Feedback anpassen können. Als nächsten Schritt nehmen wir uns der Planung des Mesozyklus an. Uns erwartet eine bereits viel feinere Strukturierung einzelner Zyklen mit diversen Hauptzielsetzungen, um der Ausrichtung des Makrozyklus Rechnung zu tragen. Zu guter Letzt müssen wir unsere Vorgaben übersichtlich, eindeutig und sinnvoll an die Trainierenden bringen. Das schaffen wir über den Mikrozyklus. Krempeln wir uns die Ärmel hoch und machen uns ans Planen.

Zum besseren Verständnis begleitet uns ab nun ein Planungsbeispiel der bereits erfahrenen Athletin Stephanie mit ihrem Ziel, in knappen acht Monaten an ihrem ersten Wettkampf teilzunehmen, um ihre Maximalkraft in Kniebeugen, Bankdrücken und Kreuzheben unter Beweis zu stellen. Natürlich betrachten wir auch individuelle Adaptationen der Pläne, was uns manchmal vom Beispiel abweichen lässt. Stephanies gesamten Plan finden Sie als Excel-Tabelle unter folgendem QR-Code:

https://www.m-vg.de/link/periodisierung-trainingsplan/

Um die Erläuterungen im letzten Kapitel optimal zu nutzen, sollten Sie den Plan öffnen und die einzelnen Schritte zusätzlich zu den im Buch visualisierten Grafiken mitverfolgen. So haben Sie ein anschauliches Beispiel zusätzlich zum geschriebenen Wort, was das Verständnis erheblich verbessert.

Bevor nun die Trainingsplanung im alleinigen Mittelpunkt steht, brauchen Sie Anamnesedaten von Ihrer Athletin. Persönliche Gespräche, die Analyse und Diskussion vergangener Pläne und das Ausfüllen eines Fragebogens sollten unbedingte Voraussetzungen für eine hochwertige Planerstellung sein. Im ausgefüllten Anamnesebogen von Stephanie auf Seite 210 für Ihr Coaching sehen Sie wichtige Fakten, die Ihre Planung erleichtern und Ihnen erlauben, gleich zu Beginn auf einem höheren Niveau einsteigen zu können. Ein sorgfältig ausgefüllter Anamnesebogen ist die Grundlage für eine zielorientierte, individuelle und nachhaltige Trainingsplanung.

Anamnesebogen – Voraussetzung für die Trainingsplanerstellung		
1	Name	Stephanie C.
2	Geburtsdatum	1. Januar 1997
3	Geschlecht	weiblich
4	Körpergröße	1,55 m
5	Aktuelles Gewicht	55 kg
6	Gewichtsklasse	bis 57 kg
7	Trainingsjahre im Krafttraining	3
8	Trainingsjahre im Kraftdreikampf	0
9	Anzahl der Wettkampfjahre	0
10	Bevorzugte Kreuzhebetechnik (konventionell/Sumo)	konventionell
11	Aktuelle persönliche Bestleistung bei der Kniebeuge (mit/ohne »perfekte« Form)	100/105
12	Aktuelle persönliche Bestleistung beim Bankdrücken (mit/ohne »perfekte« Form)	70/70
13	Aktuelle persönliche Bestleistung beim Kreuzheben (mit/ohne »perfekte« Form)	125/135
14	Persönlicher All-Time-Rekord bei der Kniebeuge	105
15	Persönlicher All-Time-Rekord beim Bankdrücken	70
16	Persönlicher All-Time-Rekord beim Kreuzheben	135
17	Nächster geplanter Wettkampf	1. September 2024
18	Mögliche Trainingshäufigkeit pro Woche	4
19	Mögliche Trainingsdauer pro Training	120 min
20	Übungen, die du gern magst	Kniebeugen, Kreuzhebe-Übungen und Übungen an Maschinen
21	Übungen, die du nicht magst	Sumo-Kreuzheben, Ausfallschritte

22	Probleme/Schmerzen/Verletzungen	Außenbandeinriss am linken Knie (vier Jahre her)	
23	Ziele	Teilnahme an einem Kraftdreikampf-Wettkampf, 400 kg Totalleistung	
24	Sonstiges, das ich wissen sollte (z. B. Medikamente)	Nein	
25	**Verfügbares Equipment**	**Ja**	**Nein**
	Powerrack	X	
	Safety Squat Bar		X
	Box für Boxkniebeugen	X	
	Buffalo Bar		X
	Hip Thruster/Glute Drive	X	
	Belt Squat	X	
	Beinpresse 45° mit Lehne	X	
	Beinstrecker/Beinbeuger	X	
	Adduktor/Abduktor	X	
	Kabelzüge (Lat, Ruderzug, Cross-Over etc.)	X	

Die Komponenten des Makrozyklus

Wie Sie im Plan auf den Seiten 212 bis 215 sehen können, finden wir wichtige planungstechnische Komponenten in einem Makrozyklus. Natürlich differiert die Anzahl von Coach zu Coach. Für einige sind manche Informationen essenziell, die im Makrozyklus zu finden sind, für andere erscheinen sie entbehrlich oder sollten erst in einem Mesozyklus besprochen werden. Ganz egal, welche Informationen Sie gern in dieser Grobplanung hätten, Sie müssen damit arbeiten können. Entscheiden Sie selbst, was Sie aus dem Angebot der möglichen Komponenten nutzen wollen, was Sie für unnötig erachten oder welche Informationen Sie gern zusätzlich angeführt haben wollen, obwohl ich sie Ihnen gar nicht unterbreitet habe.

MAKROZYKLUS SOLL														
Monat	Januar					Februar					März			
Woche	1	2	3	4		5		6	7	8	9		10	
Wettkampf														
Besondere Ereignisse (Urlaub, Trainingslager etc.)														
Phase	Grüne Phase 1				Notes	Blaue Phase 1	Notes	Grüne Phase 2				Notes	Blaue Phase 2	Notes
% tätigkeitsspezifische Inhalte	20 %	20 %	20 %	20 %		20 %		20 %	20 %	20 %	20 %		20 %	
% individuell spezifische Inhalte	80 %	80 %	80 %	80 %		80 %		80 %	80 %	80 %	80 %		80 %	
∅ Intensität, tätigkeits-spezifische Inhalte (% F_{max})	83 %							84 %						
∅ Intensität, individuell spezifische Inhalte (WH/RPE)	7–20@8–9							7–20@8–9						
∅ Volumen, tätigkeitsspezifische Inhalte (Satzanzahl/Übung)	4							4						
∅ Volumen, individuell spezifische Inhalte (Satzanzahl/MG)	10–15							10–15						
∅ Anstrengungsgrad, tätigkeitsspezifische Inhalte (RPE)	7–8					7		7–8					7	
∅ Anstrengungsgrad, individuell spezifische Inhalte (RPE)	8–9					7		8–9					7	
Frequenz, tätigkeits-spezifische Inhalte (x/Woche)	1					2		1					2	
Frequenz, individuell spezifische Inhalte (x/Woche)	2					2		2					2	

Stephanies Makrozyklus mit all seinen Komponenten umfasst grobe Angaben zu den Trainingsvariablen.

März			April					Mai					
11	12	13	14		15		16	17	18	19		20	
					Urlaub								
Grüne Phase 3				Notes	Blaue Phase 3	Notes	Grüne Phase 4				Notes	Blaue Phase 4	Notes
30 %	30 %	30 %	30 %				40 %	40 %	40 %	40 %		30 %	
70 %	70 %	70 %	70 %				60 %	60 %	60 %	60 %		70 %	
85 %							86 %						
7–20@8–9							7–20@8–9						
4–5							KB: 7; BD: 7; KH: 4						
9–11							9–11						
7–8							7–8					7	
8–9							8–9					7	
1							2					2	
2							2					2	

MAKROZYKLUS SOLL										
Monat	Mai	Juni							Juli	
Woche	21	22	23		24		25	26	27	
Wettkampf										
Besondere Ereignisse (Urlaub, Trainingslager etc.)										
Phase	Rote Phase 1			Notes	Blaue Phase 5	Notes	Rote Phase 2			Notes
% tätigkeitsspezifische Inhalte	70 %	70 %	70 %		50 %		80 %	80 %	80 %	
% individuell spezifische Inhalte	30 %	30 %	30 %		50 %		20 %	20 %	20 %	
Ø Intensität, tätigkeitsspezifische Inhalte (% F_{max})	88 %						89 %			
Ø Intensität, individuell spezifische Inhalte (WH/RPE)	7–11@8–9						7–11@8–9			
Ø Volumen, tätigkeitsspezifische Inhalte (Satzanzahl/Übung)	KB: 10; BD: 11; KH: 7			Volumen der individuell spezifischen Inhalte nur aufgeteilt auf Zugübungen, Rumpf und Brust			KB: 10; BD: 13; KH: 7			Volumen der individuell spezifischen Inhalte nur aufgeteilt auf Zugübungen, Rumpf und Brust
Ø Volumen, individuell spezifische Inhalte (Satzanzahl/MG)	4–6						3–5			
Ø Anstrengungsgrad, tätigkeitsspezifische Inhalte (RPE)	7–8				7		7–8			
Ø Anstrengungsgrad, individuell spezifische Inhalte (RPE)	8–9				7		8–9			
Frequenz, tätigkeitsspezifische Inhalte (x/Woche)	KB: 3; BD: 3; KH: 2				2		KB: 3; BD: 3; KH: 2			
Frequenz, individuell spezifische Inhalte (x/Woche)	1–2				2		1–2			

Stephanies Makrozyklus mit all seinen Komponenten umfasst Angaben zu Gewicht, Wiederholungszahlen und RPE.

Juli					August					September	
28		29	30	31		32		33	34	35	
										Landes-meisterschaft	
Blaue Phase 6	Notes	Rote Phase 3			Notes	Blaue Phase 7	Notes	Peaking			Notes
50 %		80 %	80 %	80 %		100 %		90 %	90 %	100 %	
50 %		20 %	20 %	20 %		0 %		10 %	10 %	0 %	
		90 %						94 %			
		7–11@8–9						7–11@7–8			
		KB: 10; BD: 13; KH: 7			Volumen der individuell spezifischen Inhalte nur aufgeteilt auf Zugübungen, Rumpf und Brust			KB: 7; BD: 8; KH: 5			Volumen der individuell spezifischen Inhalte auf Zugübungen und Rumpf
		3–5						1–2			
7		7–8				7		8–9			
7		8–9				7		7–8			
2		KB: 3; BD: 3; KH: 2				2		KB: 3; BD: 3; KH: 2			
2		1–2				2		1–2			

Kalender

Zuallererst sollten wir festhalten, dass ein Makrozyklus nichts anderes als ein Kalender mit zahlreichen Informationen ist. Er kombiniert Ereignisse und Vorgaben, die in der Zukunft liegen, aber – und das ist anders als in einem klassischen Kalender – wir sollten ihn auch als einen Blick in die Vergangenheit sehen. Was meine ich damit? Ein Makrozyklus ist eine Kombination aller Gedanken über kommende Trainingsphasen und -inhalte, aber auch über bereits bekannte Ereignisse wie

- Wettkämpfe
- Urlaube
- trainingsfreie Zeiten
- Trainingslager

Da sich diese Ereignisse in der Zukunft befinden, unterliegen sie natürlich Veränderungen aufgrund unvorhersehbarer Entwicklung. Wir sind keine Hellseher und müssen somit den Makrozyklus als ein wandelbares und flexibles Konstrukt sehen, das wir stetig aufgrund der uns zukommenden Informationen anpassen müssen. Auf der anderen Seite lege ich Ihnen ans Herz, dass Sie einen Makrozyklus immer auch als eine Art Tagebuch führen. Notieren Sie unbedingt, was funktioniert hat, was nicht und – vor allem – was Sie im Plan verändert haben. Tun Sie das nicht, werden Sie die gleichen Probleme immer und immer wieder haben. Bei zahlreichen Athletinnen und Athleten können Sie sich nämlich unmöglich merken, welche Kleinigkeiten im Plan angepasst wurden. Das Dumme daran: Ihre Schützlinge wissen ganz genau, welches Feedback sie Ihnen gegeben haben, und erwarten, dass Sie dieses beim nächsten Mal einarbeiten. Es trübt den Blick auf Ihr professionelles Handeln, wenn Sie die Informationen, die Sie einfordern, nicht adäquat notieren und darauf in Zukunft in der Planung nicht eingegangen wird – weil Sie schlichtweg darauf vergessen haben. Nutzen Sie den Makrozyklus unbedingt auch als Veränderungs-Nachverfolgungs-Tool. Aus diesem Grund ist nach jedem voraussichtlichen Mesozyklus eine Spalte mit »Notes« eingefügt. Hier sollten Sie Ihre Gedanken, zusätzlichen Informationen und Veränderungen festhalten.

Am besten, Sie gestalten sich in Excel oder in einem anderen passenden Programm einen Kalender, der die Monate bis zum wichtigsten Wettkampf, zur nächsten Leistungsüberprüfung oder einfach das kommende Jahr anführt. Bei Stephanie ist dieser Termin der 1. September 2024. Ich empfehle Ihnen weiter, darunter eine Zeile mit den Kalenderwochen einzuschieben. Dadurch haben Sie für jede Woche eine Spalte – was vor allem in der Planung des Mesozyklus interessant wird – und können sich nun an die Zeilen machen, in denen Sie alle notwendigen Informationen über den Zyklus hinweg zuordnen können. Ein kleiner Hinweis: In Kapitel 4 finden Sie auch einen Plan, der auf drei Wettkämpfe im Makrozyklus abzielt. So bekommen Sie ein Gefühl dafür, wie Sie bei mehr als nur einem Saisonhöhepunkt vorgehen können. Das Grundgerüst ähnelt in diesem Fall mehr jenem einer reinen Blockperiodisierung.

Zyklusnamen und prozentuale Aufteilung der Inhalte

Jetzt wird es etwas komplexer. Wenn ein Wettkampfzeitpunkt feststeht (oder eine Leistungsüberprüfung), dann bleibt uns kaum etwas anderes übrig, als von diesem Termin in der Zukunft zum heutigen Tage »zurückzuplanen«. Am Wettkampftag gilt es, die maximale Leistung abzurufen. Hier müssen die Grundlagen, die entwickelt wurden, ihre Wirkung optimal entfalten. Es geht also darum, die korrekte Reihenfolge und Anzahl der Zyklen in den jeweiligen Phasen (grüne, rote oder blaue Phase) bis zum Tag X zu finden. Vielleicht fragen Sie sich, wie man vorgeht, wenn es keinen einzigen Tag X, sondern eine ganze Wettkampfsaison gibt. Man denke nur an Sportarten wie Football oder den alpinen Skisport, in denen keine punktuellen Ereignisse auf dem Programm stehen, sondern eher eine große Anzahl wichtiger Spiele oder Rennen über einen längeren Zeitraum. Hier verweise ich auf den Abschnitt »Wellenförmige Periodisierung« ab Seite 87. Ein regelmäßiges Training aller für eine Sportart notwendigen Grundlagen ist bei langen In-Seasons unabdingbar.

Kehren wir aber zurück zu unserem Makrozyklus, der eher auf einen Zeitpunkt hin ausgerichtet ist und nach der höchstmöglichen Maximalkraft in Kniebeugen, Bankdrücken und Kreuzheben verlangt. Sie stehen nun vor einer interessanten Aufgabe. Nehmen wir an, der Wettkampf Ihrer Athletin findet in 35 Wochen statt. Die Fragen, die sich nun in Ihrem Kopf auftun sollten, sind:

- Welche Phasen (grüne, rote und blaue Phase) plane ich wann und wie lange ein?
- Wie lange dauern die jeweiligen Zyklen in den Phasen?
- Wie oft sollte ich die jeweiligen Zyklen einplanen und in welcher Reihenfolge?

- Wie sind die jeweiligen Zyklen im Detail gestaltet? Wie viel an tätigkeitsspezifischen Inhalten sollte in den Zyklen eingeplant werden und wie viel an individuell spezifischen Inhalten?
- Wann beginne ich mit dem Taper?
- Welche ungefähre Ausprägung sollen die Belastungsvariablen haben?

Wir gehen nun Frage für Frage durch und versuchen, sie zu beantworten. Was Ihnen nun in die Karten spielt, ist das Wissen aus dem ersten Kapitel und hier im Speziellen die Take-aways der unterschiedlichen Periodisierungsmodelle. Eines will ich Ihnen gleich zu Beginn sagen: Alles, was Sie nicht wissen, dürfen Sie nach bestem Wissen, Gewissen und Erfahrung annehmen. Alles, was Sie annehmen, sollten Sie im Durchlauf des Makrozyklus aufgrund des Feedbacks, das Sie bekommen, anpassen. Bei allem, was Sie nicht ändern müssen, weil es bereits einwandfrei funktioniert, hatten Sie zum Teil Glück. Und je länger Sie Ihre Trainierenden bereits betreuen, desto mehr wissen Sie und desto weniger beruht der Plan auf Glück, sondern auf handfesten Fakten. Erinnern Sie sich daran: Perfektion muss wachsen.

Um zu klären, wie lange die jeweiligen grünen, roten und blauen Phasen in Summe dauern sollen und wann wir die Phasen wechseln, rollen Sie den Plan von hinten auf. Wir müssen auch klären, aus wie vielen einzelnen Mesozyklen die Phasen bestehen. Der letzte Zyklus vor dem Wettkampf muss logischerweise – das ist Ihnen seit der linearen Periodisierung bekannt – der tätigkeitsspezifischste sein. Somit haben Sie es mit einem Zyklus aus der roten Phase zu tun. Sie wissen bereits aus dem ersten Kapitel, dass der unmittelbare Zyklus vor einem Wettkampf oder einer Leistungsüberprüfung Peaking Phase (Seite 66) genannt wird. In ihr absolvieren die Trainierenden in den letzten ein bis drei Wochen das Tapering. Wie gehen Sie nun weiter vor? Wenn Sie keine weiteren Anhaltspunkte aus früheren Trainingsplänen haben, dann steht eine Überlegung im Vordergrund: Gibt es eine allgemeine – wissenschaftliche – Tendenz, nach welcher Zeitspanne stark tätigkeitsspezifische und monotone Inhalte zu einem Deckeneffekt führen und eine weitere Anpassung in Richtung Maximalkraft unwahrscheinlicher wird? Im ersten Kapitel war von 4 bis 14 Wochen die Rede. Das ist eine große Zeitspanne, ich weiß. Ich versuche, Ihnen mit meiner Erfahrung weiterzuhelfen. Je länger sich die Trainierenden zuvor in der grünen Phase aufgehalten haben, je unversehrter und gesünder sie sind und je höher ihr »Austrainiertheitsgrad« in den Grundlagen der Maximalkraft (also je näher an ihrem angenommenen genetischen

Limit vor allem bezüglich Muskelaufbau sie sich bereits befinden), desto länger kann die gesamte rote Phase dauern. In unserem Beispiel haben Sie es mit einer gesunden, bereits seit drei Jahren trainierenden Athletin zu tun, die eine lange Off-Season in der grünen Phase absolvieren wird. Somit entscheiden Sie sich für eine rote Phase, die zwölf Wochen dauert.

Lassen Sie uns bei der roten Phase bleiben und die weiteren Fragen klären. Ihnen leuchtet spätestens seit dem Abschnitt über die blaue Phase ein, dass aufgrund der akkumulierenden Ermüdung – vor allem durch strukturelle Schäden – Deloads eingeplant werden müssen. Wenn Sie keine anderen Informationsquellen besitzen, müssen Sie raten. Während der Eingangsgespräche, die Sie mit Stephanie geführt haben, konnten Sie in Erfahrung bringen, dass Ihre Athletin in beinahe allen tätigkeitsspezifischen vergangenen Plänen nach drei Wochen stark ermüdet war. Bleiben Sie lieber auf der sicheren Seite und geben Sie ihr somit jede vierte Woche eine blaue Phase. Das heißt also, im Plan steht nach jeweils drei Wochen in der roten Phase (also ein Rote-Phase-Mesozyklus) immer eine Woche Deload. Die letzten 15 Wochen vor dem Wettkampf gestalten sich also wie folgt: drei Wochen rote Phase – eine Woche blaue Phase – drei Wochen rote Phase – eine Woche blaue Phase – drei Wochen rote Phase – eine Woche blaue Phase – drei Wochen rote Phase (Peaking inklusive Tapering). Sie haben es somit mit vier Rote-Phase-Mesozyklen zu tun, die immer von jeweils einer Woche Deload unterbrochen werden.

Nach diesem ersten Wettkampf werden Sie massenhaft Daten besitzen, um das Aussehen der gesamten roten Phase an die individuellen Gegebenheiten anpassen zu können. Erfahrung ist die Erweiterung der Wissenschaft. Denken Sie an das Complex Training (Seite 99). Ist Ihnen zum Beispiel durch das subjektive Feedback, aber auch durch die objektive Leistungsentwicklung der Athletin aufgefallen, dass sie nach Woche 3 eines jeden Rote-Phase-Mesozyklus nicht annähernd müde oder erschöpft gewesen war und kein Leistungsabfall zu verzeichnen war, dann haben Sie für den nächsten, zukünftigen Makrozyklus mehrere Optionen: Entweder Sie verlängern die Rote-Phase-Mesozyklen um jeweils eine Woche. Dadurch müssen Sie natürlich entweder mit der gesamten roten Phase früher starten, da sie sich bei vier Mesozyklen um in Summe vier Wochen verlängert, oder Sie reduzieren um einen Rote-Phase-Mesozyklus. Sie können aber auch das Volumen, also die Satzanzahl, in den Mesozyklen der roten Phase erhöhen. So schaffen Sie es, dass Ihre Athletin schneller ermüdet und früher einen Deload benötigt. Die Länge der jeweiligen Mesozyklen kann in diesem Fall gleich bleiben.

MAKROZYKLUS SOLL											
Monat	Mai	Juni								Juli	
Woche	21	22	23		24		25	26		27	
Wettkampf											
Besondere Ereignisse (Urlaub, Trainingslager etc.)											
Phase	Rote Phase 1			Notes	Blaue Phase 5	Notes	Rote Phase 2		Notes	Blaue Phase 6	Notes
% tätigkeitsspezifische Inhalte	70 %	70 %	70 %		50 %		80 %	80 %		50 %	
% individuell spezifische Inhalte	30 %	30 %	30 %		50 %		20 %	20 %		50 %	
Ø Intensität, tätigkeitsspezifische Inhalte (% F_{max})	88 %						89 %				
Ø Intensität, individuell spezifische Inhalte (WH/RPE)	7–11@8–9						7–11@8–9				
Ø Volumen, tätigkeitsspezifische Inhalte (Satzanzahl/Übung)	KB: 10; BD: 11; KH: 7			Volumen der individuell spezifischen Inhalte nur aufgeteilt auf Zugübungen, Rumpf und Brust			KB: 10; BD: 13; KH: 7		Volumen der individuell spezifischen Inhalte nur aufgeteilt auf Zugübungen, Rumpf und Brust		
Ø Volumen, individuell spezifische Inhalte (Satzanzahl/MG)	4–6						3–5				
Ø Anstrengungsgrad, tätigkeitsspezifische Inhalte (RPE)	7–8				7		7–8			7	
Ø Anstrengungsgrad, individuell spezifische Inhalte (RPE)	8–9				7		8–9			7	
Frequenz, tätigkeitsspezifische Inhalte (x/Woche)	KB: 3; BD: 3; KH: 2				2		KB: 3; BD: 3; KH: 2			2	
Frequenz, individuell spezifische Inhalte (x/Woche)	1–2				2		1–2			2	

Die Mesozyklen der roten Phase wurden nach dem ersten Mesozyklus auf zwei Wochen verkürzt, da die Leistung durch Ermüdungserscheinungen abgefallen ist.

Juli					August						September	
28	29		30		31	32		33		34	35	
											Landes-meisterschaft	
Rote Phase 3		Notes	Blaue Phase 7	Notes	Rote Phase 4		Notes	Blaue Phase 8	Notes	Peaking		Notes
80 %	80 %		50 %		80 %	80 %		50 %		90 %	100 %	
20 %	20 %		50 %		20 %	20 %		50 %		10 %	0 %	
90 %					92 %					94 %		
7–11@8–9					7–11@8–9					7–11@7–8		
KB: 10; BD: 13; KH: 7		Volumen der individuell spezifischen Inhalte nur aufgeteilt auf Zugübungen, Rumpf und Brust			KB: 10; BD: 13; KH: 7		Volumen der individuell spezifischen Inhalte nur aufgeteilt auf Zugübungen, Rumpf und Brust			KB: 7; BD: 8; KH: 5		Volumen der individuell spezifischen Inhalte nur aufgeteilt auf Zugübungen und Rumpf
3–5					3–5					1–2		
7–8			7		7–8			7		8–9		
8–9			7		8–9			7		7–8		
KB: 3; BD: 3; KH: 2			2		KB: 3; BD: 3; KH: 2			2		KB: 3; BD: 3; KH: 2		
1–2			2		1–2			2		1–2		

Was aber, wenn Ihre Athletin bereits vor dem geplanten Deload starke Ermüdungserscheinungen zeigt und die Leistung ebenfalls abfällt? Die Zyklusdauer von drei auf zwei Wochen zu verkürzen, wäre sicher die logische Konsequenz. Diese ist aber für einen bereits fixierten Tag X logistisch nicht einfach durchführbar, da Sie den Wettkampfzeitpunkt nicht »treffen«. Für alle zukünftigen Leistungsüberprüfungen wissen Sie allerdings Bescheid: Mit den gleichen Belastungsvariablen im Plan darf ein Mesozyklus der roten Phase nur zwei Wochen dauern. Aber was tun in der aktuellen Situation? Drei Wochen durchhalten – und das viermal hintereinander – ist keine Option. Gefährden Sie niemals Ihre Schützlinge!

Ich kann versuchen, Ihnen mit drei Möglichkeiten aus der Patsche zu helfen. Nummer eins wäre eine Reduktion des Volumens in den Mesozyklen der roten Phase, damit die dreiwöchige Zyklusdauer durchführbar ist. Als zweite Option lassen Sie statt drei Wochen nur zweieinhalb Wochen trainieren und weiten den Deload auf eineinhalb Wochen aus. Die letzte Möglichkeit, die auch auf den Seiten 220 und 221 angeführt ist, ist eine Verkürzung der letzten drei Mesozyklen der roten Phase auf zwei Wochen und die Erweiterung um einen zusätzlichen zweiwöchigen Rote-Phase-Mesozyklus, damit sich der Wettkampf auch ausgeht: drei Wochen rote Phase (mit der Erkenntnis, dass diese Dauer zu lang ist) – eine Woche blaue Phase – zwei Wochen rote Phase – eine Woche blaue Phase – zwei Wochen rote Phase – eine Woche blaue Phase – zwei Wochen rote Phase – eine Woche blaue Phase – zwei Wochen rote Phase (Peaking inklusive Tapering). Und Sie haben es wieder auf insgesamt 15 Wochen bis zum Wettkampf geschafft.

Zukünftig können Sie bereits im Vorfeld angepasster vorgehen. Entweder weniger Volumen und versuchen, drei Wochen beizubehalten – oder den Plan in seinen Variablen gleich belassen, allerdings die Mesozyklusdauer auf zwei Wochen reduzieren. Halten Sie aber auch immer die Möglichkeit einer längeren blauen Phase im Hinterkopf. Diese würde ich allerdings im Allgemeinen nur nach einer sehr langen Mesozyklusdauer, das heißt im Bereich von sechs Wochen aufwärts, oder bei enormer Ermüdung nach einer anstrengenden Saison in Betracht ziehen.

Angenommen, Ihre Einschätzung über eine Mesozyklusdauer der roten Phase war mit drei Wochen genau richtig. Sie haben nun also die letzten 15 Wochen vor dem Wettkampf (oder einer Leistungsüberprüfung) vor sich. Als nächsten Schritt müssen Sie sich entscheiden, zu welchem Prozentsatz die einzelnen Grundlagen der Maximalkraft trainiert werden sollten.

Dass nun, in der roten Phase, der Schwerpunkt auf tätigkeitsspezifischen Inhalten liegt, ist klar. In jeder Phase werden aber auch die untergeordneten Grundlagen der Maximalkraft zumindest im geringst notwendigen Bereich trainiert, in der Minimum Effective Dose. Eine Ausnahme bildet der Peaking-Zyklus, also der letzte Mesozyklus vor einem Wettkampf. Hier ist (fast) nur noch Platz für Tätigkeitsspezifik. Für den Peaking-Zyklus entscheiden Sie sich somit zu 90 Prozent für tätigkeitsspezifische Inhalte und nur zu 10 Prozent für individuell spezifische Inhalte.

Wie sieht es mit den drei Mesozyklen der roten Phase davor aus? Warum bleiben Sie nicht bei der gleichen Aufteilung? Weil es ansonsten zu einem ungewollten Abbau der anderen Grundlagen der Maximalkraft kommen würde, was Sie auf keinen Fall wollen. Zumindest mit der Minimum Effective Dose sollten Sie diese miteinplanen. Als eine Art Back-up ist Ihnen aber bekannt, dass auch die wettkampfspezifischen beziehungsweise tätigkeitsspezifischen Inhalte diese Grundlagen zu einem gewissen Maße erhalten können. Die prozentuale Aufteilung der Inhalte von den Rote-Phase-Mesozyklen 2 und 3 legen Sie also mit 80 Prozent tätigkeitsspezifischen und 20 Prozent individuell spezifischen Inhalten fest. Im ersten Mesozyklus der roten Phase entscheiden Sie sich für ein Verhältnis von 70 zu 30 Prozent. Die Prozentangaben beziehen sich immer auf die im Plan stehende Satzanzahl. 70 Prozent der Sätze sind somit den tätigkeitsspezifischen Inhalten zugeschrieben, wie die direkte Erhöhung der Maximalkraft. 30 Prozent der Sätze gehören eher zu den individuell spezifischen Inhalten, die sich vor allem um Muskelaufbau, gesunde und belastbare Strukturen und Adaptiveness des Nervensystems drehen. Wenn es später um die Mesozyklusplanung geht, müssen wir diese Prozentsätze berücksichtigen.

Und wieder haben Sie Annahmen getroffen. Die prozentuale Aufteilung lässt sich zwar wissenschaftlich gut erklären, aber ob Sie tatsächlich individuell die perfekte ist, müssen Sie und Ihre Athletin erst im Training herausfinden.

Die Anzahl, die Länge und die prozentuale Aufteilung der Trainingsinhalte in den Mesozyklen der roten Phase sind nun geplant. Einiges beruht auf wissenschaftlichen Tendenzen, anderes auf Erfahrungen. Die Lücken haben Sie durch nachvollziehbare Annahmen gefüllt. Genauso wie für die rote Phase gehen Sie auch in puncto grüne Phase vor. Wie lang diese in Summe dauern soll, hängt von Faktoren wie der Ausprägung der Muskelmasse und der Unversehrtheit des Organismus ab, aber auch davon, ob Stephanie zuletzt länger in einer roten Phase trainiert hat. Je geringer die Muskelmasse ist, je mehr körperliche Probleme und je länger die vorangegangene und zukünftige rote Phase gedauert hat beziehungsweise geplant ist, desto länger sollte tendenziell auch die grüne Phase sein. Die Dauer eines Mesozyklus der grünen Phase müssen Sie wieder schätzen, sofern Sie keine weiteren Daten besitzen. Bei keinen weiteren Informationen – wie in Ihrem Fall – würde ich Ihnen hier ein Verhältnis von vier zu eins ans Herz legen, das Sie fortlaufend überprüfen und natürlich erhöhen und erniedrigen können. Im Beispiel dauert die gesamte grüne Phase 16 Wochen – unterbrochen durch einwöchige Deloads.

Wie sieht es nun mit der Aufteilung der Inhalte aus? Die Lehren aus der linearen Periodisierung und dem Conjugate Training geben uns jetzt die notwendigen Informationen. Wettkampffern stehen die individuell spezifischen Inhalte im Zentrum, die jedoch im Fortlauf des Trainings immer tätigkeitsspezifischer werden. Trotzdem dürfen tätigkeitsspezifische Inhalte nicht komplett vernachlässigt werden, um die Fitness in den entscheidenden Übungen auf einem gewissen Niveau zu halten und sie vor Leistungsabbau zu schützen. Sie haben nun vier Grüne-Phase-Mesozyklen in ihren Prozenten einzuteilen. Während Sie in den ersten beiden eine Aufteilung von 80 Prozent individuell spezifische Inhalte und 20 Prozent tätigkeitsspezifische Inhalte anstreben sollten, wäre der dritte mit 70 Prozent individuell spezifischen Inhalten und 30 Prozent tätigkeitsspezifischen Inhalten gut bedient. Den letzten Grüne-Phase-Mesozyklus vor der roten Phase gestalten Sie am besten bereits tätigkeitsspezifischer. Sie können hier ruhig zu einem Verhältnis von 60 Prozent zu 40 Prozent tendieren.

Ich gratuliere Ihnen zum ersten Schritt der Erstellung eines Makrozyklus. Die Phasen sind vom heutigen Tag bis zum Wettkampf hin für die nächsten 35 Wochen eingeteilt. Sie haben deren Dauer bestimmt und die prozentuale Aufteilung der Inhalte vorgenommen. Das ist ein enorm großer Schritt und bietet die Grundlage nicht nur für die feinere Planung im Bereich der Mesozyklen, sondern auch für die zukünftige Adaptation des Trainingsplans, um sich der Perfektion immer weiter anzunähern.

Weitere Komponenten im Makrozyklus

Zusätzlich zu den Phasen, den Mesozyklen und deren Inhalten können Sie in Ihrer Makrozyklusplanung gern auch die Belastungsvariablen in einem groben Rahmen anführen. Wie Sie im Plan auf Seite 225 sehen können, sind auch Informationen zur voraussichtlichen durch-

MAKROZYKLUS SOLL												
Monat	Januar					Februar					März	
Woche	1	2	3	4		5		6	7	8	9	
Wettkampf												
Besondere Ereignisse (Urlaub, Trainingslager etc.)												
Phase	Grüne Phase 1				Notes	Blaue Phase 1	Notes	Grüne Phase 2				Notes
% tätigkeitsspezifische Inhalte	20 %	20 %	20 %	20 %		20 %		20 %	20 %	20 %	20 %	
% individuell spezifische Inhalte	80 %	80 %	80 %	80 %		80 %		80 %	80 %	80 %	80 %	
Ø Intensität, tätigkeitsspezifische Inhalte (% F_{max})	83 %							84 %				
Ø Intensität, individuell spezifische Inhalte (WH/RPE)	7–20@8–9							7–20@8–9				
Ø Volumen, tätigkeitsspezifische Inhalte (Satzanzahl/Übung)	4							4				
Ø Volumen, individuell spezifische Inhalte (Satzanzahl/MG)	10–15							10–15				
Ø Anstrengungsgrad, tätigkeitsspezifische Inhalte (RPE)	7–8					7		7–8				
Ø Anstrengungsgrad, individuell spezifische Inhalte (RPE)	8–9					7		8–9				
Frequenz, tätigkeitsspezifische Inhalte (x/Woche)	1					2		1				
Frequenz, individuell spezifische Inhalte (x/Woche)	2					2		2				

Zusätzliche grobe Informationen über die Belastungsvariablen sind bereits im Makrozyklus sehr nützlich.

schnittlichen Intensität, zum durchschnittlichen Volumen, zum durchschnittlichen Anstrengungsgrad und zur Frequenz vermerkt. Die exakten Angaben und die Auskünfte über Übungen und ihre Aufteilung werden wir erst im Mesozyklus vermerken.

Die Intensität sollte hier nur in einem ungefähren Bereich oder im Mittelwert angegeben werden – und zwar für die verschiedenen Inhaltsbereiche, also für die tätigkeitsspezifischen Inhalte sowie die individuell spezifischen Inhalte. Machen Sie sich bereits in dieser Grobplanung dazu Gedanken. Genauso sollten Sie mit dem Volumen verfahren. Wie viele Sätze gedenken Sie für die individuell spezifischen Inhalte zu absolvieren? Und welches Volumen planen Sie für die tätigkeitsspezifischen Inhalte in den jeweiligen Zyklen? Seien Sie sich bewusst, dass Sie manche Sätze, die Sie einem Inhalt zuordnen, auch für andere Bereiche zählen könnten. So sind Sätze im Bereich 80 % F_{max} und mehr sowohl maximalkraft- als auch muskelaufbauwirksam. Wie Sie es auch immer zählen, bleiben Sie konsistent. In unserem Fall ordnen wir die trainierten Sätze nur exakt einer Hauptzielsetzung zu – also entweder Sie zählen sie zu individuell spezifischen Inhalten oder zu tätigkeitsspezifischen Inhalten.

Eines würde ich gern vorwegnehmen: Sobald Sie in einem Plan etwas ändern – sei dies nun der Makrozyklus, der Mesozyklus oder der Mikrozyklus –, müssen Sie das auch in allen anderen tun. Notieren Sie auch immer dazu, wann und warum Sie etwas geändert haben. Ansonsten verlieren Sie den Überblick.

Die Angabe dieser zusätzlichen Informationen verschafft Ihnen einen Leitfaden für die kommende Feinplanung. Was aber noch viel wichtiger ist: Diese Vorgangsweise erlaubt Ihnen im Nachhinein, Ihre Entscheidungen aufgrund der erfassten Daten zu reflektieren. Dies ist ein unabdingbarer Baustein für jede zukünftige Planung. Sie wissen nach der Durchführung des Plans, was gut geklappt hat, was nicht und wo Sie nun Anpassungen vornehmen. Diese vermerken Sie übersichtlich im Makrozyklusplan.

Sie finden in dem auf den Seiten 212 bis 215 illustrierten Makrozyklus alle wichtigen und globalen Informationen und Entscheidungen: den Wettkampfzeitpunkt, die Einteilung, Anzahl und Dauer der Mesozyklen der grünen und roten Phase genauso wie die prozentuale Aufteilung der Inhalte, die Sie individuell spezifischen und tätigkeitsspezifischen Bereichen zuordnen. Machen Sie sich bewusst, dass nicht alles gleich zu Beginn perfekt sein kann und auch nicht perfekt sein muss. Es ist der erste Makrozyklus, den Sie für Stephanie erstellen. Einige der Informationen sind Annahmen, keine Frage. Solange Sie aber die Wissenschaft hinter sich wissen, ist das ein sehr guter Ausgangspunkt. Mit jedem Training Ihrer Athletin bekommen Sie mehr Informationen und adaptieren, was Ihren Plan stetig verbessern wird. Wie Sie das tun können, besprechen wir im nächsten Abschnitt.

Anpassungsmöglichkeiten im Makrozyklus

Durch Erfahrung, Gespräche, Auswertungen und Feedbacks können und sollten Sie jeden Makrozyklus laufend anpassen. Beginnend mit der Länge eines (Meso-)Zyklus und dem dadurch entstehenden Verhältnis von Belastung zu Deload, werden wir uns nun die hier möglichen Adaptationsstrategien ansehen.

Anpassung von Load und Deload

Wie im Abschnitt »Der Check-in-Prozess: Durch Feedback zum perfekten Plan« ab Seite 311 ersichtlich, errechnen wir nach jeder Woche eines geplanten (Meso-)Zyklus die aktuelle angenommene Leistung beziehungsweise die F_{max}. Genauso – und das wissen Sie bereits seit der Betrachtung des Deloads – überprüfen wir regelmäßig die subjektiven Angaben der Athletin zu ihren Befindlichkeiten mittels eines einfachen Fragebogens. Wenn weder ein Abfall der Leistung zu verzeichnen ist noch der Fragebogen eine blaue Phase erfordert, können wir den aktuellen Mesozyklus länger gestalten. Sollte ein Wettkampf oder eine Leistungsüberprüfung in naher Zukunft anstehen, so ist das keine gute Option, da Sie alle folgenden Zyklen in der Länge neu planen müssen, um sich sinnvoll und zeitgerecht auf den Wettkampf vorzubereiten. Für die Zeit nach der Leistungsüberprüfung sollten Sie diese Längenveränderung allerdings berücksichtigen. Ihnen bleibt natürlich auch die Option der Volumenerhöhung bei gleich bleibender Zykluslänge. Dadurch generieren Sie eine höhere Ermüdung und ein früherer Deload – passend auf die Einteilung des aktuellen Makrozyklus – wird wahrscheinlicher.

Ist allerdings genau das Gegenteil im Training der Fall – also eine früher einsetzende Ermüdung –, so müssen Sie auf jeden Fall handeln. Auch wenn das bedeutet, dass Sie umplanen müssen. Wir haben bereits auf Seite 222 die zur Verfügung stehenden Möglichkeiten besprochen: entweder eine Zyklusverkürzung und das dadurch notwendige Neuplanen des Makrozyklus, um einen etwaigen Wettkampf auch richtig zu »erwischen«, oder eine Reduktion des Trainingsvolumens, damit die Trainierenden erst später ermüden. Auf der Liste der Möglichkeiten steht aber auch die Verkürzung des Zyklus mit gleichzeitiger Verlängerung des Deloads. Bei dieser Option ersparen Sie sich den Großteil einer Aktualisierung des Makrozyklus, müssen sich aber im Klaren darüber sein, dass der Deload nun recht lange werden könnte. Denken Sie immer daran, dass Sie dieses Prozedere der Anpassung gegebenenfalls für jede Art des Mesozyklus – also in der roten Phase und der grünen Phase – wiederholen müssen. Das ist ein langfristiger und aufwendiger Prozess, aber er lohnt sich. Das Wissen darüber, wie lange Ihre Schützlinge mit einem bestimmten Mesozyklus trainieren können, bevor ein Deload notwendig wird, ist von unsagbarem Wert.

Anpassung des Austrainiertheitsgrads

Je näher eine Person am genetischen Limit bezüglich einer zu trainierenden Fähigkeit ist, desto weniger Zyklen, die den Trainingsschwerpunkt auf ebendiese Fähigkeit legen, müssen im Makrozyklus eingeplant werden. Sollte eine Ihrer Athletinnen bereits seit langer Zeit trainieren und eine sehr ausgeprägte Muskelmasse haben, können Sie Mesozyklen der grünen Phase mit dem Hauptaugenmerk auf Muskelaufbau reduzieren. Dadurch kann man sich auf andere – für diese Trainierende eventuell wichtigere – Grundlagen kümmern. Als Faustregel können Sie gern folgende Empfehlung heranziehen: Ist wahrscheinlich noch ein großes Muskelaufbaupotenzial vorhanden, sollten Sie zwei Drittel aller im Makrozyklus vorkommenden Mesozyklen dem Schwerpunkt Hypertrophie verschreiben. Ein Beispiel eines Makrozyklus hierfür entnehmen Sie den Seiten 230 bis 233. Schätzen Sie hingegen ein, dass Ihre Schützlinge nur noch wenig Masse zulegen können, dann halten Sie eher an einem Drittel fest – so wie im Makrozyklus auf den Seiten 234 bis 237. Es versteht sich von selbst, dass es sich hier nur um Annahmen handeln kann, denn eine sichere Voraussage, wo das genetische Limit einer Person liegt, kann man nicht genau treffen. Außerdem wäre es sinnvoll, wenn Sie mehr Mesozyklen der grünen Phase mit Schwerpunkt Gelenksgesundheit im Makrozyklus ansetzen, falls entweder aktuelle Verletzungen bestehen, man diesen präventiv entgegentreten will oder offensichtlich nervale Hemmungen die Leistung minimieren. Ich rate hier auf jeden Fall zur Zusammenarbeit mit Profis auf diesem Gebiet. Je mehr unausgeschöpftes Potenzial Sie in wichtigen Grundlagen der Maximalkraft noch erkennen können, desto mehr Mesozyklen mit ebendiesem Schwerpunkt sollten Sie einplanen.

Es kommt zum Glück selten vor, doch sollte sich Ihre Athletin im Training verletzen, müssen Sie sofort auf eine gesundheitsorientierte grüne Phase umschalten. Ganz egal, ob ein Wettkampf ansteht oder sich das Training eigentlich gerade in der roten Phase befindet. Eine Neuauslegung des Makrozyklus inklusive der Zusammenarbeit mit gesundheitsgeschultem Personal ist hier unerlässlich. Sobald Sie dies erledigt haben, sollten Sie sich an die Evaluation machen, warum es zur Verletzung oder Überlastung kam. Auch wenn die Erfahrung schmerzhaft ist, so ist sie trotzdem wertvoll, weil sie Ihnen in Zukunft helfen wird, noch bessere und effizientere Pläne zu schreiben.

Die Gründe für eine Verletzung können vielfältig sein: Lag es an einer unpassenden Übungsauswahl? War eventuell die Frequenz für das verletzte Gewebe zu hoch oder das Volumen zu viel? Wurde stetig zu nahe am Muskelversagen trainiert, worunter die optimale Technik gelitten hat? Vielleicht waren die Zyklen zu lange und die Deloads zu selten? Oder standen die gleichen Schwerpunkte zu monoton im Makrozyklus auf dem Plan? All dies sind Fragen, die Sie sich stellen müssen. Man kann sich schon einmal verletzen, es sollte aber ein einmaliges Vorkommnis bleiben.

MAKROZYKLUS SOLL														
Monat	Januar					Februar					März			
Woche	1	2	3	4		5		6	7	8	9		10	
Wettkampf														
Besondere Ereignisse (Urlaub, Trainingslager etc.)														
Phase	Grüne Phase 1				Notes	Blaue Phase 1	Notes	Grüne Phase 2				Notes	Blaue Phase 2	Notes
% tätigkeitsspezifische Inhalte	20 %	20 %	20 %	20 %		20 %		20 %	20 %	20 %	20 %		20 %	
% individuell spezifische Inhalte	80 %	80 %	80 %	80 %		80 %		80 %	80 %	80 %	80 %		80 %	
Ø Intensität, tätigkeits-spezifische Inhalte (% F_{max})	83 %							84 %						
Ø Intensität, individuell spezifische Inhalte (WH/RPE)	7–20@8–9							7–20@8–9						
Ø Volumen, tätigkeitsspezifische Inhalte (Satzanzahl/Übung)	4							4						
Ø Volumen, individuell spezifische Inhalte (Satzanzahl/MG)	10–15							10–15						
Ø Anstrengungsgrad, tätigkeitsspezifische Inhalte (RPE)	7–8					7		7–8					7	
Ø Anstrengungsgrad, individuell spezifische Inhalte (RPE)	8–9					7		8–9					7	
Frequenz, tätigkeits-spezifische Inhalte (x/Woche)	2					2		2					2	
Frequenz, individuell spezifische Inhalte (x/Woche)	2					2		2					2	

Durch eine längere grüne Phase – hier wurde im Gegensatz zu Stephanies Originalplan ein weiterer Grüne-Phase-Mesozyklus eingeplant – wird mehr Fokus auf Muskelaufbau gelegt.

März			April						Mai				
11	12	13	14		15		16	17	18	19		20	
					Urlaub								
Grüne Phase 3				Notes	Blaue Phase 3	Notes	Grüne Phase 4				Notes	Blaue Phase 4	Notes
30 %	30 %	30 %	30 %				30 %	30 %	30 %	30 %		30 %	
70 %	70 %	70 %	70 %				70 %	70 %	70 %	70 %		70 %	
85 %							85 %						
7–20@8–9							7–20@8–9						
4–5							4–5						
9–11							9–11						
7–8							7–8					7	
8–9							8–9					7	
2							2					2	
2							2					2	

MAKROZYKLUS SOLL											
Monat	Mai	Juni							Juli		
Woche	21	22	23	24		25		26	27	28	
Wettkampf											
Besondere Ereignisse (Urlaub, Trainingslager etc.)											
Phase	Grüne Phase 5				Notes	Blaue Phase 5	Notes	Rote Phase 1			Notes
% tätigkeitsspezifische Inhalte	40 %	40 %	40 %	40 %		50 %		80 %	80 %	80 %	
% individuell spezifische Inhalte	60 %	60 %	60 %	60 %		50 %		20 %	20 %	20 %	
Ø Intensität, tätigkeitsspezifische Inhalte (% F_{max})	86 %							89 %			
Ø Intensität, individuell spezifische Inhalte (WH/RPE)	7–20@8–9							7–11@8–9			
Ø Volumen, tätigkeitsspezifische Inhalte (Satzanzahl/Übung)	KB: 7; BD: 7; KH: 4							KB: 10; BD: 13; KH: 7			
Ø Volumen, individuell spezifische Inhalte (Satzanzahl/MG)	9–11							3–5			Volumen der individuell spezifischen Inhalte nur aufgeteilt auf Zugübungen, Rumpf und Brust
Ø Anstrengungsgrad, tätigkeitsspezifische Inhalte (RPE)	7–8					7		7–8			
Ø Anstrengungsgrad, individuell spezifische Inhalte (RPE)	8–9					7		8–9			
Frequenz, tätigkeitsspezifische Inhalte (x/Woche)	2					2		KB: 3; BD: 3; KH: 2			
Frequenz, individuell spezifische Inhalte (x/Woche)	2					2		1–2			

Durch eine längere grüne Phase – hier wurde im Gegensatz zu Stephanies Originalplan ein weiterer Grüne-Phase-Mesozyklus eingeplant – wird mehr Fokus auf Muskelaufbau gelegt.

Juli			August						September	
29		30	31	32		33		34	35	
									Landes-meisterschaft	
Blaue Phase 6	Notes	Rote Phase 2			Notes	Blaue Phase 7	Notes	Peaking		Notes
50 %		80 %	80 %	80 %	Volumen der individuell spezifischen Inhalte nur aufgeteilt auf Zugübungen, Rumpf und Brust	100 %		90 %	100 %	Volumen der individuell spezifischen Inhalte nur aufgeteilt auf Zugübungen und Rumpf
50 %		20 %	20 %	20 %		0 %		10 %	0 %	
		90 %						94 %		
		7–11@8–9						7–11@7–8		
		KB: 10; BD: 13; KH: 7						KB: 7; BD: 8; KH: 5		
		3–5						1–2		
7		7–8				7		8–9		
7		8–9				7		7–8		
2		KB: 3; BD: 3; KH: 2				2		KB: 3; BD: 3; KH: 2		
2		1–2				2		1–2		

MAKROZYKLUS SOLL														
Monat	Januar					Februar					März			
Woche	1	2	3	4		5		6	7	8	9		10	
Wettkampf														
Besondere Ereignisse (Urlaub, Trainingslager etc.)														
Phase	Grüne Phase 1				Notes	Blaue Phase 1	Notes	Grüne Phase 2				Notes	Blaue Phase 2	Notes
% tätigkeitsspezifische Inhalte	20 %	20 %	20 %	20 %		20 %		30 %	30 %	30 %	30 %		20 %	
% individuell spezifische Inhalte	80 %	80 %	80 %	80 %		80 %		70 %	70 %	70 %	70 %		80 %	
Ø Intensität, tätigkeitsspezifische Inhalte (% F_{max})	83 %							85 %						
Ø Intensität, individuell spezifische Inhalte (WH/RPE)	7–20@8–9							7–20@8–9						
Ø Volumen, tätigkeitsspezifische Inhalte (Satzanzahl/Übung)	4							4–5						
Ø Volumen, individuell spezifische Inhalte (Satzanzahl/MG)	10–15							9–11						
Ø Anstrengungsgrad, tätigkeitsspezifische Inhalte (RPE)	7–8					7		7–8					7	
Ø Anstrengungsgrad, individuell spezifische Inhalte (RPE)	8–9					7		8–9					7	
Frequenz, tätigkeitsspezifische Inhalte (x/Woche)	2					2		2					2	
Frequenz, individuell spezifische Inhalte (x/Woche)	2					2		2					2	

Mehr Rote-Phase-Mesozyklen im Makrozyklus sind für jene Trainierenden, die bereits muskelaufbautechnisch nahe am genetischen Limit sind und keine gesundheitlichen Probleme aufweisen.

März			April						Mai				
11	12	13	14		15		16	17	18	19		20	
					Urlaub								
Grüne Phase 3				Notes	Blaue Phase 3	Notes	Rote Phase 1				Notes	Blaue Phase 4	Notes
40 %	40 %	40 %	40 %				40 %	70 %	70 %	70 %	Erste Woche ist eine Intro-Week mit weniger Volumen und geringerer Intensität als der Rest des Zyklus; Volumen der individuell spezifischen Inhalte nur aufgeteilt auf Zugübungen, Rumpf und Brust	30 %	
60 %	60 %	60 %	60 %				60 %	30 %	30 %	30 %		70 %	
86 %							89 %						
7–20@8–9							7–11@8–9						
KB: 7; BD: 7; KH: 4							KB: 10; BD: 11; KH: 7						
9–11							4–6						
7–8							7–8					7	
8–9							8–9					7	
2							KB: 3; BD: 3; KH: 2					2	
2							1–2					2	

MAKROZYKLUS SOLL										
Monat	Mai	Juni							Juli	
Woche	21	22	23		24		25	26	27	
Wettkampf										
Besondere Ereignisse (Urlaub, Trainingslager etc.)										
Phase	Rote Phase 2			Notes	Blaue Phase 5	Notes	Rote Phase 3			Notes
% tätigkeitsspezifische Inhalte	70 %	70 %	70 %	Volumen der individuell spezifischen Inhalte nur aufgeteilt auf Zugübungen, Rumpf und Brust	50 %		80 %	80 %	80 %	Volumen der individuell spezifischen Inhalte nur aufgeteilt auf Zugübungen, Rumpf und Brust
% individuell spezifische Inhalte	30 %	30 %	30 %		50 %		20 %	20 %	20 %	
Ø Intensität, tätigkeitsspezifische Inhalte (% F_{max})	90 %						91 %			
Ø Intensität, individuell spezifische Inhalte (WH/RPE)	7–11@8–9						7–11@8–9			
Ø Volumen, tätigkeitsspezifische Inhalte (Satzanzahl/Übung)	KB: 10; BD: 11; KH: 7						KB: 10; BD: 13; KH: 7			
Ø Volumen, individuell spezifische Inhalte (Satzanzahl/MG)	4–6						3–5			
Ø Anstrengungsgrad, tätigkeitsspezifische Inhalte (RPE)	7–8				7		7–8			
Ø Anstrengungsgrad, individuell spezifische Inhalte (RPE)	8–9				7		8–9			
Frequenz, tätigkeitsspezifische Inhalte (x/Woche)	KB: 3; BD: 3; KH: 2				2		KB: 3; BD: 3; KH: 2			
Frequenz, individuell spezifische Inhalte (x/Woche)	1–2				2		1–2			

Mehr Rote-Phase-Mesozyklen im Makrozyklus sind für jene Trainierenden, die bereits muskelaufbautechnisch nahe am genetischen Limit sind und keine gesundheitlichen Probleme aufweisen.

Juli				August						September	
28		29	30	31		32		33	34	35	
										Landesmeisterschaft	
Blaue Phase 6	Notes	Rote Phase 4			Notes	Blaue Phase 7	Notes	Peaking			Notes
50 %		80 %	80 %	80 %		100 %		90 %	90 %	100 %	
50 %		20 %	20 %	20 %		0 %		10 %	10 %	0 %	
		92 %						94 %			
		7–11@8–9						7–11@7–8			
		KB: 10; BD: 13; KH: 7			Volumen der individuell spezifischen Inhalte nur aufgeteilt auf Zugübungen, Rumpf und Brust			KB: 7; BD: 8; KH: 5			Volumen der individuell spezifischen Inhalte nur aufgeteilt auf Zugübungen und Rumpf
		3–5						1–2			
7		7–8				7		8–9			
7		8–9				7		7–8			
2		KB: 3; BD: 3; KH: 2				2		KB: 3; BD: 3; KH: 2			
2		1–2				2		1–2			

Anpassung zum Thema Schwerpunkte

Seien Sie sich immer bewusst, dass in fast jedem Mesozyklus der grünen sowie der roten Phase auch die jeweils untergeordneten Grundlagen der Maximalkraft mittrainiert werden müssen, zumindest mit der Minimum Effective Dose. Ausnahmen davon bilden eventuell die Mesozyklen unmittelbar nach einem Wettkampf. Hier kann man einige Wochen auch vollständig auf die tätigkeitsspezifischen Inhalte verzichten. Auch der letzte Mesozyklus vor einer Leistungsüberprüfung ist von dieser Regel ausgeschlossen. In dieser Zeit liegt die volle Konzentration auf tätigkeitsspezifischen Inhalten. Führen Sie im Makrozyklus die prozentuale Aufteilung des Volumens in Hinblick auf die tätigkeitsspezifischen und individuell spezifischen Inhalte an und gleichen Sie diese auch regelmäßig mit den Trainingseinheiten ab. Sind Sie hier konsistent oder gibt es Abweichungen zwischen der Trainingsrealität und der Planung? Wenn ja, müssen Sie eines der beiden Felder anpassen. Wichtig ist, dass in jedem Plan – ob nun Makro-, Meso- oder Mikrozyklus – die gleiche Aufteilung der Inhalte angeführt ist. Sollten Sie in der Praxis erkennen, dass die Inhalte angepasst werden sollten, dann tun Sie das auch im Makrozyklus. Im Makrozyklus-Plan von Stephanie auf Seite 240 können Sie ablesen, wie weit sich in puncto Volumen das Plan-Soll vom Plan-Ist unterscheidet. Das hilft Ihnen, zu handeln und entweder die Zahlen im Makrozyklus zu adaptieren oder im Mesozyklus anzupassen. Ich erlaube mir in meinen Plänen einen Abweichungsspielraum von plus-minus 10 Prozent zwischen Soll- und Ist-Werten. Lassen Sie mich das anhand eines Beispiels erklären: Bei der Planung des Makrozyklus will ich in einem bestimmten Abschnitt 80 Prozent der am Plan befindlichen Sätze mit tätigkeitsspezifischen Inhalten füllen. Am tatsächlich ausgehändigten Trainingsprogramm von Stephanie sind jedoch nur 70 Prozent der Sätze im tätigkeitsspezifischen Bereich. Das wäre für mich noch akzeptabel, da ich mir eben einen zehnprozentigen Toleranzbereich gesetzt habe.

Jeder Makrozyklus ist ein mehrmonatiges, variables Planungskonstrukt, das zu Beginn der Planung vom wissenschaftlichen Mittel ausgeht und alle Periodisierungsmodelle vereint. Er gibt nur eine grobe Richtlinie der Belastungsvariablen vor und gibt eine zeitliche und thematische Aufteilung der Trainingsinhalte mit Schwerpunktsetzungen wieder. Sobald Sie in einem untergeordneten Meso- oder Mikrozyklus Änderungen vornehmen, vermerken Sie diese auch unbedingt im Makrozyklus. Denn er bietet Ihnen die beste Übersicht, was zu tun ist, was getan wurde und welche Punkte Sie aus welchem Anlass verändert haben. Notieren Sie also nicht nur die Veränderungen, sondern auch deren Gründe sorgfältig und lückenlos im Makrozyklus mit. Ihr Ziel ist es, die Komponenten des Makrozyklus über die Jahre hinweg optimal auf die Trainierenden anzupassen, wodurch der individuell »perfekte« Makrozyklus über ein Trainingsleben hinweg entstehen kann.

MAKROZYKLUS SOLL													
Monat	Januar					Februar					März		
Woche	1	2	3	4		5		6	7	8	9		10
Wettkampf													
Besondere Ereignisse (Urlaub, Trainingslager etc.)													
Phase	**Grüne Phase 1**				**Notes**	**Blaue Phase 1**	**Notes**	**Grüne Phase 2**				**Notes**	**Blaue Phase 2**
% tätigkeitsspezifische Inhalte	20 %	20 %	20 %	20 %		20 %		20 %	20 %	20 %	20 %		20 %
% individuell spezifische Inhalte	80 %	80 %	80 %	80 %		80 %		80 %	80 %	80 %	80 %		80 %
Ø Intensität, tätigkeitsspezifische Inhalte (% F_{max})	83 %							84 %					
Ø Intensität, individuell spezifische Inhalte (WH/RPE)	7–20@8–9							7–20@8–9					
Ø Volumen, tätigkeitsspezifische Inhalte (Satzanzahl/Übung)	4							4					
Ø Volumen, individuell spezifische Inhalte (Satzanzahl/MG)	10–15							10–15					
Ø Anstrengungsgrad, tätigkeitsspezifische Inhalte (RPE)	7–8					7		7–8					7
Ø Anstrengungsgrad, individuell spezifische Inhalte (RPE)	8–9					7		8–9					7
Frequenz, tätigkeitsspezifische Inhalte (x/Woche)	1					2		1					2
Frequenz, individuell spezifische Inhalte (x/Woche)	2					2		2					2

Vergleichen Sie regelmäßig das tatsächlich durchgeführte Volumen eines Mesozyklus mit dem im Makrozyklus geplanten und bleiben Sie innerhalb von 10 Prozent Abweichung.

MAKROZYKLUS IST													
Monat	Januar					Februar					März		
Woche	1	2	3	4		5		6	7	8	9		10
Wettkampf													
Besondere Ereignisse (Urlaub, Trainingslager etc.)													
Phase	Grüne Phase 1				Notes	Blaue Phase 1	Notes	Grüne Phase 2				Notes	Blaue Phase 1
Gesamtsatzanzahl (tätigkeits- und individuell spezifisch)	13	15	17	15		8		13	16	18	16		8
Satzanzahl/Übung tätigkeitsspezifisch	3	4	5	4		2		3	4	5	4		2
Satzanzahl/MG individuell spezifisch	10	11	12	11		6		10	12	13	12		6
% Volumen tätigkeitsspezifisch IST	23,1 %	26,7 %	29,4 %	26,7 %		25,0 %		23,1 %	25,0 %	27,8 %	25,0 %		25,0 %
% Volumen individuell spezifisch IST	76,9 %	73,3 %	70,6 %	73,3 %		75,0 %		76,9 %	75,0 %	72,2 %	75,0 %		75,0 %
Differenz tätigkeitsspezifisch IST-SOLL (10 % Toleranz)	3,08	6,67	9,41	6,67		5,00		3,08	5,00	7,78	5,00		5,00
Differenz individuell spezifisch IST-SOLL (10 % Toleranz)	-3,08	-6,67	-9,41	-6,67		-5,00		-3,08	-5,00	-7,78	-5,00		-5,00

Die Komponenten des Mesozyklus

Nachdem Sie sich erfolgreich um den Makrozyklus gekümmert haben, gehen wir etwas weiter ins Detail. Der Mesozyklus, um den es sich nun dreht, umfasst jene Zeitspanne eines periodisierten Trainingsplans, die einen spezifischen Zyklus von Deload zu Deload beschreibt. Oft wird für ihn die Dauer eines Monats angesetzt. Das ist allerdings nicht immer korrekt und hängt vor allem davon ab, wie lange ohne blaue Phase trainiert werden kann. Somit kann die Dauer eines Mesozyklus innerhalb eines Makrozyklus variieren. Betrachtet man die Schwerpunktsetzung und die Belastungsvariablen innerhalb eines einzelnen Mesozyklus, so bleiben diese meist in einem sehr engen Rahmen ähnlich oder sogar gleich.

Belastungsvariablen

Wenn Sie sich nun an einen Mesozyklus machen, dann stehen die Belastungsvariablen in einer Zeitspanne, die von Deload zu Deload dauert, im Fokus. Diese richten sich nach dem im Makrozyklus festgelegten Ziel, der geplanten Phase – also grüne, rote oder blaue Phase – und der prozentualen Aufteilung der damit korrespondierenden Inhalte. Wie Sie im Plan ab Seite 242 erkennen können, ist die mesozyklisierte Aufteilung eine, die im Kalender des Makrozyklus Platz findet und in der jede Woche eine eigene Spalte genießt. In diesen wird die Ausprägung jeder Belastungsvariable eingetragen. Man bekommt somit einen sehr guten Überblick, wie sich diese einerseits über einen Mesozyklus, aber vor allem zwischen den Mesozyklen verändern.

MAKROZYKLUS SOLL								
			Monat	Januar				
			Woche	1	2	3	4	
			Wettkampf					
			Besondere Ereignisse (Urlaub, Trainingslager etc.)					
			Phase	Grüne Phase 1				Notes
			% tätigkeitsspezifische Inhalte	20 %	20 %	20 %	20 %	
			% individuell spezifische Inhalte	80 %	80 %	80 %	80 %	
			∅ Intensität, tätigkeitsspezifische Inhalte (% F_{max})	83 %				
			∅ Intensität, individuell spezifische Inhalte (WH/RPE)	7–20@8–9				
			∅ Volumen, tätigkeitsspezifische Inhalte (Satzanzahl/Übung)	4				
			∅ Volumen, individuell spezifische Inhalte (Satzanzahl/MG)	10–15				
			∅ Anstrengungsgrad, tätigkeitsspezifische Inhalte (RPE)	7–8				
			∅ Anstrengungsgrad, individuell spezifische Inhalte (RPE)	8–9				
			Frequenz, tätigkeitsspezifische Inhalte (x/Woche)	1				
			Frequenz, individuell spezifische Inhalte (x/Woche)	2				
MAKROZYKLUS IST								
			Gesamtsatzanzahl (tätigkeits- und individuell spezifisch)	13	15	17	15	
			Satzanzahl/Übung tätigkeitsspezifisch	3	4	5	4	
			Satzanzahl/MG individuell spezifisch	10	11	12	11	
			% Volumen tätigkeitsspezifisch IST	23,1 %	26,7 %	29,4 %	26,7 %	
			% Volumen individuell spezifisch IST	76,9 %	73,3 %	70,6 %	73,3 %	
			Differenz tätigkeitsspezifisch IST-SOLL (10% Toleranz)	3,08	6,67	9,41	6,67	
			Differenz individuell spezifisch IST-SOLL (10% Toleranz)	3,08	-6,67	-9,41	-6,67	
MESOZYKLUS								
Inhalte	WK-Übung	Frequenz						
Tätigkeitsspezifische Inhalte	Kniebeuge	1	Intensität (% F_{max})	80	82	84	86	
			Volumen (WH-Anzahl)	5	4	3	3	
			Volumen (Satzanzahl/Übung)	3	4	5	4	
			Anstrengungsgrad SOLL (RPE)	7–8	7–8	7–8	7–8	
			Pausenzeit (min)	4	4	4	4	
		2	Intensität (% F_{max})					
			Volumen (WH-Anzahl)					
			Volumen (Satzanzahl/Übung)					
			Anstrengungsgrad (RPE)					
			Pausenzeit (min)					
		3	Intensität (% F_{max})					
			Volumen (WH-Anzahl)					
			Volumen (Satzanzahl/Übung)					
			Anstrengungsgrad (RPE)					
			Pausenzeit (min)					

Ein Mesozyklus ist die Zeitspanne zwischen zwei Deloads. Der hier gezeigte ist ein Grüne-Phase-Mesozyklus mit entsprechenden Vorgaben bezüglich der Belastungsvariablen.

Tätigkeitsspezifische Inhalte	Bankdrücken	1	Intensität (% F_{max})	80	82	84	86	
			Volumen (WH-Anzahl)	5	4	3	3	
			Volumen (Satzanzahl/Übung)	3	4	5	4	
			Anstrengungsgrad (RPE)	7–8	7–8	7–8	7–8	
			Pausenzeit (min)	4	4	4	4	
		2	Intensität (% F_{max})					
			Volumen (WH-Anzahl)					
			Volumen (Satzanzahl/Übung)					
			Anstrengungsgrad (RPE)					
			Pausenzeit (min)					
		3	Intensität (% F_{max})					
			Volumen (WH-Anzahl)					
			Volumen (Satzanzahl/Übung)					
			Anstrengungsgrad (RPE)					
			Pausenzeit (min)					
	Kreuzheben	1	Intensität (% F_{max})	80	82	84	86	
			Volumen (WH-Anzahl)	5	4	3	3	
			Volumen (Satzanzahl/Übung)	3	4	5	4	
			Anstrengungsgrad (RPE)	7–8	7–8	7–8	7–8	
			Pausenzeit (min)	4	4	4	4	
		2	Intensität (% F_{max})					
			Volumen (WH-Anzahl)					
			Volumen (Satzanzahl/Übung)					
			Anstrengungsgrad (RPE)					
			Pausenzeit (min)					
		3	Intensität (% F_{max})					
			Volumen (WH-Anzahl)					
			Volumen (Satzanzahl/Übung)					
			Anstrengungsgrad (RPE)					
			Pausenzeit (min)					
Inhalte	Ziel							
Individuell spezifische Inhalte	Hypertrophie (Angaben richten sich nach Muskelgruppen)		Intensität (WH)	12–20	10–15	8–12	7–11	
			Volumen (Satzanzahl/MG)	7	8	9	8	
			Anstrengungsgrad (RPE)	9	9	9	9	
			Frequenz (x/Woche)	2	2	2	2	
			Pausenzeit (min)	2	2	2	3	
	ZNS- und Gelenk-Adaptiveness (Angaben richten sich nach Oberkörper und Unterkörper)		Intensität (WH@RPE)	12–20	10–15	8–12	7–11	
			Volumen (Satzanzahl)	4	5	6	5	
			Anstrengungsgrad (RPE)	9	9	9	9	
			Frequenz (x/Woche)	2	2	2	2	
			Pausenzeit (min)	3	3	3	3	
	Verstärkung passiver Strukturen (Angaben richten sich nach Oberkörper und Unterkörper)		Übungen	vertikale Sprünge, Liegestützsprünge				
			Volumen (WH)	5	5	5	5	
			Volumen (Satzanzahl)	4	4	4	4	
			Frequenz (x/Woche)	1	1	1	1	
			Pausenzeit (min)	3	3	3	3	

MAKROZYKLUS SOLL							
			Monat	Mai	Juni		
			Woche	21	22	23	
			Wettkampf				
			Besondere Ereignisse (Urlaub, Trainingslager etc.)				
			Phase	Rote Phase 1			Notes
			% tätigkeitsspezifische Inhalte	70 %	70 %	70 %	
			% individuell spezifische Inhalte	30 %	30 %	30 %	
			Ø Intensität, tätigkeitsspezifische Inhalte (% F_{max})	88 %			
			Ø Intensität, individuell spezifische Inhalte (WH/RPE)	7–11@8–9			Volumen der individuell spezifischen Inhalte nur aufgeteilt auf Zugübungen, Rumpf und Brust
			Ø Volumen, tätigkeitsspezifische Inhalte (Satzanzahl/Übung)	KB: 10; BD: 11; KH: 7			
			Ø Volumen, individuell spezifische Inhalte (Satzanzahl/MG)	4–6			
			Ø Anstrengungsgrad, tätigkeitsspezifische Inhalte (RPE)	7–8			
			Ø Anstrengungsgrad, individuell spezifische Inhalte (RPE)	8–9			
			Frequenz, tätigkeitsspezifische Inhalte (x/Woche)	KB: 3; BD: 3; KH: 2			
			Frequenz, individuell spezifische Inhalte (x/Woche)	1–2			
MAKROZYKLUS IST							
			Gesamtsatzanzahl (tätigkeits- und individuell spezifisch)	13	14	15	
			Satzanzahl/Übung tätigkeitsspezifisch	9	10	11	
			Satzanzahl/MG individuell spezifisch	4	4	4	
			% Volumen tätigkeitsspezifisch IST	69,2 %	71,4 %	73,3 %	
			% Volumen individuell spezifisch IST	30,8 %	28,6 %	26,7 %	
			Differenz tätigkeitsspezifisch IST-SOLL (10 % Toleranz)	-0,77	1,43	3,33	
			Differenz individuell spezifisch IST-SOLL (10 % Toleranz)	0,77	-1,43	-3,33	
MESOZYKLUS							
Inhalte	WK-Übung	Frequenz					
Tätigkeitsspezifische Inhalte	Kniebeuge	1	Intensität (% F_{max})	86	88	90	
			Volumen (WH-Anzahl)	4	3	2	
			Volumen (Satzanzahl/Übung)	3	4	5	
			Anstrengungsgrad SOLL (RPE)	7–8	7–8	8	
			Pausenzeit (min)	5	5	5	
		2	Intensität (% F_{max})	83	83	83	
			Volumen (WH-Anzahl)	3	3	3	
			Volumen (Satzanzahl/Übung)	3	3	3	
			Anstrengungsgrad (RPE)	7	7	7	
			Pausenzeit (min)	4	4	4	
		3	Intensität (% F_{max})	80	80	80	
			Volumen (WH-Anzahl)	3	3	3	
			Volumen (Satzanzahl/Übung)	3	3	3	
			Anstrengungsgrad (RPE)	sub6	sub6	sub6	
			Pausenzeit (min)	4	4	4	

Rote-Phase-Mesozyklen weisen natürlich andere Belastungsvariablen als jene der grünen Phase auf. Dieser hier ist mit drei Wochen auch von kürzerer Dauer.

Tätigkeitsspezifische Inhalte	Bankdrücken	1	Intensität (% F_{max})	86	88	90	
			Volumen (WH-Anzahl)	4	3	2	
			Volumen (Satzanzahl/Übung)	4	5	6	
			Anstrengungsgrad (RPE)	7–8	7–8	8	
			Pausenzeit (min)	5	5	5	
		2	Intensität (% F_{max})	83	83	83	
			Volumen (WH-Anzahl)	3	3	3	
			Volumen (Satzanzahl/Übung)	4	4	4	
			Anstrengungsgrad (RPE)	7	7	7	
			Pausenzeit (min)	4	4	4	
		3	Intensität (% F_{max})	80	80	80	
			Volumen (WH-Anzahl)	3	3	3	
			Volumen (Satzanzahl/Übung)	4	4	4	
			Anstrengungsgrad (RPE)	sub6	sub6	sub6	
			Pausenzeit (min)	4	4	4	
	Kreuzheben	1	Intensität (% F_{max})	86	88	90	
			Volumen (WH-Anzahl)	4	3	2	
			Volumen (Satzanzahl/Übung)	3	4	5	
			Anstrengungsgrad (RPE)	7–8	7–8	8	
			Pausenzeit (min)	5	5	5	
		2	Intensität (% F_{max})	80	80	80	
			Volumen (WH-Anzahl)	3	3	3	
			Volumen (Satzanzahl/Übung)	3	3	3	
			Anstrengungsgrad (RPE)	sub6	sub6	sub6	
			Pausenzeit (min)	4	4	4	
		3	Intensität (% F_{max})				
			Volumen (WH-Anzahl)				
			Volumen (Satzanzahl/Übung)				
			Anstrengungsgrad (RPE)				
			Pausenzeit (min)				
Inhalte	Ziel						
Individuell spezifische Inhalte	Hypertrophie (Angaben richten sich nach Muskelgruppen)		Intensität (WH)	9–11	8–10	7–9	Sätze aller MG teilen sich nur auf Zugübungen, Rumpf und Brust auf (je 6–8 Sätze)
			Volumen (Satzanzahl/MG)	4	4	4	
			Anstrengungsgrad (RPE)	9	8	8	
			Frequenz (x/Woche)	2	2	2	
			Pausenzeit (min)	3	3	3	
	ZNS- und Gelenk-Adaptiveness (Angaben richten sich nach Oberkörper und Unterkörper)		Intensität (WH@RPE)				
			Volumen (Satzanzahl)				
			Anstrengungsgrad (RPE)				
			Frequenz (x/Woche)				
			Pausenzeit (min)				
	Verstärkung passiver Strukturen (Angaben richten sich nach Oberkörper und Unterkörper)		Übungen				
			Volumen (WH)				
			Volumen (Satzanzahl)				
			Frequenz (x/Woche)				
			Pausenzeit (min)				

Lassen Sie uns nun die Grüne-Phase-Mesozyklen Ihrer Athletin genauer unter die Lupe nehmen. Das vorrangige Ziel lautet: Adaptivhaltung des Nervensystems, Verstärkung der passiven Strukturen und vor allem Muskelaufbau. Hier schätzen Sie das Potenzial noch groß ein. Im Anamnesebogen ersichtlich, hatte Stephanie vor Jahren eine Verletzung des Außenbands im linken Knie. Einwandfrei rehabilitiert, schränkt es die Leistung nicht ein, führt aber zu einem leichten seitlichen Wegknicken, einem *Side Shift* des Beckens, in der Kniebeuge. Aber dazu noch später. Bereits im Makrozyklus haben Sie sich darüber Gedanken gemacht, zu welchem Prozentsatz die tätigkeitsspezifischen Inhalte auch in dieser sehr wettkampffernen Zeit trainiert werden sollten. Sie haben sich für 20 Prozent der Gesamtsatzanzahl entschieden und wissen auch, dass dies zumindest der Minimum Effective Dose für Maximalkrafterhalt – also mindestens drei Sätzen pro Wettkampfübung – entsprechen sollte.

Wenn Sie einen der beiden Mesozykluspläne Ihrer Athletin ab Seite 242 betrachten, so werden Ihnen die Kategorienbeschriftungen »tätigkeitsspezifische Inhalte« und »individuell spezifische Inhalte« auf der linken Seite aufgefallen sein. Erstere sind noch mal eingeteilt in Inhalte, die die Kniebeugen, das Bankdrücken und das Kreuzheben betreffen. Zweitere beinhalten die Subkategorien »Hypertrophie«, »ZNS- und Gelenks-Adaptiveness« und »Verstärkung passiver Strukturen«. Hier können Sie in den dazugehörigen Feldern die geplanten Belastungsvariablen für den kommenden Mesozyklus eintragen. Eine kurze Erklärung zur »ZNS- und Gelenks-Adaptiveness«: Darunter verstehe ich entweder alle Reize, bei denen das zentrale Nervensystem vor neue Aufgaben gestellt wird, oder auch Belastungen, die Gelenkssysteme und ihre Strukturen vollständig und in vielen Richtungen zug- und druckfest machen sollen.

Beginnen wir mit dem Einfachsten, und das sind die Angaben zu den tätigkeitsspezifischen Inhalten, die ja in diesem ersten Mesozyklus – wie zuvor erwähnt – zu 20 Prozent des Gesamtvolumens im Plan vorkommen sollen. Da Ihre Athletin bereits fortgeschritten ist, sollten Sie bei der Intensität darauf achten, dass diese auf jeden Fall über 80 % F_{max} liegt. Sie haben vier Wochen in diesem ersten Mesozyklus der grünen Phase zur Verfügung. Grundsätzlich würde nichts dagegensprechen, jede Woche die gleiche Intensität anzugeben. Das hätte mehrere Vorteile: Sollten Sie sich dafür entscheiden, auch alle anderen Belastungsvariablen über die Wochen gleich zu lassen, so könnten Sie, passend zum Complex Training, sehr schnell herausfinden, was klappt und was eher nicht. Zumindest würden Sie bei der

Veränderung einer Kleinigkeit sofort wissen, ob diese für eine Verbesserung verantwortlich war oder zu einer Verschlechterung geführt hat. Zum anderen ist es enorm einfach, den gesamten Mesozyklus vorzuplanen: Sie machen einfach jede Woche dasselbe. Leider haben Sie bei dieser Vorgangsweise einen großen Nachteil. Das Training wird dadurch sehr eintönig und – das sollten Sie nicht unterschätzen – Ihre Athletin kann die jeweilige Wochenleistung ohne Probleme mit der Vorwoche vergleichen. Das bereitet manchen Trainierenden Stress, da sie eine minimale Verschlechterung sofort als eine Regression deuten könnten.

In Ihrem Fall entscheiden Sie sich deshalb für leicht wechselnde Belastungsvariablen. Man braucht dadurch zwar länger, den perfekten Mesozyklus zu finden, allerdings ist das Training abwechslungsreicher und wird somit meist positiver aufgenommen. Die Intensitäten für die tätigkeitsspezifischen Wettkampfübungen Kniebeuge, Bankdrücken und Kreuzheben steigen also von Woche 1 mit 80 % F_{max} über 82 % F_{max} und 84 % F_{max} bis in Woche 4 mit 86 % F_{max} an. Damit sind Sie im Mittel bei den bereits im Makrozyklus festgelegten 83 % F_{max}.

Wie gestaltet sich die Höhe der Belastung nun bei den individuell spezifischen Inhalten dieses ersten Mesozyklus in Stephanies Programm? Bei jenen mit Hypertrophiefokus geben Sie einen Rahmen an, innerhalb dessen Sie sich erst in der Feinstplanung im Mikrozyklus festlegen. Anstatt konkreter Prozente verwenden Sie nun die RPE und die Wiederholungsanzahl, da es bei den in diesem Bereich durchgeführten Übungen keine Maximalkrafttests und somit auch keine Bezugswerte gibt. Woche 1 schlägt mit 12@9 bis 20@9 zu Buche, während die weiteren Wochen in der Intensität steigen: 10@9 bis 15@9, 8@9 bis 12@9 und 7@9 bis 11@9. Auch beim Adaptiveness-Fokus in der grünen Phase, also allen Übungen, die eher die Anpassungsfähigkeitserhöhung des Nervensystems und die multidirektionale Druck- und Zugfestigkeit der Gelenksysteme zum Ziel haben, gehen Sie ähnlich vor und verwenden dieselben Werte: 12@9 bis 20@9, 10@9 bis 15@9, 8@9 bis 12@9 und 7@9 bis 11@9. Um einen hohen Einfluss auf Knochen und Sehnen zu gewährleisten, haben Sie sich auch für ein gewisses Maß an Sprungbelastungen für den Unterkörper (vertikale Sprünge) und den Oberkörper (Liegestützsprünge) entschieden. Hier geht es immer um maximale Sprunghöhe. Die Intensität wäre somit vorgeplant. Weiter geht's zum Volumen und damit zur Satzanzahl. Wobei, wenn wir die tätigkeitsspezifischen Inhalte in den Mesozyklen ab Seite 242 betrachten, sollten wir beim Volumen zusätzlich auch die Wiederholungszahl angeben. Geplant sind je nach Woche zwischen fünf und drei Wiederholungen – angelehnt an Prilepins

Tabelle auf Seite 131. Bei 80 % F_{max} gäbe uns Prilepin zwar nur vier Wiederholungen vor. Wir entscheiden uns jedoch für fünf, da bei der Analyse von Stephanies ehemaligen Trainingsplänen ersichtlich wurde, dass sie bei einer Intensität von 80 % F_{max} kein Problem mit fünf Wiederholungen hatte. Diese subjektive Erkenntnis übertrumpft alle objektiven Daten und somit Prilepins Tabelle. Bei den individuell spezifischen Inhalten steht die Wiederholungsanzahl bereits in der Zeile zur Intensität.

Wie im Makrozyklus auf Seite 212 eindeutig ersichtlich, ist die Satzanzahl pro Woche bei den tätigkeitsspezifischen Inhalten im Schnitt mit vier angegeben. Im Mesozyklus variiert das Volumen von Woche zu Woche zwischen drei bis fünf Sätzen mit drei bis fünf Wiederholungen pro Übung und ist somit im Bereich der Minimum Effective Dose. Das durchschnittliche Trainingsvolumen pro tätigkeitsspezifischer Übung lässt sich in unserem Beispiel wie folgt berechnen:

$$\text{Tätigkeitsspezifisches Volumen}_{\text{pro Übung}} = \frac{\text{Sätze}_{\text{Kniebeuge}} + \text{Sätze}_{\text{Bankdrücken}} + \text{Sätze}_{\text{Kreuzheben}}}{3}$$

Das Volumen der Hypertrophie haben Sie mit sieben bis neun Sätzen pro Muskelgruppe festgelegt. Jenes mit Adaptiveness-Fokus soll mit vier bis sechs Sätzen und das für die direkte Verstärkung von passivem Gewebe mit vier Sätzen am Plan stehen – jeweils gerechnet auf Unterkörper und Oberkörper. Wenn man sich daraus das Mittel für alle sechs Muskelgruppen ausrechnet, so kommt man auf durchschnittlich elf Sätze pro Muskelgruppe pro Woche für die individuell spezifischen Inhalte. Errechnet werden kann dieses durchschnittliche Volumen der individuell spezifischen Inhalte mit folgender Formel:

$$\text{Individuell spezifisches Volumen}_{\text{pro Muskelgruppe}} = \frac{\text{Sätze}_{\text{Hypertrophie}} \times 6 + \text{Sätze}_{\text{Adaptiveness}} \times 2 + \text{Sätze}_{\text{Verstärkung}} \times 2}{6}$$

Das passt perfekt auf den im Makrozyklus vorgeplanten Bereich von 10 bis 15 Sätzen pro Muskelgruppe pro Woche. Leider ist die Berechnung nicht so leicht. Der Grund liegt darin, dass jene Sätze, die explizit für die Verstärkung der passiven Strukturen und die Adaptiveness durchgeführt werden, für die Berechnung zuallererst relativiert werden müssen. Sie sind nur jeweils für Ober- und Unterkörper geplant und nicht für jede Muskelgruppe. Das ist der Grund, warum in der Formel zuerst mit einem gewissen Faktor multipliziert wird (6 und 2), bevor man durch die Anzahl der Muskelgruppen dividiert, um den Durchschnitt zu errechnen. Die Berechnung ist nicht perfekt, aber für unsere Zwecke ausreichend. Keine Sorge, komplizierter wird es nicht mehr.

Aber passen diese Zahlen nun auch zu jenen Prozentsätzen, die das Volumen für die individuell spezifischen und tätigkeitsspezifischen Inhalte festgelegt haben? Lassen Sie uns dies einer Überprüfung unterziehen. Geplant sind 20 Prozent tätigkeitsspezifische Inhalte und 80 Prozent individuell spezifische Inhalte. Bei einem Gesamtvolumen in diesem Mesozyklus von im Schnitt 15 Sätzen pro Muskelgruppe oder Übung pro Woche liegen Sie in beiden Bereichen goldrichtig. Vier Sätze aus den tätigkeitsspezifischen Inhalten entsprechen bei 15 Gesamtsätzen circa 27 Prozent. Die elf Sätze aus den individuell spezifischen Inhalten ergeben die restlichen 73 Prozent. Da Sie diese Prozentsätze weder genau treffen können noch sollen, nehmen Sie einen Toleranzbereich von plus/minus zehn Prozent an. Sollten Sie hier eine größere Diskrepanz erkennen, passen Sie einen der beiden Pläne an, sodass diese kohärent sind.

Genauso wie in diesem ersten Mesozyklus gehen Sie auch in den darauffolgenden Mesozyklen der grünen Phase vor. Im dritten und vierten Zyklus nehmen Sie die individuell spezifischen Inhalte für die direkte Verstärkung der passiven Strukturen und die ZNS-Gelenks-Adaptiveness aus dem Plan und legen etwas von dem frei gewordenen Volumen in den Muskelaufbaubereich. Im letzten Mesozyklus der grünen Phase können Sie in Stephanies Plan auf den Seiten 250 und 251 erkennen, dass durch den höheren tätigkeitsspezifischen Prozentsatz auch die Frequenz und das Volumen der tätigkeitsspezifischen Inhalte gestiegen sind. Nun werden Bankdrücken und Kniebeugen bereits zweimal pro Woche in deren Wettkampfform im Training absolviert. Der Plan wird also immer tätigkeitsspezifischer, vernachlässigt aber nicht die Grundlagen.

Da dies den Anschein erwecken kann, dass Sie alle Mesozyklen bis zum Wettkampf zu Beginn des Makrozyklus planen sollen, will ich hier eine dringend benötigte Aufklärungsarbeit in Bezug auf die Planungspraxis leisten: Sie planen bitte immer nur einen Mesozyklus im Vorfeld. Erst wenn dieser durchtrainiert wurde und sich Ihre Athletin im darauffolgenden Deload befindet, machen Sie sich an die Planung des nächsten Mesozyklus. Sie bleiben dabei immer unter dem Vorgabenschirm des Makrozyklus, adaptieren allerdings bei Bedarf den neuen Mesozyklus mit den Feedbackinformationen, die Sie in den letzten Wochen erhalten haben. Kurz gesagt, der Makrozyklus erweitert sich etappenweise durch die Mesozyklusdaten. Immer dann, wenn für Ihre Athletin Erholung ansteht, bedeutet das für Sie eine Hochzeit der Planungsarbeit.

MAKROZYKLUS SOLL								
			Monat	April		Mai		
			Woche	16	17	18	19	
			Wettkampf					
			Besondere Ereignisse (Urlaub, Trainingslager etc.)					
			Phase	Grüne Phase 4				Notes
			% tätigkeitsspezifische Inhalte	40 %	40 %	40 %	40 %	
			% individuell spezifische Inhalte	60 %	60 %	60 %	60 %	
			∅ Intensität, tätigkeitsspezifische Inhalte (% F_{max})	86 %				
			∅ Intensität, individuell spezifische Inhalte (WH/RPE)	7-20@8-9				
			∅ Volumen, tätigkeitsspezifische Inhalte (Satzanzahl/Übung)	KB: 7; BD: 7; KH: 4				
			∅ Volumen, individuell spezifische Inhalte (Satzanzahl/MG)	9–11				
			∅ Anstrengungsgrad, tätigkeitsspezifische Inhalte (RPE)	7–8				
			∅ Anstrengungsgrad, individuell spezifische Inhalte (RPE)	8–9				
			Frequenz, tätigkeitsspezifische Inhalte (x/Woche)	2				
			Frequenz, individuell spezifische Inhalte (x/Woche)	2				

MAKROZYKLUS IST						
	Gesamtsatzanzahl (tätigkeits- und individuell spezifisch)	14	16	18	16	
	Satzanzahl/Übung tätigkeitsspezifisch	5	6	7	6	
	Satzanzahl/MG individuell spezifisch	6	10	11	10	
	% Volumen tätigkeitsspezifisch IST	35,7 %	37,5 %	38,9 %	37,5 %	
	% Volumen individuell spezifisch IST	64,3 %	62,5 %	61,1 %	62,5 %	
	Differenz tätigkeitsspezifisch IST-SOLL (10 % Toleranz)	-4,29	-2,50	-1,11	-2,50	
	Differenz individuell spezifisch IST-SOLL (10 % Toleranz)	4,29	2,50	1,11	2,50	

MESOZYKLUS								
Inhalte	WK-Übung	Frequenz						
Tätigkeitsspezifische Inhalte	Kniebeuge	1	Intensität (% F_{max})	83	85	87	89	
			Volumen (WH-Anzahl)	4	3	3	2	
			Volumen (Satzanzahl/Übung)	3	4	5	4	
			Anstrengungsgrad SOLL (RPE)	7–8	7–8	7–8	7–8	
			Pausenzeit (min)	4	4	4	4	
		2	Intensität (% F_{max})	83	83	83	83	
			Volumen (WH-Anzahl)	3	3	3	3	
			Volumen (Satzanzahl/Übung)	3	3	3	3	
			Anstrengungsgrad (RPE)	7	7	7	7	
			Pausenzeit (min)	4	4	4	4	
		3	Intensität (% F_{max})					
			Volumen (WH-Anzahl)					
			Volumen (Satzanzahl/Übung)					
			Anstrengungsgrad (RPE)					
			Pausenzeit (min)					

Über die gesamte grüne Phase hinweg werden die Inhalte bereits tätigkeitsspezifischer. Der letzte Mesozyklus der grünen Phase ähnelt bereits einem der roten Phase.

Tätigkeitsspezifische Inhalte	Bankdrücken	1	Intensität (% F_{max})	83	85	87	89	
			Volumen (WH-Anzahl)	4	3	3	2	
			Volumen (Satzanzahl/Übung)	3	4	5	4	
			Anstrengungsgrad (RPE)	7–8	7–8	7–8	7–8	
			Pausenzeit (min)	4	4	4	4	
		2	Intensität (% F_{max})	83	83	83	83	
			Volumen (WH-Anzahl)	3	3	3	3	
			Volumen (Satzanzahl/Übung)	3	3	3	3	
			Anstrengungsgrad (RPE)	7	7	7	7	
			Pausenzeit (min)	4	4	4	4	
		3	Intensität (% F_{max})					
			Volumen (WH-Anzahl)					
			Volumen (Satzanzahl/Übung)					
			Anstrengungsgrad (RPE)					
			Pausenzeit (min)					
	Kreuzheben	1	Intensität (% F_{max})	83	85	87	89	
			Volumen (WH-Anzahl)	4	3	3	2	
			Volumen (Satzanzahl/Übung)	4	5	5	4	
			Anstrengungsgrad (RPE)	7–8	7–8	7–8	7–8	
			Pausenzeit (min)	4	4	4	4	
		2	Intensität (% F_{max})					
			Volumen (WH-Anzahl)					
			Volumen (Satzanzahl/Übung)					
			Anstrengungsgrad (RPE)					
			Pausenzeit (min)					
		3	Intensität (% F_{max})					
			Volumen (WH-Anzahl)					
			Volumen (Satzanzahl/Übung)					
			Anstrengungsgrad (RPE)					
			Pausenzeit (min)					
Inhalte	**Ziel**							
Individuell spezifische Inhalte	Hypertrophie (Angaben richten sich nach Muskelgruppen)		Intensität (WH)	12–20	10–15	8–12	7–11	Für den Rücken insgesamt 10–12 Sätze
			Volumen (Satzanzahl/MG)	9	10	11	10	
			Anstrengungsgrad (RPE)	9	9	9	9	
			Frequenz (x/Woche)	2	2	2	2	
			Pausenzeit (min)	2	2	3	3	
	ZNS- und Gelenk-Adaptiveness (Angaben richten sich nach Oberkörper und Unterkörper)		Intensität (WH@RPE)					
			Volumen (Satzanzahl)					
			Anstrengungsgrad (RPE)					
			Frequenz (x/Woche)					
			Pausenzeit (min)					
	Verstärkung passiver Strukturen (Angaben richten sich nach Oberkörper und Unterkörper)		Übungen					
			Volumen (WH)					
			Volumen (Satzanzahl)					
			Frequenz (x/Woche)					
			Pausenzeit (min)					

Weiters im Mesozyklus angemerkt sind die genaue Frequenz, der Anstrengungsgrad und die ungefähren Pausenzeiten. Kadenzen werden erst im Mikrozyklus angegeben und hier nur bei Übungen, in denen diese von der optimalen, bereits in Kapitel 2 ab Seite 200 besprochenen Bewegungsgeschwindigkeit abweichen. Den von Ihnen für unsere Athletin gewählten Übungen widmen wir etwas später einen kompletten Themenblock.

Hat Stephanie nach erfolgreichen Monaten die gesamte grüne Phase hinter sich gebracht, geht es nun für Sie mit der Planung der zwölfwöchigen roten Phase los. Verfolgen Sie diese wieder über den Plan, den Sie über den QR-Code auf Seite 209 aufrufen können. Die Dauer jedes einzelnen Mesozyklus haben Sie bereits mit drei Wochen festgelegt. Grund dafür war die Erfahrung Ihrer Athletin, dass sich diese Zeitspanne bereits im Vorfeld als erfolgreich erwiesen hat. Wie auch immer, nun sind drei Wochen pro Zyklus in der roten Phase vorgesehen, die mit Deloads getrennt sind. Die prozentuale Aufteilung der Zusammensetzung beginnt mit 70 Prozent tätigkeitsspezifischen Inhalten und mit 30 Prozent individuell spezifischen Inhalten, geht über zu 80/20 und endet mit 90/10. Bezogen auf die wettkampfspezifischen beziehungsweise tätigkeitsspezifischen Übungen beginnt die erste Woche des ersten Mesozyklus der roten Phase mit einer Intensität von 86 % F_{max}. Diese erhöht sich auf zuerst 88 % F_{max}, um in der letzten Woche auf 90 % F_{max} ihren Gipfel zu erreichen. Wenn Sie sich den Mesozyklusplan nun genau ansehen, werden Sie erkennen, dass alle drei Wettkampfübungen nun häufiger trainiert werden. Kniebeugen und Bankdrücken dreimal pro Woche, Kreuzheben zweimal. Die angegebenen Intensitäten beziehen sich auf die jeweils schwerste Einheit. Die weiteren Einheiten werden mit 83 % F_{max} und 80 % F_{max} absolviert. Das wenige an Hypertrophievolumen, das der Plan noch vorsieht, wird je nach Woche mit 9@9 bis 11@9, 8@8 bis 10@8 und 7@8 bis 9@8 im Trainingsplan stehen.

Bleiben wir in der ersten Woche dieses neuen und tätigkeitsspezifischen Teils des Plans. Bezogen auf die Satzanzahl und die vorgeschriebenen Wiederholungen bei den tätigkeitsspezifischen Inhalten arbeitet Ihre Athletin mit einem je nach Bewegung unterschiedlichen Volumen. Kniebeugen sind abhängig von der Woche mit neun, zehn und elf Sätzen vorgesehen. Beim Bankdrücken lassen Sie 12, 13 und 14 Sätze absolvieren, während es beim Kreuzheben mit sechs, sieben und acht Sätzen signifikant weniger sind. Die Wiederholungen verhalten sich aber bei allen drei Übungen gleich. In Woche 1 haben Sie diese mit vier, in der zweiten Woche mit drei und am Ende des Zyklus mit zwei Wiederholungen festgelegt.

Die leichteren Einheiten der Hauptübungen werden immer mit drei bis vier Sätzen und drei Wiederholungen trainiert.

Warum nun die unterschiedliche Satzanzahl und unterschiedliche Frequenz bei den Übungen der roten Phase? Wie bereits im Abschnitt über die Trainingsfrequenz angeschnitten (Seite 180), haben viele Coaches – und auch ich – die Erfahrung gemacht, dass, im Gegensatz zu Bankdrücken und Kniebeugen, das Kreuzheben eine geringere Frequenz benötigt, da es sich hierbei um jene Übung handelt, die die längste Erholungszeit brauchen dürfte. Mit dieser geringeren Frequenz geht ein leicht niedrigeres Volumen einher. Bereits im Makrozyklus haben Sie diese unterschiedliche Trainingshäufigkeit einer Übung vermerkt. Lassen Sie sich aber nicht davon abhalten, diese Belastungsvariablen bei Bedarf zu verändern, um einem optimalen Plan noch näher zu kommen. Denken Sie daran, was wir bereits gelernt haben: Bei der hohen Intensität der roten Phase ist das passive Gewebe jenes, in dem die strukturelle Ermüdung über den Verlauf des Trainings am ehesten akkumuliert. Auch wenn hier in unserem Beispiel die Frequenz über eine gewisse Zeit die beste ist, um die Maximalkraft zu erhöhen, und die muskuläre Erholung kein Problem darstellt, so führt sie eventuell zu Überlastungserscheinungen in Gelenkstrukturen, wenn sie dem Körper zu lange abverlangt wird.

In der roten Phase ist die Gesamtsatzanzahl der individuell spezifischen Inhalte sehr gering und verlagert sich primär auf das Trainingsvolumen von Zugübungen für den Oberkörper und wenigen Sätzen für den Rumpf. Das bedeutet in der Praxis: Sätze mit reinem Adaptiveness- und Gesundheitsfokus werden gar nicht mehr geplant. Jene, welche die Muskelmasse erhalten oder erhöhen sollen, konzentrieren sich vor allem auf die Muskelgruppen Rücken sowie eventuell Brust und Rumpf. Bei allen anderen Muskelgruppen ist zumindest für die Zeit der roten Phase das tätigkeitsspezifische Training ausreichend, um die Hypertrophie auf einem erhaltenden Niveau zu stabilisieren. Sechs bis acht Sätze Rückenzug- und Rumpftraining sollten hier genügen. Die Berechnung, die Sie bereits kennen (Seite 248), berücksichtigt den Umstand nicht, dass sich das Volumen für Hypertrophie in der roten Phase auf weniger Muskelgruppen konzentriert. Deswegen sollten Sie diesen Tatbestand im Makrozyklus als Information anführen.

Unterziehen wir das Volumen einer Überprüfung: Wieder befinden wir uns im Toleranzbereich der im Makrozyklus vorgegebenen Prozentangaben des jeweiligen Volumens. Gehen wir aber auch etwas weiter in die Vergangenheit und sehen wir uns an, ob Sie in Ihrer Planung bei allen Inhalten zumindest die in Kapitel 2 angeführte Minimum Effective Dose erreichen. Die tätigkeitsspezifischen Inhalte – also die Übungen Kniebeuge, Bankdrücken und Kreuzheben – sind mit je nach Übung und Woche unterschiedlichen 6 bis 14 Sätzen im Optimalbereich einer effizienten Steigerung der Maximalkraft. Dieses Volumen, das durch die beinahe ausschließlich hohe Intensität und den geringen RPE-Wert gekennzeichnet ist, entspricht zwar nicht den perfekten Vorgaben für Hypertrophie, ist aber spezifisch genug, um auch in diesem Bereich zumindest erhaltend, wenn nicht sogar leicht aufbauend wirksam zu sein. Jene Körperbereiche, die durch die drei Übungen unzulänglich belastet werden – Rücken und Rumpf –, bekommen mit sechs bis acht Sätzen etwas mehr als die Minimum Effective Dose für Hypertrophie verschrieben. Bezogen auf die Verstärkung passiver Strukturen reicht Ihnen nun das schwere Training der Hauptübungen, um diese auf einem hohen Niveau zu halten oder sogar noch zu verbessern. Die ZNS- und Gelenks-Adaptiveness lassen Sie nun bewusst außen vor. Ihre Athletin ist gesund, verletzungsfrei und hat sich durch die lange grüne Phase einwandfrei auf die rote Phase vorbereitet. Nach dem Wettkampf kommen Sie wieder auf diese wichtigen, ressourcenaufbauenden Inhalte zurück. Bitte vergessen Sie nicht, dass Sie gern die prozentuale Aufteilung des Makrozyklus ändern können, wenn Sie während der Mesozyklusplanung erkennen, dass ein gewisses Volumen zu gering oder zu hoch erscheint. Wichtig ist nur, dass sowohl Makro- als auch Mesozyklus den gleichen Wert anzeigen. Die weiteren Belastungsvariablen haben Sie in Ihrer geplanten Ausprägung so genau wie möglich notiert, um die Übersicht zu bewahren.

Eine große Unbekannte fehlt uns in der Betrachtung noch: die Übungsauswahl. Der Mesozyklus ist der perfekte Zeitraum, um sich darüber Gedanken zu machen. Sehen wir uns gemeinsam an, welche Übungen Sie sich für Ihre Athletin überlegt haben, damit sie beim Wettkampf mit persönlichen Bestleistungen überzeugen kann.

Übungsauswahl und Übungsaufteilung

Das Wichtigste gleich zu Beginn: Die essenziellsten, tätigkeitsspezifischsten Übungen sind in (fast) jedem Mesozyklus zu finden – egal, wie wettkampffern dieser auch sein mag. Auch wenn sie nur in der Minimum Effective Dose vorkommen sollten, brauchen wir sie, damit die wichtigste Tätigkeit das gesamte Jahr über trainiert wird. Und nun das Zweitwichtigste: Je weiter entfernt Ihre Athletin von einem Wettkampf ist, desto eher sollte sie an ihren Schwächen arbeiten. Je näher ein Leistungstest kommt, umso mehr Konzentration liegt auf der weiteren Ausprägung der Stärken. Bleiben wir zunächst bei der grünen Phase und sehen uns die rote Phase etwas später an. Die besten Athleten verlassen sich im Wettkampf auf ihre Stärken. Abseits jeder Prüfung bekämpfen sie jedoch unnachgiebig ihre Schwächen. Um diesen Vorgaben gerecht zu werden, benötigen Sie eine (biomechanische und physiologische) Sportarten- beziehungsweise Bewegungsanalyse der individuellen Stärken und Schwächen. Diese sollten Sie – wie auf Seite 256 ersichtlich – in eine Tabelle eintragen. Da das genaue Vorgehen bei einer Analyse, wie bereits zuvor erwähnt (Seite 195), leider außerhalb des Rahmens dieses Buches liegt, nehmen wir die Schwächen für Stephanie wie folgt an: Bei Kniebeugen – im Video- und Fotobeispiel auf Seite 257 erkennbar – weicht sie mit dem Becken nach hinten aus und verlagert ihr Gewicht mehr auf ihr rechtes Bein, sobald die Last nahe ihrem Maximum liegt. Der Grund könnte eine relative Schwäche des Quadrizeps sein. Weiters ist eine lang zurückliegende Verletzung des linken Knies vielleicht die Ursache für die noch immer bestehende leichte seitliche Verschiebung. Während der Übung Bankdrücken verspürt sie immer wieder Probleme im rechten Schultergelenk. Sie erkennen, dass die Schulterblätter alles andere als stabil auf der Bank liegen. Auch die Brustmuskulatur hat im Gegensatz zum Trizeps Nachholbedarf. Als Letztes steht noch Kreuzheben im Zentrum der Betrachtung. Auf den ersten Blick ist kaum ein Fehler zu erkennen. Bei hoher Last beginnt sich Ihr Schützling allerdings recht stark im unteren Rücken zu runden. Dadurch hat sie Schwierigkeiten, diesen im Lock-Out wieder zu strecken, und läuft Gefahr, den Lift in einem Wettkampf ungültig gewertet zu bekommen.

Sie haben einen sehr großen Schritt geschafft! Die körperlichen Schwächen zu detektieren, die Athletinnen und Athleten aufweisen, ist ein wichtiger Meilenstein zu einem zielgerichteten Trainingsplan. Auf der nächsten Stufe wird eine Zuteilung von optimalen Übungen zu den jeweiligen Schwächen gefordert. Ich rate Ihnen, die jeweiligen »Problemstellen« Ihrer Trainierenden immer wieder laufend zu beurteilen. Diese können und werden sich ändern. Somit sollten Sie jeden Mesozyklus in der Übungsauswahl eventuell anpassen, falls Veränderungsbedarf vorhanden ist oder sich die Zielsetzung ändert.

Diskutieren wir wiederum die bereits im letzten Kapitel besprochene grüne Phase. Nur sehen wir uns nun die Übungsauswahl – basierend auf der Zielsetzung und den individuellen Schwächen Ihrer Athletin – und deren Aufteilung auf die Trainingstage an. Alles andere wurde bereits besprochen. Eine Bewegungsanalyse der individuellen Stärken und

Schwächen inklusive passender Übungen, um diese zu berücksichtigen, ist essenzieller Teil einer sinnvollen Trainingsplanung.

Übungen in der grünen Phase, Mesozyklus 1							
Mesozyklus	Priorität	Kniebeuge		Bankdrücken		Kreuzheben	
		Problem, Ziel	Übung	Problem, Ziel	Übung	Problem, Ziel	Übung
Grüne Phase, Mesozyklus 1	1	Wettkampfspezifik	Wettkampf-Kniebeuge	Wettkampfspezifik	Wettkampf-Bankdrücken	Wettkampfspezifik	Wettkampf-Kreuzheben
	2	Good-Morning-Kniebeuge (Oberkörper fällt nach vorn, Knie und Hüfte »schießen« nach hinten)	Frontkniebeuge, Beinpresse, Beinstrecken	Muskelmasse Brustmuskulatur	Kurzhantel-Bankdrücken flach und schräg, Fliegende am Kabelzug	Einrundung des Rückens	Rumänisches Kreuzheben, Hip Thrust, Leg Curl
	3	Verlagerung auf das linke Bein	Step-up, unilaterale Übungen	Instabiles Schulterblatt	Bamboo-Bar-Bankdrücken, Liegestütz, Schulterdrücken, Zugübungen	ZNS-Adaptiveness	Einbeiniges, einarmiges Kreuzheben

Überlegen Sie sich, welche Übungen die Schwächen Ihrer Athletin am effizientesten adressieren könnten. Dass Sie trotz allem in gewissem Maße auch auf die Tätigkeitsspezifik und eine gewisse Ausgewogenheit im Training achten sollten, um nicht neue Probleme zu generieren, versteht sich von selbst. Aus diesem Grund sind auch in der grünen Phase die wettkampfspezifischen beziehungsweise tätigkeitsspezifischen Übungen Ihre Priorität eins. Auch wenn ihr Volumen aktuell gering ist – sie bleiben einfach die wichtigsten Übungen im Trainingsplan. Wenden wir uns zuerst der Kniebeuge zu. Das übermäßige Ausweichen des Beckens nach hinten und ein damit einhergehender sich rasant verkürzender Momentarm

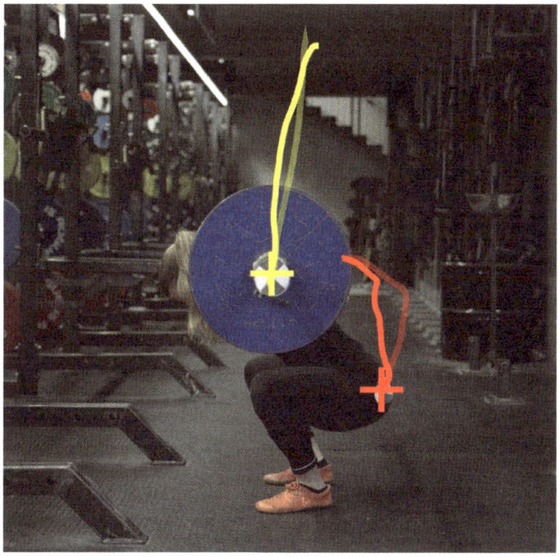

Bereits in der Abwärtsphase wandert der Hantelpfad nach vorn. Dadurch wird die Last eher über den Vorfuß abgeleitet und der Widerstand im Kniegelenk nimmt ab.

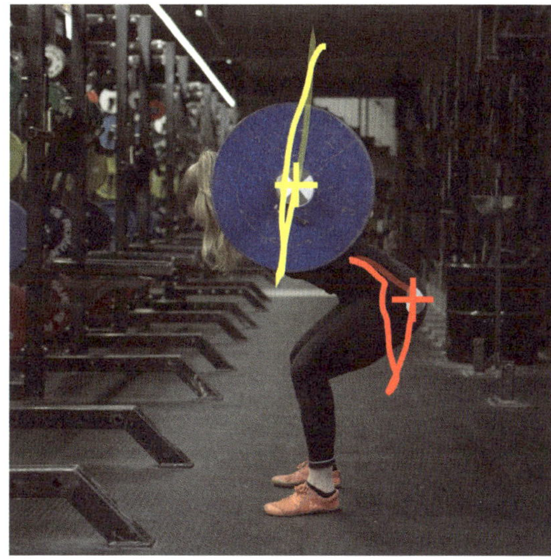

Kurz nach dem Umkehrpunkt »schießen« Hüfte und Knie nach hinten – beides Indikatoren für einen schwachen Quadrizeps.

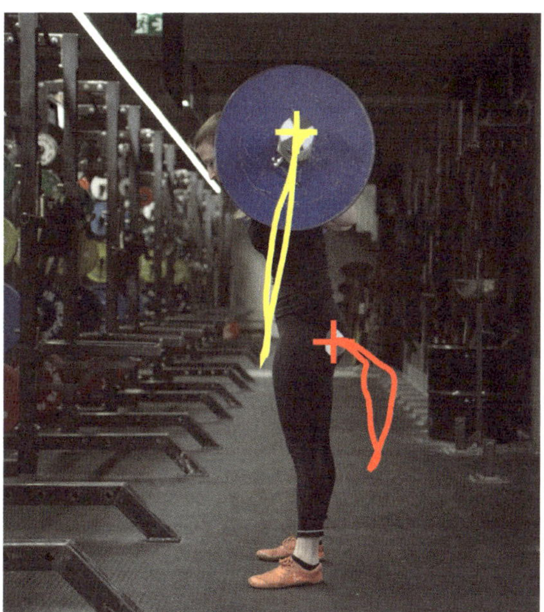

Diese Art der Kniebeuge deutet tendenziell auf Defizite in der Kniestreckermuskulatur hin.

Dieser QR-Code führt Sie zum Video der Ausführung der Kniebeuge.

https://www.m-vg.de/link/periodisierung-kniebeuge/

aufs Kniegelenk sind ein eindeutiges Anzeichen für eine Verlagerung des Widerstandes von den Knie- auf die Hüftgelenke. Der wahrscheinlichste Grund dafür ist das Unvermögen der Kniestrecker – also der Quadrizepsmuskeln –, bei höherer Intensität die notwendige Kraft aufzubringen, um dieselbe Technik wie bei niedrigeren Gewichten beizubehalten. Der Körper Ihrer Athletin kompensiert diese relative Schwäche mit einer Verschiebung der Belastung auf die Hüftstrecker. Um diese Schwäche zu beheben, benötigen Sie Übungen, welche die Kniestrecker in den Fokus stellen. Ihre Entscheidung fällt einerseits auf Frontkniebeugen, da hier ein Nach-vorn-Fallen des Oberkörpers wegen der Hantelposition nicht möglich ist, und andererseits auf die Beinpresse und die Beinstreckermaschine. Nun geht es noch um die seitliche Verschiebung der Bewegung, sobald die Athletin mit signifikant hoher Last trainiert. Da es sich dabei nur um eine kleine Kompensation handelt, planen Sie ein einbeiniges Training an der Beinpresse und der Beinstreckermaschine ein – zuerst wird ein Bein und danach das andere trainiert. Zusätzlich verschreiben Sie ihr Step-ups. Diese Übung erlaubt keine Verkantungen und jedes Bein Ihrer Athletin muss eigenständig dafür sorgen, die exakt gleiche Bewegungsausführung mit derselben Kraft auszuführen. Gleichzeitig deckt diese – für Stephanie neue – Übung die ZNS- und Gelenks-Adaptiveness ab. Nun haben Sie also bereits fünf Übungen, die im Plan stehen sollten, um die Zielübung Kniebeuge auf ein neues Niveau zu heben: wettkampfspezifische Kniebeugen selbst, Frontkniebeugen, Beinpresse unilateral, Beinstreckermaschine unilateral und Step-ups. Weiter geht's zum Bankdrücken und der Minimierung der dort beobachteten Herausforderungen.

Der Schlüssel zur Erhöhung der Kraftfähigkeiten der Brustmuskulatur liegt in dieser Phase des Trainingsplans vor allem in einer Maximierung der Muskelmasse. Kurzhantelbankdrücken bei verschiedenen Bankneigungen, aber auch Übungen an Maschinen wie Brustpressen oder Fliegende am Kabelzug werden Ihnen hier sicherlich muskelaufbauend zur Seite stehen. Damit Sie das Problem von Stephanies »schwimmendem« Schulterblatt in den Griff bekommen, wählen Sie die Übungen Liegestütze und Schulterdrücken mit der Langhantel im Stehen aus. Diese verlangen zwar genau das Gegenteil eines stabilen Schultergürtels – nämlich eine Mitführung des Schultergürtels bei jeder Wiederholung nach vorn beziehungsweise oben –, aber sie trainieren Teile jener Muskeln, die Einfluss auf die Schulterblattstellung und -bewegung haben. Weiters entscheiden Sie sich für Bankdrücken mit der Bamboo Bar (wie auf Seite 259 ersichtlich) und legen zusätzlich dazu ein

Hauptaugenmerk auf das Training von Zugübungen wie Rudervariationen und vertikale Zugvariationen. Einen Tipp von mir würde ich Ihnen gern in diesem Zusammenhang mitgeben: Oftmals sind ein suboptimaler sogenannter Leg Drive und die mangelhafte Ausführung der »Brücke« beim Bankdrücken mitverantwortlich dafür, dass der Schultergürtel nicht so stabil gehalten werden kann, wie er das sollte. Sehen Sie sich die Technik unbedingt an, überprüfen Sie die Rutschfestigkeit der Bankoberfläche, aber auch des Bodens und optimieren Sie gegebenenfalls die technische Ausführung der Bewegung, um eine stabile Basis des Drückens zu erzeugen. Die Übungen, die Sie nun gewählt haben, sind: wettkampfspezifisches Bankdrücken, Kurzhantelbankdrücken flach, Kurzhantelbankdrücken schräg, Fliegende am Kabelzug, Liegestütze, Schulterdrücken im Stehen mit der Langhantel und Bankdrücken mit der Bamboo Bar. Sie legen außerdem ein Augenmerk auf ein großes Volumen an verschiedenen Zugübungen, um die beteiligten Gelenke und all ihre aktiven und passiven Strukturen in den verschiedensten Richtungen zug- und druckfest zu machen.

Zu guter Letzt bleibt uns noch das Kreuzheben. Als Wettkampfübung müssen Sie sich auch hier darum kümmern, ihre Schwächen zu detektieren und sie zu adressieren, zumindest in der grünen Phase.

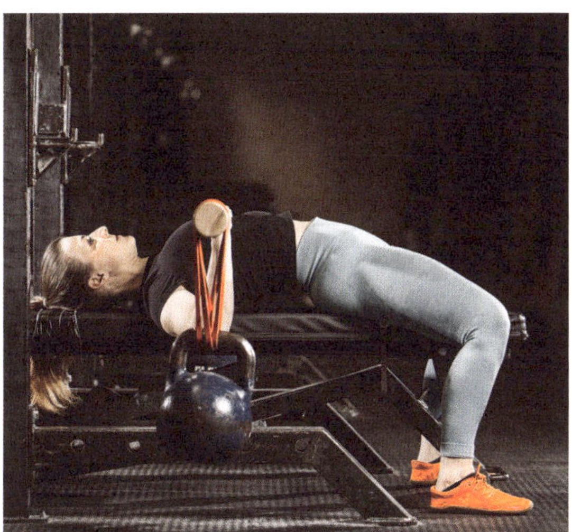

An der Bamboo Bar werden mithilfe von elastischen Bändern Gewichtsscheiben oder Kettlebells befestigt.

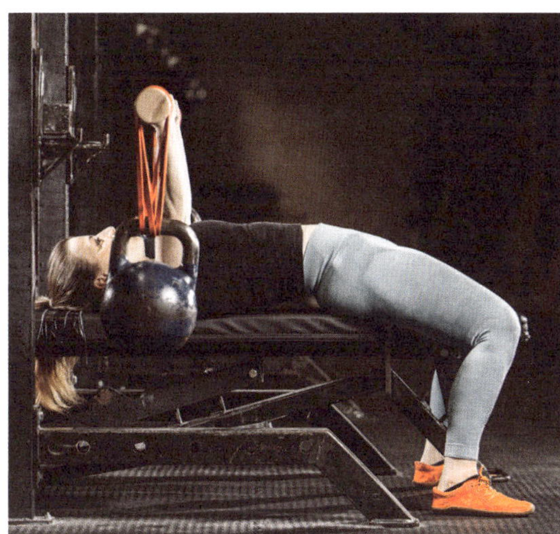

Die dadurch entstehende oszillierende kinetische Belastung führt zu einer höheren Aktivierung der Rotatorenmanschette und somit primär gelenkszentrierenden Muskeln.[395, 396]

Die Herausforderung Ihrer Athletin kennen Sie: Ein runder Rücken während des Hebens führt zu Problemen bei der Beendigung des Lifts. Das wollen Sie in Zukunft vermeiden. Der Hauptgrund für diese Kompensationsstrategie ist bei vielen Personen eine relative Schwäche der Hüftstreckermuskulatur beim Lift-Off, also beim Wegheben. In den Griff bekommen Sie es mit gezieltem Aufbautraining vor allem der großen Gesäßmuskulatur und der Hamstrings. Rumänisches Kreuzheben, Hip Thrust und etwas unspezifischer alle möglichen Leg-Curl-Variationen sollten hier im Planungsrepetoire vorhanden sein. Als Übung, die für das Nervensystem neue Reize setzen könnte und an das Hüftgelenk auch unbekannte Kraftvektoren heranführt, um die Zug- und Druckfestigkeit zu vervollständigen, bietet sich einbeiniges Kreuzheben an. Sie haben also auch für das Kreuzheben wichtige Bewegungen gefunden, um die dort vorhandenen Schwächen zu minimieren, zuallererst natürlich Wettkampfkreuzheben. Zu ihm gesellen sich rumänisches Kreuzheben, Hip Thrust, Leg Curl sitzend einbeinig und einbeiniges Kreuzheben.

Die Übungen, die in dieser vom Wettkampf weiter entfernten grünen Phase zu einer Reduktion der analysierten Schwächen führen könnten, sind also gefunden. Sehen Sie sich die von Ihnen erstellte Tabelle noch einmal an und überlegen Sie, ob alles, was Sie sich für Ihre Athletin bezüglich der Reduktion ihrer Schwächen vorgestellt haben, auch berücksichtigt wird. Der Mesozyklus ist damit allerdings noch nicht vollständig. Etwaige spezifische Belastungen für gewisse Körperbereiche fehlen noch. Zu nennen wäre die Rumpfmuskulatur, alle möglichen Zugbewegungen (obwohl beim Bankdrücken bereits kurz angesprochen) und Bewegungen, die Gelenkssysteme auch in ungewohnten Bereichen zug- und druckfest gestalten. Über all das denken Sie am besten nach, nachdem Sie im nächsten Schritt die nun eruierten Übungen auf die Trainingstage aufgeteilt und deren Reihenfolge bestimmt haben. Was danach noch fehlt, können Sie ergänzen.

Sehen Sie sich nun bitte die Tabelle »Wöchentliche Übungsaufteilung im Grüne-Phase-Mesozyklus 1« auf Seite 261 an. Wie bereits im Makrozyklus und Mesozyklus vermerkt, wollen Sie jede Muskelgruppe in der grünen Phase zweimal pro Woche trainieren. Ihre Athletin hat kein Problem damit, viermal in der Woche zu trainieren. Sie haben sich aus diesem Grund für einen sogenannten Oberkörper-Unterkörper-Split entschieden: Zweimal in der Woche trainiert Ihre Athletin nun den Oberkörper und zweimal den Unterkörper. Die Übungen, die Sie durch die Bewegungsanalysen in den Plan aufnehmen, werden auf die jeweiligen

Tage aufgeteilt. In Orange dargestellt finden Sie jene Übungen, die eher die Beinvorderseite belasten und somit die Kniebeuge unterstützen. Mit der Farbe Petrol unterlegt sind die Übungen, um die Schwächen im Kreuzheben auszugleichen und sich somit primär auf die Beinrückseite zu konzentrieren. Gelb erscheinen alle das Bankdrücken direkt oder indirekt verbessernden Drückübungen. Was nun noch fehlt, sind Zugübungen. Mit ihnen versuchen Sie nicht nur Stephanies Schulterblattstabilität während des Bankdrückens zu verbessern, sondern auch das Schultergelenk, aber auch die Strukturen der Arme in so viele Richtungen wie möglich zu stärken. Die Übungen dieser Kategorie finden Sie in Türkis. Da Ihnen noch spezifische Belastungen vor allem der Bauchmuskulatur und der Arme fehlen, ergänzen Sie diese nun ebenfalls in der Tabelle und heben sie in Hellblau hervor. Alles ohne genaue Kategorisierung ist grau. Lassen Sie uns nun die Übungen und Übungsaufteilung des ersten Mesozyklus der grünen Phase im Detail betrachten, um noch Fehlendes hinzuzufügen und die korrekte Übungsreihenfolge zu bestätigen.

Wöchentliche Übungsaufteilung im Grüne-Phase-Mesozyklus 1			
Tag 1	**Tag 2**	**Tag 3**	**Tag 4**
Unterkörper	**Oberkörper**	**Unterkörper**	**Oberkörper**
Vertikale Sprünge	Wettkampf-Bankdrücken	Wettkampf-Kreuzheben	Liegestützsprünge
Wettkampf-Kniebeuge	Kurzhantel-Schrägbankdrücken einarmig	Frontkniebeugen	Kurzhantel-Bankdrücken
Rumänisches Kreuzheben	Liegestütz/Bamboo-Bar-Bankdrücken	Hip Thrust	Kurzhantel-Schulterdrücken einarmig
Beinpresse einbeinig	Seitheben am Gerät	Step-up	Fliegende am Kabelzug
Kreuzheben einbeinig (S)	Rudern einarmig am Kabelzug von oben	Leg Curl	Iliac Lat Pull
Beinstrecken einbeinig (S)	Latziehen mit mittlerem Griff	Seitliches Schlittenziehen	Rudern eng am Gerät mit Bruststütze
Crunch gedreht	High Row	Beinheben im Hang	Arme

Am ersten Trainingstag planen Sie als erste Übung nicht – wie eventuell zu erwarten – Wettkampf-Kniebeugen ein, sondern vertikale Sprünge. Diese haben Sie vorgesehen, um einen hohen Impact auf die Verstärkung der passiven Strukturen, also vor allem Sehnen und Knochen, des Unterkörpers von Stephanie zu generieren, um ihn optimal auf die rote Phase vorzubereiten. Erst danach stehen Kniebeugen auf dem Programm. Durch Sprünge, die niemals auch nur annähernd zur Ermüdung durchgeführt werden, ist keine negative Auswirkung auf die nachfolgende Übung zu erwarten. Natürlich muss sich Ihre Athletin auf die Sprünge vorbereiten und adäquat aufwärmen. Da sie bereits fortgeschritten ist, weiß sie nicht nur um die Wichtigkeit des Aufwärmens vor allem für höchste Belastungen wie Sprünge Bescheid, sondern auch, wie sie sich angemessen aufwärmt. Sie verzichten daher darauf, es im Trainingsplan gesondert anzugeben. Nach Kniebeugen steht rumänisches Kreuzheben auf dem Programm. Die Wettkampfvariante dieser Übung kommt erst an Tag 3. Der Grund dafür liegt in der bereits im Abschnitt »Die Übungsauswahl – das richtige Werkzeug wählen« besprochenen Übungsreihenfolge. Jene tätigkeitsspezifischen Übungen, in denen man den Wunsch hat, die Leistung am effizientesten zu maximieren, sollten zu Beginn des Trainings absolviert werden. Würden Sie nun Wettkampf-Kreuzheben nach Wettkampf-Kniebeugen ansetzen, könnte die Ermüdung bereits zu weit fortgeschritten sein, als dass die Leistung bei beiden Lifts gleichermaßen gesteigert werden kann. Die weiteren Übungen belasten nun abwechselnd eher die Beinvorder- oder Beinrückseite. Einbeiniges Kreuzheben und einbeinige Beinstrecker werden im Supersatz durchgeführt, erkennbar am in der Klammer stehenden »S«. Dadurch spart sich Stephanie Zeit, während die beiden ausgewählten Übungen keine leistungsschmälernden Auswirkungen aufeinander haben. Als letzte Anstrengung steht noch mit gedrehten Crunches eine Belastungsprobe für die schräge und gerade Bauchmuskulatur an. Sie wollen auch diese Region und alle ihre Strukturen gezielt stärken, um ein ausgewogenes Training zu garantieren.

Lassen Sie uns den Trainingsplan für den Unterkörper fertig gestalten. Um genügend Erholung zu gewährleisten, kommen Beine erst wieder am dritten Tag in den Plan. Angefangen mit der wichtigsten Übung für die Zielsetzung Ihrer Athletin, dem Kreuzheben, schreiben Sie nun die bereits im Vorfeld eruierten Übungen in die Tabelle. Sie wechseln hierbei immer zwischen beinrückseitendominanten und beinvorderseitendominanten

Übungen ab. Für einen nicht nur muskulären, sondern auch ZNS- und Gelenks-Adaptiveness-Reiz hat seitliches Schlittenziehen (Sled Pull Side Walk) seinen Weg in den Plan gefunden. Dieses wird vor Beinheben im Hang, einer Übung für die Bauchmuskulatur und die oft vernachlässigten Hüftbeuger, durchgeführt. Übrigens ist Schlittenziehen nicht der einzige neuartige Reiz, der das Nervensystem vor unbekannte Herausforderungen stellt. Auch einbeiniges Kreuzheben und Step-ups sind für Stephanie Neuland und somit bieten auch diese Bewegungen einen Mehrwert für die ZNS- und Gelenks-Adaptiveness.

Gehen wir weiter zum Oberkörper. Gleich an Tag 2 eröffnen Sie mit Wettkampf-Bankdrücken. Wiederum geht es um einen möglichst frischen und unermüdeten Einstieg in diese tätigkeitsspezifische Übung. Es folgt mit Kurzhantel-Bankdrücken auf der Schrägbank eine Hypertrophieübung, um Stephanies Pectoralis den Reiz zu geben, den er benötigt, um Masse zuzulegen. Liegestütze in den Wochen 1 und 3 und Bankdrücken mit der Bamboo Bar in den Wochen 2 und 4 füllen den dritten Spot. Beide Übungen sind wichtig für die Schulterblattpositionierung und somit Schultergelenksgesundheit Ihrer Athletin. Aus Zeitgründen werden sie wochenweise gewechselt. Um auch den seitlichen Schultermuskeln einen gesonderten Reiz zu geben und die Gelenksstrukturen mit anderen Kraftvektoren zu befeuern, wird Seitheben an der Maschine durchgeführt. In der zweiten Trainingseinheitshälfte liegt die Konzentration auf drei Zugübungen, die das Schultergelenk und die dafür zuständigen Muskeln so ausgewogen wie möglich im Hypertrophiebereich trainieren – eine wichtige Grundlage für Stephanies Gelenksgesundheit und Muskelmasse.

Auch am vierten Tag steht alles im Zeichen des Oberkörpers. Beginnend mit Liegestützsprüngen, um die passiven Strukturen des Schultergelenks, der Arme und des Schultergürtels durch hohe Reize effektiv zu verstärken, stehen danach drei Übungen für die Hypertrophie von Brust- und Schultermuskulatur auf dem Plan. Es geht hier aber nicht ausschließlich um eine ausgewogene muskuläre Entwicklung von Stephanie. Weder ist ihr Ziel ein Bodybuilding-Wettbewerb noch gibt es ein optimales Verhältnis zwischen der Muskelmasse von Agonisten und jenen der Antagonisten. Und trotzdem sollten alle Gelenksstrukturen – und dazu zählen neben Knochen, Knorpel, Kapseln, Bändern, Faszien, Sehnen und einigen mehr nun mal auch die Muskeln – vollständig und über einen möglichst großen Bewegungsradius (Range of Motion) belastet werden, um für zukünftige Anforderungen, auch außerhalb des Trainings, gewappnet zu sein. Der Trainingstag wird durch Zugübungen und direktes Armtraining abgeschlossen. Denn auch der Ellbogen will sich verstärken und, wie es mein Freund Ulrich aus dem Gewichtheben so schön ausgedrückt hat: »Der Bizeps ist das Fenster zur Seele.« Wenn das nicht Grund genug ist, ihn zu vergrößern, dann weiß ich auch nicht.

Und wieder sind Sie dem endgültigen Trainingsplan einen Schritt nähergekommen. Sie haben nicht nur auf der Grundlage von Stephanies Stärken und Schwächen die individuell spezifischen Übungen gefunden, sondern diese auch gemeinsam mit den tätigkeitsspezifischen Übungen in eine nachvollziehbare Reihenfolge gebracht. Wenn Sie die Tabelle der Übungsaufteilung nochmals betrachten, so erlaubt Ihnen der Farbcode sofort zu erkennen, ob denn eine Muskelgruppe oder Übungskategorie übermäßig oder zu wenig adressiert wurde. Bei Ihrer Einteilung könnte man sich überlegen, ob in dieser weit vom nächsten Wettkampf entfernten Phase etwas mehr Rumpf- und Rückenübungen zulasten des Drückvolumens einzuplanen wären. Ich halte es aber durchaus für legitim, die hier präsentierte Übungsauswahl als sehr ausgewogen und spezifisch anzusehen. Des Weiteren sagt die Anzahl der Übungen noch nichts über das Volumen für die jeweiligen Muskelgruppen aus, das bereits zuvor im Mesozyklus anhand der grundlegenden Überlegungen im Makrozyklus festgelegt wurde. Es würde jedoch nichts dagegensprechen, vor allem für die Bauchmuskulatur noch die eine oder andere Übung einzuplanen.

Existieren denn weitere – womöglich sogar wissenschaftlich fundiertere – Aufteilungen von Übungen über den Verlauf einer Woche? Ja, sie existieren. Wenn man dem rhythmischen Schema der Periodisierung folgt, die Ratschläge von Coaches berücksichtigt und die zelluläre Rolle von Kalzium bei Ausbelastung und hohem Volumen in Betracht zieht, könnte diese adaptierte Aufteilung der Übungen – wie auf Seite 265 ersichtlich – möglicherweise eine äußerst gute Alternative darstellen.[397, 398, 399, 400, 401] In dieser alternativen Übungsaufteilung sind zur Minimierung eines eventuellen Interferenzeffektes die Maximalkraftinhalte von den Hypertrophieinhalten so gut es geht getrennt.

Hierbei sind die ersten beiden Trainingstage eher den tätigkeitsspezifischen Maximalkraftübungen vorbehalten, während die Tage 3 und 4 hauptsächlich der Hypertrophie gewidmet sind. Eine vollkommene Trennung wird vermieden, um ein Ungleichgewicht in der Trainingsdauer zu verhindern.

Alternative wöchentliche Übungsaufteilung im Grüne-Phase-Mesozyklus 1			
Tag 1	**Tag 2**	**Tag 3**	**Tag 4**
Unterkörper – Kraft	**Oberkörper – Kraft**	**Unterkörper – Hypertrophie**	**Oberkörper – Hypertrophie**
Vertikale Sprünge	Liegestützsprünge	Rumänisches Kreuzheben	Kurzhantel-Bankdrücken
Wettkampf-Kniebeuge	Wettkampf-Bankdrücken	Beinpresse einbeinig	Kurzhantel-Schrägbankdrücken einarmig
Wettkampf-Kreuzheben	Kurzhantel-Schulterdrücken einarmig	Hip Thrust	Fliegende am Kabelzug
Frontkniebeuge	Liegestütz/Bamboo-Bar-Bankdrücken	Step-up	Seitheben am Gerät
Seitliches Schlittenziehen	Rudern einarmig am Kabelzug von oben	Leg Curl	Iliac Lat Pull
Beinheben im Hang	Latziehen mit mittlerem Griff	Leg Extension einbeinig (S)	Rudern eng am Gerät mit Bruststütze
Crunch gedreht	High Row	Einbeiniges einarmiges Kreuzheben (S)	Arme

Am ersten Tag führt Ihre Athletin explosive und schwere Übungen für den Unterkörper durch. Die Frontkniebeugen, wie Sie im Mikrozyklus sehen werden, werden ausnahmsweise auch in einem niedrigeren Wiederholungsbereich und somit relativ intensiv ausgeführt. Der zweite Trainingstag fokussiert sich auf explosive und schwere Drückübungen für den Oberkörper. Einzig der Liegestütz, abwechselnd wöchentlich mit dem Bamboo-Bar-Bankdrücken, hat hier seinen Platz gefunden. Die Zugübungen bleiben unverändert. Die meisten Hypertrophieübungen sind in dieser alternativen Aufteilung auf den zweiten Teil der Woche verschoben. In den Mesozyklen 3 und 4 der grünen Phase wurde Kurzhantel-Schrägbankdrücken ersatzlos gestrichen, da es am gleichen Tag mit der Brustpresse schräg im Plan stehen würde und somit redundant ist.

Gewiss fragen Sie sich, welchen Vorteil diese Vorgehensweise bietet. Bei näherer Betrachtung der genannten wissenschaftlichen Literatur wird deutlich, dass maximalkräftige

Reize, die eher auf die schnellen und größeren Typ-II-Muskelfasern abzielen, auf zellulärer Ebene sowohl durch Sätze bis zur muskulären Erschöpfung als auch bei hohem Volumen und Belastungen in Dehnstellungen negativ beeinflusst werden. Genau diese Sachverhalte sind jedoch charakteristisch für das Muskelaufbautraining. Durch die zeitliche Trennung von maximal- beziehungsweise schnellkraftorientierten Trainingsreizen, die nicht bis zum Muskelversagen ausgeführt werden sollten, und den Hypertrophieübungen für dieselbe Muskelgruppe versucht man, diesem unerwünschten Effekt entgegenzuwirken. Obwohl der Schwerpunkt in der grünen Phase zweifellos auf dem Muskelaufbau liegt, ist es ratsam, diesen sogenannten Interferenzeffekt so gering wie möglich zu halten, um die Maximalkraft nicht übermäßig zu beeinträchtigen.

Ein weiterer, nicht zu vernachlässigender Benefit dieser etwas anderen Übungsverteilung ist, dass die eher zu einer Ermüdung und zu strukturellen Schäden führenden Hypertrophieübungen erst am Ende der Woche eingeplant sind. Dadurch kann die neue Woche, nach einem trainingsfreien Wochenende, mit neuer Kraft beginnen und die tätigkeitsspezifischsten Wettkampfübungen werden erholt in Angriff genommen. Je nach Übungsauswahl, anthropometrischen Voraussetzungen, Volumen und Nähe zum Muskelversagen kann ein folgendes Training der gleichen Körperbereiche mit bis zu 96 Stunden Maximal- und Schnellkraftleistungen negativ beeinträchtigt werden.[402, 403] Dem können Sie bei Bedarf mit dieser alternativen Aufteilung entgegenwirken, sobald Sie erkennen, dass eine unvorteilhafte Beeinflussung besteht, oder wenn Sie dieser bereits im Vorfeld entgegenwirken wollen.

Es versteht sich von selbst, dass noch einige weitere Übungsaufteilungsmöglichkeiten existieren. Jede hat ihre Vor- und Nachteile. Je mehr Optionen Sie kennenlernen, desto größer ist Ihr Repertoire als Coach. Solange Sie Ihrer Erfahrung und der Wissenschaft treu bleiben, können Sie kaum scheitern. Wir bleiben bei unserem Beispiel der ursprünglichen Aufteilung treu. Da es sich um keine Schnellkraftsportart handelt, muss nicht ausschließlich auf die Typ-II-Muskelfasern Rücksicht genommen werden. Es wäre aber eine mehr als nur überlegenswerte Option für die nächsten Makrozyklen von Stephanie, die Sie als Coach unbedingt in Betracht ziehen sollten. Die Wissenschaft steht hier hinter Ihnen.

Alle in diesem Kapitel erstellten Trainingspläne betrafen den ersten Mesozyklus in der grünen Phase. Die Mesozyklen 2 bis 4 in dieser Phase, die sich vorrangig den Grundlagen der Maximalkraft widmen, finden Sie bezogen auf die Übungsauswahl und deren Einteilung auf den folgenden Seiten. Die bereits erwähnte alternative Übungsaufteilung ist ebenfalls angeführt. Wie Sie selbst sehen können: Viel hat sich nicht geändert. Das muss auch nicht sein, denn Schwächen minimieren sich nicht von heute auf morgen. Einzig das Immer-spezifischer-Werden findet auch in der Übungsauswahl und der Wochenaufteilung seinen Einzug.

Übungen in der grünen Phase, Mesozyklen 2 bis 4

Mesozyklus	Priorität	Kniebeuge		Bankdrücken		Kreuzheben	
		Problem, Ziel	Übung	Problem, Ziel	Übung	Problem, Ziel	Übung
Grüne Phase, Mesozyklus 2	1	Wettkampfspezifik	Wettkampf-Kniebeuge	Wettkampfspezifik	Wettkampf-Bankdrücken	Wettkampfspezifik	Wettkampf-Kreuzheben
	2	Good-Morning-Kniebeuge (Oberkörper fällt nach vorn, Knie und Hüfte »schießen« nach hinten)	Frontkniebeuge, Beinpresse, Beinstrecken	Muskelmasse Brustmuskulatur	Kurzhantel-Bankdrücken flach und schräg, Fliegende am Kabelzug	Einrundung des Rückens	Rumänisches Kreuzheben, Hip Thrust, Leg Curl
	3	Verlagerung auf das linke Bein	Step-up, Übungen unilateral	Instabiles Schulterblatt	Bamboo-Bar-Bankdrücken, Liegestütz, Schulterdrücken, Zugübungen	ZNS-Adaptiveness	Einbeiniges einarmiges Kreuzheben

Übungen in der grünen Phase, Mesozyklen 2 bis 4								
Mesozyklus	**Priorität**	**Kniebeuge**		**Bankdrücken**		**Kreuzheben**		
		Problem, Ziel	**Übung**	**Problem, Ziel**	**Übung**	**Problem, Ziel**	**Übung**
Grüne Phase, Mesozyklus 3	1	Wettkampfspezifik	Wettkampf-Kniebeuge	Wettkampfspezifik	Wettkampf-Bankdrücken	Wettkampfspezifik	Wettkampf-Kreuzheben
	2	Good-Morning-Kniebeuge (Oberkörper fällt nach vorn, Knie und Hüfte »schießen« nach hinten)	Frontkniebeuge, Beinpresse, Beinstrecken	Muskelmasse Brustmuskulatur	Kurzhantel-Bankdrücken flach und schräg, Fliegende am Kabelzug	Einrundung des Rückens	Rumänisches Kreuzheben, Hip Thrust, Leg Curl
	3	Verlagerung auf das linke Bein	Step-up, Übungen unilateral	Instabiles Schulterblatt	Liegestütz, Schulterdrücken, Zugübungen	–	–
Grüne Phase, Mesozyklus 4	1	Wettkampfspezifik	Wettkampf-Kniebeuge	Wettkampfspezifik	Wettkampf-Bankdrücken	Wettkampfspezifik	Wettkampf-Kreuzheben
	2	Good-Morning-Kniebeuge (Oberkörper fällt nach vorn, Knie und Hüfte »schießen« nach hinten)	Frontkniebeuge, Beinpresse, Beinstrecken	Muskelmasse Brustmuskulatur	Kurzhantel-Bankdrücken flach und schräg, Fliegende am Kabelzug	Einrundung des Rückens	Rumänisches Kreuzheben, Hip Thrust
	3	–	–	Instabiles Schulterblatt	Zugübungen	–	–

Die Übungsaufteilung der Mesozyklen 2 bis 4 in der grünen Phase stellt sich wie folgt dar:

Wöchentliche Übungsaufteilung im Grüne-Phase-Mesozyklus 2			
Tag 1	**Tag 2**	**Tag 3**	**Tag 4**
Unterkörper	**Oberkörper**	**Unterkörper**	**Oberkörper**
Vertikale Sprünge	Wettkampf-Bankdrücken	Wettkampf-Kreuzheben	Liegestützsprünge
Wettkampf-Kniebeuge	Kurzhantel-Schrägbankdrücken einarmig	Frontkniebeugen	Kurzhantel-Bankdrücken
Rumänisches Kreuzheben	Liegestütz/Bamboo-Bar-Bankdrücken	Hip Thrust	Kurzhantel-Schulterdrücken einarmig
Beinpresse einbeinig	Seitheben am Gerät	Step-up	Fliegende am Kabelzug
Einbeiniges Kreuzheben (S)	Rudern einarmig am Kabelzug von oben	Leg Curl	Iliac Lat Pull
Leg Extension einbeinig (S)	Latziehen mit mittlerem Griff	Seitliches Schlittenziehen	Rudern eng am Gerät mit Bruststütze
Crunch gedreht	High Row	Beinheben im Hang	Arme

Wöchentliche Übungsaufteilung im Grüne-Phase-Mesozyklus 3			
Tag 1	Tag 2	Tag 3	Tag 4
Unterkörper	Oberkörper	Unterkörper	Oberkörper
Wettkampf-Kniebeuge	Wettkampf-Bankdrücken	Wettkampf-Kreuzheben	Kurzhantel-Bankdrücken
Rumänisches Kreuzheben	Kurzhantel-Schrägbankdrücken	Frontkniebeugen	Brustdrücken schräg
Beinpresse	Liegestütz	Hip Thrust	Langhantel-Schulterdrücken
Leg Extension	Seitheben am Gerät	Step-up	Iliac Lat Pull
Abduktion am Gerät	Rudern am Kabelzug	Adduktion am Gerät	Rudern eng am Gerät mit Bruststütze
Crunch gedreht	Latziehen mit mittlerem Griff	Beinheben im Hang	Arme

Wöchentliche Übungsaufteilung im Grüne-Phase-Mesozyklus 4			
Tag 1	Tag 2	Tag 3	Tag 4
Unterkörper	Oberkörper	Unterkörper	Oberkörper
Wettkampf-Kniebeuge	Wettkampf-Bankdrücken	Wettkampf-Kreuzheben	Wettkampf-Bankdrücken
Rumänisches Kreuzheben	Kurzhantel-Schrägbankdrücken	Wettkampf-Kniebeuge	Kurzhantel-Bankdrücken
Beinpresse	Liegestütz	Frontkniebeuge	Langhantel-Schulterdrücken
Leg Extension	Seitheben am Gerät	Hip Thrust	Iliac Lat Pull
Abduktion am Gerät	Rudern am Kabelzug	Adduktion am Gerät	Rudern eng am Gerät mit Bruststütze
Crunch gedreht	Latziehen mit mittlerem Griff	Beinheben im Hang	Arme

Eine alternative Übungsaufteilung der Mesozyklen 2 bis 4 in der grünen Phase, die den Interferenzeffekt minimieren soll, könnte so aussehen:

Alternative wöchentliche Übungsaufteilung im Grüne-Phase-Mesozyklus 2			
Tag 1	**Tag 2**	**Tag 3**	**Tag 4**
Unterkörper – Kraft	**Oberkörper – Kraft**	**Unterkörper – Hypertrophie**	**Oberkörper – Hypertrophie**
Vertikale Sprünge	Liegestützsprünge	Rumänisches Kreuzheben	Kurzhantel-Bankdrücken
Wettkampf-Kniebeuge	Wettkampf-Bankdrücken	Beinpresse einbeinig	Kurzhantel-Schrägbankdrücken einarmig
Wettkampf-Kreuzheben	Kurzhantel-Schulterdrücken einarmig	Hip Thrust	Fliegende am Kabelzug
Frontkniebeuge	Liegestütz/Bamboo-Bar-Bankdrücken	Step-up	Seitheben am Gerät
Seitliches Schlittenziehen	Rudern einarmig am Kabelzug von oben	Leg Curl	Iliac Lat Pull
Beinheben im Hang	Latziehen mit mittlerem Griff	Leg Extension einbeinig (S)	Rudern eng am Gerät mit Bruststütze
Crunch gedreht	High Row	Einbeiniges einarmiges Kreuzheben (S)	Arme

Alternative wöchentliche Übungsaufteilung im Grüne-Phase-Mesozyklus 3			
Tag 1	**Tag 2**	**Tag 3**	**Tag 4**
Unterkörper – Kraft	**Oberkörper – Kraft**	**Unterkörper – Hypertrophie**	**Oberkörper – Hypertrophie**
Wettkampf-Kniebeuge	Wettkampf-Bankdrücken	Rumänisches Kreuzheben	Kurzhantel-Bankdrücken
Wettkampf-Kreuzheben	Langhantel-Schulterdrücken	Beinpresse	Brustdrücken schräg
Frontkniebeugen	Rudern am Kabelzug	Hip Thrust	Liegestütz
Beinheben im Hang	Latziehen mit mittlerem Griff	Step-up	Seitheben am Gerät
Crunch gedreht	Arme	Leg Extension	Iliac Lat Pull
		Adduktion am Gerät (S)	Rudern eng am Gerät mit Bruststütze
		Abduktion am Gerät (S)	

Alternative wöchentliche Übungsaufteilung im Grüne-Phase-Mesozyklus 4			
Tag 1	**Tag 2**	**Tag 3**	**Tag 4**
Unterkörper – Kraft	**Oberkörper – Kraft**	**Unterkörper – Hypertrophie**	**Oberkörper – Hypertrophie**
Wettkampf-Kniebeuge	Wettkampf-Bankdrücken	Rumänisches Kreuzheben	Kurzhantel-Bankdrücken
Wettkampf-Kreuzheben	Langhantel-Schulterdrücken	Beinpresse	Brustdrücken schräg
Frontkniebeugen	Rudern am Kabelzug	Hip Thrust	Liegestütz
Beinheben im Hang	Latziehen mit mittlerem Griff	Step-up	Seitheben am Gerät
Crunch gedreht	Arme	Leg Extension	Iliac Lat Pull
		Adduktion am Gerät (S)	Rudern eng am Gerät mit Bruststütze
		Abduktion am Gerät (S)	

Machen wir uns nun ans Eingemachte: an die rote Phase. Gleich auf den ersten Blick sticht eine Sache ins Auge: Wir haben es (beinahe) nur noch mit wettkampfspezifischen beziehungsweise tätigkeitsspezifischen Übungen zu tun, wie in der nachfolgenden Tabelle zu sehen ist. Für individuell spezifische Inhalte ist, wenn überhaupt, dann nur eingeschränkt Platz.

Übungen in der roten Phase, Mesozyklen 1 bis 4							
Mesozyklus	**Priorität**	**Kniebeuge**		**Bankdrücken**		**Kreuzheben**	
		Problem, Ziel	**Übung**	**Problem, Ziel**	**Übung**	**Problem, Ziel**	**Übung**
Rote Phase, Mesozyklus 1	1	Wettkampfspezifik	Wettkampf-Kniebeuge	Wettkampfspezifik	Wettkampf-Bankdrücken	Wettkampfspezifik	Wettkampf-Kreuzheben
	2	Wettkampfspezifik	Wettkampf-Kniebeuge	Wettkampfspezifik	Wettkampf-Bankdrücken	Wettkampfspezifik	Wettkampf-Kreuzheben
	3	Wettkampfspezifik	Wettkampf-Kniebeuge	Wettkampfspezifik	Wettkampf-Bankdrücken	–	–
Rote Phase, Mesozyklus 2	1	Wettkampfspezifik	Wettkampf-Kniebeuge	Wettkampfspezifik	Wettkampf-Bankdrücken	Wettkampfspezifik	Wettkampf-Kreuzheben
	2	Wettkampfspezifik	Wettkampf-Kniebeuge	Wettkampfspezifik	Wettkampf-Bankdrücken	Wettkampfspezifik	Wettkampf-Kreuzheben
	3	Wettkampfspezifik	Wettkampf-Kniebeuge	Wettkampfspezifik	Wettkampf-Bankdrücken	–	–

Übungen in der roten Phase, Mesozyklen 1 bis 4							
Meso-zyklus	**Priorität**	**Kniebeuge**		**Bankdrücken**		**Kreuzheben**	
		Problem, Ziel	**Übung**	**Problem, Ziel**	**Übung**	**Problem, Ziel**	**Übung**
Rote Phase, Meso-zyklus 3	1	Wettkampf-spezifik	Wettkampf-Kniebeuge	Wettkampf-spezifik	Wettkampf-Bank-drücken	Wettkampf-spezifik	Wettkampf-Kreuzheben
	2	Wettkampf-spezifik	Wettkampf-Kniebeuge	Wettkampf-spezifik	Wettkampf-Bank-drücken	Wettkampf-spezifik	Wettkampf-Kreuzheben
	3	Wettkampf-spezifik	Wettkampf-Kniebeuge	Wettkampf-spezifik	Wettkampf-Bank-drücken	–	–
Rote Phase, Meso-zyklus 4 (Tape-ring)	1	Wettkampf-spezifik	Wettkampf-Kniebeuge	Wettkampf-spezifik	Wettkampf-Bank-drücken	Wettkampf-spezifik	Wettkampf-Kreuzheben
	2	Wettkampf-spezifik	Wettkampf-Kniebeuge	Wettkampf-spezifik	Wettkampf-Bank-drücken	Wettkampf-spezifik	Wettkampf-Kreuzheben
	3	Wettkampf-spezifik	Wettkampf-Kniebeuge	Wettkampf-spezifik	Wettkampf-Bank-drücken	–	–

Nun ist nicht mehr Zeit, sich ausgiebig um Schwächen zu kümmern. Es geht jetzt darum, den Umgang mit den erworbenen Grundlagen zu lernen und diese zielorientiert auf die Tätigkeitsspezifik zu übertragen. Anstatt einer Einteilung in Muskelgruppen gibt es nun für jede Hauptübung schwere, mittlere und leichte Tage und keine für alle Körperregionen gleiche Trainingsfrequenz mehr. Da Ihre Athletin vor dem ersten Kraftdreikampf-Wettkampf steht, haben Sie noch wenig Erfahrungswerte, an denen Sie die Aufteilung der Übungen über die Woche orientieren könnten. Aus diesem Grund greifen Sie auf Ihre eigene Historie als Coach zurück, sehen sich nochmals die Überlegungen im Makrozyklus an und entscheiden sich dazu, jeweils einen Tag pro Trainingswoche entweder Kniebeugen, Bankdrücken oder Kreuzheben in deren jeweilig intensivster Ausführung zu widmen. An anderen Tagen werden diese

Übungen mit etwas geringeren Intensitäten trainiert. Wichtig für Sie ist die im Abschnitt »Die Übungsauswahl – das richtige Werkzeug wählen« im zweiten Kapitel angeführte optimale Reihenfolge von Übungen, wenn die Steigerung der Maximalkraft im Fokus steht. Somit widmen Sie Tag 1 schweren Kniebeugen, Tag 2 schwerem Bankdrücken und Tag 3 schwerem Kreuzheben. Die mittleren und leichten Intensitäten teilen Sie so sinnvoll wie möglich über die vier Trainingstage der Woche auf. Eine mittlere Intensität entspricht laut den Vorgaben im Makrozyklus 83 % F_{max}, die leichte Intensität wurde auf 80 % F_{max} festgesetzt. Alle Werte liegen im wissenschaftlich maximalkraftwirksamen Bereich für Fortgeschrittene. Was »schwer« bedeutet, variiert von Woche zu Woche und nähert sich zum Wettkampf immer mehr dem 1RM an. Wie im Plan ab Seite 277 erkennbar, weichen die letzten beiden Wochen des Mesozyklus 4 der roten Phase – also des Peakings – von den Wochen davor ab.

Wöchentliche Übungsaufteilung im Rote-Phase-Mesozyklus 1			
Tag 1	**Tag 2**	**Tag 3**	**Tag 4**
Kniebeuge schwer	**Bankdrücken schwer**	**Kreuzheben schwer**	**Bankdrücken Hypertrophie**
Wettkampf-Kniebeuge schwer	Wettkampf-Bankdrücken schwer	Wettkampf-Kreuzheben schwer	Wettkampf-Kniebeuge mittel
Wettkampf-Bankdrücken leicht	Wettkampf-Kniebeuge leicht	Wettkampf-Bankdrücken mittel	3ct-Pause-Larsen-Bankdrücken
Wettkampf-Kreuzheben leicht	Rudern mit Bruststütze	Latzug mittel	High Row
Fliegende reverse	Weighted Sit-up	Crunch	Hanging Leg Raise

Wöchentliche Übungsaufteilung im Rote-Phase-Mesozyklus 2			
Tag 1	Tag 2	Tag 3	Tag 4
Kniebeuge schwer	**Bankdrücken schwer**	**Kreuzheben schwer**	**Bankdrücken Hypertrophie**
Wettkampf-Kniebeuge schwer	Wettkampf-Bankdrücken schwer	Wettkampf-Kreuzheben schwer	Wettkampf-Kniebeuge mittel
Wettkampf-Bankdrücken leicht	Wettkampf-Kniebeuge leicht	Wettkampf-Bankdrücken mittel	3ct-Pause-Larsen-Bankdrücken
Wettkampf-Kreuzheben leicht	Rudern mit Bruststütze	Latzug mittel	High Row
Fliegende reverse	Weighted Sit-up	Crunch	Hanging Leg Raise

Wöchentliche Übungsaufteilung im Rote-Phase-Mesozyklus 3			
Tag 1	Tag 2	Tag 3	Tag 4
Kniebeuge schwer	**Bankdrücken schwer**	**Kreuzheben schwer**	**Bankdrücken Hypertrophie**
Wettkampf-Kniebeuge schwer	Wettkampf-Bankdrücken schwer	Wettkampf-Kreuzheben schwer	Wettkampf-Kniebeuge mittel
Wettkampf-Bankdrücken leicht	Wettkampf-Kniebeuge leicht	Wettkampf-Bankdrücken mittel	3ct-Pause-Larsen-Bankdrücken
Wettkampf-Kreuzheben leicht	Rudern mit Bruststütze	Latzug mittel	High Row
	Weighted Sit-up		Hanging Leg Raise

Wöchentliche Übungsaufteilung im Rote-Phase-Mesozyklus 4 (Peaking) – Woche 1			
Tag 1	**Tag 2**	**Tag 3**	**Tag 4**
Kniebeuge schwer	**Bankdrücken schwer**	**Kreuzheben schwer**	**Bankdrücken Hypertrophie**
Wettkampf-Kniebeuge schwer	Wettkampf-Bankdrücken schwer	Wettkampf-Kreuzheben schwer	Wettkampf-Kniebeuge mittel
Wettkampf-Bankdrücken leicht	Wettkampf-Kniebeuge leicht	Wettkampf-Bankdrücken mittel	High Row
Wettkampf-Kreuzheben leicht	Rudern mit Bruststütze	Latzug mittel	Hanging Leg Raise
	Weighted Sit-up		

Wöchentliche Übungsaufteilung im Rote-Phase-Mesozyklus 4 (Peaking) – Woche 2			
Tag 1	**Tag 2**	**Tag 3**	**Tag 4**
Letztes schweres Kreuzheben	**Leichter Tag**	**Letzte schwere Kniebeuge**	**Kniebeuge und Assistenzübung**
Wettkampf-Kreuzheben schwer	Wettkampf-Bankdrücken leicht	Wettkampf-Kniebeuge schwer	Wettkampf-Kniebeuge mittel
Wettkampf-Bankdrücken schwer	Wettkampf-Kniebeuge leicht	Wettkampf-Bankdrücken mittel	Latzug mittel
High Row	Crunch	Wettkampf-Kreuzheben leicht	

Wöchentliche Übungsaufteilung im Rote-Phase-Mesozyklus 4 (Peaking) – Woche 3	
Tag 1	**Tag 2**
Letztes schweres Bankdrücken	**Leichter Tag**
Wettkampf-Kniebeuge leicht	Wettkampf-Kniebeuge leicht
Wettkampf-Bankdrücken schwer	Wettkampf-Bankdrücken leicht
Wettkampf-Kreuzheben leicht	

Grund dafür ist das notwendige Tapering vor dem Wettkampf. Nicht nur die Übungsreihenfolge, sondern auch die übrigen Belastungsvariablen ändern ihre Erscheinungsform. Ihr Ziel ist das Erreichen von möglichst hohen Maximalkraftwerten am Wettkampftag. Die letzten beiden Wochen lässt sich die dafür essenzielle Fitness kaum noch steigern. Was allerdings sehr wohl positiven und leider auch stark negativen Einfluss auf die Leistungsfähigkeit haben kann, ist der Grad der Ermüdung. Wo liegt der Nutzen für Ihre Athletin, wenn sie in den letzten beiden Trainingswochen ihre Fitness mit übermäßigem Volumen noch 0,5 Prozent nach oben pusht, nur um diese durch eine hohe Ermüdung um fünf Prozent zu maskieren und eine schlechte Performance abzuliefern? Es gewinnt nicht die fitteste, sondern die leistungsfähigste Athletin. Als Coach entscheiden Sie sich dafür, die letzte schwere Einheit im Kreuzheben 13 Tage vor dem Wettkampf zu absolvieren, jene im Kniebeugen zehn Tage und das letzte schwere Bankdrücken sechs Tage bevor Stephanie auf die Plattform tritt. Ihrer Erfahrung nach – und übrigens auch meiner und jener sehr vieler weiterer Coaches – benötigt Kreuzheben längere Zeit für einen optimalen Taper als Kniebeugen und Bankdrücken. Das bedeutet nicht, dass Ihre Athletin kein Kreuzheben nach dieser letzten hochintensiven Einheit mehr durchführt. Es wird allerdings nur noch mit geringerer Intensität und niedrigerem Volumen eingeplant. So ist das auch bei den beiden anderen Lifts. Die noch übrigen Assistance-Übungen fallen in der letzten Woche vollständig aus dem Trainingsplan. Die letzte Bewegungseinheit sollte zwei bis drei Tage vor dem Wettkampf stattfinden.

Bevor ich das Thema kurz rekapituliere, gehe ich auf eine Frage ein, die Ihnen vielleicht auf der Zunge brennt: »Muss man in der roten Phase ausschließlich mit tätigkeitsspezifischen Wettkampfübungen arbeiten?« Die bündige Antwort darauf lautet: »Nein. Natürlich nicht!« Ziel ist nur eine zielorientiertere und unmittelbarere Planung als jene in der grünen Phase. Sollten Sie der begründeten Meinung sein, dass für Ihre Athletin anstatt der dritten, leichten Kniebeugeeinheit besser die Übung Pause-Kniebeugen (kurze Pause am unteren Umkehrpunkt) oder Pin-Kniebeugen (kurzes Ablegen der Stange auf die Sicherheitsablagen am unteren Umkehrpunkt) trainiert werden sollten, dann setzen Sie diese auf den Plan. Diese Übungen sind tätigkeitsspezifisch genug, um auch in einer roten Phase eingesetzt zu werden.

Was bedeutet nun »tätigkeitsspezifisch genug«? Das müssen Sie selbst definieren und hängt auch vom Können Ihrer Athletinnen und Athleten ab. Für mich genügt es, wenn es eine Kniebeuge bleibt. Ob nun mit einer leicht anderen Kadenz ausgeführt, eine andere Stange verwendet wird oder die Last währenddessen kurz abgelegt wird, ist mir egal, solange die sonstige dynamische Korrespondenz erhalten bleibt. Eine Ausfallschrittkniebeuge würde ich in meiner Planung hier nicht durchgehen lassen. Wenn allerdings nichts für eine Hybridübung spricht, dann bleiben Sie in der roten Phase bei der tätigkeitsspezifischsten Wettkampfübung.

Vielleicht passt folgende Information hier auch gut, um besprochen zu werden: Einige Übungen im Buch werden Sie nicht kennen. Das ist mir bewusst. Sie halten hier keinen Übungskatalog in den Händen. Auch wenn diese Empfehlung die unwissenschaftlichste in diesem ganzen Werk sein mag, so ist sie doch die in diesem Fall praktischste: Googeln Sie (mit Medienkompetenz!). Wir können beim besten Willen nicht alle erwähnten Übungen und deren Ausführung in einem Buch über Trainingsplanung abbilden. Das wäre eine Themenverfehlung. Ich hoffe, Sie können das verstehen. Krafttraining ist so vielfältig, dass es immer Überschneidungspunkte mit anderen Subkategorien dieser tollen konditionellen Fähigkeit geben wird.

Nicht alle Ihrer Athletinnen und Athleten werden viermal pro Woche zum Training erscheinen können. Sollten an Sie ähnliche Zielsetzungen wie jene von Stephanie herangetragen werden, allerdings nur drei mögliche wöchentliche Trainingstage zur Verfügung stehen, so müssen Sie eventuell den einen oder anderen Abstrich machen. Natürlich wäre es möglich, das gesamte Volumen der hier geplanten vier Tage einfach auf drei Tage aufzuteilen. Viele Ihrer Schützlinge würden aber die Trainingsdauer dann nicht tolerieren. Volumenkürzungen durch weniger Sätze und/oder eine geringere Übungsanzahl werden Ihnen wohl nicht erspart bleiben. Da Sie jedoch bei zwei wöchentlichen Trainingsreizen pro Muskelgruppe bleiben wollen, könnten Sie sich dazu entscheiden, an einem Tag den gesamten Körper zu trainieren, während Sie den zweiten Tag dem Unterkörper und den dritten Tag dem Oberkörper widmen. Ein mögliches Aussehen dieser Übungsaufteilung (mit entsprechenden Abstrichen) finden Sie ab Seite 281. Der gesamte Plan steht Ihnen in Kapitel 4 auf Seite 346 zur Verfügung. Es versteht sich von selbst, dass eine Kürzung um einen Tag auch Einfluss auf die Vorgaben im Makrozyklus – vor allem, was das Volumen betrifft – hat. Dies müssen Sie berücksichtigen und entsprechend adaptieren. Bei zwei oder fünf gewünschten Trainingstagen pro Woche gehen Sie ähnlich vor. Die Ziele von Stephanie wären bei nur zwei Tagen wahrscheinlich schwerer zu erreichen. Es müssten hier auf jeden Fall zwei »Ganzkörpertage« geplant werden. Fünf Trainingstage geben Ihnen etwas mehr Freiheit, um das Volumen über die Woche aufzuteilen, einzelne Tage spezifischer gewissen Eigenschaften zu widmen oder generell die Satzanzahl zu erhöhen. Die Übungsaufteilung könnte wie folgt lauten: Tag 1 – Unterkörper, Tag 2 – Oberkörper Drückübungen, Tag 3 – Oberkörper Zugübungen, Tag 4 – Unterkörper, Tag 5 – Oberkörper Drück- und Zugübungen. Die notwendige Anpassung im Makrozyklus versteht sich von selbst. Sie haben bereits genügend Wissen, um ein adäquates Training auch auf mehrere oder weniger Tage zu planen. Versuchen Sie es.

Zurück zu Stephanies Plan. Langsam nimmt der Trainingsplan Form an. Sie können die meisten Entscheidungen bezüglich der Belastungsvariablen und der Trainingsphasen rechtfertigen und wissenschaftlich erklären. Was an Lücken übrig bleibt, füllen Sie mit Ihrer Erfahrung. Dort, wo diese noch fehlt, müssen Sie raten oder Hilfe erfragen. Eines ist aber gewiss: Mit jedem absolvierten Zyklus, jedem Wettkampf oder jeder Leistungsüberprüfung bekommen Sie Feedback und werden den Plan nachvollziehbar adaptieren. Von Monat zu Monat und Jahr zu Jahr kommen Sie der Perfektion näher.

Folgend finden Sie nun die zuvor besprochene Übungsaufteilung bei drei Trainingstagen pro Woche. Die Einteilung könnte in etwa so aussehen:

Wöchentliche Übungsaufteilung im Grüne-Phase-Mesozyklus 1		
Tag 1	Tag 2	Tag 3
Ganzkörper – Kraft	Unterkörper – Hypertrophie	Oberkörper – Hypertrophie
Vertikale Sprünge	Rumänisches Kreuzheben	Kurzhantel-Bankdrücken
Wettkampf-Kniebeuge	Frontkniebeuge	Kurzhantel-Schulterdrücken einarmig
Wettkampf-Kreuzheben	Hip Thrust	Fliegende am Kabelzug
Liegestützsprünge	Step-up	Seitheben am Gerät
Wettkampf-Bankdrücken	Leg Curl	Iliac Lat Pull
Rudern einarmig am Kabelzug von oben	Leg Extension einbeinig (S)	Rudern eng am Gerät mit Bruststütze
Crunch gedreht	Einbeiniges einarmiges Kreuzheben (S)	High Row

Wöchentliche Übungsaufteilung im Grüne-Phase-Mesozyklus 2		
Tag 1	Tag 2	Tag 3
Ganzkörper – Kraft	Unterkörper – Hypertrophie	Oberkörper – Hypertrophie
Vertikale Sprünge	Rumänisches Kreuzheben	Kurzhantel-Bankdrücken
Wettkampf-Kniebeuge	Frontkniebeuge	Kurzhantel-Schulterdrücken einarmig
Wettkampf-Kreuzheben	Hip Thrust	Fliegende am Kabelzug
Liegestützsprünge	Step-up	Seitheben am Gerät
Wettkampf-Bankdrücken	Leg Curl	Iliac Lat Pull
Rudern einarmig am Kabelzug von oben	Leg Extension einbeinig (S)	Rudern eng am Gerät mit Bruststütze
Crunch gedreht	Einbeiniges einarmiges Kreuzheben (S)	High Row

Wöchentliche Übungsaufteilung im Grüne-Phase-Mesozyklus 3		
Tag 1	**Tag 2**	**Tag 3**
Ganzkörper – Kraft	**Unterkörper – Hypertrophie**	**Oberkörper – Hypertrophie**
Wettkampf-Kniebeuge	Rumänisches Kreuzheben	Kurzhantel-Bankdrücken
Wettkampf-Kreuzheben	Beinpresse	Brustdrücken schräg
Wettkampf-Bankdrücken	Hip Thrust	Liegestütz
Langhantel-Schulterdrücken	Step-up	Seitheben am Gerät
Rudern am Kabelzug	Leg Extension	Iliac Lat Pull
Latziehen mit mittlerem Griff	Adduktion am Gerät (S)	Rudern eng am Gerät mit Bruststütze
Crunch gedreht	Abduktion am Gerät (S)	Beinheben im Hang

Wöchentliche Übungsaufteilung im Grüne-Phase-Mesozyklus 4		
Tag 1	**Tag 2**	**Tag 3**
Ganzkörper – Kraft	**Unterkörper – Hypertrophie**	**Oberkörper – Hypertrophie**
Wettkampf-Kniebeuge	Wettkampf-Kniebeuge	Wettkampf-Bankdrücken
Wettkampf-Kreuzheben	Rumänisches Kreuzheben	Kurzhantel-Schrägbankdrücken
Wettkampf-Bankdrücken	Frontkniebeuge	Liegestütz
Langhantel-Schulterdrücken	Hip Thrust	Seitheben am Gerät
Rudern am Kabelzug	Leg Extension	Iliac Lat Pull
Latziehen mit mittlerem Griff	Adduktion am Gerät (S)	Rudern eng am Gerät mit Bruststütze
Crunch gedreht	Abduktion am Gerät (S)	Beinheben im Hang

Wöchentliche Übungsaufteilung im Rote-Phase-Mesozyklus 1		
Tag 1	**Tag 2**	**Tag 3**
Kniebeuge schwer	**Bankdrücken schwer**	**Kreuzheben schwer**
Wettkampf-Kniebeuge schwer	Wettkampf-Bankdrücken schwer	Wettkampf-Kreuzheben schwer
Wettkampf-Bankdrücken mittel	Wettkampf-Kniebeuge leicht	Wettkampf-Kniebeuge mittel
Wettkampf-Kreuzheben leicht	Rudern mit Bruststütze	3ct-Pause-Larsen-Bankdrücken
High Row	Weighted Sit-up	Latzug mittel

Wöchentliche Übungsaufteilung im Rote-Phase-Mesozyklus 2		
Tag 1	**Tag 2**	**Tag 3**
Kniebeuge schwer	**Bankdrücken schwer**	**Kreuzheben schwer**
Wettkampf-Kniebeuge schwer	Wettkampf-Bankdrücken schwer	Wettkampf-Kreuzheben schwer
Wettkampf-Bankdrücken mittel	Wettkampf-Kniebeuge leicht	Wettkampf-Kniebeuge mittel
Wettkampf-Kreuzheben leicht	Rudern mit Bruststütze	3ct-Pause-Larsen-Bankdrücken
High Row	Weighted Sit-up	Latzug mittel

Wöchentliche Übungsaufteilung im Rote-Phase-Mesozyklus 3		
Tag 1	**Tag 2**	**Tag 3**
Kniebeuge schwer	**Bankdrücken schwer**	**Kreuzheben schwer**
Wettkampf-Kniebeuge schwer	Wettkampf-Bankdrücken schwer	Wettkampf-Kreuzheben schwer
Wettkampf-Bankdrücken mittel	Wettkampf-Kniebeuge leicht	Wettkampf-Kniebeuge mittel
Wettkampf-Kreuzheben leicht	Rudern mit Bruststütze	3ct-Pause-Larsen-Bankdrücken
High Row	Weighted Sit-up	Latzug mittel

Wöchentliche Übungsaufteilung im Rote-Phase-Mesozyklus 4 (Peaking) – Woche 1		
Tag 1	**Tag 2**	**Tag 3**
Kniebeuge schwer	**Bankdrücken schwer**	**Kreuzheben schwer**
Wettkampf-Kniebeuge schwer	Wettkampf-Bankdrücken schwer	Wettkampf-Kreuzheben schwer
Wettkampf-Bankdrücken leicht	Wettkampf-Kniebeuge leicht	Wettkampf-Kniebeuge mittel
Wettkampf-Kreuzheben leicht	Rudern mit Bruststütze	Wettkampf-Bankdrücken mittel
Fliegende reverse	Weighted Sit-up	Latzug mittel

Wöchentliche Übungsaufteilung im Rote-Phase-Mesozyklus 4 (Peaking) – Woche 2		
Tag 1	**Tag 2**	**Tag 3**
Letztes schweres Kreuzheben	**Leichter Tag**	**Letzte schwere Kniebeuge**
Wettkampf-Kreuzheben schwer	Wettkampf-Bankdrücken leicht	Wettkampf-Kniebeuge schwer
Wettkampf-Bankdrücken schwer	Wettkampf-Kniebeuge leicht	Wettkampf-Bankdrücken mittel
High Row	Crunch	Wettkampf-Kreuzheben leicht

Wöchentliche Übungsaufteilung im Rote-Phase-Mesozyklus 4 (Peaking) – Woche 3	
Tag 1	**Tag 2**
Letztes schweres Bankdrücken	**Leichter Tag**
Wettkampf-Kniebeuge leicht	Wettkampf-Kniebeuge leicht
Wettkampf-Bankdrücken schwer	Wettkampf-Bankdrücken leicht
Wettkampf-Kreuzheben leicht	

Anpassungsmöglichkeiten im Mesozyklus

In dem im Buch angeführten Beispiel wird Ihren wachsamen Augen nicht entgangen sein, dass es zwischen Makrozyklus und Mesozyklus kleine Ungenauigkeiten gibt. Noch stärker tritt eine minimale Diskrepanz zwischen dem als tatsächlichen Trainingsplan ausgehändigten Mikrozyklus und den darüberstehenden Ebenen auf. Doch dazu etwas später. Welche Anpassungen werden Sie nun im Mesozyklus erwarten? Betrachten wir zuerst die Belastungsvariablen abseits der Übungen.

Anpassung der Belastungsvariablen

Es kommt immer wieder vor, dass einer Ihrer Schützlinge mit der von Ihnen gewählten Intensität nicht so gut umgehen kann, wie Sie sich das vorgestellt haben. Eventuell befinden sie sich zu nah am Muskelversagen oder das genaue Gegenteil ist der Fall. Passen Sie dann den Grundwert an. Einige Athleten tolerieren trotz Lastreduktion von Satz zu Satz eine hohe Intensität nur im ersten oder den ersten beiden Sätzen pro Übung und pro Training. Wenn allerdings – wie im Beispielplan angeführt – im zweiten Mesozyklus der roten Phase eine Intensität von 91 % F_{max} über fünf Sätze mit je zwei Wiederholungen geplant ist, dann kann das zu viel sein. Eine Option wäre es, nur die ersten beiden Sätze mit dieser hohen Intensität und zwei Wiederholungen absolvieren zu lassen und danach auf eine signifikant geringere Intensität von – sagen wir – 83 % F_{max} zu reduzieren und hier drei Sätze à drei Wiederholungen durchzuführen. Das müssen Sie allerdings unbedingt im Mesozyklus umschreiben und mit einem Kommentar versehen.

Seien Sie auch im Volumen flexibel. Stellt sich dieses als zu hoch oder zu niedrig heraus, passen Sie es an. Sobald Sie erkennen, dass der Workload zu hoch ist, reduzieren Sie die Satzanzahl. Sie wieder erhöhen würde ich erst nach einer Leistungsüberprüfung oder einem Wettkampf in der nächsten roten Phase. Riskieren Sie hier nichts. Die im Mesozyklus angeführten Satz- und Wiederholungszahlen passen auch nicht immer perfekt zu Prilepins Tabelle (Seite 131). Das rührt daher, dass die angestrebte Gesamtsatzanzahl pro Woche pro Übung ansonsten eventuell nicht erreichbar ist. Wenn Sie Zweifel haben, ob die Zahl passt, bleiben Sie lieber unter der von Prilepin vorgeschlagenen Gesamtwiederholungsanzahl, als ein zu hohes Volumen an Ihre Athletin heranzutragen, von dem Sie sich nicht sicher sind, ob sie es auch toleriert. Von diesem Punkt aus können Sie die Gesamtwiederholungs- und somit Satzanzahl nun langsam und kontrolliert steigern, sollte das notwendig sein.

Sollte eine Muskelgruppe einen starken Nachholbedarf aufweisen, dann kann Ihnen das Konzept der Volumenzyklisierung vielleicht weiterhelfen. Sie sollten sich bewusst sein, dass verschiedene Muskelgruppen mit unterschiedlichen Progressionsraten reagieren, auch wenn sie mit gleichen Belastungsvariablen trainiert werden. Manche benötigen kaum Volumen und eine Frequenz am unteren Ende der Skala, die die Wissenschaft vorschlägt, um optimal zu Wachstum angeregt zu werden. Die sogenannten *Lacking Body Parts* müssen andererseits vielleicht mit dem genauen Gegenteil belastet werden – nämlich einem hohen Volumen.

In diese Betrachtung sollten auch die passiven Gelenksstrukturen miteinbezogen werden. Auch wenn eine Muskelgruppe ein hohes Volumen benötigen würde: Wenn das dazugehörende Gelenk dieses nicht auf Dauer toleriert, dann müssen Sie darauf in der Planung Rücksicht nehmen. Hier kann man eben nicht maximal schnell, sondern nur optimal schnell voranschreiten. Wenn eine Muskelgruppe etwas hinterherhinkt, können Sie das Gesamtvolumen so aufteilen, dass ebendiese eine Muskelgruppe ein Mehr an Sätzen zugeordnet bekommt und andere etwas von ihren »spenden« müssen. Sagen wir, Ihre Athletin benötigt besondere Konzentration auf die Brustmuskulatur. Sie könnten nun drei bis fünf Sätze von einer oder zwei Muskelgruppen, die stark ausgeprägt sind und zu ihren Stärken gehören, abziehen und dem Training der Brustmuskulatur zusprechen. Mehr als diesen Überschuss an Volumen würde ich zu Beginn nicht verschieben, da Sie nicht wissen, wie die Gelenkssysteme auf diese zusätzliche Satzanzahl reagieren. Verlassen Sie sich auf Ihre Erfahrung. Sollte keine Muskelgruppe als »nachhängend« diagnostiziert werden, so kann trotzdem von der Volumenzyklisierung Gebrauch gemacht werden: In jedem Mesozyklus der grünen Phase stehen ein oder zwei Muskelgruppen abwechselnd im Hauptfokus, für die etwas mehr Sätze geplant werden, während die anderen Körperbereiche dafür vom Volumen her etwas reduziert belastet werden.

In puncto Trainingsfrequenz habe ich bereits mehrfach Athletinnen und Athleten erlebt, die mit einer dreimaligen Ausführung von Kniebeugen pro Woche überfordert waren, obwohl das Gesamtvolumen angemessen schien. In einem solchen Fall liegt es nahe, die Planung zu überdenken. Berücksichtigen Sie immer das konkrete Feedback und reduzieren Sie die Trainingsfrequenz. Obschon dies zu einer gesteigerten Satzanzahl pro Trainingseinheit führte, erwies es sich für einige als vorteilhafter, nur zweimal wöchentlich mit einer spezifischen Übung belastet zu werden.

Gewähren Sie auch dem Grad der Anstrengung Aufmerksamkeit. Dieser beeinflusst maßgeblich die Regenerationsfähigkeit und demzufolge indirekt sowohl die Trainingsfrequenz als auch das Volumen. Gewiss sollte er nicht zu gering ausfallen, jedoch ist insbesondere in der roten Phase davon abzuraten, bis zum muskulären Versagen zu gehen.

Anpassung der Übungsauswahl und Übungsreihenfolge

Betrachten wir nun bezogen auf die Adaptationsmöglichkeiten die Übungsauswahl und deren Reihenfolge. Manche Übungen werden nicht die gewünschten Resultate liefern. Andere fühlen sich für Ihre Athletin nicht gut an. Es gibt immer eine Übung, die jene von Ihnen geplante ersetzen kann. Suchen Sie danach und tauschen Sie diese aus. Das kann gern auch innerhalb eines Mesozyklus erfolgen. Keine einzige Übung ist so wichtig, als dass sie unentbehrlich wäre, außer die tätigkeitsspezifischsten Wettkampfübungen. Im Bereich der Übungsreihenfolgen ändert sich laut meinen Erfahrungen immer einiges. Eventuell könnten Sie während der Erstellung der Reihenfolge erkennen, dass Ihnen der Platz für all die Übungen fehlt, die Sie geplant haben. Seien Sie mutig und lassen Sie etwas weg, wenn es Ihnen als zu viel des Guten erscheint. Obwohl es aus wissenschaftlicher Sicht während der roten Phase möglicherweise vorteilhaft ist, die für einen Wettkampf oder eine Leistungsüberprüfung entscheidenden Übungen zu Beginn des Trainings durchzuführen, ist es nicht immer ratsam, sich starr daran zu halten.[404, 405, 406] Unsere Athletinnen und Athleten sind keine Menschen mit standardisiertem Lebensstil außerhalb des Krafttrainings. Vielmehr müssen wir den oft wechselnden Alltag unserer Schützlinge in unsere Trainingsplanung einbeziehen. Es kommt nicht selten vor, dass sich trotz korrekten Aufwärmens die ersten Sätze der ersten Übung an einem Trainingstag nicht so »frisch« anfühlen, wie sie das sollten. Aber genau diese Sätze sind die wichtigsten. Sollte das der Fall sein, habe ich manchmal zwei bis drei Sätze einer Rumpfübung und/oder einer Isolationsübung für die Gesäßmuskulatur vor den eigentlichen Hauptlift gesetzt. Die Trainierenden fühlten sich danach paradoxerweise fitter und konnten die Wettkampfübung mit vollem Fokus durchführen. Entscheidend war, die Übungen davor nicht zur vollständigen Ermüdung auszuführen und vom Volumen her eher im unteren Bereich zu beginnen. Auch sollten Sie sich in diesem Fall auf Isolationsübungen – also keine großen Mehrgelenksübungen – beschränken, die Sie eventuell vor den Hauptübungen durchführen. Nicht selten gelang es mir dadurch, den Athletinnen und

Athleten die Durchführung der sogenannten *Main Lifts* konzentrierter und in einer höheren mentalen und physischen Bereitschaft zu ermöglichen. Das galt vor allem bei Personen, die von einer eher sitzenden Tätigkeit ins Training kamen. Behalten Sie diese Option im Hinterkopf und greifen Sie darauf zurück, wenn dies sinnvoll erscheint.

Verändern Sie die Vorgaben, wenn die Vorstellungen nicht der machbaren Realität entsprechen. Je detaillierter ein Plan wird, desto deutlicher werden sich kleine Unstimmigkeiten zwischen den verschiedenen Ebenen der Makro-, Meso- und Mikrozyklisierung zeigen. Alles, was Sie anpassen können, sollten Sie auch anpassen. Doch manche Entscheidungen können nur auf der taktischen Mikroebene getroffen werden und sind auf der strategischen Makroebene weder vorhersehbar noch im Plan vermerkbar. Damit müssen Sie leben.

Ein weiterer kleiner, jedoch bedeutender Ratschlag: Einige Individuen benötigen nach einer Phase der Entlastung eine Art Intro-Tag, um – ihren eigenen Aussagen zufolge – erst »wieder ins Training zu finden«. Darunter versteht man einen Trainingstag, der in Bezug auf Intensität und Volumen etwas reduziert ist. An diesem Tag bietet es sich an, nicht zwingend die spezifischsten Übungen für die jeweilige Tätigkeit zu absolvieren. In unserem konkreten Beispiel könnte es also eine Option sein, die schweren Wettkampf-Kniebeugen am Tag 1 gegen die leichteren Wettkampf-Kniebeugen an Tag 2 zu tauschen. Dass nun an Tag 2 sowohl Kniebeugen als auch Bankdrücken in ihrer intensivsten Ausführung auf dem Programm stehen, ist in diesem speziellen Fall eines notwendigen Intro-Tages als das geringere Übel zu betrachten. Die Hauptübungen können die Betroffenen in der Regel trotzdem konzentrierter und fitter bewältigen.

Holen Sie sich Feedback ein und haben Sie den Mut, auch außerhalb des wissenschaftlichen Mittels zu planen – solange Sie innerhalb eines sinnvollen Rahmens bleiben. Genau diese individuellen Veränderungen und Anpassungen werden Sie zu einem herausragenden Coach machen und es Ihren Schützlingen erlauben, weit über sich hinauszuwachsen. Die beiden oberen Ebenen haben wir besprochen. Jetzt lassen Sie uns das Wissen gemeinsam auf den Plan bringen, den auch Ihre Athletin Stephanie zu Gesicht bekommen wird: der Mikrozyklus.

Die Komponenten des Mikrozyklus

Alles, was Sie bis jetzt konzipiert haben, bildet die Vorstufe für den abschließenden und entscheidenden Schritt. Nun bringen Sie den Trainingsplan an die Trainierenden. Der

Mikrozyklus ist jener Trainingszeitraum, der die Trainingseinheiten innerhalb einer Woche abdeckt und jene Pläne enthält, die Sie den Athletinnen und Athleten aushändigen. Die Herausforderung besteht nicht nur im Transfer der Vorgaben aus Makro- und Mesozyklus auf den Mikrozyklus, sondern vor allem in der klaren, eindeutigen und übersichtlichen Darstellung desselben. Ob Sie sich nun für eine handschriftliche oder App-basierte Herangehensweise entscheiden oder ob Ihnen nicht doch Tabellenverarbeitungsprogramme lieber sind, ist Ihnen überlassen.

Das Layout – die Sprache der Trainingspläne

Im Gegensatz zu den übergelagerten Planungsebenen – also Makrozyklus und Mesozyklus – müssen wir uns nun auch über das optische Aussehen des Plans unterhalten. Während zuvor allein Ihre persönlichen Vorstellungen von Übersichtlichkeit darüber entschieden, wie Sie die Pläne gestaltet haben, steht jetzt die schlichteste Form im Fokus, um den Trainierenden Ihre Gedanken zum Training nahezubringen. Verständlichkeit ist hierbei das A und O. Das bedeutet, dass wir nur das Wesentlichste auf den Plan setzen. Dieses Wesentlichste wird je nach Zielgruppe und deren Trainingsstatus variieren können. Aus diesem Grund sehen wir uns in Kapitel 4 verschiedenste Trainingspläne an: von solchen für Beginner bis zu weit Fortgeschrittenen, von verschiedenen Plänen für die grüne Phase bis hin zu unterschiedlichen Formen von Zyklen für die rote Phase – sowohl in Makro-, Meso- als auch in Mikrozyklusform.

Lassen Sie uns nun jedoch vertieft weiter auf das Beispiel mit Stephanie eingehen. Als fortgeschrittene Athletin sollte sie alle essenziellen Belastungsvariablen auf ihrem Plan finden. Sie muss sofort erkennen, was sie zu tun hat, wie sie es zu tun hat und welche Angaben sie genau ausfüllen soll, damit Sie ein optimales Feedback erhalten. Verschiedene Apps mit ihren ansprechenden Oberflächen können Ihnen nun gute Dienste leisten und sind weitgehend selbsterklärend. In unserem Fall werden wir uns aber für eine grundlegende Darstellung an den Möglichkeiten eines Tabellenprogramms orientieren.

Im Endeffekt deckt ein Mikrozyklus eine Woche und somit eine Spalte des Mesozyklus ab. Sehen wir uns anhand von Stephanie an, welche Informationen nun wo im Programm ihren Platz finden. Betrachten wir beispielhaft die erste Woche der grünen Phase. Wie Sie auf der nächsten Seite sehen, weist ein Mikrozyklus hier elf Spalten auf. Gehen wir diese der Reihe nach von links nach rechts durch.

TAG 1						Session RPE				
	Übung	Satz	Pause	Woche 01.01.–07.01.						Info
				G SOLL	G IST	WH SOLL	WH IST	RPE SOLL	RPE IST	
A	Vertikale Sprünge	1	3	BW		5				
		2	3	BW		5				
		3	3	BW		5				
		4		BW		5				
		5								
B	Wettkampf-Kniebeuge	1	4	80		5				
		2	4	77,5		5				
		3		75		5				
		4								
		5								
C	Rumänisches Kreuzheben	1	3			12		9		
		2	3			12		9		
		3				12		9		
		4								
		5								
D	Beinpresse einbeinig	1	2			12–15		9		
		2				12–15		9		
		3								
		4								
		5								
E1	Einbeiniges Kreuzheben	1	1			12–15		6		
		2	1			12–15		7		
		3								
		4								
		5								
E2	Leg Extension einbeinig	1	1			15–20		9		
		2				15–20		9		
		3								
		4								
		5								
F	Crunch gedreht (links und rechts im Wechsel)	1	2			15–20		9		
		2	2			15–20		9		
		3	2			15–20		9		
		4				15–20		9		
		5								

Mikrozyklus 1: Grüne-Phase-Mesozyklus 1, Woche 1, Tag 1 von Stephanies Plan.

TAG 2										Session RPE	
	Übung	Satz	Pause	Woche 01.01.–07.01.						Info	
				G SOLL	G IST	WH SOLL	WH IST	RPE SOLL	RPE IST		
A	Wettkampf-Bankdrücken	1	4	55		5					
		2	4	55		5					
		3		52,5		5					
		4									
		5									
B	Kurzhantel-Schrägbank-drücken einarmig	1	2			12–15		9			
		2				12–15		9			
		3									
		4									
		5									
C	Liegestütz	1	2	BW				9			
		2	2	BW				9			
		3		BW				9			
		4									
		5									
D	Seitheben am Gerät	1	2			12–15		9			
		2	2			12–15		9			
		3				12–15		9			
		4									
		5									
E	Rudern ein-armig am Kabel-zug von oben	1	2			12–15		9			
		2	2			12–15		9			
		3				12–15		9			
		4									
		5									
F	Latziehen mit mittlerem Griff	1	2			12–15		9			
		2	2			12–15		9			
		3				12–15		9			
		4									
		5									
G	High Row	1	2			15–20		9			
		2				15–20		9			
		3									
		4									
		5									

Mikrozyklus 1: Grüne-Phase-Mesozyklus 1, Woche 1, Tag 2 von Stephanies Plan.

TAG 3				Session RPE						
	Übung	Satz	Pause	Woche 01.01.–07.01.						Info
				G SOLL	G IST	WH SOLL	WH IST	RPE SOLL	RPE IST	
A	Wettkampf-Kreuzheben	1	4	100		5				
		2	4	95		5				
		3		90		5				
		4								
		5								
B	Frontkniebeuge	1	3			8		8		
		2	3			8		8		
		3				8		8		
		4								
		5								
C	Hip Thrust	1	2			15–20		9		
		2				15–20		9		
		3								
		4								
		5								
D	Step-up	1	2			12–15		9		
		2	2			12–15		9		
		3	2			12–15		9		
		4				12–15		9		
		5								
E	Leg Curl	1	2			12–15		9		
		2				12–15		9		
		3								
		4								
		5								
F	Sled Pull Side Walks	1	2			20 m / Seite				
		2				20 m / Seite				
		3								
		4								
		5								
G	Beinheben im Hang	1	2	BW				9		
		2	2	BW				9		
		3		BW				9		
		4								
		5								

Mikrozyklus 1: Grüne-Phase-Mesozyklus 1, Woche 1, Tag 3 von Stephanies Plan.

TAG 4						Session RPE				
	Übung	Satz	Pause	Woche 01.01.–07.01.						Info
				G SOLL	G IST	WH SOLL	WH IST	RPE SOLL	RPE IST	
A	Liegestützsprünge	1	3	BW		5				
		2	3	BW		5				
		3	3	BW		5				
		4		BW		5				
		5								
B	Kurzhantel-Bankdrücken	1	2			12–15		9		
		2	2			12–15		9		
		3				12–15		9		
		4								
		5								
C	Kurzhantel-Schulterdrücken einarmig	1	2			12–15		9		
		2	2			12–15		9		
		3				12–15		9		
		4								
		5								
D	Fliegende am Kabelzug	1	2			15–20		9		
		2				15–20		9		
		3								
		4								
		5								
E	Iliac Lat Pull	1	2			15–20		9		
		2	2			15–20		9		
		3				15–20		9		
		4								
		5								
F	Rudern eng am Gerät mit Bruststütze	1	2			12–15		9		
		2	2			12–15		9		
		3				12–15		9		
		4								
		5								
G	Arme	1	2			15–20		9		
		2	2			15–20		9		
		3	2			15–20		9		
		4	2			15–20		9		
		5	2			15–20		9		

Mikrozyklus 1: Grüne-Phase-Mesozyklus 1, Woche 1, Tag 4 von Stephanies Plan.

Die ersten beiden Spalten beziehen sich auf die Übung und ihre Bezeichnung. Für jede Übung sind in diesem Plan fünf Zeilen vorgesehen. Natürlich können Sie diese je nach Bedürfnis vermehren oder verringern. Des Weiteren bekommt jede Übung einen Buchstaben zugeordnet. Diese geben die Reihenfolge beziehungsweise den Trainingsablauf vor. Steht zum Beispiel B nach A, so muss zuerst die Übung A – in unserem Falle wären das am ersten Tag vertikale Sprünge – vollständig mit all dem für sie vorgesehenen Volumen absolviert werden, bevor Stephanie zur Übung B – der Wettkampf-Kniebeuge – fortschreiten darf. Wie Sie sehen, gibt es auch Sonderformen der Bezeichnung. Einbeiniges Kreuzheben und Leg Extension einbeinig werden beide mit dem Buchstaben E versehen, allerdings einmal mit E1 und einmal mit E2. Diese Art und Weise der Beschriftung zeigt Ihrer Athletin an, dass sie Supersätze zu absolvieren hat. Einem Satz von E1 einbeiniges Kreuzheben folgt ein Satz von E2 Leg Extension einbeinig. Dies wird so lange durchgeführt, bis alle Sätze von beiden Übungen durchtrainiert worden sind. Erst danach schreitet sie zur nächsten Übung F, hier Crunches gedreht, weiter. Im Namensfeld der Übungen können Sie auch kleine und wichtige Informationen in Klammern einfügen, wenn Sie eine besondere Form der Ausführung wünschen. Ich gebe hier gegebenenfalls gern die Kadenz an, wenn diese von der klassischen – exzentrisch kontrolliert, konzentrisch explosiv – abweichen soll.

Für jede Übung sind auf diesem Plan jeweils fünf Zeilen für die auszuführenden Sätze vorgesehen. Jede Zeile entspricht einem Satz, der zu bewältigen ist. Wie bereits zuvor erwähnt, können Sie die Tabelle nach Ihren eigenen Vorgaben erweitern und anpassen. Jeder Satz erhält eine eindeutige Nummer. Nicht verwendete Zeilen werden geschwärzt, gestrichen oder anderweitig markiert. Unmittelbar nach der Spalte »Satz« folgt die Angabe der Pausenzeiten, ausgedrückt in Minuten, wobei sie sich stets auf die Pause nach dem jeweiligen Satz bezieht. Dies erklärt auch, warum dieses Feld für den letzten auszuführenden Satz keine Zahl enthält, da hier der Wechsel zur nächsten Übung ansteht. Da dieser Übergang oft einen Ortswechsel erfordert, möglicherweise eine kurze Wartezeit für ein Gerät bedeutet und neue Geräteeinstellungen oder sogar ein spezifisches Aufwärmen benötigt, ist die Pause nicht festgelegt. Einzig bei der ersten Übung der Supersätze E1 und E2 ist auch für den letzten Satz der ersten Übung eine Pausenzeit vorgesehen, da diese die Dauer für den Übergang zur Übung E2 vorgibt.

Nun folgen sechs Spalten, die für Intensität, Wiederholungen und den Anstrengungsgrad reserviert sind. Für jede dieser Belastungsvariablen gibt es einen Soll- und einen Ist-Wert.

Außer in Ausnahmefällen müssen Sie als Coach zwei dieser drei Belastungsvariablen mit deren Soll-Wert vorgeben – je nachdem, welche Form der Intensitätsangabe Sie wählen. Mindestens eine Spalte ist von der Athletin auszufüllen. Diese ist in Gelb unterlegt und kennzeichnet stets diejenige, für die der Soll-Wert nicht bekannt ist. Bei den Übungen A und B haben Sie sowohl für das Gewicht (G) als auch für die Wiederholungen (WH) die Soll-Werte vorgegeben. Bezüglich des Anstrengungsgrads (RPE) ist keine Vorgabe gemacht, folglich ist der Ist-Wert von Stephanie während des Trainings in die Tabelle einzutragen. Bei Übung C haben Sie – vermutlich aufgrund des Fehlens eines Maximalbelastungstests für diese Übung – nicht das Gewicht, sondern die Soll-Werte für Wiederholungen und Anstrengungsgrad eingetragen. Was Sie von Ihrer Athletin nun benötigen, ist die verbleibende Variable, nämlich das Gewicht, das sie in jedem Satz des Trainings verwendet hat. Aus diesem Grund ist die Ist-Wert-Spalte beim Gewicht in Gelb unterlegt und muss daher von Stephanie ausgefüllt werden.

Sie fragen sich nun sicherlich, was es mit den bläulichen Feldern auf sich hat. Diese Farbe signalisiert Ihren Schützlingen, dass hier nur etwas einzutragen ist, wenn die Ist-Werte von den von Ihnen geplanten Soll-Werten abweichen. Manchmal müssen Sie sich eingestehen, dass Ihre Vorstellung von Stephanies Realität abweichen kann. Lassen Sie mich ein Beispiel anführen: Wenn Ihre Athletin bei der Übung B Wettkampf-Kniebeuge beim ersten Satz mit dem von Ihnen vorgegebenen Gewicht anstatt fünf Wiederholungen nur vier schaffen sollte, kann sie dies im hellblauen Feld daneben als Ist-Wert anführen. Hier gibt es Handlungsbedarf für Sie, um in Zukunft machbare Vorgaben zu erstellen. Höchstwahrscheinlich wurde die Intensität zu hoch für die korrespondierenden Wiederholungen angesetzt. Sollte jedoch alles so passen, wie Sie das geplant haben, kann dieses Feld frei bleiben. Wenn Sie wie bei Übung D Beinpresse einbeinig einen Wiederholungsbereich anstatt einer genauen Wiederholungszahl vorgegeben haben, kann Stephanie die exakt durchgeführte Anzahl an Wiederholungen in das hellblaue Ist-Feld eintragen. Somit wissen Sie als Coach immer, wo Sie nachschärfen müssen und was Ihre Athletin wirklich im Training gemacht hat. Das erlaubt es Ihnen, immer exakter im Planen zu werden. Sie werden dadurch ein besserer Coach und führen Ihre Athletin zu ungeahnten Spitzenleistungen.

Als letzte Spalte steht Stephanie noch ein Info-Feld zur Verfügung. Hier kann sie alles eintragen, was ihr, bezogen auf die jeweilige Übung, am Herzen liegt. Besteht Unwohlsein, hat sie Schmerzen, ist eine Maschine im Fitnessstudio ständig besetzt oder hat sie – aus welchem Grund auch immer – eine andere Übung als die vorgesehene ausgeführt? All diese Informationen finden hier ihren Platz. Nun gibt es noch zwei Felder, die ebenfalls mit Gelb unterlegt sind: einmal jene Zeile oberhalb des Mikrozyklus-Zeitraums, den Sie angegeben haben, und einmal die Angabe der Session-RPE. In die Zeile für den Zeitraum soll Stephanie das genaue Datum des absolvierten Trainings schreiben. Was die Session-RPE betrifft, werden wir uns im Abschnitt »Volumenanpassungen durch die Session-RPEs« näher mit dieser wertvollen Größe beschäftigen.

Wie soll nun Ihre Athletin wissen, wie sie den Trainingsplan korrekt ausfüllt? An welcher Stelle muss Stephanie ihre Eintragungen vornehmen? Welche Bedeutung haben die Buchstaben, Zahlen und Farben? Ohne Ihre Erklärungen wäre ein Verständnis kaum möglich. Zu Beginn jedes Coachings ist es unerlässlich, sich die Zeit zu nehmen und den Athletinnen und Athleten die Sprache eines Trainingsplans näherzubringen. Sobald sie diese beherrschen, werden sie auch in der Lage sein, sämtliche Pläne, die Sie als Coach zur Verfügung stellen, ohne weitere Erklärungen zu verstehen. Effektives Coaching beginnt dort, wo auch wertschätzende Kommunikation beginnt: bei einer gemeinsamen Sprache.

Die Vorgaben von Makrozyklus und Mesozyklus auf den Plan bringen

Eines sollten Sie sich bewusst machen: Sie haben zwar einen erheblichen Teil im Voraus geplant. Das, was Sie zuvor jedoch durchdacht haben, stellt nur eine Grob- und Feinplanung dar. Nun tritt die Feinplanung in den Vordergrund. Noch stehen Ihnen einige Entscheidungen bevor, die möglicherweise von Ihren ursprünglichen Vorstellungen aus dem Makro- und Mesozyklus abweichen werden. Zuerst sollten Sie die Übungen in jener Reihenfolge, die bereits im Mesozyklus festgelegt wurde, in den Plan schreiben. Versehen Sie diese mit den passenden Buchstaben und, wenn nötig, mit zusätzlichen Ziffern, um Ihre Athletin auf einen Supersatz hinzuweisen. Tag 1 weist diese Besonderheit beim einbeinigen Kreuzheben und der Leg Extension einbeinig auf, und diese sind deswegen durch die Bezeichnung E1 und E2 als Supersatz gekennzeichnet. Die ersten Spalten sind befüllt.

Bevor wir uns zu den nächsten aufmachen, sei nochmals erwähnt, dass die Aufwärmroutine nicht explizit im Plan steht. Stephanie weiß genau, was zu tun ist und wie sie sich optimal auf das gesamte Training und die jeweiligen Übungen vorbereitet. Im Plan sind also nur die sogenannten Arbeitssätze angeführt. Bei anderen Athletinnen und Athleten kann es eventuell Sinn machen, auch das Aufwärmprozedere in den Plan mit aufzunehmen. Entscheiden Sie individuell von Fall zu Fall, aber denken Sie immer daran: Ohne adäquates Aufwärmen darf kein Training stattfinden.

Das Befüllen des Trainingsplans am Beispiel der grünen Phase

Aber zurück zu Stephanies Mikrozyklus. Wir befinden uns in der ersten Woche des ersten Grüne-Phase-Mesozyklus – also ganz zu Beginn des Trainingsplans. Ich empfehle Ihnen, nun eine Übung nach der anderen mit Belastungsvariablen zu befüllen. Dazu sollten Sie sich die von Ihnen bereits ausgefüllte Tabelle »Wöchentliche Übungsaufteilung im Grüne-Phase-Mesozyklus 1« aus dem Mesozyklus auf Seite 261 zur Hand nehmen. Gern können Sie auch zuerst die tätigkeitsspezifischen Übungen festlegen und danach zu den individuell spezifischen Übungen fortschreiten. Oder Sie gehen nach der Reihenfolge im Plan vor. In unserem Beispiel wählen wir die zweite Vorgangsweise. Als Erstes stehen vertikale Sprünge auf dem Plan. Diese Übung fällt in die Kategorie »Verstärkung passiver Strukturen« der individuell spezifischen Inhalte. Sie haben hier im Mesozyklus sowohl für den Unterkörper als auch für den Oberkörper vier Sätze pro Woche à fünf Wiederholungen vorgesehen. Da vertikale Sprünge die einzige Unterkörperübung in dieser Kategorie sind, schreiben Sie vier Sätze in den Mikrozyklus. Das Soll-Gewicht ist das Körpergewicht, welches mit »BW« *(Bodyweight)* in den Plan geschrieben wird. Damit soll Stephanie pro Satz vier Wiederholungen absolvieren. Keine Vorgaben geben Sie bezüglich der Soll-RPE. Dies wäre auch nicht möglich, außer Sie sind des Hellsehens mächtig und wissen, wie anstrengend der Satz für Ihre Athletin sein wird. Von Stephanie auszufüllen ist nur die Spalte mit den Ist-RPE, deswegen unterlegen Sie diese gelb. Unter uns: Hier ist es sehr schwer, einen Wert einzutragen, da die Bewertung mittels der RPE bei Schnellkraftbelastungen kaum möglich ist. Sie sollten aber darauf achten, dass Stephanie bei dieser komplexen Übung zwar mit hoher Intensität arbeitet, aber niemals bis zum Muskelversagen geht. Wenn sie bei den Wiederholungen – aus welchem Grund auch immer – etwas im Training geändert haben sollte, so kann sie diese Anpassung in der hellblauen Spalte mit der tatsächlich durchgeführten Wiederholungszahl vermerken. Läuft alles nach Plan, kann diese Spalte leer bleiben. Neben »BW« hat Ihre Athletin ebenfalls die Möglichkeit, ihr Körpergewicht einzutragen. Auch das muss nicht unbedingt sein, da es ein sehr stabiler Wert ist und Sie ihn seit der Anamnese kennen. Fehlen nur noch die Angaben zu den Pausenzeiten. Blicken Sie zurück zum Mesozyklus, dort sind drei Minuten vorgeschlagen. Weder Sie noch ich haben hier etwas dagegen und setzen diese Zahl in die Spalte für die Pause: erste Übung abgehakt.

Nun bekommen wir es mit einer tätigkeitsspezifischen Übung zu tun – der Wettkampf-Kniebeuge mit der Bezeichnung B. Laut Mesozyklus soll Stephanie drei Sätze mit jeweils fünf Wiederholungen trainieren. In der Spalte für das Gewicht (G) stehen nun 80 % der Maximalkraft, allerdings ausgedrückt in absoluten Lasten. Stephanies Maximalleistung in der Kniebeuge mit adäquater Technik liegt bei 100 Kilogramm. Diese hat sie bei einem Maximalkrafttest erreicht. 80 Prozent dieser 100 Kilogramm sind 80 Kilogramm. Somit ist der erste Satz mit 80 Kilogramm durchzuführen. Was Sie vielleicht überrascht, ist die Tatsache, dass der zweite und dritte Satz weniger als 80 Kilogramm aufweisen. Wenn Sie hier dieselbe Last verlangen würden, könnte dies durch fortschreitende Ermüdung von Satz zu Satz zu einer Erhöhung des Anstrengungsgrades führen. Das möchten Sie vermeiden, deshalb reduzieren Sie die Last zwischen 2,5 Prozent und 5 Prozent von Satz zu Satz. Ja, Sie haben recht: Mit dieser Entscheidung sinkt die Intensität und möglicherweise auch die Auswirkung auf die Maximalkraft. Das sollte Ihnen jedoch lieber sein als ein zu hoher Anstrengungsgrad, der möglicherweise negative Auswirkungen auf die Erholungsfähigkeit oder die Technik Ihrer Athletin haben könnte.

Ihr großer Vorteil sind in diesem Fall die von Stephanie auszufüllenden gelben Felder für die Ist-RPE. Wie bereits in den Abschnitten über die optimale Intensität und den optimalen Anstrengungsgrad für die Maximalkraftentwicklung diskutiert wurde, wäre ein Training bis zum Muskelversagen kontraproduktiv. Sollte Ihre Athletin also @9 oder @10 in die Ist-RPE-Spalte eintragen, sollten bei Ihnen alle Alarmglocken klingen und Sie sollten die Last für die nächste Woche reduzieren. Anzustreben wäre ein Eintrag von @7 bis @8. Wenn nun bei der von Ihnen vorgegebenen Lastreduktion von Satz zu Satz auch die von Stephanie ausgefüllten RPE-Werte fallen, dann wissen Sie, dass diese Reduktion zu hoch war oder Ihre Athletin diese eventuell gar nicht benötigt, da sie sich zwischen den Sätzen sehr schnell erholt.

Bereits jetzt ist klar zu erkennen, wie wichtig Feedback ist und wie dieses die kommenden Zyklen beeinflusst und steuert. Die hellblauen Felder sind wiederum nur dann auszufüllen,

Ausgerechnete Lasten bezogen auf die Prozentwerte der Maximalkraft			
Prozentwert (%)	Kniebeuge (Trainingsgewicht in kg)	Bankdrücken (Trainingsgewicht in kg)	Kreuzheben (Trainingsgewicht in kg)
100	122	80	150
99	120,78	79,2	148,5
98	119,56	78,4	147
97	118,34	77,6	145,5
96	117,12	76,8	144
95	115,9	76	142,5
94	114,68	75,2	141
93	113,46	74,4	139,5
92	112,24	73,6	138
91	111,02	72,8	136,5
90	109,8	72	135
89	108,58	71,2	133,5
88	107,36	70,4	132
87	106,14	69,6	130,5
86	104,92	68,8	129
85	103,7	68	127,5
84	102,48	67,2	126
83	101,26	66,4	124,5
82	100,04	65,6	123
81	98,82	64,8	121,5
80	97,6	64	120
79	96,38	63,2	118,5
78	95,16	62,4	117
77	93,94	61,6	115,5
76	92,72	60,8	114
75	91,5	60	112,5
74	90,28	59,2	111
73	89,06	58,4	109,5
72	87,84	57,6	108
71	86,62	56,8	106,5
70	85,4	56	105

wenn etwas Geplantes verändert wurde. Optimalerweise wird der Grund dafür in der letzten Spalte »Info« angeführt. Als Pausenzeit stehen vier Minuten im Mesozyklus. Übernehmen Sie diese. Als kleine Randnotiz gebe ich Ihnen den Ratschlag, eine wie auf Seite 299 ersichtliche automatisierte Tabelle für die jeweiligen Prozentwerte der mit einem Maximalkrafttest eruierten Übungen anzulegen. Diese erleichtert Ihnen das Umrechnen auf die zu trainierenden Prozentsätze, und falls Sie firm mit Textverarbeitungsprogrammen sind, können Sie das Ausfüllen des Plans sogar ein bisschen automatisieren.

Bedenken Sie, dass meistens der kleinste zu beladene Gewichtssprung 2,5 Kilogramm sind. Sollte sich nun ein errechneter Wert dazwischen befinden, runden Sie im Zweifel immer ab. Es ist besser, hier vorsichtiger zu sein, als die Trainierenden zu überfordern. Die übergebliebenen beiden Zeilen von der Wettkampf-Kniebeuge bleiben wieder frei.

Nach dieser Hauptübung ist das rumänische Kreuzheben an der Reihe. Als hypertrophieorientierte Übung der grünen Phase sind 12 bis 20 Wiederholungen vorgesehen. Da neben einer hohen möglichen Last auch sehr viele und große Muskelgruppen an der Bewegung beteiligt sind, sind bereits zwölf Wiederholungen eine beträchtliche Herausforderung. Aus diesem Grund bleibt die Angabe im unteren Bereich des möglichen Rahmens. Mit drei Sätzen sollten Sie, nach der Erstellung des Mikrozyklus, die im Mesozyklus angestrebten sieben Hypertrophiesätze für die Beinrückseite im Plan haben. Keine Sorge, es ist nicht schlimm, wenn Sie keine Punktlandung schaffen und die Satzanzahl, die Sie sich im Makro- und Mesozyklus überlegt haben, nicht exakt im Mikrozyklus erreichen. Ein kleines Nachjustieren bleibt niemandem erspart. Bei den Pausenzeiten weichen Sie allerdings nun bewusst von den Vorgaben ab. Drei anstatt der geplanten zwei Minuten sollen es werden. Warum? Rumänisches Kreuzheben hat neben der hohen muskulären Komponente auch eine gewisse kardiovaskuläre – vor allem bei zwölf Wiederholungen. Die grob geplanten zwei Minuten reichen Ihnen hier nicht und deswegen gewähren Sie Ihrer Athletin eine zusätzliche Minute Erholung zwischen den Sätzen. Gern können Sie diese Information im Mesozyklus anmerken.

Nach der Beinpresse einbeinig, die nur mit zwei Sätzen pro Bein im Plan steht und die Sie wie die vorangegangenen Übungen in den Plan eintragen, folgt der Supersatz E1 mit E2. Was bei diesen Übungen ins Auge fällt, ist einerseits die leicht andere Pausengestaltung und andererseits der Wiederholungsbereich, der anstatt einer exakten Angabe mit einem

Wiederholungsrahmen definiert ist. Die Pausenzeiten sind schnell erklärt. Da es sich um Supersätze handelt, also zuerst ein Satz einbeiniges Kreuzheben und danach immer ein Satz einbeinig alternierende Leg Extensions absolviert wird, kann die Erholung zwischen den Sätzen reduziert werden. Das geht logischerweise nur dann, wenn es sich um Antagonistensupersätze handelt, also ein Muskelgegenspielerpaar kombiniert wird. Der angegebene Wiederholungsbereich lässt Ihrer Athletin ein gewisses Maß an Freiheit, selbst zu entscheiden, in welchem Bereich sie arbeiten will. Hier sollten Sie ihr raten, im hellblauen Feld für den Ist-Wert die tatsächlich absolvierten Wiederholungen einzutragen.

Ansonsten muss sie nur – wie bei jeder anderen Übung – das Feld in Gelb beachten und zwecks Feedbacks befüllen. Die Übung F beschließt den ersten Trainingstag mit vier Sätzen Crunches gedreht im Bereich von 15 bis 20 Wiederholungen mit jeweils zwei Minuten Satzpause.

Bei den Tagen 2 bis 4 werden wir nur noch die Besonderheiten besprechen. Es ist sehr schwer, klare Trennungen zwischen den einzelnen Subkategorien der individuell spezifischen Inhalte vorzunehmen. Wo hört Hypertrophie auf und wo fängt die ZNS- und Gelenks-Adaptiveness an? Diese harten Trennungen existieren hier leider nicht und Sie müssen selbst bestimmen, welche Übung in welchen Bereich fällt. Natürlich hängt dies auch von den Trainierenden ab und von der Trainingsphase, in der sie sich befinden. Würden Sie einarmiges Kurzhantel-Schrägbankdrücken, wenn diese Übung eine unbekannte für Ihre Athletin ist, zur Kategorie »ZNS- und Gelenks-Adaptiveness« zählen oder doch eher dem Bereich »Hypertrophie« zuordnen? Ich kann Ihnen sagen, dass es für manche Athletinnen und Athleten die erste Kategorie und für manch andere wiederum die zweite ist. Übrigens dürfen Sie diese Übungen auch gern doppelt zählen. Wir haben uns zu Beginn des Plans aber dazu entschieden, jede Übung genau einer Kategorie zuzuordnen. Mit all den damit einhergehenden Ungenauigkeiten bleiben wir dabei. Da Stephanie Bankdrücken in all seinen Facetten gewohnt ist, zählen wir das einarmige Kurzhantel-Schrägbankdrücken zur Kategorie »Hypertrophie« der individuell spezifischen Inhalte in dieser grünen Phase.

Die erste Übung an Tag 2 – Wettkampf-Bankdrücken – bin ich Ihnen noch schuldig. Zwischen Satz 1 und Satz 2 kommt es hier zu keiner Lastreduktion. Das liegt darin begründet, dass im ersten Satz eigentlich 56 Kilogramm zu nehmen wären. Diese würden genau 80 % F_{max} entsprechen. Da Stephanie aber die Hantel durch die klassischen Hantelscheibengrößen nur in 2,5-Kilogramm-Schritten bestücken kann, hat sie keine Chance, dieses Gewicht auf die Hantel zu laden. Somit schreiben Sie ihr nur 55 Kilogramm vor, dafür aber keine Lastreduktion zwischen Satz 1 und Satz 2.

Die dritte Übung hält mit Liegestütz in Woche 1 und Bamboo-Bar-Bankdrücken in Woche 2 wieder eine Besonderheit für uns parat. Erstens wechselt die Übung von Woche zu Woche und andererseits sehen Sie den Liegestütz eher als hypertrophieorientiert an, während das Bamboo-Bar-Bankdrücken mit Sicherheit der ZNS- und Gelenks-Adaptiveness zuzuschreiben ist. Das macht den Vergleich mit der im Mesozyklus geplanten Satzanzahl etwas komplizierter. Vielleicht ist Ihnen das in Gelb unterlegte »WH-Ist«-Feld aufgefallen. Stephanie soll bei Liegestützen mit dem Körpergewicht so viele Wiederholungen wie möglich machen, bis sie bei @9 angekommen ist. Sollte sie hier signifikant weniger als 12 oder mehr als 20 schaffen, erleichtern oder erschweren Sie das Körpergewicht entweder mit einer Hilfe oder einer Zusatzlast.

Gibt es auch am dritten Trainingstag Überraschungen im Mikrozyklus? Sehr wohl, und das bereits nach der tätigkeitsspezifischen Übung Wettkampf-Kreuzheben, bei der noch alles klar sein sollte. Als Übung B wartet die Frontkniebeuge auf Ihre Athletin – sehr wichtig, um ihren Quadrizeps auf Vordermann zu bringen. Anders als aufgrund der Vorgaben im Mesozyklus zu erwarten, stehen nicht 12 bis 20 Wiederholungen auf dem Plan, sondern nur acht. Alle unter Ihnen, die schon mal das Vergnügen hatten, Frontkniebeugen mit mehr als acht Wiederholungen ausgeführt zu haben, werden mir beipflichten, dass die Kniestrecker nur selten der limitierende Faktor gewesen sind. Die Handgelenke, die Schulter, der obere Rücken oder die die Kehle zudrückende Hantel sind allesamt Faktoren, die bei höheren Wiederholungszahlen den Satz beenden wollen, und weniger der ermüdete Quadrizeps. Deswegen haben Sie sich hier dazu entschieden, nur acht Wiederholungen festzulegen. Das ist eine Zahl, die für diese Übung bereits sehr hoch ist. Vermerken Sie bitte diese Abweichung im Mesozyklus.

Die Pausen sind, aus dem gleichen Grund wie beim rumänischen Kreuzheben, länger gestaltet. Auch der Step-up, für den Sie sich aus Gründen der ZNS- und Gelenks-Adaptiveness entschieden haben, weicht ein klein wenig von der Planung im Mesozyklus ab. Anstatt den geforderten drei Minuten Pause haben Sie nur zwei Minuten gewählt. Grund ist der Wechsel von links nach rechts, der Ihrer Athletin zusätzlich Erholung gewährt. Übrigens: Alle

Wiederholungsangaben beziehen sich immer auf jeweils eine Körperseite, wenn eine Übung auf zwei Seiten ausgeführt wird. Stehen beim Step-up 15 bis 20 Wiederholungen im Raum, so sind diese jeweils für links und rechts zu absolvieren.

Als letzte von der Norm abweichende Übung am dritten Trainingstag bleibt uns noch das seitliche Schlittenziehen. Ein an einem Gürtel befestigter Gewichtschlitten soll hier über 20 Meter mit einer Art Side Step, bei dem ein Bein immer vor dem anderen kreuzt, gezogen werden. Es ist nicht möglich, bei einer derartigen Belastung ein Trainingsgewicht oder den Anstrengungsgrad anzugeben. »Nimm eine Last, die es dir erlaubt, die 20 Meter mit großer Anstrengung durchzuhalten, ohne eine Pause einzulegen«, sollte Ihre Anweisung an Stephanie sein. Zuerst zieht sie die Last für 20 Meter mit dem linken Bein vorn, danach wechselt sie ohne Pause auf das rechte Bein, und erst dann darf sie die wohlverdienten zwei Minuten Pause machen.

Gleich haben wir es geschafft. Tag 4 *ante portas* – um ein klein wenig mit Latein anzugeben. Eigentlich gibt es hier nichts zu sagen, außer dass das direkte Armtraining mit fünf Sätzen und nur einmal pro Woche eingeplant ist. Wenn Ihnen das für Ihre Athletin zu wenig ist, da Sie wissen, dass muskulöse Arme einen Teil der psychologischen Kriegsführung bei einem Wettkampf ausmachen, will ich Ihnen beiden nicht im Weg stehen. Trainieren Sie sie öfters und mit mehr Volumen. Ich bin damit einverstanden.

Endlich vollbracht: Einen durchdachten, nachhaltigen, individuellen und zielorientierten Plan zu erstellen, dessen Details Sie alle begründen können, ist eine Aufgabe, die Sie nicht auf die leichte Schulter nehmen sollten. Wie Sie eindrücklich erleben konnten, erfordert dies Zeit und die Bereitschaft, zu akzeptieren, dass nicht alles zu 100 Prozent mit den Vorgaben des Meso- und Makrozyklus übereinstimmen muss. Überprüfen Sie den Mikrozyklus abschließend hinsichtlich der Frage, wie weit Sie nun von Ihren ursprünglichen Planungsvorstellungen abgewichen sind. Betrachten Sie dies als den ultimativen Qualitätscheck, bevor Sie den Plan an Ihre Athletin weitergeben. Ihnen ist nur das beste Produkt gerade gut genug, um es an Ihre Schützlinge zu übermitteln. Seien Sie sich stets bewusst, dass es um die Leistung und die Gesundheit von Menschen geht, die Sie mit Ihrem Handeln maßgeblich beeinflussen können. Mittelmäßigkeit findet hier keinen Platz.

Überprüfung des Grüne-Phase-Mikrozyklus

Um den Plan mit Ihrem Qualitätssiegel weitergeben zu können, überprüfen Sie zuerst, ob die Übungen im Meso- und Mikrozyklus stimmig sind, und betrachten Sie im Zuge dessen auch gleich die Übungsreihenfolge und deren Bezeichnung. Hat alles seinen Platz? Sind die Supersätze korrekt beschriftet? Fehlt Ihnen eine Übung und haben Sie alles, was Sie geändert haben, auch auf jeder Planungsebene vermerkt und angepasst? Im Anschluss sollten Sie sich dem Volumen zuwenden, in unserem Fall also der Anzahl der Sätze. Am besten ist es, die Gesamtanzahl der Sätze pro Woche, die Sie den individuell spezifischen Inhalten zuordnen, zu zählen und durch die Anzahl der Muskelgruppen zu dividieren. Diese haben wir mit sechs festgelegt – Brust, Schulter, Rücken vertikaler Zug (eher klassische Latzugübungen), Rücken horizontaler Zug (eher klassische Ruderübungen), Beinvorderseite, Beinrückseite. In unserem Fall haben wir es mit 72 Sätzen, die dem Grüne-Phasen-Inhalt zuzuordnen sind, zu tun. Dividiert durch die Anzahl der Muskelgruppen ergibt sich ein Wert von 12. Wiederholen Sie den Vorgang mit den Sätzen der tätigkeitsspezifischen Inhalte in dieser Woche und dividieren Sie durch 3 (Kniebeuge, Bankdrücken, Kreuzheben). Hier kommen wir auf das Ergebnis 3. Die Summe dieser beiden Zahlen gibt Ihnen den Grundwert 15, aus dem Sie den Prozentsatz errechnen können. Dividieren Sie nun 12 durch 15 und multiplizieren Sie mit 100 – benutzen Sie also die Formel zum Errechnen des Prozentwertes –, dann kommen Sie auf 80 Prozent für die individuell spezifischen Inhalte. 3 durch 15 mal 100 ergibt 20 Prozent für die tätigkeitsspezifischen Inhalte.

Vergleichen Sie diesen mit den Vorgaben im Makrozyklus. Hier waren 80 Prozent für individuell spezifische Inhalte und 20 Prozent für tätigkeitsspezifische Inhalte vorgegeben. Im ersten Abgleich zwischen Makro- und Mesozyklus kamen Sie zu einer Aufteilung von etwa 77 zu 23 Prozent. Wenn Sie nun den tatsächlichen Plan, den Sie Ihrer Athletin übermitteln, wie vorhin beschrieben überprüfen, ergibt sich ein Verhältnis von 80 zu 20 Prozent. Das entspricht noch perfekter Ihren Vorstellungen. Sollten Sie nun meinen, dass diese Vorgangsweise mathematisch nicht ganz korrekt sei, da die Übungen zur ZNS-Adaptiveness und jene zur Stärkung passiver Strukturen nicht unbedingt Muskelgruppen zuzuordnen sind, so haben Sie natürlich recht. Ich würde hier aber bewusst diesen einfacheren Zugang wählen und diese kleine Unzulänglichkeit in Kauf nehmen. Natürlich können Sie auch sehr gern die Formeln zur Volumenberechnung von individuell spezifischen und tätigkeitsspezifischen Volumina heranziehen. Ihre Berechnungen werden dadurch akkurater, stimmiger und vergleichbarer. Sie finden diese Formeln im Abschnitt »Die Komponenten des Mesozyklus« auf Seite 241.

In den Wochen darauf wird es durch die Veränderung der Satzanzahl über den Mesozyklus hinweg zu kleinen Ungereimtheiten zwischen Makro- und Mikrozyklus bezogen auf das Volumen kommen. Ich persönlich lasse bei meinen Plänen immer einen Spielraum von zehn Prozentpunkten nach oben und unten zu. Solange Sie sich noch in diesem Bereich der Abweichung befinden, würde ich Ihnen empfehlen, einfach die tatsächlichen Werte in den Makrozyklus in der Spalte »Notes« (für zusätzliche Notizen) einzutragen und es dabei zu belassen. Wenn Sie aber der Meinung sind, dass es etwas mehr Tätigkeitsspezifik oder mehr individuelle Spezifik im Plan geben sollte, müssen Sie den einen oder anderen Satz aus einem Bereich streichen und ihn dem anderen zufügen. Es ist ganz Ihnen überlassen.

Als nächsten Schritt lassen Sie uns überprüfen, ob die individuell spezifischen Inhalte von der Satzanzahl zu den jeweiligen Subkategorien »ZNS- und Gelenks-Adaptiveness«, »Verstärkung passiver Strukturen« und »Hypertrophie« passen. Für die ersten beiden haben Sie vier Sätze pro Woche und Körperregion (Ober- und Unterkörper) vorgesehen. Mit seitlichem Schlittenziehen und dem einbeinigen Kreuzheben kommen Sie auf vier Sätze, die den Hauptfokus auf neuartige Bewegungsmuster legen und sowohl das zentrale Nervensystem als auch die Gelenkssysteme vor eher unbekannte Aufgaben stellen. Sie befinden sich also für den Unterkörper genau im vorgegebenen Rahmen. Für den Oberkörper schaffen Sie das nur jede zweite Woche. Warum? Weil Stephanie zwar mit dem einarmigen Kurzhantel-Schulterdrücken drei Sätze in diesem Bereich trainiert, die Übung Bamboo-Bar-Bankdrücken allerdings nur jede zweite Woche auf dem Plan zu finden ist, dafür aber mit vier Sätzen. Somit absolviert Stephanie im Schnitt pro Woche dreieinhalb Sätze im Bereich »ZNS- und Gelenks-Adaptiveness« für den Oberkörper. Damit können Sie gut leben.

Auch wenn Ihnen das bereits klar sein sollte: Welche Übungen Sie welchem Bereich zuordnen, ist ganz allein Ihre Sache. Sie müssen entscheiden, ob Sie meinen, dass die jeweiligen Übungen auch tatsächlich die von Ihnen erhoffte Wirkung haben. Nehmen wir als Beispiel das zuvor genannte einarmige Kurzhantel-Schulterdrücken. Für Athletinnen und Athleten, die diese Übung regelmäßig trainieren, ist sie weder für den passiven Apparat noch für das ZNS speziell herausfordernd und passt somit nicht in diese Kategorie. Die Zuteilung zum Bereich »Hypertrophie« ist hier sicherlich angebrachter. Da Sie als Coach von

Stephanie aber wissen, dass sie einarmige vertikale Übungen schon sehr lange nicht mehr absolviert hat, sind sowohl der Kraftfluss durch den Körper als auch die Neuartigkeit für das Nervensystem, diese Bewegungsherausforderung zu lösen, Grund genug, einarmiges Kurzhantel-Schulterdrücken im Bereich »ZNS- und Gelenks-Adaptiveness« anzusiedeln. Zumindest für diesen Zyklus. Das kann und wird sich über den Fortlauf des Trainingsplanes vielleicht ändern.

Wie verhält sich das Volumen im Bereich »Verstärkung passiver Strukturen«? Natürlich wissen Sie, dass eigentlich alle Übungen auf dem Plan zu druckfesten Knochen und zugfesten faszialen Strukturen führen. Doch sind vor allem exzentrisch akzentuierte Übungen und Sprungvariationen speziell dazu geeignet, dieses Ziel zu erreichen. Mit vier Sätzen vertikale Sprünge am ersten Tag und vier Sätzen Liegestützsprünge an Tag 4 decken Sie Ihr Plansoll aus dem Makrozyklus ab.

Als letzte Kategorie müssen wir uns noch den Bereich der Hypertrophie ansehen. Sieben Sätze pro Muskelgruppe sollen es pro Woche sein. Erinnern Sie sich? Wir haben uns in diesem Zusammenhang für folgende Einteilung entschieden: Brust, Schulter, Rücken vertikaler Zug (eher klassische Latzugübungen), Rücken horizontaler Zug (eher klassische Ruderübungen), Beinvorderseite, Beinrückseite. Für die Brustmuskulatur kommen wir auf einen leicht schwankenden Wert, da sich Liegestütz mit Bamboo-Bar-Bankdrücken abwechselt. In der ersten Woche werden damit zehn Sätze erreicht, also etwas mehr als die vorgegebenen sieben. Dadurch, dass in Woche 2 einige Sätze wegen des Übungswechsels zu einer anderen Kategorie wegfallen, belassen Sie es bei diesen zehn Sätzen. Eindeutig weniger Sätze als geplant absolviert Stephanie für ihre Schultern. Mit nur drei Sätzen Seitheben am Gerät sollten Sie sich überlegen, hier eventuell von den Brustmuskulatur-Übungen etwas in Richtung vertikales Drücken zu verlagern. Sie können auch Ihre Gründe haben, das Volumen zugunsten der Brustmuskulatur verschoben zu lassen. Da wäre zum einen das im Mesozyklus vermerkte Ziel eines Fokus auf den Brustmuskelaufbau zu nennen. Oder aber Sie sind der Meinung, dass die Übung einarmiges Kurzhantel-Schulterdrücken zwar bereits dem Bereich »ZNS- und Gelenks-Adaptiveness« angehört, Sie aber dadurch genügend Volumen für die Schultermuskulatur eingeplant haben. Egal, ob Sie den Mikrozyklus nun ändern oder nicht: Führen Sie exakt Buch. In unserem Beispiel bleiben wir bei den drei Sätzen und notieren diese Zahl im Mesozyklus als Information.

Der Rücken mit seiner horizontalen und vertikalen Zugkomponente ist mit jeweils sieben Sätzen exakt im Soll. Bei der Beinvorder- und -rückseite passt es genauso – wären hier nicht die vier Sätze Step-ups. Während des Planungsprozesses im Mesozyklus haben Sie den Entschluss gefasst, diese Übung in den Plan aufzunehmen, um Stephanies Tendenz, während der Kniebeuge das Gewicht auf ein Bein zu verlagern, den Kampf anzusagen. Deswegen wollen Sie diese vier zusätzlichen Sätze unbedingt im Plan lassen, notieren diese Veränderung im Mesozyklus und fahren fort.

Für den Rumpf planen Sie ebenfalls einige Sätze in den Mikrozyklus. Hier gehen Sie nach Gefühl vor. Über das Armvolumen haben wir uns bereits unterhalten. Hier kann übrigens Stephanie die Übungen selbst wählen. Am besten arbeitet sie mit fünf Armbeuger-Armstrecker-Supersätzen, um die fünf Sätze so zeiteffizient wie möglich zu trainieren.

Als Letztes überprüfen Sie bitte noch die Intensität, die Wiederholungszahlen, die geplante RPE und die Pausenzeiten. Wenn alles mit den Vorgaben im Mesozyklus kohärent ist – und das ist es –, sollten Sie nur noch auf die korrekten Einfärbungen der Zellen im Plan achten, damit Ihre Athletin genau weiß, wo sie was einzutragen hat. Und voilà – der Plan ist bereit, Sie können ihn an Ihre Athletin weitergeben. Jetzt liegt es an Stephanie, das Beste aus diesem Plan herauszuholen. Sie haben Ihre Arbeit mit Bravour gemeistert.

Das Befüllen des Trainingsplans am Beispiel der roten Phase

Wenn Sie Lust haben, können Sie gern bei diesem Abschnitt bleiben und wir gestalten gemeinsam zwei weitere Mikrozyklen aus Stephanies roter Phase. Zum einen, um nochmals alles im Schnelldurchlauf zu üben. Zum anderen, um ein Gefühl für den Unterschied zwischen einem »normalen« Rote-Phase-Mesozyklus und dem Peaking zu bekommen. Sind Sie sich bereits allerdings sicher in der Handhabung der Mikrozykluserstellung, fühlen Sie sich frei, zum nächsten Abschnitt weiterzublättern.

Schön, dass Sie geblieben sind und sich gemeinsam mit mir zwei weitere für Stephanie geplante Mikrozyklen der roten Phase ansehen. Rufen Sie über den QR-Code auf Seite 209 Stephanies Plan auf und lassen Sie uns mit der ersten Woche des dritten Rote-Phase-Mesozyklus beginnen. Am Aussehen des Trainingsplanes ist sofort zu erkennen, dass es sich um eine andere Zielsetzung handeln muss: Eine viel eingeschränktere Übungsauswahl, der gesamte Plan ist auf wenige zu verbessernde Fertigkeiten ausgerichtet und beinhaltet offensichtlich ein geringeres Gesamtvolumen. Doch das sind nicht die einzigen Besonderheiten. Betrachten wir diesen Rote-Phase-Mikrozyklus im Detail.

Zuerst tragen Sie wieder die Übungen, die bereits seit der Übungsaufteilung im Mesozyklus bekannt sind, in der vorgegebenen Reihenfolge in den Plan ein. Die Bezeichnungen lassen bereits darauf schließen, dass Sie auf Supersätze in dieser Phase des Trainings verzichten. Dieser Gedanke ist sehr nachvollziehbar, da es sich erstens um beinahe ausschließlich tätigkeitsspezifische Wettkampfübungen handelt und zweitens die Intensität bei Supersätzen durch den komplexen Mehrgelenkscharakter von Kniebeugen, Bankdrücken und Kreuzheben leiden würde – sogar dann, wenn die belasteten Muskelgruppen nicht die gleichen sind. Bei der Intensität, der Satzanzahl und den Wiederholungen tragen Sie nun die konkreten Vorgaben des Mesozyklus in den Plan ein. Wie Sie vielleicht als akribischer Beobachter erkennen, leiten sich die Prozentsätze von einem höheren Grundwert ab. Wir werden im kommenden Abschnitt genau darauf eingehen, aber die Ursache liegt in Stephanies bereits gestiegener Leistung. Durch Ihren Plan wurde sie stärker. Dies haben Sie auf eine Art und Weise, die Sie noch erfahren werden (ab Seite 316), miteinberechnet und somit akkurate Gewichte angegeben.

Neben dieser Besonderheit tauchen noch andere kleine Abweichungen und Erweiterungen im Mikrozyklus auf. Wie bereits in der grünen Phase besprochen, reduziert sich die Hantellast meist von Satz zu Satz bei den schwersten Ausführungen von Kniebeugen, Bankdrücken und Kreuzheben. Anders verhält es sich bei den mittleren und leichten Versionen. Hier bleibt die Last über alle vorgeschriebenen Sätze dieselbe, da Stephanie weiter entfernt vom Muskelversagen arbeitet und auch bei mehreren Sätzen diesem nicht zu nahe kommen wird. Alle anderen Tage sind *straight forward*, also unkompliziert. Außer bei Tag 4 müssen wir uns nur noch um zwei Kleinigkeiten kümmern. Das 3ct-Pause-Larsen-Bankdrücken (das »3ct« bedeutet übrigens »3 count« – man soll unten drei gezählte Sekunden warten, bis man wieder nach oben drückt) wird nicht – wie im Mesozyklus vorgesehen – im Hypertrophiebereich von neun bis elf Wiederholungen durchgeführt, sondern mit nur vier bis sechs Wiederholungen. Das hat den Grund, dass Ihnen bei der Erstellung des Mikrozyklus bewusst geworden ist, dass Ihnen eine höhere Wiederholungszahl bei dieser Übung so nahe am Wettkampf nicht sinnvoll erscheint: Das wäre nämlich zu wenig wettkampfspezifisch beziehungsweise tätigkeitsspezifisch. Nun liegt das tatsächliche Verhältnis von individuell spezifischen Inhalten zu tätigkeitsspezifischen Inhalten bei 19 zu 81 Prozent und somit optimal im Rahmen der Vorgaben.

Zum Ende dieser ersten Woche des dritten Rote-Phase-Mesozyklus soll Ihre Athletin noch den Rumpf mit Hanging Leg Raises belasten. Entgegen den Wiederholungsangaben im Mesozyklus soll sie hier so viele Wiederholungen pro Satz wie möglich machen, bis sie bei einem Belastungsempfinden von RPE @9 angekommen ist. Sie sehen also: Sie schaffen es auch, einen tätigkeitsspezifischen Rote-Phase-Mesozyklus ohne Probleme zu planen. Dabei sei angemerkt, dass Sie jederzeit die im Makrozyklus festgelegten prozentualen Anteile von individuell spezifischen und tätigkeitsspezifischen Inhalten nach Belieben ändern können. Sollten Sie der Ansicht sein, dass Stephanie trotz des nahenden Wettkampfes vermehrt im Hypertrophiebereich trainieren sollte, dann ändern Sie den Plan dahingehend. Dabei ist jedoch – und diese Information wiederhole ich gern – entscheidend, dass die Angaben sowohl im Makro-, Meso- und Mikrozyklus konsistent sind, zumindest innerhalb eines gewissen Toleranzbereichs. Nur auf diese Weise können Sie den aktuellen Trainingsplan in seiner Gesamtheit mit zukünftigen vergleichen und feststellen, welcher in seinen Vorgaben gewinnbringender war.

Wenn Sie über den QR-Code auf Seite 209 Stephanies Plan aufrufen und die letzten beiden Wochen des vierten Rote-Phase-Mesozyklus betrachten, weisen diese ein leicht anderes Aussehen auf als jene in den Mesozyklen der roten Phase davor. Nun geht es nämlich kurz vor dem Wettkampf ans Tapering. Sie können sich sicher erinnern, dass die Ermüdungsreduktion dabei ganz oben auf der Agenda steht. Das Volumen reduziert sich innerhalb dieser zwei Wochen signifikant. Ist Ihnen aufgefallen, dass in der Datumszeile keine Wochen mehr angegeben werden, sondern konkrete Tage? In dieser entscheidenden Zeit überlassen Sie nichts mehr dem Zufall. Sie bestimmen die genauen Trainingstage, wann Stephanie die letzten Einheiten, und in diesem Zusammenhang vor allem die schwersten Einheiten des gesamten Makrozyklus, absolviert. Beim Kreuzheben benötigt man Ihrer Ansicht und Erfahrung nach am längsten, um sich vor einer Einheit mit höchster Intensität erholen. Deswegen steht diese Übung am Montag, 13 Tage vor dem Wettkampf, mit der höchsten Intensität von 96 % F_{max} auf dem Programm. Und wieder orientiert sich dieser Prozentsatz an der aktuellen Leistung von Stephanie. Keine Sorge, wir werden die Eruierung der Intensität noch thematisieren. Zehn Tage vor Tag X wird die schwerste Kniebeuge trainiert und erst in der letzten Woche montags, sechs Tage bevor Ihre Athletin die Plattform betritt, muss sie sich der intensivsten Bankdrückeinheit stellen. An diesen wichtigsten Trainingstagen ist nur eine

Wiederholung bei der Wettkampfübung zu trainieren. Auf dem Trainingsplan haben Sie das mit einem »Ramping Up« (deutsch: erhöhen) angegeben, damit Stephanie sich in sinnvollen Schritten an die Last annähert. Die Last sollte sich von Satz zu Satz zwischen fünf und zehn Prozent steigern. Alles andere am Trainingstag entspricht genau den Vorgaben im Meso- und Makrozyklus. Vielleicht erwähnen wir am Ende doch noch die Übungsreihenfolge des Montags der letzten Woche. Hier steht Wettkampf-Kniebeuge als erste Übung auf dem Programm, obwohl Wettkampf-Bankdrücken in der schwersten Ausführung die wichtigste Übung dieses Tages ist. Dazu haben Sie sich bewusst entschieden, da auch beim Wettkampf die erste Disziplin die Kniebeuge ist, gefolgt von Bankdrücken und Kreuzheben. Stephanie soll das im Training aus taktischen Gründen erfahren und sich daran gewöhnen. Diese Strategie bereits früher regelmäßig einzubauen, kann sicherlich Sinn ergeben.

Theorie und Praxis – zwei gleichwertige Gegenspieler

Der Plan Ihrer Athletin wurde nun bis ins kleinste Detail durchgesprochen. Bald werden Sie über alle erforderlichen Fähigkeiten verfügen, um Athletinnen und Athleten jeden Levels auf ihre jeweiligen Herausforderungen vorzubereiten. In den letzten Abschnitten haben Sie gelernt, wie Sie das Wissen aus den ersten beiden Kapiteln nutzen können, um einen greifbaren Plan auf mehreren Ebenen zu erstellen. Wenn Sie nun Ihre Errungenschaft betrachten, werden Sie nicht nur die Unterteilung in ressourcenaufbauende und ressourcennutzende Phasen erkennen, sondern auch verschiedene Periodisierungsmodelle, um alle Grundlagen der Maximalkraft in der richtigen Reihenfolge und mit optimaler Schwerpunktsetzung zu entwickeln. Die lineare Periodisierung hat verdeutlicht, dass die Intensität und Tätigkeitsspezifik in Richtung eines Wettkampfes ansteigen sollten. Die Integration von spezialisierten Zyklen, eine Erkenntnis aus der Blockperiodisierung, ermöglicht ein strukturierteres und spezialisiertes Vorgehen. Kleine geplante Veränderungen innerhalb einer Trainingswoche oder eines gesamten Zyklus berücksichtigen die Take-away-Punkte aus der wellenförmigen Periodisierung. Sie wissen auch, wie Sie Feedback in Ihren Plan einbauen können, angelehnt an das Complex Training, um nicht nur die Belastungsvariablen anzupassen, sondern auch die Dauer der einzelnen Zyklen zu bestimmen und rechtzeitig Deloads zu planen. All dies und der gesamte von Ihnen erstellte Plan spiegeln sich in Ihrem reflektierten und nachhaltigen Denken als Coach im Kontext des langfristigen Leistungsaufbaus wider, wie Sie ihn aus der konjugierten Periodisierung kennen. Aber damit nicht genug: In allen Belastungsvariablen auf jeder Planungsebene bewegen Sie sich im diskutierten wissenschaftlich effektiven Bereich. Was Sie nun vor sich haben, ist ein Plan, der bereit ist, die Reise zur individuellen Perfektion anzutreten.

Einige entscheidende »Geheimnisse« warten aber noch auf Sie, damit Sie aus der Masse der Coaches herausstechen und Trainingspläne schreiben, die ihresgleichen suchen. Bevor wir zum nächsten Themenblock kommen, empfehle ich Ihnen, den einen oder anderen von Stephanies Mikrozyklen selbst, ohne meine Hilfe, zu planen. Gehen Sie Schritt für Schritt vor, kontrollieren Sie die einzelnen Punkte immer wieder und verändern Sie alles, bei dem Sie durch Feedback und erworbene Erfahrungen Ihre Meinung ändern – solange Ihre Entscheidungen der Wissenschaft genügen. Sie schaffen das! Go for it!

Der Check-in-Prozess: Durch Feedback zum perfekten Plan

Wichtige Informationen sollten öfters gelesen werden. Und so hat sich kein Hinweis in diesem Buch häufiger wiederholt als jener über die Wichtigkeit von Feedback – einerseits jenes von Ihren Athletinnen und Athleten, aber andererseits auch jenes von Ihnen selbst. Dieses Thema macht den großen Unterschied zwischen allgemein gehaltenen und für die breite Masse zu erwerbenden »Cookie Cutter«-Programmen (also generischen Programmen) und einem individualisierten, spezialisierten und makrozyklisierten Trainingsplan, der Trainierende auf dem effizientesten Weg zu ihren Topleistungen führt. Feedback kann es grundsätzlich nicht genug geben und ich rate Ihnen, alle Informationen zu sammeln, die Sie als wichtig erachten. Ich selbst habe mich auf die meiner Meinung nach drei wichtigsten konzentriert, die ich von jedem meiner Schützlinge einfordere. Diese sind auch bei einer Vielzahl von (Wettkampf-)Athletinnen und -Athleten überschaubar in den Planungsprozess zu integrieren und sie bieten Ihnen den größten Nutzen, um Ihre Pläne sinnvoll zu individualisieren.

Habe ich nach einem absolvierten Mikrozyklus – also einer Trainingswoche – alle drei Ebenen des Feedbacks von meinen Athletinnen und Athleten erhalten, so ist das mein Signal, den kommenden Mikrozyklus dementsprechend anzupassen, zu finalisieren und anschließend meinen Schützlingen zu überreichen. Ohne diese drei für mich essenziellen Informationsquellen gebe ich keine weiteren Pläne aus, da ich diese ohne Feedback nicht rechtfertigen kann und sie eventuell nicht den besonderen Bedürfnissen der Trainierenden und ihren Zielen genügen.

Diese Vorgangsweise lege ich auch Ihnen ans Herz. Kommunizieren Sie klar und deutlich, dass für den Trainingserfolg nicht nur Sie eine Leistung zu erbringen haben, sondern auch Ihre Athletinnen und Athleten einen Teil dazu beitragen müssen. Ohne Mindestmaß an Feedback gibt es keinen Plan. Falls Sie sich nun denken, ob dies das Coaching gefährden würde: Nein, diese Vorgangsweise ist kein Deal-Breaker. Ein Ins-Blaue-Planen wäre jedoch einer. Die drei angesprochenen Feedbackquellen sind die folgenden: Eine Check-in-E-Mail von Ihren Athletinnen und Athleten an Sie, nachdem die letzte Trainingseinheit der Woche absolviert wurde. Darunter versteht man eine schriftliche Berichterstattung der vergangenen Trainingswoche. Als Nächstes benötigen Sie Videos von jenen Übungen, die im Trainingsplan entweder farbig markiert wurden oder mit dem Hinweis »Video« versehen sind. Die letzte Feedbackquelle ist der vollständig ausgefüllte Trainingsplan, was bedeutet, dass jedes gelbe Feld (außer jenes über etwaige Zusatzinformationen) mit Zahlen versehen ist.

Feedbackquelle Nummer eins: Die Check-in-E-Mail

Bevor Sie sich fragen, ob es unbedingt eine elektronische Nachricht sein muss: Nein, jede Art eines kurzen Abrisses der letzten Trainingswoche – ob schriftlich oder mündlich –, egal in welcher Form, ist angemessen. Dass sich Ihre Athletin jedoch nochmals Gedanken zum Training macht und diesbezüglich Gefühle, Meinungen und Informationen an ihren Coach heranträgt, die durch die Ergänzungen im Trainingsplan nicht ersichtlich wären, ist von außerordentlicher Bedeutung für eine erfolgreiche Betreuung. Sie haben mehrere Möglichkeiten, diesen Feedbackprozess zu steuern. Entweder Sie überlassen es ganz den Trainierenden, was sie Ihnen schreiben, oder Sie geben konkrete Fragen vor, auf die Sie gern Antworten hätten. Entscheiden Sie sich von Fall zu Fall für verschiedene Optionen oder kombinieren Sie. Wenn Sie in unserem Beispiel Stephanie gestatten, vollkommen ohne Vorgaben zu schreiben, dann laufen Sie Gefahr, dass Ihnen essenzielle Informationen vorenthalten werden. Oftmals artet das Feedback auch in einen unleserlichen Roman aus, um dessen Inhalt – eine Melange aus Privatleben, Vergangenheitsbewältigung und Sich-selbst-infrage-Stellen – Sie nie gefragt haben. Bitte verstehen Sie mich nicht falsch: Die Bearbeitung dieser sehr wichtigen Themenbereiche eines jeden Lebens ist von außerordentlicher persönlicher Bedeutung. Werden sie aber Ihnen als Coach zugetragen, so wurden sie falsch adressiert. Über gewisse Vorgänge im Leben Ihrer Schützlinge, die den Trainingsprozess beeinflussen, müssen Sie ohne Zweifel Bescheid wissen, da ansonsten ein sinnvolles Coaching sehr ungenau ablaufen würde. Alles, was Sie über dieses Maß an notwendiger außersportlicher Information erfahren, ist nicht Ihre Profession. Sie sind ein Coach im Bereich Krafttraining. Fragestellungen, die in den Bereich der Psychotherapie fallen, sollten auch an Experten und Expertinnen auf diesem Gebiet herangetragen werden. Fallen Sie – wie so viele in Ihrer Branche – keinem *Domain Creep* (einer Fachüberschreitung) anheim, der Menschen durch ihren Erfolg oder ihre Erfahrung auf einem Gebiet im Glauben lässt, auch in anderen Bereichen Expertise zu haben.

Aus diesen Gründen bin ich eher davon überzeugt, dass es sinnvoll ist, konkrete Fragen zum Feedback zu stellen; inklusive einer offenen Frage, die am Ende gern den wöchentlichen Prozess abschließen kann. Der Fragenkatalog könnte wie folgt aussehen:

1. Die Trainingsdauer ist angemessen – JA/NEIN
2. Die Übungen sind alle ohne Probleme durchführbar – JA/NEIN
   → Wenn NEIN, aus welchem Grund?
3. Ich habe meistens Lust, ins Training zu gehen – JA/NEIN
4. Ich habe letzte Woche gut geschlafen – JA/NEIN
5. Ich konnte bei den Übungen weniger Last beziehungsweise weniger Wiederholungen als normalerweise ausführen – JA/NEIN
6. Ich habe außerhalb des Gyms mehr Stress – JA/NEIN
7. Ich habe Schmerzen in körperlichen Strukturen – JA/NEIN
   → Wenn JA, wo und welche Art von Schmerzen in welcher Ausprägung?
8. Wie bewertest du deine Regeneration allgemein (von 1 = »sehr schlecht« bis zu 5 = »sehr gut«)?
9. Was ist dir sonst noch wichtig, mit mir zu teilen, um den Trainingsprozess zu optimieren?

Die Fragen sind zum Teil an den Abschnitt zur blauen Phase in Kapitel 1 ab Seite 73 angelehnt, allerdings positiver formuliert. Bei ihnen geht es zusätzlich zu den Informationen, die Sie aus dem ausgefüllten Trainingsplan herauslesen können, auch darum, die Notwendigkeit eines Deloads zu erkennen. Im Großen und Ganzen ist eine derartige E-Mail schnell zu beantworten, sodass es keinen signifikanten zusätzlichen Zeitstress für Stephanie bedeuten sollte. Sie können die Mail als eine Art Erinnerung zwei Tage vor dem geplanten Ende des Mikrozyklus verschicken oder bereits bei der Trainingsaufnahme darauf hinweisen, dass immer dieselben Fragen zu beantworten sind, und auf die Selbstständigkeit Ihrer Schützlinge setzen. Gern ist es Ihnen auch erlaubt, ein gesondertes Feedback am Ende eines jeden Mesozyklus einzufordern, um die gesamte Phase besser beurteilen zu können.

Eine schriftliche oder mündliche Beantwortung der hier aufgeführten Fragen ist eine wertvolle Coachingressource, die Sie auf jeden Fall einholen sollten. Neben den für die Optimierung des Trainingsplans notwendigen Informationen kommen Sie dadurch auch in regelmäßigen persönlichen Kontakt mit all Ihren Trainierenden, was unabdingbar ist, um Vertrauen aufzubauen.

Feedbackquelle Nummer zwei: Trainingsvideos

Zweifelsohne wäre es ideal, wenn Sie bei jeder Trainingseinheit und jedem Satz direkt neben Stephanie stehen könnten, um sofortiges und unmittelbares Feedback zu geben. Dadurch wäre der Weg zur individuellen technischen Perfektion der direkteste und nachhaltigste. In einer Zeit, in der die Möglichkeiten von Coaches durch Onlinebetreuung erheblich erweitert werden, erweist sich diese Vorgehensweise jedoch als Illusion. Daher müssen wir alternative Methoden nutzen, um die Ausführung von Übungen zu überprüfen und zu verbessern, auch wenn dies länger dauert und die Möglichkeiten zur Intervention begrenzt sind. Die videotechnische Aufzeichnung von ausgewählten Übungen und ihre anschließende Analyse bieten Ihnen trotz einer rein elektronischen Betreuung eine wirksame Kontrollmöglichkeit für die Übungstechnik. Das Know-how, das Sie in diesem Buch im Bereich der Trainingsplanung erlangen, müssen Sie nun um die Dimension der Übungsanalyse erweitern. Coaching ist ein Interaktionsprozess zur Optimierung von definierten Zielsetzungen in einem Möglichkeitsrahmen, der auf vielen verschiedenen Ebenen stattfindet.

Sie haben sich einen großartigen Beruf ausgesucht. Allerdings ist es einer, der niemals automatisiert abläuft und bei dem an jeder Ecke eine neue Option darauf wartet, von Ihnen erlernt und ins Coaching integriert zu werden.

Um auf besagte Videos zurückzukommen, sollten Sie alle Übungen, die Sie gern aufgezeichnet hätten, auf die eine oder andere Art markieren. Hinterlegen Sie das Feld der ausgewählten Übung rot und schreiben Sie in Klammer hinzu, welchen Satz Sie gern sehen würden. Zumeist wird das jener Satz sein, der mit dem höchsten Gewicht durchgeführt wird. Teilen Sie Ihrer Athletin auch mit, welche Perspektive vonnöten ist: von vorn, von hinten, von der Seite oder diagonal. Pro Trainingstag sollten, außer in Ausnahmefällen, nicht mehr als zwei zu filmende Übungen oder Sätze vorgesehen sein. Stephanie ist nach wie vor Athletin und keine Videografin. Die Videos kann sie Ihnen entweder gemeinsam mit der Check-in-E-Mail zusenden oder, falls Sie eine Aufteilung Ihrer Arbeit bevorzugen, direkt im Anschluss an das Training übermitteln. Videoplattformen mit eingeschränktem und persönlichem Zugang bieten sich perfekt als Schnittstelle, auf die beide Seiten zugreifen können, an. Auch das Versenden über Messengerdienste auf das Mobiltelefon ist eine einfache Möglichkeit, Videos zu erhalten.

Unabhängig von der gewählten Option sollten Sie klar kommunizieren, wann Sie das Videofeedback erhalten möchten. Bitten Sie Stephanie, ihre Aufnahmen vor dem Versenden auf die Dauer des Satzes zuzuschneiden. Wenn Sie viele Trainierende betreuen, wird es sehr mühsam sein, jedes Mal zum Beginn des Satzes spulen zu müssen.

Die Analyse der Technikausführung, die Sie gern mit einer Analysesoftware bewerkstelligen können, bietet Ihnen einen ungeheuren Mehrwert, um die Belastungsvariablen und hier im Speziellen die Übungsauswahl individuell anzupassen. Je nach spezifischen Schwächen und Stärken sollten Sie dann die sogenannten Assistance-Übungen auswählen. Diese würde ich bei Bedarf – außer im Sonderfall – jedoch erst nach Ende eines jeden Mesozyklus für den jeweils nächsten wechseln. Ansonsten werden die Adaptationen im Trainingsplan schnell zu unübersichtlich. Als Ausnahme von dieser Vorgabe verstehen sich Übungen, die Schmerzen oder starkes Unwohlsein verursachen oder wenn bei deren Ausführung Gefahr in Verzug ist. Hier handeln Sie bitte sofort.

Durch die Videoanalysen und die Einbettung ihrer Ergebnisse in die Trainingsplanung bahnen Sie sich und Ihrer Athletin Schritt für Schritt den Weg zum individuell perfekten

Plan. Es versteht sich von selbst, dass die Videos und alle anderen personenbezogenen und individuell trainingsbezogenen Daten absoluter Diskretion unterstehen. Jede ungefragte Veräußerung ist nicht zu tolerieren und gefährdet Ihre Reputation als Coach.

Feedbackquelle Nummer drei: Der ausgefüllte Trainingsplan

Kommen wir zum Kernpunkt der Trainingsplanindividualisierung und -anpassung: der Analyse des Trainingsplans. Hier gibt es mehrere Stellschrauben, welche die immer folgende Woche und den nächsten Zyklus beeinflussen. Beginnen wir mit der Möglichkeit, die Intensität anzupassen und aus der Leistung des vergangenen Mikrozyklus das sogenannte e1RM *(estimated 1-Repetition Maximum)* – also die angenommene Maximalkraftleistung, F_{max} – für die tätigkeitsspezifischen Übungen zu berechnen.

Intensitätsanpassung:
Das Wissen um die aktuelle Leistungsfähigkeit und ihre Berechnung

Die Kenntnis um den Stand der aktuellen Maximalkraft ist für die verschiedensten Bereiche im Trainingsplanungsprozess von entscheidender Bedeutung. Wenn Sie diesen kennen, so haben Sie nicht nur die Grundlage für die Angabe der Lasten im Trainingsplan, wie sie bereits in der Tabelle auf Seite 299 gezeigt wurde, sondern Sie können auch den Trainingsfortschritt feststellen und somit überprüfen, ob sich Ihre Athletin in die richtige Richtung bewegt. Stephanies Leistungsfortschritt sehen Sie ab Seite 317. Um wirklich korrekt zu arbeiten und tatsächliche Leistungsverbesserungen feststellen zu können, rate ich Ihnen, nicht nur die Werte von Woche zu Woche zu vergleichen, sondern auch zwischen zwei korrespondierenden Zyklen.

Betrachten wir ein konkretes Beispiel: Sie vergleichen die errechnete Maximalkraft der Referenzübungen des aktuellen zweiten Grüne-Phase-Mesozyklus mit jenen des zweiten Grüne-Phase-Mesozyklus des vergangenen Makrozyklus. Oder jene des aktuellen dritten Rote-Phase-Mesozyklus mit den Werten des ehemaligen dritten Rote-Phase-Mesozyklus. Diese Vorgangsweise erlaubt Ihnen einen vor allem bei Fortgeschrittenen viel akkurateren Vergleich und die Erkenntnis darüber, wie sich die Leistung entwickelt.

Wöchentliche Kontrolle des Leistungsfortschritts – Wirksamkeit des Trainingsplans					
Trainingsphasen		Woche 1	Woche 2	Woche 3	Woche 4
		Trainingsgewicht in kg			
Grüne-Phase-Mesozyklus 1	Kniebeuge	100	102	104	104,9
	Bankdrücken	70	70,4	71,2	71,4
	Kreuzheben	125	125,5	126,7	126,5
	Total	**295**	**297,9**	**301,9**	**302,8**
Grüne-Phase-Mesozyklus 2	Kniebeuge	104,5	106	107,2	108
	Bankdrücken	71,8	72,5	73,2	73
	Kreuzheben	128	127,6	129	130
	Total	**304,3**	**306,1**	**309,4**	**311**
Grüne-Phase-Mesozyklus 3	Kniebeuge	109,5	109	109	110
	Bankdrücken	73	74	75	75
	Kreuzheben	131	131	132	133
	Total	**313,5**	**314**	**316**	**318**
Grüne-Phase-Mesozyklus 4	Kniebeuge	112	113	113,4	113
	Bankdrücken	74,5	75	76	76
	Kreuzheben	133,2	133	135	135
	Total	319,7	321	324,4	324

Wöchentliche Kontrolle des Leistungsfortschritts – Wirksamkeit des Trainingsplans

Trainingsphasen		Woche 1	Woche 2	Woche 3
		Trainingsgewicht in kg		
Rote-Phase-Mesozyklus 1	Kniebeuge	115	115,5	117
	Bankdrücken	75	76,3	77
	Kreuzheben	134	134	137
	Total	**324**	**325,8**	**331**
Rote-Phase-Mesozyklus 2	Kniebeuge	117,6	119	119
	Bankdrücken	75	78	79
	Kreuzheben	140	141	142
	Total	**332,6**	**338**	**340**
Rote-Phase-Mesozyklus 3	Kniebeuge	119	121,3	122,5
	Bankdrücken	78,4	79	80
	Kreuzheben	145	148	150
	Total	**342,4**	**348,3**	**352,5**
Rote-Phase-Mesozyklus 4	Kniebeuge	125	124	125
	Bankdrücken	80	81,5	82,5
	Kreuzheben	155	155	160
	Total	**360**	**360,5**	**367,5**

Auch bei Stephanies Wettkampf wissen Sie durch die Kenntnis ihrer aktuellen Maximalkraftleistung im Vorfeld, wo sie steht und welche Lasten in der Versuchswahl realistisch sind. Es gibt nur ein kleines Problem: Sie müssen die momentane Maximalkraft in den tätigkeitsspezifischen Übungen errechnen, da ein ständiger Maximalkrafttest nicht möglich ist. Bevor wir uns also um die Anwendungsgebiete dieser wertvollen Information kümmern, sollten wir uns überlegen, wie wir denn an sie herankommen. Mit Tabellen wie die von Tan und Formeln wie jene von Mayhew oder Eply, welche die maximal erreichbare Wiederholungszahl mit der verwendeten Last in Verbindung bringen und daraus die Maximalkraft errechnen, können wir kaum arbeiten.[407, 408] Das haben wir bereits auf Seite 129 diskutiert. Sie sind erstens sehr ungenau, vor allem je leichter die Last und somit die durchführbaren Wiederholungen sind. Und sie verlangen nach einer Ausbelastung. Das ist keine Option für einen Trainingsprozess, der exakt auf ein Individuum und einen Wettkampfzeitpunkt hingetrimmt ist und dessen Wirksamkeit durch ständige Ausbelastungstests stark leiden würde.

Jene Möglichkeit, die Ihnen bleibt, ist die Verwendung der bereits bekannten Prozente-Wiederholungs-RPE-Tabelle von Seite 139, die Sie im Abschnitt »Die Steuerung der Intensität über den Anstrengungsgrad« im zweiten Kapitel kennengelernt haben. Mit ihr ist es dem Coach möglich, aus dem Training heraus Maximalkraftberechnungen anzustellen.

Sehen wir uns wieder ein konkretes Beispiel aus Stephanies Trainingsplan an (wieder abrufbar über den QR-Code auf Seite 209) und stellen wir die erste Woche des zweiten Rote-Phase-Mesozyklus ins Zentrum der Betrachtung. Sie hat Ihnen – wie sich das gehört – rechtzeitig den fertig ausgefüllten Plan geschickt und hat dem ersten und schwersten Satz der Übung Wettkampf-Kniebeugen den RPE-Wert @7,5 zugeschrieben. Drei Wiederholungen mit 100 Kilogramm hat sie also mit einem Belastungsempfinden von @7,5 absolviert. Laut dieser Angabe wären noch zwei Wiederholungen »im Tank« gewesen plus ein klein wenig mehr Last. Nun ziehen Sie die Prozente-Wiederholungs-RPE-Tabelle zurate. Drei Wiederholungen @7,5 entsprechen hier 85 % F_{max}. Stephanies absolvierte 100 Kilogramm bei Kniebeugen sind also an diesem Tag 85 Prozent einer möglichen Maximalleistung gewesen. Mittels einer einfachen Prozentrechnung kommt man auf eine errechnete Maximalkraft von 117,6 Kilogramm.

Dafür nutzen Sie die Formel: $G = \frac{W}{P} \times 100$

Oder in unseren Werten ausgedrückt: $F_{max} = \frac{100}{85} \times 100$

Wenn Sie diese Rechnung nun jede Woche bei der schwersten Last der tätigkeitsspezifischsten Übungen – bei Stephanie sind das Kniebeugen, Bankdrücken und Kreuzheben – anstellen, bekommen Sie, wie bereits ab Seite 317 gezeigt, einen sehr guten Überblick über die Leistungsentwicklung ausgewählter tätigkeitsspezifischer Übungen Ihrer Athletin. Nach jedem Mesozyklus – also dann, wenn eine blaue Phase auf dem Trainingsplan steht – sollten Sie anhand der errechneten Maximallasten die neuen Prozentsätze für den kommenden Zyklus bestimmen und die Tabelle auf Seite 299 in Ihrer Trainingsplanung aktualisieren. Dazu können Sie entweder die Leistung der letzten Trainingswoche heranziehen oder den Durchschnitt aller errechneten Maximalwerte des Zyklus nehmen. Ich habe mich in meiner Planung immer für das e1RM der letzten Zykluswoche entschieden, da genau jenes die Momentanleistung der Trainierenden abbildet.

Erinnern Sie sich bitte an das erste Kapitel des Buches und den Abschnitt über die blaue Phase beziehungsweise die Periodisierungsmöglichkeit des Complex Trainings und deren Take-away-Punkte (ab Seite 99). Wenn Sie die Leistungsentwicklung des Einwiederholungsmaximums (1RM) der wichtigsten Übungen durch Ihre Berechnungen kennen, dann können Sie die Notwendigkeit eines Deloads abschätzen. Ein signifikanter Leistungsabfall in Ihrem F_{max}-Monitoring kann in Verbindung mit den Antworten der Fragen der Check-in-E-Mails eine blaue Phase indizieren. Der Überblick über die aktuelle Leistungsfähigkeit Ihrer Athletin ist also von entscheidender Bedeutung, nicht nur für die Überprüfung der Wirksamkeit des Plans, sondern auch für dessen zyklische Anpassung durch das Finden des individuell korrekten Zeitpunktes einer blauen Phase und seiner stetigen Kontrolle. Dadurch können Sie für die Zyklen einer jeden Phase ein individualisiertes Load-Deload-Verhältnis erstellen. Gern will ich das Prozedere einer möglichen Deload-Bestimmung nochmals am Beispiel von Stephanie durchsprechen.

Angenommen, Ihre Athletin würde auf keinen besonderen Wettkampfzeitpunkt hintrainieren. Das würde Ihnen als Coach die Freiheit geben, die Mesozykluslänge sowohl in der grünen Phase als auch in der roten Phase nicht vorbestimmen zu müssen, um den

Wettkampf exakt zu treffen. Vielmehr wäre es Ihnen erlaubt, Stephanie Woche für Woche einen weiteren Mikrozyklus mit den entsprechenden Vorgaben zu schicken, bis eben die errechnete Leistung in den tätigkeitsspezifischsten Lifts nach unten geht und eventuell auch das E-Mail-Feedback eine gewisse Ermüdung vermuten lässt. Nun geben Sie Ihrer Athletin die Chance, sich in einer blauen Phase zu erholen, bevor Sie ihr den – am besten exakt gleichen – Mesozyklus erneut vorsetzen – nun allerdings mit nur so vielen Mikrozyklen, wie sie vor dem Deload ohne signifikanten Leistungsabfall geschafft hat. Dadurch haben Sie für exakt diese Art von Mesozyklus die für Stephanie ideale Zykluslänge gefunden.

Genauso gehen Sie bei allen anderen Mesozyklen vor, die sich in den Belastungsvariablen von diesem unterscheiden. Solange sich das äußere Umfeld Ihrer Athletin nicht verändert, wissen Sie nun, wann sie Erholung – sprich einen Deload – benötigt. Ich möchte nochmals eine Warnung aussprechen: Der notwendige Zeitpunkt eines Deloads kann sich trotz allem verändern. Also bleiben Sie wachsam und setzen Sie die Erholung dann an, wann sie wirklich benötigt wird – Planung hin oder her. Und machen Sie sich nochmals bewusst: Wenn sich der Mesozyklus und dessen Belastungsvariablen ändern, dann ändert sich wahrscheinlich auch der Zeitpunkt, zu welchem ein Deload benötigt wird.

Im speziellen Fall von Stephanie mussten Sie durch den konkreten Wettkampfzeitpunkt von dieser Vorgangsweise leider absehen. Es war Ihnen verständlicherweise wichtiger, punktgenau auf den Wettkampf hinzuarbeiten, als das perfekte Load-Deload-Zeitverhältnis zu finden. Sie haben also im Vorhinein nach der vierten Woche eine Deload-Woche eingeplant. Geändert hätten Sie das nur, wenn Ihre Athletin bereits vor dem Ende von Woche 4 Erholung benötigt hätte. Eine etwaige Anpassung ist bei Stephanie ansonsten erst im nächsten Makrozyklus nach dem Wettkampf sinnvoll. Nun berücksichtigen Sie das gesamte eingeholte Feedback und – als Beispiel – verlängern Sie eventuell die Mesozyklen in der grünen Phase um eine Woche, da Ihre Athletin der errechneten stetig steigenden Maximalkraft nach zu urteilen nach Woche 4 niemals ermüdet war. Wenn zusätzlich noch die Feedback-E-Mails ins gleiche Horn stoßen, sollte einer Zyklusverlängerung nichts mehr im Wege stehen.

Leider klingt alles zu gut, um wahr zu sein. Denn zwei große Herausforderungen warten auf jedes Coach-Athletinnen-Gespann: In Ihrem speziellen Fall muss Stephanie mit der RPE sehr gut umgehen können und genügend ehrliche Selbstreflexion ins Training mitbringen, um jeden dieser entscheidenden Sätze auch akkurat bewerten zu können. Obwohl Helms et al. in ihren Untersuchungen bereits nach drei Wochen Training von Fortgeschrittenen eine Einschätzungsgenauigkeit des RPE-Wertes von plus-minus 1 feststellen konnten, würde diese Varianz zu groß sein, und leider haben manche Fortgeschrittenen nicht die Gabe, auch nach jahrelanger Trainingserfahrung eine ausreichende Treffsicherheit an den Tag zu legen.[409] Sie als Coach müssen mit dem arbeiten, was Ihnen zur Verfügung steht. Lehren Sie Ihre Schützlinge, immer genauer und vor allem ehrlicher zu sein, und achten auch Sie mit zumindest einem Auge bei den Videos darauf, ob der auf dem Plan angeführte Wert der Wahrheit entsprechen könnte.

Die zweite Challenge ist die Tatsache, dass die Prozente-Wiederholungs-RPE-Tabelle eine generische ist. Solange Sie keine anderen Werte zur Verfügung haben, bleibt Ihnen nichts anderes übrig, als diese Generalisierung zu akzeptieren. Im Laufe des Coaching-Prozesses sollten Sie die Tabelle jedoch individualisieren. Wie Sie das tun, sehen wir uns wieder anhand von Stephanies Beispiel an.

Lassen Sie uns ganz ans Ende Ihrer gemeinsamen ersten Wettkampfreise gehen. Ihre Athletin konnte all ihre Ziel erreichen und sogar noch mehr. Mit 125 Kilogramm in der Kniebeuge, 82,5 Kilogramm im Bankdrücken und sagenhaften 160 Kilogramm im Kreuzheben hat sie nicht nur ihre eigenen, sondern auch die Erwartungen ihres Coaches übertroffen. Gratulation an Sie beide. Doch lange Zeit zu feiern haben Sie leider nicht. Um auch in der kommenden Saison der Perfektion (noch) näher zu kommen, ist jetzt der entscheidende Zeitpunkt, die vergangenen Wochen Revue passieren zu lassen und Anpassungen vorzunehmen.

Eines kann ich Ihnen leider nicht bieten, und das sollten Sie wissen, bevor wir die weitere Vorgangsweise besprechen: nämlich 100 Prozent exakte Zahlen und Angaben, die unter Laborbedingungen entstehen. Doch nur, weil die Perfektion in diesem Fall nicht erreichbar ist, bedeutet das nicht, dass wir uns nicht mit dem Optimum zufriedengeben sollten. Ich möchte den Satz von vorhin in leicht veränderter Form wiederholen: Nehmen Sie das, was Sie bekommen können. Wir müssen hier keine wissenschaftliche Studie durchführen, sondern eine möglichst praxistaugliche Trainingsplanung auf die Beine stellen. Und genau dabei helfen uns die im Wettkampf erreichten Maximalwerte von Stephanie.

Gehen wir vom Idealfall aus, dass jeder der auf der Plattform gezeigten Lifts wirklich keine weitere Last mehr erlaubt hätte, diese somit alle beim RPE-Wert @10 waren. Da haben Sie nun Ihren Maximalkrafttest. Sie kennen 1@10 beziehungsweise 100 % F_{max}. Jetzt benötigen

Sie noch die möglichen Wiederholungen von 80 % F_{max} bis 100 % F_{max}, und das für alle drei Disziplinen. Dafür ist die Nachwettkampfwoche die geeignete Zeit. Nach einigen Tagen Pause sollten Sie mit Ihrer Athletin in der zweiten Wochenhälfte zwei Tage festlegen, in denen sie für jeden der drei Lifts jeweils zwei sogenannte Repetition-Maximum-Tests durchführt. Um etwas konkreter zu werden: Am Donnerstag nach dem Wettkampf kommt Stephanie nach drei Tagen Erholung wieder ins Gym, wärmt sich für Kniebeugen wie für einen Wettkampf auf und nach einer vollständigen Pause laden Sie ihr 90 Prozent der Wettkampfleistung auf die Stange. Das wären also 112,5 Kilogramm. Mit diesen absolviert sie so viele korrekte Kniebeugen wie möglich. Wichtig ist, dass die Pause am oberen – also konzentrischen – Umkehrpunkt bei jeder Wiederholung gleich lang ist und sie nicht gegen Ende des Satzes immer länger pausiert. Dieser gesamte Satz muss unbedingt mit Sicherung geschützt werden, da sie nun bis zum Muskelversagen gehen muss. Die erreichte Wiederholungsanzahl – sagen wir in unserem Beispiel: vier Wiederholungen – notieren Sie sich. Nach wiederum einer vollständigen Pause wiederholt Stephanie das Prozedere mit 80 Prozent der Wettkampfleistung und somit 100 Kilogramm. Hier erreicht sie neun Wiederholungen. Genau dasselbe Test-Set-up wiederholen Sie beide mit Bankdrücken am Freitag und mit Kreuzheben am Sonntag. Bitte achten Sie darauf, dass die darauffolgende Woche unbedingt eine weitere blaue Phase sein muss. Beim Bankdrücken schaffte sie ebenfalls vier Wiederholungen bei 90 Prozent, jedoch zehn Wiederholungen bei 80 Prozent. Beim Kreuzheben kam sie auf drei und neun Wiederholungen bei den gleichen Prozentzahlen.

Sie haben nun einige wertvolle Informationen für die individualisierte Prozente-Wiederholungs-RPE-Tabelle. Sehen wir uns wieder als Erstes die Kniebeuge an. Dass 1@10 100 % F_{max} entspricht, ist keine Überraschung. 4@10 sind aber nun 90 Prozent und nicht, wie in der generischen Tabelle angeführt, 89 Prozent. Tauschen Sie diesen Wert aus. Genauso können Sie nun 3@9, 2@8 und 1@7 mit 90 Prozent anstatt mit 89 Prozent beschriften, denn all diese Wiederholungs-RPE-Kombinationen beschreiben den gleichen Prozentwert. Auch wenn das wissenschaftlich nicht zulässig wäre, können Sie nun interpolieren, 3@10 mit 93 Prozent annehmen und 2@10 mit 97 Prozent. Wie zuvor bereits getan, füllen Sie nun 2@9 und 1@8 mit 93 Prozent und 1@9 mit 97 Prozent aus. Die halben RPE-Werte können Sie nun mit Zwischenwerten ergänzen. Und voilà, Sie haben eine individualisierte Tabelle, dargestellt auf Seite 324. Wenn Sie bei allen Werten zwischen 80 Prozent und 89 Prozent genau

Individualisierte Prozente-Wiederholungs-RPE-Tabelle									
RPE-Wert	Wiederholungen								
	1	2	3	4	5	6	7	8	9
@10	100 %	97 %	93 %	90 %	88 %	86 %	84 %	82 %	80 %
@9,5	99 %	95 %	92 %	89 %	87 %	85 %	83 %	81 %	
@9	97 %	93 %	90 %	88 %	86 %	84 %	82 %	80 %	
@8,5	95 %	92 %	89 %	87 %	85 %	83 %	81 %		
@8	93 %	90 %	88 %	86 %	84 %	82 %	80 %		
@7,5	92 %	89 %	87 %	85 %	83 %	81 %			
@7	90 %	88 %	86 %	84 %	82 %	80 %			
@6,5	89 %	87 %	85 %	83 %	81 %				
@6	88 %	86 %	84 %	82 %	80 %				

nach dem gleichen Schema vorgehen und das für alle drei Wettkampfübungen durchführen, sind Sie einer zukünftig noch genaueren Planung um einiges nähergekommen. Die individualisierte Prozente-Wiederholungs-RPE-Tabelle, die Sie mittels eines Maximalkrafttests und eines sogenannten Repetition-Maximum-Tests erstellt haben, kann wie folgt aussehen.

Natürlich gibt es reihenweise Kritik an dieser Vorgehensweise. Von Wettkampfleistungen für das Training auszugehen, könnte problematisch sein. Die Ruhephasen nach dem Wettkampf und zwischen dem Kniebeuge- und Kreuzhebe-Repetition-Maximum-Test sind eventuell zu kurz oder der Prozess des Interpolierens ist nicht zulässig. All das sind schlagende Argumente, die tatsächlich ein Problem darstellen. Allerdings ist die nun erstellte individualisierte Prozente-Wiederholungs-RPE-Tabelle besser als ihr generisches Gegenstück.

Allen, denen dieses Level an Genauigkeit nicht ausreicht, sei geraten, sich mit VBT-Methoden zur Errechnung der aktuellen Maximalkraft auseinanderzusetzen. Einige Anbieter von Velocity-Based-Trainings-Apps bieten Programme, durch welche die aktuelle Maximalkraft nach jedem Satz anhand der erreichten Geschwindigkeit der Bewegung kalkuliert werden kann. Ob diese Methode genauer ist als die, die ich Ihnen gerade erläutert habe, sei dahingestellt. Jedenfalls ist sie ökonomischer, einfacher und benötigt keine zusätzlichen Tests. Sie brauchen jedoch einen VBT-Tracker und die dazugehörende Software, die beide mit Kosten verbunden sind. Sie können sich auch gern über den bayesianischen Ansatz zur Eruierung der Maximalkraft von Mitter schlaumachen.[410] Wählen Sie selbst, welche Option für Ihre Schützlinge und Ihr Coaching die geeignetste ist, und seien Sie – wie bei den meisten anderen Entscheidungen, wenn es um Trainingsplanung geht – nie absolut in Ihren Ansichten, sondern bleiben Sie adaptiv, offen und bedienen Sie sich vielfältiger Methoden.

Fortan verfügen Sie über eine für Stephanie individualisierte Prozente-Wiederholungs-RPE-Tabelle für all ihre Wettkampfübungen. Das erlaubt Ihnen, in der künftigen Trainingsplanung exaktere Angaben zu den zu verwendenden Intensitäten zu machen, den Leistungsfortschritt besser einschätzen zu können und auch bei ihrem nächsten Wettkampf ein genaueres Abbild von Stephanies Können zu haben, was die Versuchswahl um ein Vielfaches eindeutiger gestaltet.

Volumenanpassung durch die Session-RPE

Es wird Ihnen im Trainingsplan bereits das von der Athletin auszufüllende Feld der Session-RPE aufgefallen sein. Bisher haben wir es links liegen lassen, werden uns seiner aber nun annehmen, da es sich um eine weitere wertvolle, wenn auch subjektive Quelle für Planungsentscheidungen handelt. Wie sollte vorgegangen werden? 15 Minuten nach Beendigung der Trainingssession bitten Sie Stephanie, hier eine Zahl zwischen 1 und 10 einzutragen. Diese gibt Ihnen eine Idee davon, wie anstrengend sich die gesamte Trainingseinheit für Ihre Athletin dargestellt hat. Mit dieser Information können Sie das Volumen in die eine oder andere Richtung anpassen. Wurde das Training als sehr einfach wahrgenommen beziehungsweise hat die gesamte Arbeitslast nur zu einer geringen Störung des Befindens der Athletin geführt, so können Sie für den kommenden Mikrozyklus etwas mehr Sätze verschreiben. War sie an ihrem subjektiven Limit, sollten Sie das Volumen reduzieren. Zourdos hat hierzu eine sehr übersichtliche Tabelle gestaltet, die den jeweiligen Anstrengungsgrad der gesamten Trainingssession mit der zu verändernden Satzanzahl in Verbindung bringt.[411] Durch einen Session-RPE-Wert bekommen Sie als Coach also wertvolle Informationen darüber, wie das geplante Volumen toleriert wird und wie Sie dieses verändern sollen.

Veränderung des Volumens durch die Session-RPE		
Session-RPE	**Anstrengungsgrad**	**Progression der Sätze**
@10	maximal	Satzanzahl um 1 reduzieren
@7 bis @9	sehr hart	Satzanzahl gleich lassen
@6	hart	Satzanzahl gleich lassen oder um 1 erhöhen
@5	weniger hart	Satzanzahl um 1 erhöhen

Bitte beachten Sie, dass sich die dort ersichtliche Volumenveränderung auf die gesamte Trainingseinheit bezieht und nicht nur auf eine Übung. Plus oder minus ein Satz bedeutet also, dass Sie für die gesamte Trainingseinheit einen Satz mehr oder weniger einplanen können. Zu welcher Übung Sie diesen hinzuaddieren, bleibt Ihnen überlassen. Ich würde Ihnen empfehlen, hier eher die wichtigsten Übungen zuerst zu berücksichtigen. Beachten Sie immer – wie Sie es im Complex Training gelernt haben – den Einfluss dieser Veränderung auf das Training, das subjektive Empfinden von Stephanie und die Leistungsentwicklung. Jede Adaptation hat ihre Auswirkungen – sowohl auf Mikro-, Meso- und Makroebene. Denken Sie nur an die Notwendigkeit von Deloads und deren Beeinflussung durch Volumenveränderungen. Wenn Ihnen nun noch die Frage im Kopf herumschwirrt, weshalb 15 Minuten zu warten ist, bevor man den Session-RPE-Wert bestimmt, so habe ich die folgende Antwort: Würde hier zu früh bewertet werden, dann könnte Ihre Athletin die Belastung durch den letzten Satz der letzten Übung vermeintlich als zu dominant in Bezug auf die Bewertung der gesamten Trainingseinheit wahrnehmen, und das würde die Session-RPE verfälschen. Gönnen Sie ihr also einige Minuten Pause, bevor dieser wichtige Parameter erhoben wird.

Neben dieser sehr einfachen Bewertungsmöglichkeit zur Ermüdung gibt es noch um einiges elaboriertere Methoden, die gesamte Work Load Ihrer Athletin zu bestimmen und somit den Trainingsplan zu beeinflussen. Unterschiedliche Fragebögen, die zumeist über Apps auszufüllen sind und Eingabedaten wie die Volume-Load, die Schlafqualität, den allgemein gefühlten Stress und anthropometrische Kenngrößen miteinfließen lassen, können die Trainingsbereitschaft oder auch den Stress durch das Training und somit die

Gesamtbelastung eruieren.[412, 413] Erkundigen Sie sich auch über die sehr ausgefeilten Berechnungen und Methoden von Mladen Jovanović unter complementarytraining.net, wenn Sie die Work Load einer Trainingseinheit bestimmen wollen, um diese für das Monitoring in der Planung einzusetzen.[414] Sie sollten diese Outcomes aber immer nur innerhalb einer Person als Vergleichswerte heranziehen und nicht verschiedene Trainierende gegenüberstellen. Oftmals handelt es sich um arbiträre Werte, die nur subjektive Gültigkeit und Wichtigkeit besitzen.

Mit der wöchentlichen Check-in-E-Mail, den Videoanalysen und dem ausgefüllten Plan können Sie als Coach ab sofort Tabellen personalisieren, Intensitäten und Volumen – und im weiteren Sinne auch die Frequenz – anpassen, die Progression überwachen und die Notwendigkeit eines Deloads herauslesen. Ohne ständiges Feedback haben Sie keine Chance, Trainingspläne effizient und sinnvoll zu adaptieren. In diesem Zusammenhang will ich Ihnen nur noch sagen: Die großen Anpassungen sollten Sie immer erst im nächsten Mesozyklus und nicht innerhalb des aktuellen Mesozyklus vornehmen. Für die Adaptation des Plans haben Sie dann auch immer ausreichend Zeit, da sich Ihre Athletin gerade in der blauen Phase befindet, während Sie den nächsten Zyklus vorbereiten.

Zum Abschluss gehen wir gemeinsam einen wöchentlichen Check-in-Prozess mit Ihrer Athletin durch und nehmen als Beispiel die letzte Woche des ersten Mesozyklus der grünen Phase. Freitagnachmittags hat sie ihr viertes und somit letztes Training der Woche absolviert und macht sich – verantwortungsvoll, wie sie ist – am Abend an das Feedback. Wie ersucht, beantwortet sie die von Ihnen vorgegebenen Fragen per E-Mail. Wie aus den Antworten auf Seite 328 ersichtlich, dürfte alles so laufen, wie das gewünscht ist. Einzig hätte Stephanie ab sofort durch eine kleine Veränderung in ihrem Alltag den Trainingsplan bereits gern am Sonntag, um hier mit Tag 1 beginnen zu können – ein Wunsch, dem Sie gern entsprechen. Wie bereits etwas früher diskutiert, lässt sich aus dem Check-in und später auch nach der Analyse des Trainingsplans keine Notwendigkeit eines Deloads herauslesen. Und trotzdem bleiben Sie bei der im Vorhinein festgelegten Zyklusdauer, damit der Wettkampfzeitpunkt auch perfekt terminiert bleibt. Ich persönlich würde es auch verstehen, wenn Sie es so lange vor dem Tag X noch riskieren, die Makrozyklusaufteilung zu verändern, um das Load-Deload-Verhältnis zu optimieren. In unserem Beispiel bleiben Sie jedoch auf der sicheren Seite.

Stephanie — Eingang - Exchange 17:46
Feedback Woche 4
An: Pürzel Alexander

Hallo Coach,

Mein Feedback zu letzter Woche:

1. Die Trainingsdauer ist angemessen – **JA**
2. Die Trainingsübungen sind alle ohne Probleme durchführbar – **JA**
   a. Wenn NEIN, aus welchem Grund?
3. Ich habe meistens Lust, ins Training zu gehen – **JA**
4. Ich hatte letzte Woche guten Schlaf – **JA**
5. Ich konnte bei den Übungen weniger Last beziehungsweise weniger Wiederholungen als normalerweise erreichen – **NEIN**
6. Ich habe außerhalb des Gyms mehr Stress – **NEIN**
7. Ich habe Schmerzen in körperlichen Strukturen – **NEIN**
   a. Wenn JA, wo und welche Art von Schmerzen in welcher Ausprägung?
8. Wie bewertest du deine Regeneration allgemein (von 1 „sehr schlecht" zu 5 „sehr gut")? **4**
9. Was ist dir sonst noch wichtig mit mir zu teilen, um den Trainingsprozess zu optimieren? **Ich würde in Zukunft bitte gerne bereits am Sonntag mit Tag 1 des Trainingsplans beginnen, da sich meine Arbeitssituation geändert hat.**

Ansonsten läuft alles wunderbar.

Freu mich auf die kommende Woche und liebe Grüße,
Stephanie

Eine Feedback-E-Mail mit expliziten Fragen zur vergangenen Trainingswoche hilft Ihnen dabei, konkrete Anpassungen vorzunehmen, und schützt Sie gleichzeitig vor zu langen und nichtssagenden Antworten.

Bevor Sie nun Ihrer Athletin antworten, sehen Sie sich die Videos und ihre Ergänzungen im Plan an. Die Analyse der Übungen lässt die Probleme erkennen, die Sie bereits im Anamnesegespräch und bei der Betrachtung älterer Videos diagnostiziert haben. Die Hüfte kommt leicht zu früh, was auf eine verminderte Belastungsverträglichkeit der Kniestrecker hindeutet. Das ursprüngliche Nach-vorn-Fallen ist aber bereits viel weniger ausgeprägt als noch vier Wochen zuvor. Es war nicht zu erwarten, dass sich die Technik nach nur einem einzigen Zyklus perfektioniert, aber Sie beide sind anscheinend auf einem sehr guten Weg. Die Übungsauswahl kann somit für die folgenden Zyklen im Großen und Ganzen gleich bleiben. Beim Bankdrücken und Kreuzheben kommen Sie zur gleichen Schlussfolgerung wie bei den Kniebeugen. Wunderbar! Das akribische Analysieren der Stärken und Schwächen und die Überlegungen bezüglich der Übungsauswahl bei der Aufnahme des Trainings haben sich ausgezahlt.

Bleibt Ihnen noch die Kontrolle des von Stephanie lückenlos ausgefüllten Trainingsplans – ersichtlich ab Seite 330. Die Session-RPE-Werte liegen – so wie in den Wochen davor – zwischen sieben und acht. Das Volumen dürfte passen. Das eine oder andere Mal hat sie bei den Übungen die RPE-Werte nicht ganz getroffen beziehungsweise die Wiederholungszahl im Satz leicht verändert, um das richtige Level an Anstrengung zu erzielen. Diese kleinen Ungenauigkeiten und Adaptationen sind nicht nur vollkommen normal, sondern sie zeigen auch das Bestreben Ihrer Athletin, den Plan nach seinen Vorgaben zu erfüllen und dort flexibel anzupassen, wo man sich ein klein wenig verschätzt hat.

TAG 1						Session RPE			7	
	Übung	Satz	Pause	Woche 22.01.–28.01.						Info
				G SOLL	G IST	WH SOLL	WH IST	RPE SOLL	RPE IST	
A	Vertikale Sprünge	1	3	BW	55,5	5	5		x	
		2	3	BW	55,5	5	5		x	
		3	3	BW	55,5	5	5		x	
		4		BW	55,5	5	5		x	
		5								
B	Wettkampf-Kniebeuge	1	4	85	85	3	3		6	
		2	4	82,5	82,5	3	3		6,5	
		3	4	80	80	3	3		6,5	
		4		77,5	77,5	3	3		6,5	
		5								
C	Rumänisches Kreuzheben	1	3		80	8	8	9	9	
		2	3		82,5	8	8	9	9	
		3	3		80	8	7	9	9	
		4			75	8	8	9	8,5	
		5								
D	Beinpresse einbeinig	1	2		90	7–9	9	9	9	
		2			90	7–9	8	9	9	
		3								
		4								
		5								
E1	Einbeiniges Kreuzheben	1	1		25	7–9	9	6	7	
		2	1		25	7–9	9	7	7	
		3								
		4								
		5								
E2	Leg Extension einbeinig	1	1		45	7–11	10	9	9	
		2			45	7–11	9	9	9	
		3								
		4								
		5								
F	Crunch gedreht (links und rechts im Wechsel)	1	2		5	7–11	11	9	9	
		2	2		5	7–11	9	9	9	
		3	2		5	7–11	9	9	9	
		4			5	7–11	9	9	9	
		5								

Mikrozyklus 4: Grüne-Phase-Mesozyklus 1, Woche 4, Tag 1, von Stephanie ausgefüllt.

TAG 2						Session RPE			7	
	Übung	Satz	Pause	Woche 22.01.–28.01.						Info
				G SOLL	G IST	WH SOLL	WH IST	RPE SOLL	RPE IST	
A	Wettkampf-Bankdrücken	1	4	60	60	3	3		6,5	
		2	4	57,5	57,5	3	3		6,5	
		3	4	55	55	3	3		7	
		4		52,5	52,5	3	3		7	
		5								
B	Kurzhantel-Schrägbankdrücken einarmig	1	3		15	7–11	9	9	9	
		2	3		12,5	7–11	9	9	9	
		3			12,5	7–11	9	9	9	
		4								
		5								
C	Bamboo-Bar-Bankdrücken	1	2		20	7–11	10	9	9	
		2	2		20	7–11	10	9	8	
		3	2		20	7–11	10	9	9	
		4			20	7–11	10	9	10	
		5								
D	Seitheben am Gerät	1	2		20	7–9	9	9	9	
		2	2		20	7–9	8	9	9	
		3	2		18	7–9	9	9	9	
		4			18	7–9	8	9	10	
		5								
E	Rudern einarmig am Kabelzug von oben	1	3		40	7–9	9	9	9	
		2	3		40	7–9	8	9	9	
		3			40	7–9	7	9	9	
		4								
		5								
F	Latziehen mit mittlerem Griff	1	3		40	7–9	9	9	8	
		2	3		42,5	7–9	9	9	8	
		3			45	7–9	9	9	9	
		4								
		5								
G	High Row	1	3		50	7–9	9	9	9	
		2			50	7–9	8	9	9	
		3								
		4								
		5								

Mikrozyklus 4: Grüne-Phase-Mesozyklus 1, Woche 4, Tag 2, von Stephanie ausgefüllt.

TAG 3						Session RPE			8	
	Übung	Satz	Pause	Woche 22.01.–28.01.						Info
				G SOLL	G IST	WH SOLL	WH IST	RPE SOLL	RPE IST	
A	Wettkampf-Kreuzheben	1	4	107,5	107,5	3	3		7,5	
		2	4	102,5	102,5	3	3		8	
		3	4	97,5	97,5	3	3		7	
		4		95	95	3	3		7	
		5								
B	Frontkniebeuge	1	3		65	4	4	8	7	
		2	3		70	4	4	8	8	
		3	3		65	4	4	8	8	
		4			62,5	4	4	8	8,5	
		5								
C	Hip Thrust	1	2		140	7–11	11	9	8	an der Maschine
		2			140	7–11	11	9	9	
		3								
		4								
		5								
D	Step-up	1	2		20	7–9	9	9	9	
		2	2		20	7–9	9	9	9,5	
		3	2		15	7–9	9	9	8	
		4			15	7–9	9	9	9	
		5								
E	Leg Curl	1	2		40	7–9	9	9	9	
		2			40	7–9	8	9	9	
		3								
		4								
		5								
F	Sled Pull Side Walk	1	2		x	20 m/Seite	20 m			Schlitten ohne Zusatzlast
		2	2		x	20 m/Seite	20 m			
		3			x	20 m/Seite	20 m			
		4								
		5								
G	Beinheben im Hang	1	2	BW	55,7	20		9	9	
		2	2	BW	55,7	17		9	9	
		3	2	BW	55,7	17		9	9	
		4		BW	55,7	16		9	9	
		5								

Mikrozyklus 4: Grüne-Phase-Mesozyklus 1, Woche 4, Tag 3, von Stephanie ausgefüllt.

TAG 4										Session RPE	8
	Übung	Satz	Pause	Woche 22.01.–28.01.							Info
				G SOLL	G IST	WH SOLL	WH IST	RPE SOLL	RPE IST		
A	Liegestützsprünge	1	3	BW	55,4	5	5		x		
		2	3	BW	55,4	5	5		x		
		3	3	BW	55,4	5	5		x		
		4		BW	55,4	5	5		x		
		5									
B	Kurzhantel-Bankdrücken	1	3		17,5	7–9	9	9	9		
		2	3		17,5	7–9	9	9	9		
		3			17,5	7–9	8	9	9,5		
		4									
		5									
C	Kurzhantel-Schulterdrücken einarmig	1	3		12,5	7–9	9	9	9		
		2	3		12,5	7–9	9	9	9		
		3			12,5	7–9	8	9	9		
		4									
		5									
D	Fliegende am Kabelzug	1	2		12,5	7–11	11	9	9		
		2			12,5	7–11	10	9	9		
		3									
		4									
		5									
E	Iliac Lat Pull	1	3		17,5	7–11	11	9	9		
		2	3		17,5	7–11	10	9	9		
		3	3		15	7–11	11	9	8		
		4			15	7–11	11	9	9		
		5									
F	Rudern eng am Gerät mit Bruststütze	1	3		50	7–9	9	9	9		
		2	3		50	7–9	8	9	9		
		3			45	7–9	9	9	8		
		4									
		5									
G	Arme	1	2			7–11		9			je 2 Übungen für Bizeps und Trizeps
		2	2			7–11		9			
		3	2			7–11		9			
		4	2			7–11		9			
		5	2			7–11		9			

Mikrozyklus 4: Grüne-Phase-Mesozyklus 1, Woche 4, Tag 4, von Stephanie ausgefüllt.

Sehen wir uns zu guter Letzt die sogenannten *Main Lifts* – Kniebeugen, Bankdrücken und Kreuzheben – an. Ein erster Blick verrät bereits, dass auch bei den schwersten Sätzen die RPE-Werte nicht über @7, und manchmal sogar darunter, liegen. Das lässt bereits ohne Berechnung darauf schließen, dass Stephanie sich mit den vorgegebenen Lasten sehr leichtgetan hat und ihre Maximalkraftleistung gestiegen sein dürfte. Das klingt großartig! Doch bevor Sie sich zu früh freuen, nehmen Sie die Prozente-Wiederholungs-RPE-Tabelle zur Hand (noch muss es die generische sein, da Sie noch keine Chance zur Individualisierung hatten) und rechnen Sie lieber nach. Bei Kniebeugen standen in der letzten Zykluswoche 85 Kilogramm auf dem Plan. Diese hat Ihre Athletin mit drei Wiederholungen und einem RPE-Wert von @6 gemeistert. 3@6 entspricht laut Tabelle 81 % F_{max}. Mit dem Einsetzen der Werte in die Formel

$G = \frac{W}{P} \times 100$ kommen Sie zu folgender Berechnung: $F_{max} = \frac{85}{81} \times 100$

Somit lautet die errechnete Maximalkraftleistung in der Kniebeuge 104,9 Kilogramm. Das ist ein um beinahe fünf Kilogramm besserer Wert als jener, mit dem Stephanie das Training aufgenommen hatte, und das nach nur einem Monat. Bei Bankdrücken errechnen Sie 71,4 Kilogramm und beim Kreuzheben 126,5 Kilogramm. Beide Werte lassen eine eindeutige Leistungsprogression erkennen. Diese Zahlen tragen Sie nun sowohl in die Progressionstabelle als auch in jene für die Prozentberechnungen ein. Damit haben Sie die Grundlage für die Gewichtsvorgaben für den kommenden Grüne-Phase-Mesozyklus und können sich daranmachen, ihn (leicht) anzupassen. Viel ist nicht zu tun.

Solange die Zielsetzung des Zyklus gleich bleibt – und das tut sie in Ihrem Fall –, müssen Sie nur die Lasten auf die aktualisierte Leistungsfähigkeit anpassen und können den neuen Plan rechtzeitig aussenden. Dies gilt, wenn es zu keinen besonderen Vorkommnissen gekommen ist. Im Endeffekt planen Sie in der blauen Phase Ihrer Athletin den kommenden und adaptierten Mesozyklus der folgenden grünen oder roten Phase. Wenn es Ihre Athletinnen und Athleten im Training durch den Deload leichter haben, sind Sie arbeitstechnisch mit Ihrer Expertise gefragt, um den zukünftigen Plan noch individueller und besser zu gestalten. Der Unterschied zwischen zwei Grüne-Phase-Mesozyklen wird meist geringer sein. Folgt allerdings der erste Mesozyklus der roten Phase, so dauert die

Planung meiner Erfahrung nach etwas länger. Die größte Arbeitslast wartet normalerweise nach einem Wettkampf. Denn zu diesem Zeitpunkt haben Sie das absolute Feedback und können auf einen gesamten Makrozyklus zurückblicken, der Ihnen wertvolle Inputs für die nächste Saison liefert.

Die Möglichkeiten zur Belastungsprogression

Ich will diesen Punkt ganz besonders hervorheben, da er, neben den Prinzipien der optimalen Relation von Belastung und Erholung, jenem der individuellen Wettkampfspezifik und der Variabilität sowie Periodisierung von entscheidender und oft vernachlässigter Bedeutung ist. Je nachdem, wie lange jemand bereits trainiert, muss im Trainingsplan auf den tatsächlichen und theoretisch möglichen Fortschritt Rücksicht genommen werden, indem man die Belastungsvariablen auf das stetig – aber nicht linear – anwachsende Potenzial anpasst. Diese Adaptationen erfolgen bei Menschen, die gerade erst das Training aufgenommen haben, beinahe von Einheit zu Einheit. Bei weit Fortgeschrittenen, die sich sehr nahe an ihrem erreichbaren genetischen Potenzial bewegen, sind Belastungsprogressionen nur noch in größeren – monatlichen und manchmal sogar jährlichen – Abständen zu erwarten.

Bevor wir uns nun dem Herzstück dieses Abschnitts, nämlich den Möglichkeiten zur Belastungsprogression im Trainingsplan, widmen, sollten wir uns gewahr werden, dass es nun um das Prinzip der Progression geht und nicht um jenes der Periodisierung. Wie Sie bereits in die Tiefe gehend erfahren haben, beschreibt die Periodisierung die geplante Veränderung der Belastungsvariablen über Zyklen unterschiedlicher Länge hinweg. Das kann bedeuten, dass man in einem Mikrozyklus mit einer Intensität von 85 % F_{max} und drei Wiederholungen trainiert, im darauffolgenden sich jedoch an 88 % F_{max} bei zwei Wiederholungen wagt. Da bei beiden Prozentsätzen vom gleichen Grundwert, nämlich der momentanen Maximalkraft, ausgegangen wird, handelt es sich um keine Progression der Intensität, sondern nur um eine geplante Variation im Trainingsplan. Erst wenn sich der Grundwert, also die (errechnete) Maximalkraft Ihrer Athletin verändert, spricht man von einer (Intensitäts-)Progression.

Stellt man das Volumen ins Zentrum der Betrachtung, so ist es etwas komplexer. Hier kommt es darauf an, in welchen Zeitspannen beziehungsweise mit welchen Arten von

Zyklen Sie planen. Was meine ich damit? Wie wir im letzten Kapitel ab Seite 342 noch erfahren werden, müssen Sie nicht bei jedem Leistungslevel der Trainierenden eine makrozyklisierte Trainingsplanung als Grundlage der Planerstellung heranziehen. Nun werden Sie sich vielleicht fragen: »Was? Und warum nun das Ganze, was ich bisher gelernt habe?« Lassen Sie mich kurz erklären, bevor Sie voreilige Schlüsse ziehen. Das Wissen um die korrekte und wissenschaftlich abgesicherte Makrozyklusplanung mit ihren Unterkategorien Mesozyklus und Mikrozyklus ist der Zenit praxisorientierter Sportwissenschaft. Beherrschen Sie diese Spitzenklasse in Ihrem Feld, dann ist alles, was mit weniger Aufwand auskommt, ein Klacks für Sie.

Wenn es um das Training mit blutigen Beginnern im Kraftsport geht, so ist es nicht nötig, von Tag 1 an einem exakt ausdefinierten Makrozyklusplan zu folgen. In der Arbeit mit dieser Gruppe ist eine ausschließliche Mikrozykluserstellung vollkommen ausreichend. Von Woche zu Woche zu planen, hilft Ihnen als Coach, auf die im Anfängerstadium plötzlich auftretenden Veränderungen und beinahe täglichen Verbesserungen adäquat und effizient eingehen zu können. Da auch die passenden Belastungsvariablen zwischen den unterschiedlichen Zielsetzungen wie Maximalkraftgewinn, Muskelaufbau oder auch Knochendichteerhöhung kaum untereinander differieren, ist eine elaborierte Einteilung in grüne und rote Phasen kaum notwendig. In Kapitel 4 auf Seite 348 finden Sie einen Beispielplan für dieses Trainingslevel. Progression im Volumen bedeutet in diesem Stadium tatsächlich eine Erhöhung der Satzanzahl zwischen zwei Mikrozyklen beziehungsweise Trainingswochen. Natürlich darf und sollte das nicht jede Woche passieren, aber es ist ein gangbarer Weg, falls die Ermüdung der Athletinnen und Athleten sehr gering ist und es zeitlich möglich ist, mehr an Volumen zu integrieren. Sie begeben sich also – wenn Sie das als sinnvoll und notwendig erachten – langsam vom unteren Spektrum der im zweiten Kapitel dargestellten effizienten Satzanzahl zum mittleren und eventuell auch in den oberen Bereich.

Bitte bedenken Sie aber, dass eine reine Erhöhung des Volumens nur um der Erhöhung willen niemals das Ziel sein soll. Die Erreichung des Ziels ist das Ziel. Wenn mehr Sätze dafür notwendig sind, dann wissen Sie, was zu tun ist. Dürfen Sie auf diesem – ersten und untersten – Level auch mit einer makrozyklusbasierten Trainingsplanung arbeiten? Natürlich dürfen Sie das, es ist aber aus meiner Erfahrung heraus weder notwendig noch effizient und auch nicht effektiver als die gerade vorgeschlagene Vorgehensweise.

Je besser nun Ihre Schützlinge werden, desto langfristiger sollten Sie auch die Planung gestalten. Gehen Sie kontinuierlich von einer Mikrozyklusplanung bei Anfängern und Anfängerinnen zu einer Mesozyklusplanung und bei Fortgeschrittenen zu einer Makrozyklusplanung über. Wann nun jemand fortgeschritten ist, kann ich Ihnen nicht beantworten und jede in anderen Büchern, Artikeln oder elektronischen Quellen vorherrschende Kategorisierung ist rein subjektiv und beruht auf keinen allgemeinen Kriterien. Entscheiden Sie selbst, ab wann Sie die höchste und aufwendigste Form der Trainingsplanung einsetzen. Wichtig in Bezug auf die Progression im Punkt Volumen ist in diesem Zusammenhang, dass Sie bei einer mikrozyklusbasierten Planung diese von Mikrozyklus zu Mikrozyklus vornehmen. Wenn Sie bereits mit Mesozyklen planen, so schreiten Sie dann progressiv voran, wenn die Satzanzahl zwischen zwei Mesozyklen des gleichen Typs erhöht wird. Ändert sich nur das Volumen von Trainingswoche zu Trainingswoche, jenes im Mesozyklus bleibt jedoch gleich, dann passiert das aufgrund von Periodisierungsüberlegungen und ist nicht einer Progression anzurechnen.

Betrachten wir nun die höchste Stufe, also die Trainingsplanung mittels Makrozyklus – so, wie wir es über das gesamte Buch hinweg gelernt haben –, dann gestaltet sich die Frage etwas diffiziler. Dem Schema nachfolgend, sollte nun eine Progression, wenn sie notwendig ist, von Makrozyklus zu Makrozyklus erfolgen. Dies ist allerdings durch die lange Zeitspanne kaum zu überblicken und könnte zu Verzerrungen führen. Nehmen wir an, Sie erhöhen die Satzanzahl in Mesozyklen der grünen Phase, weil Sie das Feedback Ihrer Athletin dazu angehalten hat. Das Volumen in den Mesozyklen der roten Phase reduzieren Sie jedoch. Hier hat sich die ursprüngliche Planung als zu viel erwiesen. Somit entscheiden Sie sich in der nächsten Wettkampfsaison für eine Satzreduktion. In Summe und über den gesamten Makrozyklus hinweg gesehen hat sich durch diese Vorgangsweise im Bereich Volumen eventuell nichts getan oder – noch trügerischer – es wurde sogar geringer. Diese Regression täuscht über Ihre sinnvollen Adaptationen hinweg. Das ist genau der Grund, warum ich dafür plädiere, auch in einer Makrozyklusplanung das Volumen immer innerhalb der Mesozyklen zu betrachten, und nicht jenes, das über das gesamte Jahr hinweg trainiert wurde, um eine etwaige Satzprogression zu erkennen oder diese vorzunehmen.

Bevor wir nun zu guter Letzt zu den Möglichkeiten kommen, um dem Prinzip der Progression über die Manipulation von verschiedenen Belastungsvariablen Rechnung zu tragen, nochmals ein wichtiger Ratschlag: Progression rein um der Progression willen ist nicht sinnvoll. Das gilt vor allem für den Bereich des Volumens. Dieses muss und sollte nicht ins Unermessliche gesteigert werden, um Fortschritte zu erzielen. Nehmen Sie die oberen Grenzbereiche aus dem Abschnitt zum Volumen in Kapitel 2 ab Seite 152 als ein Limit an, das in seiner extremsten Ausprägung allerdings auch nur über kurze Episoden und eventuell auf einige wenige Körperbereiche oder Übungen eingeschränkt im Plan Platz finden sollte. Für alles darüber hinaus gilt nur eine individuelle Ausnahmeregelung auf begrenzte Zeit und auf keinen Fall allgemeingültiges Planungsverhalten.

Prozentbasierte Progression der Intensität

Diese Art der Anpassung der Intensität an die aktuelle Leistungsfähigkeit der Trainierenden haben wir eigentlich schon besprochen. Sie ist dann möglich und angeraten, wenn Sie die Last in absoluten Werten angeben, die sich wiederum von Prozenten der aktuellen Maximalkraft ableiten. Sie brauchen dafür also einen gut und genau ausgefüllten Trainingsplan, die Prozente-Wiederholungs-RPE-Tabelle – wenn möglich bereits individualisiert – und die Tabelle auf Seite 299, in der Sie durch das Einfügen der momentan errechneten Maximalkraft der jeweiligen Lifts die Prozentabstufungen erhalten. Wenn Sie nun den Mikrozyklus nach Beendigung der Trainingswoche analysieren und wie bereits besprochen aus der verwendeten Last, den Wiederholungen und der gefühlten RPE die Maximalkraft der Bewegung errechnen, so ergibt sich daraus die aktuelle Leistungsfähigkeit Ihrer Athletinnen und Athleten. Diese ist hoffentlich höher als jene in den Berechnungen davor. Wenn Sie nun den neuen Zyklus anhand dieser aktualisierten Leistungsfähigkeiten planen, so ist diese Vorgangsweise, bezogen auf die Intensität, als progressiv zu bezeichnen. In diesem Zusammenhang will ich wieder darauf hinweisen, dass die Zeitspanne, nach der Sie eine Intensitätsanpassung beziehungsweise Intensitätsprogression vornehmen sollten, vom Leistungslevel der Trainierenden abhängt. Bei Anfängern und Anfängerinnen, bei denen Sie wahrscheinlich mangels eines Maximalkrafttests mit keinen Prozenten arbeiten, könnten Sie die Intensität progressiv nach jedem Mikrozyklus anpassen. Bei weiter Fortgeschrittenen und Profis passiert dies nur noch nach jedem Mesozyklus – entweder mittels des Durchschnitts der errechneten Maximalkraftfähigkeiten eines Lifts aller Mikrozyklen innerhalb des Mesozyklus oder anhand der Leistung des letzten und aktuellsten Mikrozyklus, dem ein Deload folgt.

Durch das ständige Analysieren des Trainingsplans haben Sie die Chance, den nächsten Zyklus mit den tatsächlichen Werten der Trainierenden zu versehen und somit progressiv zu planen. Sie wissen bestimmt noch, dass eine Ausbelastung vor allem bei Maximalkraftzielsetzungen nicht anzustreben ist. Sollte Ihnen also nach einem Mikrozyklus eine Bewertung einer Übung mit Maximalkraftfokus mit @10 auffallen, so müssen Sie hier die Intensität für den kommenden Mikrozyklus auf jeden Fall reduzieren (oder eben einen Deload einplanen). Hier kann nicht progressiv vorgegangen werden, da die angegebenen Lasten anscheinend nicht zur tatsächlichen Leistungsfähigkeit der Trainierenden passen. Eine ständige Progression ist übrigens eine Illusion. Bitte seien Sie sich dessen bewusst.

Wie gehen Sie nun mit Übungen um, die nicht mit Prozenten geplant wurden, sondern deren Intensität mithilfe von Wiederholungen und RPE-Werten angegeben wird?

RPE-basierte Progression der Intensität

Die meisten Übungen auf dem Trainingsplan werden intensitätstechnisch sicherlich mit einer Kombination von Wiederholungen und einem RPE-Wert angegeben. Hier ist die Progression um einiges einfacher als bei der prozentbasierten Intensitätsangabe. Allerdings können Sie in den Beispielplänen von Stephanie sehen, dass manche Vorgaben mit exakt einer Wiederholungszahl gemacht wurden und andere ein Wiederholungsspektrum vorsehen, in dem man den Satz absolvieren soll. Bleiben wir zunächst bei der genauen Angabe und nehmen das Beispiel 10@9. Um die richtige Intensität zu finden, steigert nun eine Athletin über die Aufwärmsätze das Gewicht so lange, bis sie bei zehn Wiederholungen und einem Belastungsempfinden von @9 angekommen ist. Eine Progression ist somit automatisch passiert. Ist sie stärker als noch in den Einheiten davor, kann sie 10@9 mit einer höheren Last absolvieren. Das ist einer der großen Vorteile von RPE-basierter Trainingsplanung. Die Intensität passt sich immer dem aktuellen und hoffentlich voranschreitenden Leistungslevel von Athletinnen und Athleten an.

Wenn Sie nun einen Wiederholungsbereich anstatt eines exakten Wertes vorgeben – sagen wir 8 bis 12@9 –, dann würde ich bezüglich der Progression den Trainierenden Folgendes sagen: »Beginnen Sie mit einer Last, bei der Sie 8@9 schaffen. Erhöhen Sie nun von Trainingseinheit zu Trainingseinheit die Wiederholungen unter Berücksichtigung des RPE-Wertes von @9 so lange, bis Sie bei 12@9 angekommen sind. Bei der darauffolgenden Einheit erhöhen Sie die Last, damit Sie wieder bei 8@9 landen, und wiederholen Sie das Prozedere von vorn.« Diese Vorgangsweise nennt man *Double Progression*, bei der zuerst versucht wird, die Wiederholungszahl bei gleicher Last bis zu einem gewissen Wert zu steigern, um danach das Gewicht zu erhöhen. Das führt dazu, dass man sich wieder am unteren Ende des vorgegebenen Wiederholungsspektrums befindet und den Prozess der Double Progression von vorn beginnen kann.

Progression des Volumens

Im Abschnitt mit der Überschrift »Trainingsvolumen – wie viel ist optimal?« sind die wissenschaftlich effektivsten Satzanzahlbereiche für die verschiedensten Zielsetzungen eines Trainingsplans angeführt. Sollten Sie mit einem Trainingsplan beginnen und keine weiteren Informationen durch Erfahrungen Ihrer Schützlinge oder deren ehemalige Trainingspläne zur Verfügung haben, so rate ich Ihnen, Ihre Planung eher am unteren Bereich des Spektrums zu beginnen. Sobald Sie über die Session-RPEs regelmäßiges Feedback bekommen und der Trainingserfolg mit der Zeit abnimmt, obwohl die Athleten oder Athletinnen nicht ermüdet sind, können Sie die Satzanzahl langsam und gemächlich – von Zyklus zu Zyklus – erhöhen. Seien Sie hier immer wachsam und schreiten Sie behutsam voran. Wie bereits gesagt, Ihr Ziel ist nicht die oberste Grenze eines gerade noch schaffbaren Volumens, sondern die maximale Verbesserung der Leistungsfähigkeit. Mit dieser Vorgangsweise können Sie individuell und über Feedback gesteuert die optimale Satzanzahl progressiv auf ein Optimum steuern. Erlauben Sie sich jedoch beim Planen neuer Zyklen in den Trainingsplänen vermeintliche Rückschritte in diesem Bereich. Sie können und sollen die Satzanzahl nicht unbedacht ständig steigern. Das Volumen ist als eine von mehreren Belastungsvariablen immer von allen übrigen abhängig und umgekehrt. Verändert sich eine, verändern sich auch die optimalen Werte von allen anderen. Diese Interdependenz sollten Sie immer genauso in der Betrachtung der Progression berücksichtigen und akzeptieren, dass es keine perfekte Ausprägung gibt, sondern nur eine optimale, die von Mikrozyklus zu Mikrozyklus, von Mesozyklus zu Mesozyklus und von Makrozyklus zu Makrozyklus unabhängig zu erwägen ist.

Zusammenfassend bleibt mir noch, meine Erfahrung mit Ihnen zu teilen. In Mesozyklen der roten Phase, in denen die Steigerung der Maximalkraftleistungsfähigkeit im Fokus steht, ist die vorherrschende Form der Progression jene über die Intensität. In den Mesozyklen der grünen Phase sollte man eher auf die Erhöhung der Satzanzahl oder die Double Progression setzen. Das ist nur eine Tendenz, die keine allgemeine Gültigkeit besitzt, sich aber in meinen eigenen Plänen als sehr sinnvoll herausgestellt hat.

4

DIE TRAININGSPLÄNE ODER DIE PRAXIS DES PLANENS

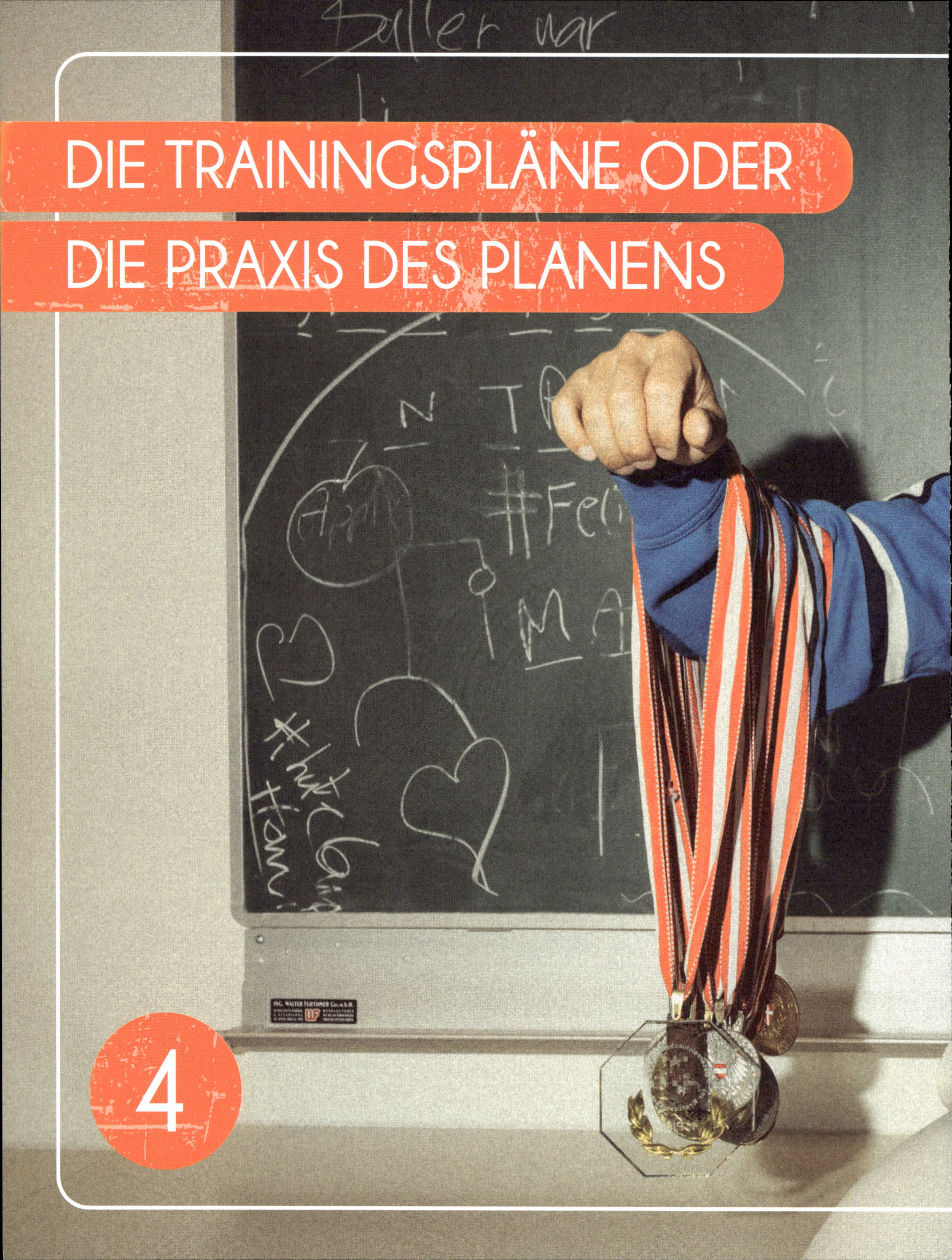

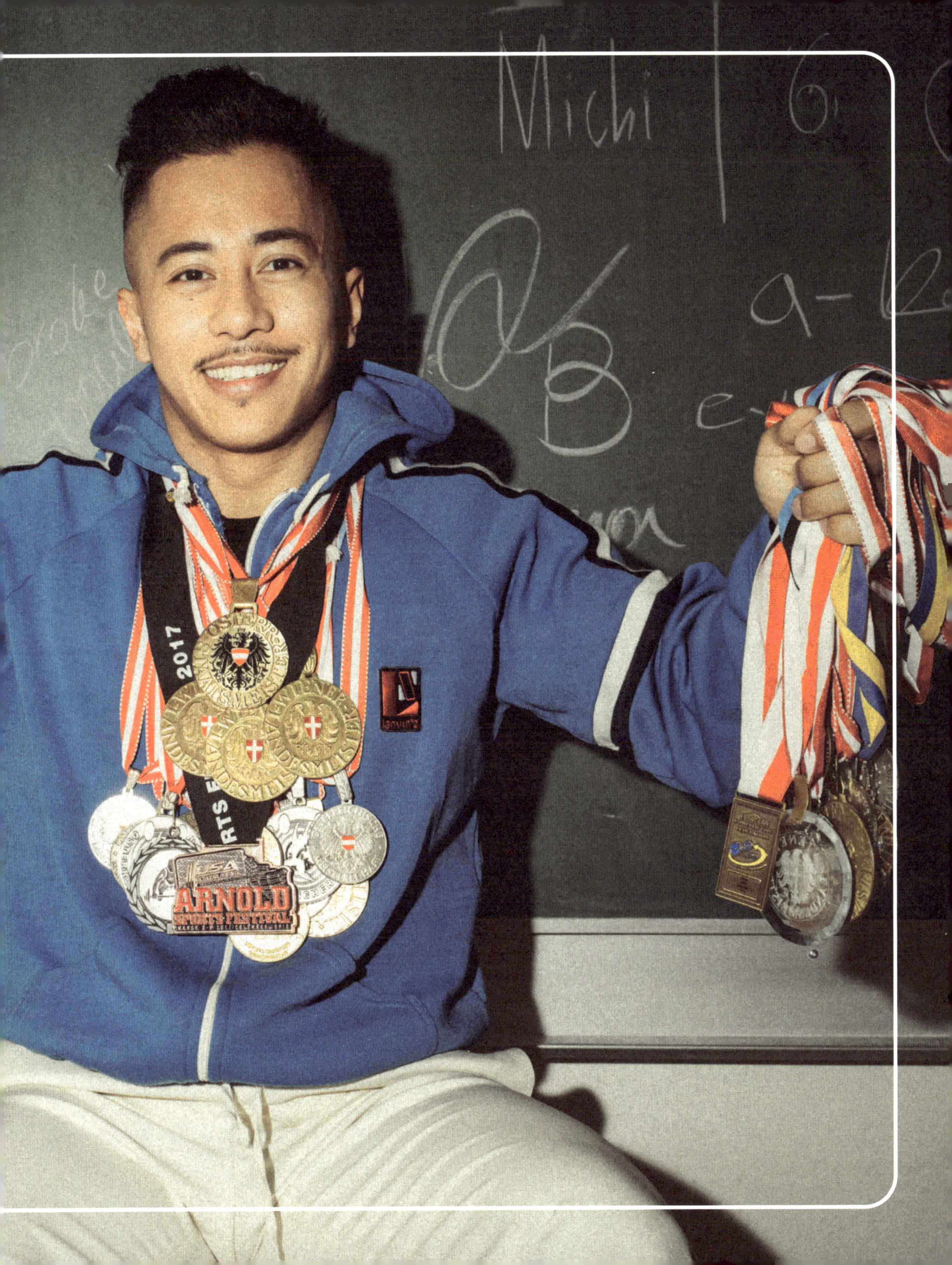
Michi
2017
ARNOLD
SPORTS FESTIVAL

Die Zeit des Sieges

Mit all dem Know-how ausgestattet, das Sie sich – hoffentlich nicht zu mühsam – über dieses Buch angeeignet haben, sind Sie nun bereit hinauszugehen und die Welt nachhaltig mit mehr Kraft, Gesundheit und Muskelmasse zu versorgen. Sie wissen über die Bedeutung von unterschiedlichen Trainingsphasen Bescheid und kennen die Notwendigkeit von Zeiten, in denen Ressourcen aufgebaut werden sollten, und solchen, in denen man von diesen auch zehren darf. Um es mit den Worten von Bruder Tobias aus *Die rechte und die linke Hand des Teufels*, einem Kleinod der Filmgeschichte, zu sagen: »Es gibt eine Zeit der Geburt und es gibt eine Zeit des Todes. Es gibt eine Zeit der Liebe und eine Zeit des Hasses. Und es gibt ein … Brüder! Hier sagt er, es gibt auch eine Zeit des Kampfes und des Sieges! Des Sieges, Brüder!«[415]

In Kapitel 2 haben Sie sich den wissenschaftlichen Vorgaben gewidmet, um die kleinen Steuerrädchen, die die Wirksamkeit, Individualität und Zielgerichtetheit eines Trainingsplanes ausmachen, kennenzulernen. Es war die absolut essenzielle Grundlage, damit Trainingspläne wissenschaftlichen und somit wirksamen Gesetzmäßigkeiten genügen.

All das Wissen wurde in Kapitel 3 zusammengeführt. Sie haben gelernt, Makro-, Meso- und Mikrozyklen mit unterschiedlichen Zielsetzungen zu erstellen und durch Feedback Ihrer Athletinnen und Athleten individuell anzupassen. Über den Prozess des Coachings hinweg entsteht dadurch der perfekte Plan – individuell für all Ihre Schützlinge. Sie sind nun dazu bereit, Kraft und Masse zu predigen und im Namen des Eisens zu missionieren. Vielleicht ist das eine der großartigsten Berufungen überhaupt. Als kleines Geschenk will ich Ihnen noch Beispielpläne für die verschiedenen Level von Athletinnen und Athleten mitgeben. Adaptieren Sie diese Trainingspläne, spielen Sie mit ihnen und – vor allem – verbessern Sie sie. Heben Sie die Trainingsplanung auf das nächste Level. Das »Astl der Menschheit« kann Coaches wie Sie gebrauchen.

Stephanies Plan

Über das gesamte Buch hinweg hat Sie Stephanie und ihr Plan begleitet. Hoffentlich hat er Ihnen dabei geholfen, Sachverhalte besser zu verstehen und korrekt einzuordnen. Er ist ein Paradebeispiel dafür, wie makrozyklisierte Trainingsplanung aussieht. Mit nur kleinen Adaptationen der Ausgangslage, Bedürfnisse oder Absichten können Sie ihn gut als Ausgangspunkt für Ihre zukünftigen Reisen nehmen, um Ihre oder die Ziele anderer zu erreichen. Die Charakteristika von Stephanies Plan sind die folgenden.

- **Ziel:** Erhöhung der Maximalkraft in Kniebeuge, Bankdrücken und Kreuzheben
- **Leistungslevel:** fortgeschritten
- **Makrozyklusdauer:** 35 Wochen
- **Trainingstage pro Woche:** 4
- **Trainingsdauer pro Einheit:** circa 1,5 Stunden
- **Trainingsort:** Fitnesscenter, Kraftdreikampfverein

https://www.m-vg.de/link/periodisierung-trainingsplan/

Stephanies Plan mit exzentrisch akzentuiertem Rote-Phase-Mesozyklus

Damit Sie anhand eines Beispiels auch in Planungskontakt mit einer exzentrisch akzentuierten Phase kommen, finden Sie hier einen modifizierten Plan von Stephanie. Diese Art des Trainings ist wie erwähnt nur für absolut gesunde und weit fortgeschrittene Athletinnen und Athleten. Der zweite Mesozyklus der roten Phase wurde so gestaltet, dass je nach Woche und Übung zwischen zwei und fünf Sätze mit einer exzentrischen Überlast absolviert werden sollen. Das Volumen dieses und des darauffolgenden Mesozyklus ist reduziert, um genügend Erholung zu gewährleisten. Alle anderen Belastungsvariablen sind dieselben wie im ursprünglichen Plan.

Für den Overload der negativen Phase werden jedoch spezielle Apparaturen benötigt. Während es bei Kniebeugen und Bankdrücken sogenannte *Weight Releaser* tun, durch die eine Zusatzlast links und rechts an der Hantel angebracht wird, die sich am untersten Umkehrpunkt durch Aushängen automatisch entfernt, benötigt man beim Kreuzheben eine etwas speziellere Vorrichtung. Da diese Übung mit einer konzentrischen – also überwindenden – Phase beginnt, darf sich die Zusatzlast erst am oberen Umkehrpunkt hinzuaddieren. Das kann durch spezielle

Kreuzhebeplattformen gewährleistet werden, bei denen zusätzlich zu den Gewichtsscheiben ein Kabel an der Hantel befestigt wird. An diesem wird am oberen Umkehrpunkt eine Zusatzlast entweder manuell oder automatisch dazugeschaltet, die sich wieder entfernt, sobald die Hantel den Boden berührt. Im Gegensatz zum Weight Releaser kann somit jede Wiederholung exzentrisch akzentuiert trainiert werden und nicht nur die jeweils erste eines Satzes.

Der große Nachteil: Eine derartige Vorrichtung ist kaum zu finden und in ihrer automatisierten Ausführung sehr teuer. Sollten Sie keinen Zugang dazu haben, können Sie Kreuzheben entweder wie gewohnt trainieren oder Sie absolvieren rein exzentrische Wiederholungen. Heben Sie dazu die Hantel mit circa 105 Prozent des F_{max} aus einer erhöhten Ablage aus dem Rack und senken Sie diese kontrolliert ab. Wenn Sie keine starken Helferlein zur Verfügung haben, ist jeder Satz auf eine Wiederholung limitiert, muss doch die Hantel wieder zurück auf die Ablage, und das funktioniert nur, wenn Sie zuvor die Last massiv reduzieren. Leider ist diese Vorgangsweise sehr aufwendig. Stephanies Plan mit exzentrischem Overload kann man wie folgt zusammenfassen.

- **Ziel:** Erhöhung der Maximalkraft in Kniebeuge, Bankdrücken und Kreuzheben
- **Leistungslevel:** weit fortgeschritten
- **Makrozyklusdauer:** 35 Wochen
- **Trainingstage pro Woche:** 4
- **Trainingsdauer pro Einheit:** circa 1,5 Stunden
- **Trainingsort:** sehr gut ausgestattetes Fitnesscenter, sehr gut ausgestatteter Kraftdreikampfverein

https://www.m-vg.de/link/periodisierung-exzentrik/

Stephanies Plan mit nur drei Trainingstagen

Seien wir ehrlich: Vier Trainingstage pro Woche können sich viele Menschen nicht leisten. Einmal davon abgesehen gibt es einige Glückliche, die weniger Frequenz und manchmal auch weniger Volumen benötigen, um am effektivsten Muskelmasse und Kraft aufzubauen. Um Ihnen einen Plan mit drei wöchentlichen Trainingstagen näherzubringen, finden Sie hier Stephanies Trainingsplan etwas abgeändert, um den zeitlichen Vorgaben gerecht zu werden. Bereits im dritten Kapitel habe ich kurz auf die Verkürzungsmöglichkeit auf drei Tage verwiesen und angemerkt, dass diese Vorgangsweise mit einer Volumenreduktion einhergeht (ab Seite 279). Das müsste zwangsläufig nicht sein, lässt sich aber kaum vermeiden, wenn einzelne Trainingseinheiten nicht zu lange dauern sollen. Wir als Coaches nehmen das, was wir bekommen können, und machen das Beste daraus. Weniger Volumen kann bedeuten, dass der Fortschritt etwas langsamer vonstattengeht. Aber er findet trotzdem statt. Die Eckdaten für Stephanie sehen in diesem Fall wie folgt aus.

- Ziel: Erhöhung der Maximalkraft in Kniebeuge, Bankdrücken und Kreuzheben
- Leistungslevel: mäßig fortgeschritten bis fortgeschritten
- Makrozyklusdauer: 35 Wochen
- Trainingstage pro Woche: 3
- Trainingsdauer pro Einheit: circa 1,5 Stunden
- Trainingsort: Fitnesscenter, Kraftdreikampfverein

https://www.m-vg.de/link/periodisierung-3-tage/

Stephanies Plan mit drei Wettkämpfen

Wenn Sie mit Wettkampfsportarten zu tun haben, dann wissen Sie bestimmt, dass es eher selten ist, nur einen Wettkampf innerhalb eines Jahres oder zumindest einer langen Zeitspanne zu haben. Meistens muss man sich für einen größeren Wettkampf qualifizieren oder hat inoffizielle Vereinsverpflichtungen, die einen Start für gewisse Wettbewerbe vorgeben. In einer gesamten Saison ragt aber fast immer ein Wettkampf aus all den anderen heraus. Dieser hat oberste Priorität. Um den Anforderungen mehrerer Wettkämpfe gerecht zu werden, empfiehlt es sich, in der makrozyklischen Planung vor allem die Prinzipien der Blockperiodisierung zu berücksichtigen. In diesem Rahmen gilt: Je wichtiger ein Wettkampf ist, desto länger sollte die rote Phase davor dauern. In der Sprache der Blockperiodisierung wären das die Transmutation- und Realization-Blöcke. In unserem Beispielplan gehen wir davon aus, dass Stephanie drei Wettkämpfe innerhalb des 35 Wochen abdeckenden Trainingsplans zu absolvieren hat. Eine Studiomeisterschaft, deren Teilnahme zum guten Ton im Verein gehört, die Landesmeisterschaft, welche die Qualifikation für die Staatsmeisterschaft beinhaltet, und den wichtigsten Wettkampf der Saison: die Staatsmeisterschaft im Kraftdreikampf. Während die ersten beiden mit nur jeweils einer kurzen roten Phase von drei Wochen vorbereitet werden, ist der tätigkeitsspezifische Fokus auf den letzten doppelt so lang. Doch sehen Sie selbst, wie ein Plan mit drei Wettkämpfen in der Saison aussehen kann.

- Ziel: Erhöhung der Maximalkraft in Kniebeuge, Bankdrücken und Kreuzheben
- Leistungslevel: mäßig fortgeschritten bis fortgeschritten
- Makrozyklusdauer: 35 Wochen
- Trainingstage pro Woche: 4
- Trainingsdauer pro Einheit: circa 1,5 Stunden
- Trainingsort: Fitnesscenter, Kraftdreikampfverein

https://www.m-vg.de/link/periodisierung-3-peaks/

Kraftvoll ins Training einsteigen

Erinnern Sie sich noch daran, als Sie mit dem Krafttraining begonnen haben? Das erste Mal gerändeltes Eisen in der Hand. Zitternde, vollkommen unkoordinierte Bewegungen, obwohl es nur darum ging, die Arme gegen Widerstand zu strecken. Der sich überlagernde Geruch von Magnesium, zu spät vom Boden entfernten Schweißflecken und Eiweißshakes mit der Geschmacksrichtung »Lemon Tarte«. Und dazu der nicht versiegende Klang der Metallscheiben, die sich schön der Größe nach geordnet von Wiederholung zu Wiederholung stärker aneinanderschlagen – mangels eines korrekt angebrachten Federverschlusses. Kein Wunder, dass Sie sich so wie ich in diesen Sport verliebt haben. Aber das Beste daran war einfach diese stetige Verbesserung der Kraft von Trainingseinheit zu Trainingseinheit. Kaum wurde ein Reiz gesetzt, war die Anpassung da. Diese Linearitätsannahme der muskulären Adaptationen ist auf Dauer leider eine Illusion, macht aber auch einen Großteil der Anziehung im Anfängerstadium aus.

Wenn nun jemand mit Krafttraining beginnt, so muss ich Ihnen eine traurige Mitteilung machen: Fast alles, was Sie in diesem Buch gelernt haben, ist hier absolut unwichtig. Nicht, dass es nicht wissenschaftlich korrekt wäre, aber es tut kaum etwas zur Sache. Sie müssen sich bei Anfängern nicht mit Makrozyklisierung oder Periodisierungsschemata auseinandersetzen. Genauso wenig benötigen Sie die vollkommene Berücksichtigung möglicher Interferenzeffekte. Was Sie als Coach nun brauchen, ist die Gabe, Menschen das Krafttraining schmackhaft zu machen, ihnen den Trainingsplan verständlich zu erklären und auf die stetige Verbesserung Rücksicht zu nehmen. Sie müssen sich also zu Beginn ausschließlich über den Mikrozyklus Gedanken machen, der selbstverständlich an die Zielsetzungen der Trainierenden angepasst ist.

Wenn Sie sich nun die Frage stellen, weshalb Sie alles zuvor Erfahrene lernen mussten, wenn Sie doch nur mit Anfängern und Anfängerinnen zu tun haben wollen? Ganz einfach: All

Ihre Schützlinge werden nur sehr kurz in diesem Stadium verweilen. Denn Sie als mit allen Wassern gewaschener Coach, mit all Ihrem Know-how, führen diese Anfänger auf dem direktesten Wege auf das nächste Level. Und dort benötigen Sie unverhältnismäßig mehr an Wissen, um die Leistungsfähigkeit weiter zu steigern. Sie wollen doch nicht Ihre mühsam rekrutierten Athletinnen und Athleten nach wenigen Monaten wieder abgeben müssen, weil diese dem Rang von Beginnern nicht mehr gerecht werden? Anfänger beziehungsweise Anfängerin bleibt man mit den richtigen Methoden nur eine sehr kurze Zeit. Um weitere Erfolge zu erzielen, benötigt es elaboriertere Trainingsplanungsstrategien. Solche, die Sie bereits gelernt haben und auf die Sie sich freuen, sie endlich anwenden zu können.

Was ich bezüglich des über den QR-Code zu findenden Plans noch anmerken will: Unserem Kunden, der gerade mit dem Krafttraining beginnt, war es sehr wichtig, auch die Ausdauerleistungsfähigkeit zu verbessern. Das ist eine sehr häufig vorzufindende Zielsetzung und wir wollen uns mithilfe dieses Plans damit auseinandersetzen. Da wir trotzdem eine Frequenz von 2 für alle Muskelgruppen einhalten wollen – sowie generell wissenschaftlich optimale Belastungsvariablen, um die gesetzten Ziele zu erreichen –, muss an einem Tag Krafttraining mit Ausdauertraining kombiniert werden. Das ist in Hinblick auf einen etwaigen Interferenzeffekt nicht optimal. Allerdings spielt dieser im Anfängerstadium eine sehr untergeordnete Rolle. Trotzdem wurde versucht, durch die Wahl des Ausdauertrainings und dessen Methoden diesen so gering wie möglich zu halten. Ein weiterer Punkt, den ich kurz anschneiden will, ist die Übungsauswahl. Da der gesamte Körper ausgewogen belastet werden soll und keine speziellen Körperbereiche angegeben wurden, richten sich die Übungen nach jenen, die Dan John die »Basic Human Movements« genannt hat.[416] Diese sind (die Übungen in Klammer sind jene, die der Kategorie entsprechend im Plan zu finden sind):

- eine kniedominante Unterkörperübung (Goblet-Box-Kniebeuge, Ausfallschritt-Kniebeuge),
- eine hüftdominante Unterkörperübung (rumänisches Kreuzheben, Hip Thrust am Gerät, Hüftstreckerbank),
- eine vertikale Drück- sowie Zugübung (einarmiges Kurzhantel-Schulterdrücken, Latziehen mit mittlerem Griff) und
- eine horizontale Drück- sowie Zugübung (Kurzhantel-Bankdrücken, Liegestütz, Rudern im Liegehang, Rudern mit Bruststütze an der Maschine).

Dan John würde auch noch sogenannte *Loaded Carries* vorschlagen, also schwere Gegenstände von A nach B zu tragen, zu schieben oder zu ziehen. Im Plan habe ich mich gegen diese und für Rumpfübungen (Bauchmaschine, Crunch) entschieden, um den Rückenproblemen des Athleten konzentrierter entgegentreten zu können.

Bezogen auf die Progression habe ich eine sogenannte Double Progression gewählt. Zuerst erhöht sich über drei Wochen die Wiederholungszahl von Woche zu Woche. Danach sinkt diese in Woche 4 wieder auf ihren Ausgangswert ab, allerdings wird nun die Last um einen kleinen Betrag erhöht. Ab hier startet man wieder von vorn und steigert die Wiederholungszahl über die nächsten drei Wochen. Da Sie bei Anfängern höchstwahrscheinlich zumindest das erste Training begleiten, um die Übungsausführung zu lehren, wissen Sie auch, welche Last Sie in Woche 1 auf den Plan schreiben. Sollten Sie sich nicht sicher sein, wählen Sie eher einen zu geringen Betrag als einen zu hohen. Somit kann Ihr Schützling gemächlich, aber stetig voranschreiten, während die Übungsausführung adäquat eingelernt wird. Jeder Satz soll bereits im Anfängerstadium von den Trainierenden mithilfe der RPE-Skala bewertet werden. Dadurch lernen Ihre Athletinnen und Athleten, mit diesem wichtigen Tool umzugehen und später auf eine autoregulativere Art der Trainingsplanung – mittels Wiederholungen und dem RPE-Wert – umzusteigen.

Ich würde nun vorschlagen, Sie sehen sich den Anamnesebogen im Plan an und betrachten danach den dargestellten Mikrozyklus, der unseren Anfänger effizient in die Gefilde eines Fortgeschrittenen katapultieren wird.

- **Ziel:** Erhöhung der Muskelmasse und der Ausdauerleistungsfähigkeit
- **Leistungslevel:** Anfänger
- **Makrozyklusdauer:** keine Makrozyklisierung
- **Trainingstage pro Woche:** 3
- **Trainingsdauer pro Einheit:** circa 1 Stunde
- **Trainingsort:** Fitnesscenter

https://www.m-vg.de/link/periodisierung-kraftvoll-einsteigen/

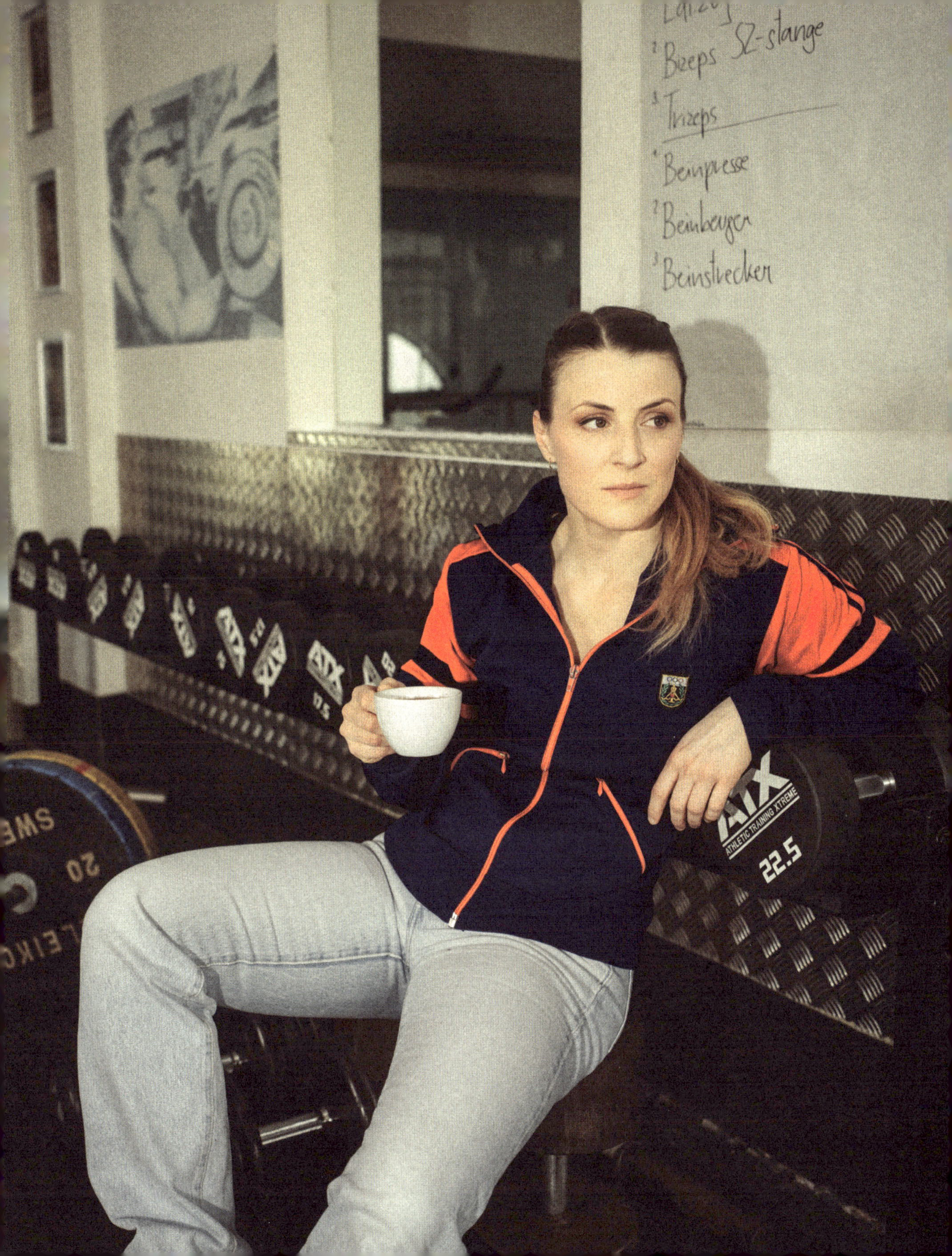
Bizeps SZ-stange
Trizeps
Beinpresse
Beinbeuger
Beinstrecker
ATX
ATHLETIC TRAINING XTREME
22.5

Dank

Danke zu sagen, ist nicht leicht. Es liegt nicht daran, dass die Tätigkeit an sich schwierig wäre, sondern vielmehr daran, an all die Menschen zu denken, die einen auf dem Lebensweg begleitet und positiv beeinflusst haben. Doch wenn ich eines in diesem Buch gelernt habe, dann ist es, sich Herausforderungen zu stellen. Und so nehme ich auch diese an und möchte mich bei einer Gruppe von Menschen und zwei Einzelpersonen nicht nur bedanken, sondern ihnen versichern, dass ohne ihre Inspiration, Unterstützung und ihr Fachwissen dieses Werk nicht möglich gewesen wäre.

Zunächst möchte ich die Neuromechanics Research Group der Abteilung für Biomechanik, Bewegungswissenschaft und Sportinformatik würdigen. Besonders erwähnen möchte ich Hans Kainz, Willi Koller, Paul Kaufmann und David Deimel. Eure unermüdliche Hingabe zur Wissenschaft und euer Streben nach Wissen haben mich inspiriert und mein eigenes Verständnis und meine Perspektive erweitert. Vor allem eure unschätzbare Hilfsbereitschaft hat mir den Glauben an die Zusammenarbeit mit anderen zurückgegeben.

Ebenso gilt mein besonderer Dank dem ehemaligen Nationalteam-Trainer Peter Hofstetter. Du hast mir gezeigt, dass Wissen und Know-how im Coaching nur die unabdingbaren Grundlagen sind. Leidenschaft und Menschlichkeit aber stehen weit über diesen. Sieg und Niederlage hast du immer gleichwertig behandelt, und sie haben deine Achtung vor deinen Athletinnen und Athleten nicht im Geringsten verändert. Du bist der wahre Trainer der Champions.

Zu guter Letzt möchte ich Martina, meiner Frau, den tiefsten Dank aussprechen. Deine unerschöpfliche Geduld, dein unermüdlicher Glaube an mich und unsere Zukunft sowie dein unvergleichliches Herz und dein Geist haben mich immer inspiriert und werden dies für alle Ewigkeit tun. Du bist der Grund, weshalb ich sein kann. Du bist mein Zuhause.

Über den Autor

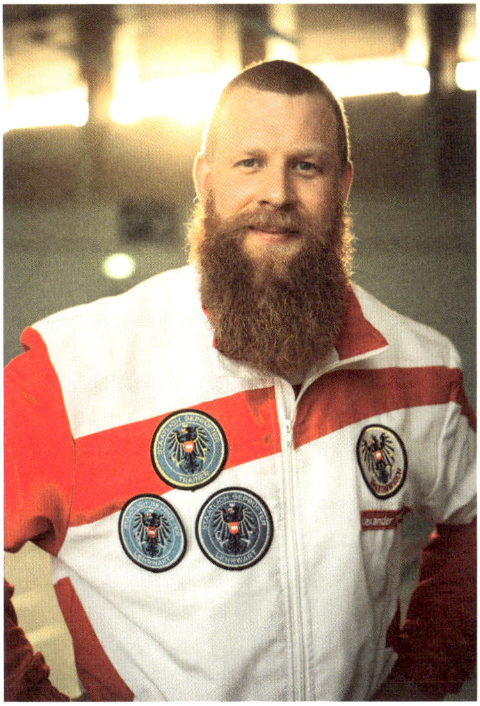

Alexander Pürzel ist EM-Goldmedaillengewinner im Kraftdreikampf und Sportwissenschaftler. Er forscht an der Universität Wien im Bereich Bewegungswissenschaft und Biomechanik. Der Antrieb seiner athletischen und wissenschaftlichen Fragestellungen ist, die Menschheit unfassbar stark zu machen. Diese Leidenschaft und das Wissen aus dem grenzenlosen Kosmos des Krafttrainings teilt er in seinen Büchern, Seminaren und Vorträgen – gespickt mit einer humorvollen Note des Wahnsinns. Die Vermittlung von Wissen über die menschliche Kraft ist in all seinen Tätigkeitsfeldern ausschlaggebend. Seine jahrzehntelange Erfahrung als Coach, Athlet und Vortragender macht ihn zu einem prägenden Kopf mit Bizeps im Bereich des Krafttrainings.

Weitere Informationen finden Sie auf meiner Website www.alexanderpuerzel.com.

Quellenverzeichnis

1 John, D. (2015). Dan John Seminar Wien. Urania, Wien

2 Güllich, W., Datum und Quelle unbekannt

3 Ashley, J., Blomquist, T. (Produzenten) (1983–1987). Das A-Team (orig. *The A-Team*). USA: Stephen J. Cannell Productions, Universal TV

4 Reilly, T., Morris, T., Whyte, G. (2009). The specificity of training prescription and physiological assessment: a review. *Journal of Sports Sciences* 27 (6), S. 575–589, übersetzt aus dem Englischen

5 Zourdos, M. C., Dolan, C., Quiles, J., Klemp, A., Jo, E., Loenneke, J., Blanco, R., Whitehurst, M. (2016). Efficacy of daily one-repetition maximum training in well-trained powerlifters and weightlifters: A case series. *Nutricion hospitalaria: organo oficial de la Sociedad Espanola de Nutricion Parenteral y Enteral* 33, S. 437–443

6 Zourdos, M. C., Dolan, C., Quiles, J., Klemp, A., Jo, E., Loenneke, J., Blanco, R., Whitehurst, M. (2016). Efficacy of daily one-repetition maximum training in well-trained powerlifters and weightlifters: A case series. *Nutricion hospitalaria: organo oficial de la Sociedad Espanola de Nutricion Parenteral y Enteral* 33, S. 437–443

7 Helms, E. (2023). Specificity: Conceptually Simple, but Deceptively Complex. *MASS* 7 (3); www.massmember.com/products/mass-subscription/categories/2152247185/posts/2165221036 (Zugriff am 27.09.2023; nur über eine kostenpflichtige Mitgliedschaft möglich)

8 Berger, R. A., Henderson, J. M. (1966). Relationship of Power to Static and Dynamic Strength. Research Quarterly. *American Association for Health, Physical Education and Recreation* 37 (1), S. 9–13

9 Stone, M. H., Moir, G. L., Glaister, M., Sanders, R. (2002). How much strength is necessary? *Physical Therapy in Sport: Official Journal of the Association of Chartered Physiotherapists in Sports Medicine* 3 (2), S. 88–96

10 Peterson, M. D., Alvar, B. A., Rhea, M. R. (2006). The contribution of maximal force production to explosive movement among young collegiate athletes. *The Journal of Strength & Conditioning Research* 20 (4), S. 867–873

11 Nuzzo, J. L., McBride, J. M., Cormie, P., McCaulley, G. O. (2008). Relationship between countermovement jump performance and multijoint isometric and dynamic tests of strength. *The Journal of Strength & Conditioning Research* 22 (3), S. 699–707

12 Zatsiorsky, V. M., Kraemer, W. J. (2006). *Science and Practice of Strength Training* (2. Auflage). Human Kinetics: Champaign/Illinois

13 Dowling, J. J., Vamos, L. (1993). Identification of Kinetic and Temporal Factors Related to Vertical Jump Performance. *Journal of Applied Biomechanics* 9 (2), S. 95–110

14 Moir, G. L. (2008). Three Different Methods of Calculating Vertical Jump Height from Force Platform Data in Men and Women. *Measurement in Physical Education and Exercise Science* 12 (4), S. 207–218

15 Nuckols, G. (2016). *Size vs. Strength: How Important is Muscle Growth For Strength Gains?* https://www.strongerbyscience.com/size-vs-strength/ (Zugriff am 11.03.2021)

16 Gottlob, A. (2001). *Differenziertes Krafttraining mit Schwerpunkt Wirbelsäule*. Urban & Fischer Verlag/Elsevier

17 Heisel, U. (2002). Vorlesungsunterlagen. Institut für Werkzeugmaschinenbau. Universität Stuttgart

18 Carter, M. I., Hinton, P. S. (2014). Physical activity and bone health. *Missouri Medicine* 111 (1), S. 59–64

19 Cantu, R. I., Grodin, A. J. (1992). *Myofascial Manipulation: Theory and Clinical Application*. Gaithersburg, MD: Aspen Publishers

20 Mersmann, F., Bohm, S., Schroll, A., Boeth, H., Duda, G. N., Arampatzis, A. (2017). Muscle and tendon adaptation in adolescent athletes: A longitudinal study. *Scandinavian Journal of Medicine & Science in Sports* 27 (1), S. 75–82

21 Bohm, S., Mersmann, F., Arampatzis, A. (2015). Human tendon adaptation in response to mechanical loading: a systematic review and meta-analysis of exercise intervention studies on healthy adults. *Sports Medicine* – Open 1 (7)

22 Haller, U. (2021). Vorlesung »MTT.1.II – Orthopädische Krankheitsbilder und Trainingstherapien« am Orthopädischen Spital Speising

23 Watson, S. L., Weeks, B. K., Weis, L. J., Harding, A. T., Horan, S. A., Beck, B. R. (2019). High-intensity exercise did not cause vertebral fractures and improves thoracic kyphosis in postmenopausal women with low to very low bone mass: the LIFTMOR trial. *Osteoporosis International* 30 (5), S. 957–964

24 Watson, S. L., Weeks, B. K., Weis, L. J., Harding, A. T., Horan, S. A., Beck, B. R. (2018). High-Intensity Resistance and Impact Training Improves Bone Mineral Density and Physical Function in Postmenopausal Women with Osteopenia and Osteoporosis: The LIFTMOR Randomized Controlled Trial. *Journal of Bone and Mineral Research* 33 (2), S. 211–220

25 Watson, S. L., Weeks, B. K., Weis, L. J., Horan, S. A., Beck, B. R. (2015). Heavy resistance training is safe and improves bone, function, and stature in postmenopausal women with low to very low bone mass: novel early findings from the LIFTMOR trial. *Osteoporosis International* 26 (12), S. 2889–2894

26 Harding, A. T., Weeks, B. K., Lambert, C., Watson, S. L., Weis, L. J., Beck, B. R. (2020). A Comparison of Bone-Targeted Exercise Strategies to Reduce Fracture Risk in Middle-Aged and Older Men with Osteopenia and Osteoporosis: LIFTMOR-M Semi-Randomized Controlled Trial. *Journal of Bone and Mineral Research* 35 (8), S. 1404–1414

27 Harding, A. T., Weeks, B. K., Lambert, C., Watson, S. L., Weis, L. J., Beck, B. R. (2021). Exploring thoracic kyphosis and incident fracture from vertebral morphology with high-intensity exercise in middle-aged and older men with osteopenia and osteoporosis: a secondary analysis of the LIFTMOR-M trial. *Osteoporosis International* 32 (3), S. 451–465

28 Harding, A. T., Weeks, B. K., Lambert, C., Watson, S. L., Weis, L. J., Beck, B. R. (2020). Effects of supervised high-intensity resistance and impact training or machine-based isometric training on regional bone geometry and strength in middle-aged and older men with low bone mass: The LIFTMOR-M semi-randomised controlled trial. *Bone* 136, S. 115362

29 Harding, A. T., Weeks, B. K., Watson, S. L., Beck, B. R. (2017). The LIFTMOR-M (Lifting Intervention for Training Muscle and Osteoporosis Rehabilitation for Men) trial: protocol for a semirandomised controlled trial of supervised targeted exercise to reduce risk of osteoporotic fracture in older men with low bone mass. *BMJ Open* 12.7 (6)

30 Goodman, C. A., Hornberger, T. A., Robling, A. G. (2015). Bone and skeletal muscle: key players in mechanotransduction and potential overlapping mechanisms. *Bone* 80, S. 24–36

31 Klein-Nulend, J., Bakker, A. D. (2007). Osteocytes: mechanosensors of bone and orchestrators of mechanical adaptation. *Clinical Reviews in Bone and Mineral Metabolism* 5 (4), S. 195–209

32 Gomez-Cabello, A., Ara, I., González-Aguero, A., Casajus, J., Vicente-Rodriguez, G. (2012). Effects of training on bone mass in older adults. *Sports Medicine* 42 (4), S. 301–325

33 Kitsuda, Y., Wada, T., Noma, H., Osaki, M., Hagino, H. (2021). Impact of high-load resistance training on bone mineral density in osteoporosis and osteopenia: a meta-analysis. *Journal of Bone and Mineral Metabolism* 39 (5), S. 787–803

34 Harding, A. T., Weeks, B. K., Lambert, C., Watson, S. L., Weis, L. J., Beck, B. R. (2020). Effects of supervised high-intensity resistance and impact training or machine-based isometric training on regional bone geometry and strength in middle-aged and older men with low bone mass: The LIFTMOR-M semi-randomised controlled trial. *Bone* 136, S. 115362

35 Turner, C. H. (1998). Three rules for bone adaptation to mechanical stimuli. *Bone* 23 (5), S. 399–407

36 Bassey, E. J., Ramsdale, S. J. (1994). Increase in femoral bone density in young women following high impact exercise. *Osteoporosis International* 4, S. 72–75

37 Bassey, E., Rothwell, M., Littlewood, J., Pye, D. (1998). Pre- and postmenopausal women have different bone mineral density responses to the same high-impact exercise. *Journal of Bone and Mineral Research* 13 (12), S. 1805–1813

38 Biewener, A. A. (1993). Safety factors in bone strength. *CalcifTissue Int.* 53 (1), S. 68–74

39 Hsieh, Y. F., Robling, A. G., Ambrosius, W. T., Burr, D. B., Turner, C. H. (2001). Mechanical loading of diaphyseal bone in vivo: the strain threshold for an osteogenic response varies with location. *Journal of Bone and Mineral Research* 16 (12), S. 2291–2297

40 Mosley, J. R., March, B. M., Lynch, J., Lanyon, L. E. (1997). Strain magnitude related changes in whole bone architecture in growing rats. *Bone* 20 (3), S. 191–198

41 Turner, C. H. (1998). Three rules for bone adaptation to mechanical stimuli. *Bone* 23 (5), S. 399–407

42 Shanb, A. A., Enas, F. Y. (2014). The impact of adding weight-bearing exercise versus non weightbearing programs to the medical treatment of elderly patients with osteoporosis. *Journal of Family & Community Medicine* 21 (3), S. 176–181

43 Carter, M. I., Hinton, P. S. (2014). Physical activity and bone health. *Missouri Medicine* 111 (1), S. 59–64

44 Stecco, C., Schleip, R. (2016). A fascia and the fascial system. *Journal of Bodywork and Movement Therapies* 20 (1), S. 139–140

45 Adstrum, S., Hedley, G., Schleip, R., Stecco, C., Yucesoy, C. A. (2017). Defining the fascial system. *Journal of Bodywork and Movement Therapies* 21 (1), S. 173–177

46 Adouni, M., Gouissem, A., Al Khatib, F., Eilaghi, A. (2022). Biomechanics of the anterior cruciate ligament under simulated molecular degradation. *European Cells & Materials* 43, S. 22–38

47 Wikipedia (2023). Diamant. de.wikipedia.org/wiki/Diamant#Hochdruck-Hochtemperatur-Verfahren (Zugriff am 20.12.2023)

48 Adouni, M., Gouissem, A., Al Khatib, F., Eilaghi, A. (2022). Biomechanics of the anterior cruciate ligament under simulated molecular degradation. *European Cells & Materials* 43, S. 22–38

49 Schleip, R. (2003). Faszien und Nervensystem. *Osteopathische Medizin* 4 (1), S. 20–28

50 Schleip, R. (2003). Fascial plasticity – a new neurobiological explanation: Part 1. *Journal of Bodywork and Movement Therapies* 7, S. 11–19

51 Schleip, R. (2003). Fascial plasticity – a new neurobiological explanation Part 2. *Journal of Bodywork and Movement Therapies* 7, S. 104–116

52 Wiesinger, H. P., Rieder, F., Kösters, A., Müller, E., Seynnes, O. R. (2016). Are Sport-Specific Profiles of Tendon Stiffness and Cross-Sectional Area Determined by Structural or Functional Integrity? *PLoS One* 11 (6), e0158441

53 Cooper, D. E., Deng, X. H., Burstein, A. L., Warren, R. F. (1993). The strength of the central third patellar tendon graft. A biomechanical study. *The American Journal of Sports Medicine* 21 (6), S. 818–823

54 Rønnestad, B. R., Hansen, E. A., Raastad, T. (2012). Strength training affects tendon cross-sectional area and freely chosen cadence differently in noncyclists and well-trained cyclists. *The Journal of Strength and Conditioning Research* 26 (1), S. 158–166

55 Erdagi, K., Tüfekci, O. (2019). The Study of Effects of Olympic-Style Weightlifting Trainings on the Thickness of the Quadriceps Femoris Tendon of Athletes. *Journal of Education and Training Studies* 7 (6), S. 7–13

56 Tüfekci, O., Erdagi, K. (2019). Ultrasonographic Measurements of the Achilles Tendon Thickness of Men and Women Athletes in Olympic Weightlifting. *Journal of Education and Training Studies* 7 (4), S. 180–186

57 Reeves, N. D., Maganaris, C. N., Narici, M. V. (2003). Effect of strength training on human patella tendon mechanical properties of older individuals. *Journal of Physiology* 548, S. 971–981

58 Rønnestad, B. R., Hansen, E. A., Raastad, T. (2012). Strength training affects tendon cross-sectional area and freely chosen cadence differently in noncyclists and well-trained cyclists. *Journal of Strength and Conditioning Research* 26 (1), S. 158–166

59 Cantu, R. I., Grodin, A. J. (1992). *Myofascial Manipulation: Theory and Clinical Application*. Gaithersburg, MD: Aspen Publishers

60 Mersmann, F., Bohm, S., Schroll, A., Boeth, H., Duda, G. N., Arampatzis, A. (2017). Muscle and tendon adaptation in adolescent athletes: A longitudinal study. *Scandinavian Journal of Medicine & Science Sports* 27 (1), S. 75–82

61 Bohm, S., Mersmann, F., Arampatzis, A. (2015). Human tendon adaptation in response to mechanical loading: a systematic review and meta-analysis of exercise intervention studies on healthy adults. *Sports Medicine* – Open 1 (7)

62 Zügel, M., Maganaris, C. N., Wilke, J., Jurkat-Rott, K., Klingler, W., Wearing, S. C., Findley, T., Barbe, M. F., Steinacker, J. M., Vleeming, A., Bloch, W., Schleip, R., Hodges, P. W. (2018). Fascial tissue research in sports medicine: from molecules to tissue adaptation, injury and diagnostics: consensus statement. *British Journal of Sports Medicine* 52 (23), S. 1497

63 Selvanetti, A., Cipolla, M., Puddu, G. (1997). Overuse tendon injuries: Basic science and classification. *Operative Techniques in Sports Medicine* 5 (3), S. 110–117

64 Schleip, R., Müller, D. G. (2013). Training principles for fascial connective tissues: scientific foundation and suggested practical applications. *Journal of Bodywork and Movement Therapies* 17 (1), S. 103–115

65 Douglas, J., Pearson, S., Ross, A., McGuigan, M. (2017). Chronic Adaptations to Eccentric Training: A Systematic Review. *Sports Medicine* 47 (5), S. 917–941

66 Galloway, M. T., Lalley, A. L., Shearn, J. T. (2013). The role of mechanical loading in tendon development, maintenance, injury, and repair. *The Journal of Bone and Joint Surgery* (American Orthopaedic Association) 95 (17), S. 1620–1628

67 Soares de Moraes, S. A. (2022). Novel insights into the pathogenesis of tendon injury: mechanotransduction and neuroplasticity. *Neural Regeneration Research* 17 (10), S. 2223–2224

68 Muraoka, T., Muramatsu, T., Fukunaga, T., Kanehisa, H. (2005). Elastic properties of human Achilles tendon are correlated to muscle strength. *Journal of Applied Physiology* 99 (2), S. 665–669

69 Kongsgaard, M., Reitelseder, S., Pedersen, T. G., Holm, L., Aagaard, P., Kjaer, M., Magnusson, S. P. (2007). Region specific patellar tendon hypertrophy in humans following resistance training. *Acta Physiologica* (Oxford) 191 (2), S. 111–121

70 Mersmann, F., Bohm, S., Schroll, A., Boeth, H., Duda, G. N., Arampatzis, A. (2017). Muscle and tendon adaptation in adolescent athletes: A longitudinal study. *Scandinavian Journal of Medicine & Science in Sports* 27 (1), S. 75–82

71 Rio, E., Kidgell, D., Moseley, G. L., Gaida, J., Docking, S., Purdam, C., Cook, J. (2016). Tendon neuroplastic training: changing the way we think about tendon rehabilitation: a narrative review. *British Journal of Sports Medicine* 50 (4), S. 209–215

72 Myers, T. (2011). Fascial Fitness: Training in the Neuromyofascial Web. *IDEA Fitness Journal* 8 (4), S. 1–8

73 Bohm, S., Mersmann, F., Arampatzis, A. (2015). Human tendon adaptation in response to mechanical loading: a systematic review and meta-analysis of exercise intervention studies on healthy adults. *Sports Medicine* – Open 1 (7)

74 Hopkins, J. T., Ingersoll, C. D. (2000). Arthrogenic Muscle inhibition: A Limiting Factor in Joint Rehabilitation. *Journal of Sport Rehabilitation* 9 (2), S. 135–159

75 Davi, S. M., Lepley, A. S., Denegar, C. R., DiStefano, L. J., Edgar, C. M., Lepley, L. K. (2020). Quadriceps Inhibition After Naturally Occurring Patellar Tendon Damage and Pain. *Journal of Athletic Training* 55 (6), S. 608–614

76 Rush, J. L., Sherman, D. A., Bazett-Jones, D. M., Ingersoll, C. D., Norte, G. E. (2021). Understanding Athletic Trainers' Knowledge, Intervention, and Barriers Toward Arthrogenic Muscle Inhibition. *Journal of Sport Rehabilitation* 1, S. 1–9

77 Hopkins, J. T., Ingersoll, C. D., Krause, B. A., Edwards, J. E., Cordova, M. L. (2001). Effect of knee joint effusion on quadriceps and soleus motoneuron pool excitability. *Medicine and science in sports and exercise* 33 (1), S. 123–126

78 Porro, C. A., Baraldi, P., Pagnoni, G., Serafini, M., Facchin, P., Maieron, M., Nichelli, P. (2002). Does anticipation of pain affect cortical nociceptive systems? *Journal of Neuroscience* 22 (8), S. 3206–3214

79 Graven-Nielsen, T., Lund, H., Arendt-Nielsen, L., Danneskiold-Samsøe, B., Bliddal, H. (2002). Inhibition of maximal voluntary contraction force by experimental muscle pain: a centrally mediated mechanism. *Muscle & Nerve* 26 (5), S. 708–712

80 Hodges, P. W., Smeets, R. J. (2015). Interaction between pain, movement, and physical activity: short-term benefits, long-term consequences, and targets for treatment. *The Clinical Journal of Pain* 31 (2), S. 97–107

81 Davi, S. M., Lepley, A. S., Denegar, C. R., DiStefano, L. J., Edgar, C. M., Lepley, L. K. (2020). Quadriceps Inhibition After Naturally Occurring Patellar Tendon Damage and Pain. *Journal of Athletic Training* 55 (6), S. 608–614

82 Porro, C. A., Baraldi, P., Pagnoni, G., Serafini, M., Facchin, P., Maieron, M., Nichelli, P. (2002). Does anticipation of pain affect cortical nociceptive systems? *Journal of Neuroscience* 22 (8), S. 3206–3214

83 Geertsen, S. S., Lundbye-Jensen, J., Nielsen, J. B. (1985). Increased central facilitation of antagonist reciprocal inhibition at the onset of dorsiflexion following explosive strength training. *Journal of Applied Physiology* 105 (3), S. 915–922

84 Amiridis, I. G., Martin, A., Morlon, B., Martin, L., Cometti, G., Pousson, M., van Hoecke, J. (1996). Co-activation and tension-regulating phenomena during isokinetic knee extension in sedentary and highly skilled humans. *European Journal of Applied Physiology and Occupational Physiology* 73 (1–2), S. 149–156

85 Gabriel, D. A., Kamen, G., Frost, G. (2006). Neural adaptations to resistive exercise: mechanisms and recommendations for training practices. *Sports Medicine* 36 (2), S. 133–149

86 Brechue, W. F., Abe, T. (2002). The role of FFM accumulation and skeletal muscle architecture in powerlifting performance. *European Journal of Applied Physiology* 86 (4), S. 327–336

87 Siahkouhian, M., Hedayatneja, M. (2010). Correlations of Anthropometric and Body Composition Variables with the Performance of Young Elite Weightlifters. *Journal of Human Kinetics* 25 (1), S. 125–131

88 Lovera, M., Keogh, J. W. L. (2015). Anthropometric profile of powerlifters: Differences as a function of bodyweight class and competitive success. *The Journal of Sports Medicine and Physical Fitness* 55 (5), S. 478–487

89 Jones, M. T., Jagim, A. R., Haff, G. G., Carr, P. J., Martin, J., Oliver, J. M. (2016). Greater Strength Drives Difference in Power between Sexes in the Conventional Deadlift Exercise. *Sports* (Basel) 4 (3), S. 43

90 Nuckols, G. (2016). *Size vs. Strength: How Important is Muscle Growth for Strength Gains?* www.strongerbyscience.com/size-vs-strength/ (Zugriff am 11.03.2021)

91 Narici, M. V., Hoppeler, H., Kayser, B., Landoni, L., Claassen, H., Conti, M., Cerretelli, P. (1996). Human quadriceps cross-sectional area, torque and neural activation during 6 months strength training. *Acta Physiologica* (The Scandinavian Physiological Society) 157 (2), S. 175–186

92 Trezise, J., Collier, N., Blazevich, A. J. (2016). Anatomical and neuromuscular variables strongly predict maximum knee extension torque in healthy men. *European Journal of Applied Physiology* 116, S. 1159–1177

93 Nuckols, G. (2016). *Size vs. Strength: How Important is Muscle Growth for Strength Gains?* www.strongerbyscience.com/size-vs-strength/ (Zugriff am 11.03.2021)

94 Casolo, A., Del Vecchio, A., Balshaw, T. G., Maeo, S., Lanza, M. B., Felici, F., Folland, J. P., Farina, D. (2021). Behavior of motor units during submaximal isometric contractions in chronically strength-trained individuals. *Journal of Applied Physiology* (1985), 131 (5), S. 1584–1598

95 Vigotsky, A. D., Contreras, B., Beardsley, C. (2015). Biomechanical implications of skeletal muscle hypertrophy and atrophy: a musculoskeletal model. *PeerJ* 3, S. e1462

96 World Health Organization (2022). *Physical Activity*. www.who.int/news-room/fact-sheets/detail/physical-activity (Zugriff am 21.12.2023)

97 Beardsley, C. (2022*). Maximum strength increases after heavy strength training and training programs due to various (central nervous system and periphal) mechanisms.* /mobile.twitter.com/sandcresearch (Zugriff am 22.07.2022)

98 Geertsen, S. S., Lundbye-Jensen, J., Nielsen, J. B. (2008). Increased central facilitation of antagonist reciprocal inhibition at the onset of dorsiflexion following explosive strength training. *Journal of Applied Physiology* 105 (3), S. 915–922

99 Carolan, B., Cafarelli, E. (1992). Adaptations in coactivation after isometric resistance training. *Journal of Applied Physiology* 73 (3), S. 911–917

100 Gabriel, D. A., Kamen, G., Frost, G. (2006). Neural adaptations to resistive exercise: mechanisms and recommendations for training practices. *Sports Medicine* 36 (2), S. 133–149

101 Aagaard, P., Mayer, F. (2007). Neuronal adaptation to strength training. *Deutsche Zeitschrift für Sportmedizin* 58, S. 50–53

102 Carroll, T. J., Selvanayagam, V. S., Riek, S., Semmler, J. G. (2011). Neural adaptations to strength training: moving beyond transcranial magnetic stimulation and reflex studies. *Acta Physiologica* (Oxford) 202 (2), S. 119–140

103 Weier, A. T., Pearce, A. J., Kidgell, D. J. (2012). Strength training reduces intracortical inhibition. *Acta Physiologica* (Oxford) 206 (2), S. 109–119

104 Gabriel, D. A., Kamen, G., Frost, G. (2006). Neural adaptations to resistive exercise: mechanisms and recommendations for training practices. *Sports Medicine* 36 (2), S. 133–149

105 Aagaard, P., Simonsen, E. B., Andersen, J. L., Magnusson, S. P., Halkjaer-Kristensen, J., Dyhre-Poulsen, P. (2000). Neural inhibition during maximal eccentric and concentric quadriceps contraction: effects of resistance training. *Journal of Applied Physiology* 89 (6), S. 2249–2257

106 Chalmers, G. (2002). Do Golgi tendon organs really inhibit muscle activity at high force levels to save muscles from injury, and adapt with strength training? *Sports Biomechanics* 1 (2), S. 239–249

107 Narici, M. V., Hoppeler, H., Kayser, B., Landoni, L., Claassen, H., Conti, M., Cerretelli, P. (1996). Human quadriceps cross-sectional area, torque and neural activation during 6 months strength training. *Acta Physiologica* (The Scandinavian Physiological Society) 157 (2), S. 175–186

108 Androulakis-Korakakis, P., Fisher, J. P., Kolokotronis, P., Gentil, P., Steele, J. (2018). Reduced Volume ›Daily Max‹ Training Compared to Higher Volume Periodized Training in Powerlifters Preparing for Competition – A Pilot Study. *Sports* (Basel) 6 (3), S. 86

109 Jones, D. A., Rutherford, O. M., Parker, D. F. (1989). Physiological changes in skeletal muscle as a result of strength training. *Experimental Physiology* 74 (3), S. 233–256

110 Li, R., Narici, M. V., Erskine, R. M., Seynnes, O. R., Rittweger, J., Pišot, R., Šimunič, B., Flück, M. (2013). Costamere remodeling with muscle loading and unloading in healthy young men. *Journal of Anatomy* 223 (5), S. 525–536

111 Ramaswamy, K. S., Palmer, M. L., Meulen, J. H., Renoux, A., Kostrominova, T. Y., Michele, D. E., Faulkner, J. A. (2011). Lateral transmission of force is impaired in skeletal muscles of dystrophic mice and very old rats. *The Journal of Physiology* 589 (5), S. 1195–1208

112 Friedmann-Bette, B., Bauer, T., Kinscherf, R., Vorwald, S., Klute, K., Bischoff, D., Müller, H., Weber, M. A., Metz, J., Kauczor, H. U., Bärtsch, P., Billeter, R. (2010). Effects of strength training with eccentric overload on muscle adaptation in male athletes. *European Journal of Applied Physiology* 108 (4), S. 821–836

113 Fernandez-Gonzalo, R., Lundberg, T. R., Alvarez-Alvarez, L., de Paz, J. A. (2014). Muscle damage responses and adaptations to eccentric-overload resistance exercise in men and women. *European Journal of Applied Physiology* 114 (5), S. 1075–1084

114 Vogt, M., Hoppeler, H. H. (2014). Eccentric exercise: mechanisms and effects when used as training regime or training adjunct. *Journal of Applied Physiology* 116 (11), S. 1446–1454

115 Douglas, J., Pearson, S., Ross, A., McGuigan, M. (2017). Chronic Adaptations to Eccentric Training: A Systematic Review. *Sports Medicine* 47 (5), S. 917–941

116 Wagle, J. P., Taber, C. B., Cunanan, A. J., Bingham, G. E., Carroll, K. M., DeWeese, B. H., Sato, K., Stone, M. H. (2017). Accentuated Eccentric Loading for Training and Performance: A Review. *Sports Medicine* 47 (12), S. 2473–2495

117 Suchomel, T. J., Wagle, J. P., Douglas, J., Taber, C. B., Harden, M., Haff, G. G., Stone, M. H. (2019). Implementing Eccentric Resistance Training-Part 1: A Brief Review of Existing Methods. *Journal of Functional Morphology and Kinesiology* 4 (2), S. 38

118 Suchomel, T. J., Wagle, J. P., Douglas, J., Taber, C. B., Harden, M., Haff, G. G., Stone, M. H. (2019). Implementing Eccentric Resistance Training-Part 2: Practical Recommendations. *Journal of Functional Morphology and Kinesiology* 4 (3), S. 55

119 Sarto, F., Franchi, M. V., Rigon, P. A., Grigoletto, D., Zoffoli, L., Zanuso, S., Narici, M. V. (2020). Muscle activation during leg-press exercise with or without eccentric overload. *European Journal of Applied Physiology* 120 (7), S. 1651–1656

120 Hortobágyi, T., Devita, P., Money, J., Barrier, J. (2001). Effects of standard and eccentric overload strength training in young women. *Medicine & Science in Sports & Exercise* 33 (7), S. 1206–1212

121 Oliveira, A. S., Corvino, R. B., Caputo, F. (2016). Effects of fast-velocity eccentric resistance training on early and late rate of force development. *European Journal of Sport Science* 16 (2), S. 199–205

122 Walker, S., Blazevich, A. J., Haff, G. G., Tufano, J. J., Newton, R. U., Häkkinen, K. (2016). Greater Strength Gains after Training with Accentuated Eccentric than Traditional Isoinertial Loads in Already Strength-Trained Men. *Frontiers in Physiology* 7, S. 149

123 Douglas, J., Pearson, S., Ross, A., McGuigan, M. (2017). Chronic Adaptations to Eccentric Training: A Systematic Review. *Sports Medicine* 47 (5), S. 917–941

124 Maroto-Izquierdo, S., García-López, D., de Paz, J. A. (2017). Functional and Muscle-Size Effects of Flywheel Resistance Training with Eccentric-Overload in Professional Handball Players. *Journal of Human Kinetics* 60, S. 133–143

125 Maroto-Izquierdo, S., García-López, D., Fernandez-Gonzalo, R., Moreira, O. C., González-Gallego, J., de Paz, J. A. (2017). Skeletal muscle functional and structural adaptations after eccentric overload flywheel resistance training: a systematic review and meta-analysis. *Journal of Science and Medicine in Sport* 20 (10), S. 943–951

126 Norrbrand, L., Fluckey, J. D., Pozzo, M., Tesch, P. A. (2008). Resistance training using eccentric overload induces early adaptations in skeletal muscle size. *European Journal of Applied Physiology* 102 (3), S. 271–281

127 Refsnes, P. E. (1999). Testing and training for top norwegian athletes. In: Müller, E., Ludescher, F., Zallinger, G. (Hrsg.). *Science in Elite Sport*. New York: Routledge. S. 98–116

128 Siff, M. C., Verkhoshansky, Y. V. (1999). *Supertraining*. 4. Auflage, Eigenverlag/Denver

129 Travis, S. K., Mujika, I., Gentles, J. A., Stone, M. H., Bazyler, C. D. (2020). Tapering and Peaking Maximal Strength for Powerlifting Performance: A Review. *Sports* (Basel) 8 (9), S. 125

130 Travis, S. K., Pritchard, H. J., Mujika, I., Gentles, J. A., Stone, M. H., Bazyler, C. D. (2021). Characterizing the Tapering Practices of United States and Canadian Raw Powerlifters. *The Journal of Strength & Conditioning Research* 35 (2), S. 26–35

131 Chiu, L. Z. F., Barnes, J. L. (2003). The Fitness-Fatigue Model Revisited. *Strength and Conditioning Journal* 25 (6), S. 42–51

132 Beardsley, C. (2020). *What are the different types of fatigue?* Chris Beardsley. medium.com/@SandCResearch/what-are-the-different-types-of-fatigue-a631442c973d (Zugriff am 18.07.2022)

133 Beardsley, C. (2018). *Muscle damage is probably the key factor that determines how quickly we recover from a workout.* twitter.com/sandcresearch/status/974238994140672000 (Zugriff am 18.07.2020)

134 Gibala, M. J., MacDougall, J. D., Sale, D. G. (1994). The effects of tapering on strength performance in trained athletes. *International Journal of Sports Medicine* 15 (8), S. 492–497

135 Izquierdo, M., Ibañez, J., González-Badillo, J. J., Ratamess, N. A., Kraemer, W. J., Häkkinen, K., Bonnabau, H., Granados, C., French, D. N., Gorostiaga, E. M. (2007). Detraining and tapering effects on hormonal responses and strength performance. *The Journal of Strength & Conditioning Research* 21 (3), S. 768–775

136 Williams, T. D., Bishop, P. A., Esco, M. R., Fedewa, M. V., Wingo, J. E., Neggers, Y. H. (2017). *Monitoring changes in resistance training performance following overload and taper microcycles.* Dissertation. University of Alabama

137 Travis, S. K., Mujika, I., Gentles, J. A., Stone, M. H., Bazyler, C. D. (2020). Tapering and Peaking Maximal Strength for Powerlifting Performance: A Review. *Sports* (Basel) 8 (9), S. 125

138 Ebd.

139 Vann, C. G., Haun, C. T., Osburn, S. C., Romero, M. A., Roberson, P. A., Mumford, P. W., Mobley, C. B., Holmes, H. M., Fox, C. D., Young, K. C., Roberts, M. D. (2021). Molecular Differences in Skeletal Muscle After 1 Week of Active vs. Passive Recovery from High-Volume Resistance Training. *The Journal of Strength Conditioning Research* 35 (8), S. 2102–2113

140 Tuchscherer, M. (2018). *Emerging Strategies with Mike Tuchscherer.* www.youtube.com/watch?v=WdGP120e4B0 (Zugriff am 09.10.2020)

141 Strömbäck, E., Aasa, U., Gilenstam, K., Berglund, L. (2018). Prevalence and Consequences of Injuries in Powerlifting: A Cross-sectional Study. *Orthopaedic Journal of Sports Medicine* 6 (5), 2325967118771016

142 Morán-Navarro, R., Pérez, C. E., Mora-Rodríguez, R., de la Cruz-Sánchez, E., González-Badillo, J. J., Sánchez-Medina, L., Pallarés, J. G. (2017). Time course of recovery following resistance training leading or not to failure. *European Journal of Applied Physiology* 117 (12), S. 2387–2399

143 Miranda, H., Maia, M. F., Paz, G. A., de Souza, J. A. A. A., Simão, R., Farias, D. A., Willardson, J. M. (2018). Repetition Performance and Blood Lactate Responses Adopting Different Recovery Periods Between Training Sessions in Trained Men. *The Journal of Strength and Conditioning Research* 32 (12), S. 3340–3347

144 Bartholomew, J. B., Stults-Kolehmainen, M. A., Elrod, C. C., Todd, J. S. (2008). Strength gains after resistance training: the effect of stressful, negative life events. *The Journal of Strength and Conditioning Research* 22 (4), S. 1215–1221

145 Coleman, M., Burke, R., Augustin, F., Piñero, A., Maldonado, J., Fisher, J. et al. (2024). Gaining more from doing less? The effects of a one-week deload period during supervised resistance training on muscular adaptations. *PeerJ* 12, S. e16777

146 Helms, E. (2019). Implementing Deloads, Part 1. *MASS Research Review* 3 (3). www.massmember.com/products/mass-subscription/categories/1167606/posts/3868306 (Zugriff am 30.06.2022)

147 Helms, E. (2019). Implementing Deloads, Part 2. *MASS Research Review* 3 (4). www.massmember.com/products/mass-subscription/categories/1241973/posts/4134322 (Zugriff am 30.06.2022)

148 Androulakis-Korakakis, P., Fisher, J. P., Steele, J. (2020). The Minimum Effective Training Dose Required to Increase 1RM Strength in Resistance-Trained Men: A Systematic Review and Meta-Analysis. *Sports Medicine* 50 (4), S. 751–765

149 Ogasawara, R., Yasuda, T., Ishii, N., Abe, T. (2013). Comparison of muscle hypertrophy following 6-month of continuous and periodic strength training. *European Journal of Applied Physiology* 113 (4), S. 975–985

150 Vann, C. G., Haun, C. T., Osburn, S. C., Romero, M. A., Roberson, P. A., Mumford, P. W., Mobley, C. B., Holmes, H. M., Fox, C. D., Young, K. C., Roberts, M. D. (2021). Molecular Differences in Skeletal Muscle After 1 Week of Active vs. Passive Recovery from High-Volume Resistance Training. *The Journal of Strength and Conditioning Research* 35 (8), S. 2102–2113

151 Macnamara, B. N., Hambrick, D. Z., Oswald, F. L. (2014). Deliberate practice and performance in music, games, sports, education, and professions: a meta-analysis. *Psychological Science* 25 (8), S. 1608–1618

152 Lightfoot, J. T., Hubal, M. J., Roth, S. M. (2019). Heritability of muscle size and strengths traits. In: Thomis, M.: *Routledge handbook of sport and exercise systems genetics*. London: Routledge

153 Nuckols, G. (2023). *Genetics and Strength Training: Just How Different Are We?* www.strongerbyscience.com/genetics-and-strength-training-just-different/ (Zugriff am 26.09.2023)

154 Williams, T., Tolusso, D. V., Fedewa, M. V., Esco, M. R. (2017). Comparison of Periodized and Non-Periodized Resistance Training on Maximal Strength: A Meta-Analysis. *Sports Medicine* 47 (10), S. 2083–2100

155 Nuckols, G. (2018). *Periodization: What the Data Say.* www.strongerbyscience.com/periodization-data/ (Zugriff am 15.06.2021)

156 Willoughby, D. (1993). The Effects of Mesocycle-Length Weight Training Programs Involving Periodization and Partially Equated Volumes on Upper and Lower Body Strength. *Journal of Strength and Conditioning Research* 7 (1), S. 2–8

157 Matwejew, L. P. (1975). *Periodisierung des sportlichen Trainings*. Berlin: Bartels & Wernitz

158 Nuckols, G. (2017). Periodization: History and Theory. https://www.strongerbyscience.com/periodization-history-theory/ (Zugriff am 16.03.2021)

159 Bompa, T. O., Haff, G. G. (2009). *Periodization: Theory and Methodology of Training* (5. durchgesehene Auflage). Champaign/Illinois: Human Kinetics

160 Chartoff, R., Winkler, I. (Produzenten), Stallone, S. (1982). *Rocky III – Das Auge des Tigers* (im englischen Original *Rocky III*). USA: United Artists, Chartoff-Winkler Productions

161 Prestes, J., Frollini, A. B., Lima, C., Donatto, F. F., Foschini, D., De Cássia Marqueti, R., Figueira, A., Fleck, S. J. (2009). Comparison between linear and daily undulating periodized resistance training to increase strength. *Journal of Strength and Conditioning Research* 23 (9), S. 2437–2442

162 Apel, J. M., Lacey, R. M., Kell, R. T. (2011). A comparison of traditional and weekly undulating periodized strength training programs with total volume and intensity equated. *Journal of Strength and Conditioning Research* 25 (3), S. 694–703

163 Rhea, M. R., Ball, S. D., Phillips, W. T., Burkett, L. N. (2002). A Comparison of Linear and Daily Undulating Periodized Programs with Equated Volume and Intensity for Strength. *Journal of Strength and Conditioning Research* 16 (2), S. 250–255

164 Nuckols, G. (2018). Periodization: What the Data Say. https://www.strongerbyscience.com/periodization-data/ (Zugriff am 15.06.2021)

165 Grgic, J., Mikulic, P., Podnar, H., Pedisic, Z. (2017). Effects of linear and daily undulating periodized resistance training programs on measures of muscle hypertrophy: a systematic review and meta-analysis. *PeerJ* 5, S. e3695

166 Issurin, V. B. (2008). Block periodization versus traditional training theory: A review. *The Journal of Sports Medicine and Physical Fitness* 48, S. 65–75

167 Ebd.

168 Ebd.

169 Koprivica, V. (2012). Block Periodization – A Breakthrough Or A Misconception. *SportLogia* 8 (2), S. 93–99

170 Travis, S. K., Mujika, I., Gentles, J. A., Stone, M. H., Bazyler, C. D. (2020). Tapering and Peaking Maximal Strength for Powerlifting Performance: A Review. *Sports* (Basel) 8 (9), S. 125

171 Bartolomei, S., Stout, J. R., Fukuda, D. H., Hoffman, J. R., Merni, F. (2015). Block vs. weekly undulating periodized resistance training programs in women. *The Journal of Strength and Conditioning Research* 29 (10), S. 2679–2687

172 Rønnestad, B. R., Øfsteng, S. J., Ellefsen, S. (2018). Block periodization of strength and endurance training is superior to traditional periodization in ice-hockey players. *Scandinavian Journal of Medicine and Science in Sports* 29 (2), S. 180–188

173 Painter, K., Haff, G. G., Ramsey, M., McBride, J., Triplett, T., Sands, W., Lamont, H., Stone, M. E., Stone, M. H. (2012). Strength Gains: Block Versus Daily Undulating Periodization Weight Training Among Track and Field Athletes. *International Journal of Sports Physiology and Performance* 7 (2), S. 161–169

174 Jensen, J. (2016). *Making Sense of Bondarchuk: Periodization Models*. www.jtsstrength.com/making-sense-of-bondarchuk-periodization-models/ (Zugriff am 09.10.2020)

175 Tuchscherer, M. (2018). *Emerging Strategies With Mike Tuchscherer.* www.youtube.com/watch?v=WdGP120e4B0 (Zugriff am 09.10.2020)

176 Ebd.

177 Bompa, T. O. (1985). Talent Identification. In: *Sports: Science periodical on research and technology in sport, physical testing*. Ottawa: Coaching Association of Canada

178 Ho, R. (1987). Talent identification in China. In: Petiot, B., Salmela, J. H., Hoshizaki, T. B. (Hrsg.). *World identification for gymnastic talent.* Montreal: Sports Psyche Editions

179 Siff, M. C., Verkhoshansky, Y. V. (1999). *Supertraining*. 4. Auflage. Eigenverlag/Denver

180 Nagorni, M. F. (1978). Facts and fiction regarding junior's training. In: Bompa, T. O. (2000). *Total Training for Young Champions*. Champaign/Illinois: Human Kinetics (S. 4–5). (Original veröffentlicht 1978, Moskau: Fizkultura i Sport, Bd. 6)

181 Harre, D. (1982). Trainingslehre. In: Bompa, T. O. (2000). *Total Training for Young Champions*. Champaign/Illinois: Human Kinetics (S. 4). (Original veröffentlicht 1982, Berlin: Sportverlag)

182 Medvedyev, A. S. (1989). *A System of Multi-Year Training in Weightlifting*. Livonia, M. I.: Sportivny Press. (Original veröffentlicht 1986, Moskau: Fizkultura i Sport)

183 Verkhoshansky, Y. V. (1986). *Fundamentals of Special Strength-Training in Sport*. Livonia, MI: Sportivny Press. (Original veröffentlicht 1977, Moskau: Fizkultura i Sport)

184 Platonov, V. N. (1993). Podstawowe zasady wieloletniego szkolenia wsporcie olimpijskim. In: Kurz, T. (2001). *Science of Sports Training: How to plan and control for peak performance*. (2. Auflage) Island Pond, VT: Stadion Publishing Company, Inc.

185 Polishchuk, D. A. (1997). Velocipedny sport. In: Kurz, T. (2001). *Science of Sports Training: How to plan and control for peak performance*. (2. Auflage) Island Pond, VT: Stadion Publishing Company, Inc.

186 Hickson, R. C. (1980). Interference of strength development by simultaneously training for strength and endurance. *European Journal of Applied Physiology and Occupational Physiology* 45 (2–3), S. 255–263

187 Hennessy, L. C., Watson, A. W. (1994). The interference effects of training for strength and endurance simultaneously. *Journal of Strength and Conditioning Research* 8 (1), S. 12–19

188 Hamilton, D., Philp, A. (2013). Can AMPK mediated suppression of mTORC1 explain the concurrent training effect? *Cellular and Molecular Exercise Physiology* 2 (1), e4–10.7457

189 Jones, T. W., Eddens, L., Kupusarevic, J., Simoes, D. C. M., Furber, M. J. W., van Someren, K. A., Howatson, G. (2021). Aerobic exercise intensity does not affect the anabolic signaling following resistance exercise in endurance athletes. *Scientific Reports* 11 (1), S. 10785

190 Hickson, R. C. (1980). Interference of strength development by simultaneously training for strength and endurance. *European Journal of Applied Physiology and Occupational Physiology* 45 (2–3), S. 255–263

191 Tomiya, S., Kikuchi, N., Nakazato, K. (2017). Moderate Intensity Cycling Exercise after Upper Extremity Resistance Training Interferes Response to Muscle Hypertrophy but Not Strength Gains. *Journal of Sports Science & Medicine* 16 (3), S. 391–395

192 Dragutinovic, B., Feuerbacher, J. F., Jacobs, M. W., Bloch, W., Schumann, M. (2022). Acute Effects of Concurrent High-Intensity Interval Cycling and Bench-Press Loading on Upper- and Lower-Body Explosive Strength Performance. *International Journal of Sports Physiology and Performance* 17 (7), S. 1077–1084

193 Häkkinen, K., Alen, M., Kraemer, W. J., Gorostiaga, E., Izquierdo, M., Rusko, H., Mikkola, J., Häkkinen, A., Valkeinen, H., Kaarakainen, E., Romu, S., Erola, V., Ahtiainen, J., Paavolainen, L. (2003). Neuromuscular adaptations during concurrent strength and endurance training versus strength training. *European Journal of Applied Physiology* 89 (1), S. 42–52

194 Petré, H., Hemmingsson, E., Rosdahl, H., Psilander, N. (2021). Development of Maximal Dynamic Strength During Concurrent Resistance and Endurance Training in Untrained, Moderately Trained, and Trained Individuals: A Systematic Review and Meta-analysis. *Sports Medicine* 51 (5), S. 991–1010

195 Zourdos, M. C. (2022). The Overcorrection of Concurrent Training Views. *MASS* 6 (6)

196 Laursen, P., Buchheit, M. (2019). *Science and Application of High-Intensity Interval Training: Solutions to the Programming Puzzle*. Champaign/Illinois: Human Kinetics

197 Zourdos, M. C. (2022). The Overcorrection of Concurrent Training Views. *MASS* 6 (6)

198 Fowles, J. R., Sale, D. G., MacDougall, J. D. (2000). Reduced strength after passive stretch of the human plantarflexors. *Journal of Applied Physiology* 89 (3), S. 1179–1188

199 Simic, L., Sarabon, N., Markovic, G. (2013). Does pre-exercise static stretching inhibit maximal muscular performance? A meta-analytical review. *Scandinavian Journal of Medicine & Science in Sports* 23 (2), S. 131–148

200 Beedle, B., Rytter, S. J., Healy, R. C., Ward, T. R. (2008). Pretesting static and dynamic stretching does not affect maximal strength. *The Journal of Strength and Conditioning Research* 22 (6), S. 1838–1843

201 Ferreira-Júnior, J. B., Benine, R. P. C., Chaves, S. F. N., Borba, D. A., Martins-Costa, H. C., Freitas, E. D. S., Bemben, M. G., Vieira, C. A., Bottaro, M. (2021). Effects of Static and Dynamic Stretching Performed Before Resistance Training on Muscle Adaptations in Untrained Men. *The Journal of Strength and Conditioning Research* 35 (11), S. 3050–3055

202 Nelson, A. G., Driscoll, N. M., Landin, D. K., Young, M. A., Schexnayder, I. C. (205). Acute effects of passive muscle stretching on sprint performance. *Journal of Sports Science* 23 (5), S. 449–454

203 Budini, F., Gallasch, E., Christova, M., Rafolt, D., Rauscher, A. B., Tilp, M. (2017). One minute static stretch of plantar flexors transiently increases H reflex excitability and exerts no effect on corticospinal pathways. *Experimental Physiology* 102 (8), S. 901–910

204 Budini, F., Rafolt, D., Christova, M., Gallasch, E., Tilp, M. (2020). The Recovery of Muscle Spindle Sensitivity Following Stretching Is Promoted by Isometric but Not by Dynamic Muscle Contractions. *Frontiers in Physiology* 11, S. 905

205 Marchetti, P. H., Miyatake, M. M. S., Magalhaes, R. A., Gomes, W. A., Da Silva, J. J., Brigatto, F. A., Zanini, T. C. C., Behm, D. G. (2022). Different volumes and intensities of static stretching affect the range of motion and muscle force output in well-trained subjects. *Sports Biomechanics* 21 (2), S. 155–164

206 Zourdos, M. C. (2019). Video: Pre-Training Stretching: An Update. *MASS* 4 (9)

207 Junior, R. M., Berton, R., de Souza, T. M., Chacon-Mikahil, M. P., Cavaglieri, C. R. (2017). Effect of the flexibility training performed immediately before resistance training on muscle hypertrophy, maximum strength and flexibility. *European Journal of Applied Physiology* 117 (4), S. 767–774

208 Fletcher, I. M., Jones, B. (2004). The effect of different warm-up stretch protocols on 20 meter sprint performance in trained rugby union players. *The Journal of Strength and Conditioning Research* 18 (4), S. 885–888

209 Yamaguchi, T., Ishii, K. (2005). Effects of static stretching for 30 seconds and dynamic stretching on leg extension power. *The Journal of Strength and Conditioning Research* 19 (3), S. 677–683

210 Behm, D. G., Blazevich, A. J., Kay, A. D., McHugh, M. (2016). Acute effects of muscle stretching on physical performance, range of motion, and injury incidence in healthy active individuals: a systematic review. *Applied Physiology, Nutrition, and Metabolism* 41 (1), S. 1–11

211 Medeiros, D. M., Lima, C. S. (2017). Influence of chronic stretching on muscle performance: Systematic review. *Human Movement Science* 54, S. 220–229

212 Zourdos, M. C. (2020). You Should Probably Be Stretching. *MASS* 5 (4)

213 Afonso, J., Ramirez-Campillo, R., Moscão, J., Rocha, T., Zacca, R., Martins, A., Milheiro, A A., Ferreira, J., Sarmento, H., Clemente, F. M. (2021). Strength Training versus Stretching for Improving Range of Motion: A Systematic Review and Meta-Analysis. *Healthcare* 9 (4), S. 427

214 Warneke, K., Brinkmann, A., Hillebrecht, M., Schiemann, S. (2022). Influence of Long-Lasting Static Stretching on Maximal Strength, Muscle Thickness and Flexibility. *Frontiers in Physiology* 13, S. 878955

215 Warneke, K., Konrad, A., Keiner, M., Zech, A., Nakamura, M., Hillebrecht, M., Behm, D. G. (2022). Using Daily Stretching to Counteract Performance Decreases as a Result of Reduced Physical Activity-A Controlled Trial. *International Journal of Environmental Research and Public Health* 19 (23), S. 15571

216 Warneke, K., Freund, P. A., Schiemann, S. (2023). Long-Lasting Stretching Induces Muscle Hypertrophy: A Meta-Analysis of Animal Studies. *Journal. of Science in Sport and Exercise* 5, S. 289–301

217 Warneke, K., Konrad, A., Keiner, M., Zech, A., Nakamura, M., Hillebrecht, M., Behm, D. G. (2022). Using Daily Stretching to Counteract Performance Decreases as a Result of Reduced Physical Activity-A Controlled Trial. *International Journal of Environmental Research and Public Health* 19 (23), S. 15571

218 Warneke, K., Zech, A., Wagner, C. M., Konrad, A., Nakamura, M., Keiner, M. (2023). Sex Differences in Stretch-induced Hypertrophy, Maximal Strength and Flexibility Gains. *Frontiers in Physiology* 13, S. 2730

219 Herbert, R. D., Gabriel, M. (2002). Effects of stretching before and after exercising on muscle soreness and risk of injury: systematic review. *BMJ (Bundesministerium der Justiz)* 325 (7362), S. 468

220 Wernbom, M., Augustsson, J., Thomeé, R. (2007). The influence of frequency, intensity, volume and mode of strength training on whole muscle cross-sectional area in humans. *Sports Medicine* 37 (3), S. 225–264

221 Lasevicius, T., Ugrinowitsch, C., Schoenfeld, B. J., Roschel, H., Tavares, L. D., De Souza, E. O., Laurentino, G., Tricoli, V. (2018). Effects of different intensities of resistance training with equated volume load on muscle strength and hypertrophy. *European Journal of Sport Science* 22, S. 1–9

222 Kubo, K., Ikebukuro, T., Yata, H. (2021). Effects of 4, 8, and 12 repetition maximum resistance training protocols on muscle volume and strength. *The Journal of Strength and Conditioning Research* 35 (4), S. 879–885

223 Lopez, P., Radaelli, R., Taaffe, D. R., Newton, R. U., Galvão, D. A., Trajano, G. S., Teodoro, J. L., Kraemer, W. J., Häkkinen, K., Pinto, R. S. (2021). Resistance Training Load Effects on Muscle Hypertrophy and Strength Gain: Systematic Review and Network Meta-analysis. *Medicine & Science in Sports & Exercise* 53 (6), S. 1206–1216

224 Schoenfeld, B. J., Grgic, J., Van Every, D. W., Plotkin, D. L. (2021). Loading Recommendations for Muscle Strength, Hypertrophy, and Local Endurance: A Re-Examination of the Repetition Continuum. *Sports* 9 (2), S. 32

225 Ebd.

226 Ebd.

227 Ebd.

228 Schoenfeld, B. J., Ratamess, N. A., Peterson, M. D., Contreras, B., Sonmez, G. T. Alvar, B. A. (2014). Effects of different volume-equated resistance training loading strategies on muscular adaptations in well-trained men. *The Journal of Strength and Conditioning Research* 28 (10), S. 2909–2918

229 Mangine, G. T., Hoffman, J. R., Gonzalez, A. M., Townsend, J. R., Wells, A. J., Jajtner, A. R., Beyer, K. S., Boone, C. H., Miramonti, A. A., Wang, R., LaMonica, M. B., Fukuda, D. H., Ratamess, N. A., Stout, J. R. (2015). The effect of training volume and intensity on improvements in muscular strength and size in resistance-trained men. *Physiological Reports* 3 (8), S. e12472

230 Klemp, A., Dolan, C., Quiles, J. M., Blanco, R., Zoeller, R. F., Graves, B. S., Zourdos, M. C. (2016). Volume-equated high- and low-repetition daily undulating programming strategies produce similar hypertrophy and strength adaptations. *Applied Physiology, Nutrition, and Metabolism* 41 (7), S. 699–705

231 Schoenfeld, B. J., Contreras, B., Vigotsky, A. D., Peterson, M. D. (2016). Differential Effects of Heavy versus Moderate Loads on Measures of Strength and Hypertrophy in Resistance-Trained Men. *Journal of Sports Science and Medicine* 15, S. 715–722

232 Kitsuda, Y., Wada, T., Noma, H., Osaki, M., Hagino, H. (2021). Impact of high-load resistance training on bone mineral density in osteoporosis and osteopenia: a meta-analysis. *Journal of Bone and Mineral Metabolism* 39 (5), S. 787–803

233 Cussler, E. C., Lohman, T. G., Going, S. B., Houtkooper, L. B., Metcalfe, L. L., Flint-Wagner, H. G., Harris, R. B., Teixeira, P. J. (2003). Weight lifted in strength training predicts bone change in postmenopausal women. *Medicine & Science in Sports & Exercise* 35 (1), S. 10–17

234 Mosti, M. P., Kaehler, N., Stunes, A. K., Hoff, J., Syversen, U. (2013). Maximal strength training in postmenopausal women with osteoporosis or osteopenia. *The Journal of Strength and Conditioning Research* 27 (10), S. 2879–2886

235 Carter, M. I., Hinton, P. S. (2014). Physical activity and bone health. Mo Med 111 (1), S. 59–64

236 Watson, S. L., Weeks, B. K., Weis, L. J., Harding, A. T., Horan, S. A., Beck, B. R. (2019). High-intensity exercise did not cause vertebral fractures and improves thoracic kyphosis in postmenopausal women with low to very low bone mass: the LIFTMOR trial. *Osteoporosis International* 30 (5), S. 957–964

237 Watson, S. L., Weeks, B. K., Weis, L. J., Harding, A. T., Horan, S. A., Beck, B. R. (2018). High-Intensity Resistance and Impact Training Improves Bone Mineral Density and Physical Function in Postmenopausal Women with Osteopenia and Osteoporosis: The LIFTMOR Randomized Controlled Trial. *Journal of Bone and Mineral Research* 33 (2), S. 211–220

238 Watson, S. L., Weeks, B. K., Weis, L. J., Horan, S. A., Beck, B. R. (2015). Heavy resistance training is safe and improves bone, function, and stature in postmenopausal women with low to very low bone mass: novel early findings from the LIFTMOR trial. *Osteoporosis International* 26 (12), S. 2889–2894

239 Harding, A. T., Weeks, B. K., Lambert, C., Watson, S. L., Weis, L. J., Beck, B. R. (2020) A Comparison of Bone-Targeted Exercise Strategies to Reduce Fracture Risk in Middle-Aged and Older Men with Osteopenia and Osteoporosis: LIFTMOR-M Semi-Randomized Controlled Trial. *Journal of Bone and Mineral Research* 35 (8), S. 1404–1414

240 Harding, A. T., Weeks, B. K., Lambert, C., Watson, S. L., Weis, L. J., Beck, B. R. (2021). Exploring thoracic kyphosis and incident fracture from vertebral morphology with high-intensity exercise in middle-aged and older men with osteopenia and osteoporosis: a secondary analysis of the LIFTMOR-M trial. *Osteoporosis International* 32 (3), S. 451–465

241 Harding, A. T., Weeks, B. K., Lambert, C., Watson, S. L., Weis, L. J., Beck, B. R. (2020). Effects of supervised high-intensity resistance and impact training or machine-based isometric training on regional bone geometry and strength in middle-aged and older men with low bone mass: The LIFTMOR-M semi-randomised controlled trial. *Bone,* S. 136

242 Harding, A. T., Weeks, B. K., Watson, S. L., Beck, B. R. (2017). The LIFTMOR-M (Lifting Intervention for Training Muscle and Osteoporosis Rehabilitation for Men) trial: protocol for a semirandomised controlled trial of supervised targeted exercise to reduce risk of osteoporotic fracture in older men with low bone mass. *BMJ (Bundesministerium der Justiz)* Open 7: S. e014951

243 Lasevicius, T., Ugrinowitsch, C., Schoenfeld, B. J., Roschel, H., Tavares, L. D., De Souza, E. O., Laurentino, G., Tricoli, V. (2018). Effects of different intensities of resistance training with equated volume load on muscle strength and hypertrophy. *European Journal of Sport Science* 22, S. 1–9

244 Rhea, M. R., Alvar, B. A., Burkett, L. N., Ball, S. D. (2003). A Meta-Analysis to Determine the Dose Response for Strength Development. *Medicine & Science in Sports & Exercise* 35 (3), S. 456–464

245 Kubo, K., Ikebukuro, T., Yata, H. (2021) Effects of 4, 8, and 12 Repetition Maximum Resistance Training Protocols on Muscle Volume and Strength. *The Journal of Strength and Conditioning Research* 35 (4), S. 879–885

246 Chestnut, J. L., Docherty, D. (1999). The Effects of 4 and 10 Repetition Maximum Weight-Training Protocols on Neuromuscular Adaptations in Untrained Men. *The Journal of Strength and Conditioning Research* 13 (4), S. 353–359

247 Carvalho, L., Junior, R. M., Barreira, J., Schoenfeld, B. J., Orazem, J., Barroso, R. (2022). Muscle hypertrophy and strength gains after resistance training with different volume-matched loads: a systematic review and meta-analysis. *Applied Physiology, Nutrition, and Metabolism* 47 (4), S. 357–368

248 Peterson, M. D., Rhea, M. R., Alvar, B. A. (2004). Maximizing strength development in athletes: A meta-analysis to determine the dose-response relationship. *The Journal of Strength and Conditioning Research* 18 (2), S. 377–382

249 Schoenfeld, B. J., Contreras, B., Vigotsky, A. D., Peterson, M. D. (2016). Differential Effects of Heavy versus Moderate Loads on Measures of Strength and Hypertrophy in Resistance-Trained Men. *Journal of Sports Science and Medicine* 15, S. 715–722

250 Schoenfeld, B. J., Grgic, J., Van Every, D. W., Plotkin, D. L. (2021). Loading Recommendations for Muscle Strength, Hypertrophy, and Local Endurance: A Re-Examination of the Repetition Continuum. *Sports* 9 (2), S. 32

251 Whisenant, M. J., Panton, L. B., East, W. B., Broeder, C. E. (2003). Validation of Submaximal Prediction Equations for the 1 Repetition Maximum Bench Press Test on a Group of Collegiate Football Players. *The Journal of Strength and Conditioning Research* 17 (2), S. 221–227

252 Tan, B. (1999). Manipulating Resistance Training Program Variables to Optimize Maximum Strength in Men. *The Journal of Strength and Conditioning Research* 13 (3), S. 289–304

253 Dohoney, P., Chromiak, J. A., Lemire, D., Abadie, B. R., Kovacs, C. (2002). Prediction of one repetition maximum (1-RM) strength from a 4–6 RM and a 7–10 RM submaximal strength test in healthy young adult males. *Journal of Exercise Physiology* 5 (3), S. 54–59

254 Desgorces, F. D., Berthelot, G., Dietrich, G., Testa, M. (2010). Local muscular endurance and prediction of 1 repetition maximum for bench in 4 athletic populations. *The Journal of Strength and Conditioning Research* 24 (2), S. 394–400

255 Tan, B. (1999). Manipulating Resistance Training Program Variables to Optimize Maximum Strength in Men. *The Journal of Strength and Conditioning Research* 13 (3), 289–304

256 Shimano, T., Kraemer, W. J., Spiering, B. A., Volek, J. S., Hatflied, D. L., Silvestre, R., Vingren, J. L., Fragala, M. S., Maresh, C. M., Fleck, S. J., Newton, R. U., Spreuwenberg, L. P. B., Häkkinen, K. (2006). Relationship between the number of repetitions and selected percentages of one repetition maximum in free weight exercises in trained and untrained men. *The Journal of Strength and Conditioning Research* 20 (4), S. 819–823

257 Richens, B., Cleather, D. J. (2014). The relationship between the number of repetitions performed at given intensities is different in endurance and strength trained athletes. *Biology of Sport* 31 (2), S. 157–161

258 Laputin, N., Oleshko, V. (1982). *Managing the Training of Weightlifters*. Michigan: Sportivny Press

259 Pritchard, H. J., Barnes, M., Keogh, J., McGuigan, M. (2016). *The effectiveness of Prilepin's chart for powerlifting strength improvements in resistance trained males*. NSCA National Conference

260 Tuchscherer, M. (2009). *The Reactive Training Manual: Developing Your Own Custom Training Program for Powerlifting*. Eigendruck

261 Helms, E. R., Cross, M. R., Storey, A., Brown, S. R. (2017). Self-Rated Accuracy of Rating of Perceived Exertion-Based Load Prescription in Powerlifters. *The Journal of Strength and Conditioning Research* 31 (10), S. 2938–2943

262 Ebd.

263 González-Badillo, J. J., Sánchez-Medina, L. (2010). Movement velocity as a measure of loading intensity in resistance training. *International Journal of Sports Medicine* 31 (5), S. 347–352

264 Ebd.

265 Banyard, H. G., Nosaka, K., Vernon, A. D., Haff, G. G. (2018). The Reliability of Individualized Load-Velocity Profiles. *International Journal of Sports Physiology and Performance* 13 (6), S. 763–769

266 Carroll, K. M., Sato, K., Bazyler, C. D., Triplett, N. T., Stone, M. H. (2017). Increases in Variation of Barbell Kinematics Are Observed with Increasing Intensity in a Graded Back Squat Test. *Sports* 5 (3), S. 51

267 Fahs, C. A., Blumkaitis, J. C., Rossow, L. M. (2019). Factors Related to Average Concentric Velocity of Four Barbell Exercises at Various Loads. *The Journal of Strength and Conditioning Research* 33 (3), S. 597–605

268 Cooke, D. M. (2017). *Relationship Between Anthropometric Measurements and Average Concentric Velocity in the Back Squat*. Boca Raton: Florida Atlantic University

269 Shattock, K., Tee, J. C. (2022). Autoregulation in Resistance Training: A Comparison of Subjective Versus Objective Methods. *The Journal of Strength and Conditioning Research* 36 (3), S. 641–648

270 Dorrell, H. F., Smith, M. F., Gee, T. I. (2020). Comparison of Velocity-Based and Traditional Percentage-Based Loading Methods on Maximal Strength and Power Adaptations. *The Journal of Strength and Conditioning Research* 34 (1), S. 46–53

271 Orange, S. T., Metcalfe, J. W., Robinson, A., Applegarth, M. J., Liefeith, A. (2019). Effects of In-Season Velocity Versus Percentage-Based Training in Academy Rugby League Players. *International Journal of Sports Physiology and Performance* 30 (1), S. 8

272 Banyard, H. G., Tufano, J. J., Weakley, J. J., Wu, S., Jukic, I., Nosaka, K. (2020). Superior Changes in Jump, Sprint, and Change-of-Direction Performance but Not Maximal Strength Following 6 Weeks of Velocity-Based Training Compared With 1-Repetition-Maximum Percentage-Based Training. *International Journal of Sports Physiology and Performance* 1 (1), S. 1

273 Hammarström, D., Øfsteng, S., Koll, L., Hanestadhaugen, M., Hollan, I., Apró, W., Whist, J. E., Blomstrand, E., Rønnestad, B. R., Ellefsen, S. (2020). Benefits of higher resistance-training volume are related to ribosome biogenesis. *Journal of Physiology* 598 (3), S. 543–565

274 Baz-Valle, E., Balsalobre-Fernández, C., Alix-Fages, C., Santos-Concejero, J. (2022). A Systematic Review of The Effects of Different Resistance Training Volumes on Muscle Hypertrophy. *Journal of Human Kinetics* 81, S. 199–210

275 Schoenfeld, B. J., Ogborn, D., Krieger, J. W. (2017). Dose-response relationship between weekly resistance training volume and increases in muscle mass: A systematic review and meta-analysis. *Journal of Sports Sciences* 35 (11), S. 1073–1082

276 Heaselgrave, S. R., Blacker, J., Smeuninx, B., McKendry, J., Breen, L. (2019). Dose-Response Relationship of Weekly Resistance-Training Volume and Frequency on Muscular Adaptations in Trained Men. *International Journal of Sports Physiology and Performance* 14 (3), S. 360–368

277 Brigatto, F. A., Lima, L. E. M., Germano, M. D., Aoki, M. S., Braz, T. V., Lopes, C. R. (2022). High Resistance-Training Volume Enhances Muscle Thickness in Resistance-Trained Men. *The Journal of Strength and Conditioning Research* 36 (1), S. 22–30

278 Schoenfeld, B. J., Contreras, B., Krieger, J., Grgic, J., Delcastillo, K., Belliard, R., Alto, A. (2019). Resistance Training Volume Enhances Muscle Hypertrophy but Not Strength in Trained Men. *Medicine & Science in Sports & Exercise* 51 (1), S. 94–103

279 Aube, D., Wadhi, T., Rauch, J., Anand, A., Barakat, C., Pearson, J., Bradshaw, J., Zazzo, S., Ugrinowitsch, C., De Souza, E. O. (2022). Progressive resistance training volume: effects on muscle thickness, mass, and strength adaptations in resistance-trained individuals. *The Journal of Strength and Conditioning Research* 36 (3), S. 600–607

280 Enes, A., De Souza, E. O., Souza-Junior, T. P. (2024). Effects of Different Weekly Set Progressions on Muscular Adaptations in Trained Males: Is there a Dose-Response Effect? *Medicine & Science in Sports & Exercise* 56 (3), S. 553–563

281 Buckner, S. L., Moreno, E. N., Baxter, H. T. (2023). The dose-response relationship between resistance training volume and muscle hypertrophy: There are still doubts. *Journal of Trainology* 12 (2), S. 29–36

282 Henselmans, M. (2022). *Is there a maximum productive training volume per session?* mennohenselmans.com/maximum-productive-training-volume-per-session/ (Zugriff am 20.08.2022)

283 Beardsley, C. (2022). *Number of sets per muscle per workout.* twitter.com/SandCResearch/status/1541724347769012225 (Zugriff am 15.12.2022)

284 Helms, E. R., Morgan, A., Valdez, A. M. (2019). *The muscle and strength pyramid: training.* Eigenverlag

285 Schoenfeld, B. J., Ogborn, D., Krieger, J. W. (2017). Dose-response relationship between weekly resistance training volume and increases in muscle mass: A systematic review and meta-analysis. *Journal of Sports Sciences* 35 (11), S. 1073–1082

286 Schoenfeld, B. J., Contreras, B., Krieger, J., Grgic, J., Delcastillo, K., Belliard, R., Alto, A. (2019). Resistance Training Volume Enhances Muscle Hypertrophy but Not Strength in Trained Men. *Medicine & Science in Sports & Exercise* 51 (1), S. 94–103

287 Iversen, V. M., Norum, M., Schoenfeld, B. J., Fimland, M. S. (2021). No Time to Lift? Designing Time-Efficient Training Programs for Strength and Hypertrophy: A Narrative Review. *Sports Medicine* 51 (10), S. 2079–2095

288 O'Bryan, S. J., Giuliano, C., Woessner, M. N., Vogrin, S., Smith, C., Duque, G., Levinger, I. (2022). Progressive Resistance Training for Concomitant Increases in Muscle Strength and Bone Mineral Density in Older Adults: A Systematic Review and Meta-Analysis. *Sports Medicine* 52 (8), S. 1939–1960

289 Kato, T., Terashima, T., Yamashita, T., Hatanaka, Y., Honda, A., Umemura, Y. (2006). Effect of low-repetition jump training on bone mineral density in young women. *Journal of Applied Physiology* 100 (1), S. 839–843

290 Kemmler, W., von Stengel, S. (2011). Exercise and osteoporosis-related fractures: perspectives and recommendations of the sports and exercise scientist. *The Physician and Sportsmedicine* 39 (1), S. 142–157

291 Kemmler, W., Bebenek, M., von Stengel, S. (2014). Osteoporose und Fraktur–evidenzbasierte Empfehlungen für die Trainingstherapie – Repetitorium und Update. *B&G Bewegungstherapie und Gesundheitssport,* 30.05.2014, S. 215–219

292 Kemmler, W., von Stengel, S. (2014). Dose-response effect of exercise frequency on bone mineral density in post-menopausal, osteopenic women. *Scandinavian Journal of Medicine & Science in Sports* 24 (3), S. 526–534

293 Hsieh, Y. F., Robling, A. G., Ambrosius, W. T., Burr, D. B., Turner, C. H. (2001). Mechanical loading of diaphyseal bone in vivo: the strain threshold for an osteogenic response varies with location. *Journal of Bone and Mineral Research* 16 (12), S. 2291–2297

294 Domroes, T., Weidlich, K., Bohm, S., Mersmann, F., Arampatzis, A. (2024). Personalized tendon loading reduces muscle-tendon imbalances in male adolescent elite athletes. *Scandinavian Journal of Medicine & Science in Sports* 34 (1), S. e14555

295 Schöllhorn, W. I. (1999). Individualität – ein vernachlässigter Parameter? *Leistungssport* 29 (2), S. 5–12

296 Künzell, S., Hossner, E. J. (2012). Differenzielles Lehren und Lernen: Eine Kritik. *Sportwissenschaft* 42, S. 83–95

297 Schoenfeld, B. J., Contreras, B., Krieger, J., Grgic, J., Delcastillo, K., Belliard, R., Alto, A. (2019). Resistance Training Volume Enhances Muscle Hypertrophy but Not Strength in Trained Men. *Medicine & Science in Sports & Exercise* 51 (1), S. 94–103

298 González-Badillo, J. J., Gorostiaga, E. M., Arellano, R., Izquierdo, M. (2005). Moderate resistance training volume produces more favorable strength gains than high or low volumes during a short-term training cycle. *The Journal of Strength and Conditioning Research* 19 (3), S. 689–697

299 Robbins, D. W., Marshall, P. W. M., McEwen, M. (2012). The effect of training volume on lower-body strength. *The Journal of Strength and Conditioning Research* 26 (1), S. 34–39

300 Aube, D., Wadhi, T., Rauch, J., Anand, A., Barakat, C., Pearson, J., Bradshaw, J., Zazzo, S., Ugrinowitsch, C., De Souza, E. O. (2022). Progressive resistance training volume: effects on muscle thickness, mass, and strength adaptations in resistance-trained individuals. *The Journal of Strength and Conditioning Research* 36 (3), S. 600–607

301 Ralston, G. W., Kilgore, L., Wyatt, F. B., Baker, J. S. (2017). The Effect of Weekly Set Volume on Strength Gain: A Meta-Analysis. *Sports Medicine* 47, S. 2585–2601

302 Ebd.

303 Schoenfeld, B. J., Contreras, B., Krieger, J., Grgic, J., Delcastillo, K., Belliard, R., Alto, A. (2019). Resistance Training Volume Enhances Muscle Hypertrophy but Not Strength in Trained Men. *Medicine & Science in Sports & Exercise* 51 (1), S. 94–103

304 Androulakis-Korakakis, P., Fisher, J. P., Kolokotronis, P., Gentil, P., Steele, J. (2018). Reduced Volume ›Daily Max‹ Training Compared to Higher Volume Periodized Training in Powerlifters Preparing for Competition – A Pilot Study. *Sports* 6 (3), S. 86

305 Androulakis-Korakakis, P., Michalopoulos, N., Fisher, J. P., Keogh, J., Loenneke, J. P., Helms, E., Wolf, M., Nuckols, G., Steele, J. (2021). The Minimum Effective Training Dose Required for 1RM Strength in Powerlifters. *Frontiers in Sports and Active Living* 3, S. 713655

306 Androulakis-Korakakis, P., Fisher, J. P., Steele, J. (2020). The Minimum Effective Training Dose Required to Increase 1RM Strength in Resistance-Trained Men: A Systematic Review and Meta-Analysis. *Sports Medicine* 50 (4), S. 751–765

307 Baz-Valle, E., Fontes-Villalba, M., Santos-Concejero, J. (2021). Total Number of Sets as a Training Volume Quantification Method for Muscle Hypertrophy: A Systematic Review. *The Journal of Strength and Conditioning Research* 35 (3), S. 870–878

308 Pareja-Blanco, F., Rodríguez-Rosell, D., Sánchez-Medina, L., Sanchis-Moysi, J., Dorado, C., Mora-Custodio, R., Yáñez-García, J. M., Morales-Alamo, D., Pérez-Suárez, I., Calbet, J. A., González-Badillo, J. J. (2017). Effects of velocity loss during resistance training on athletic performance, strength gains and muscle adaptations. *Scandinavian Journal of Medicine & Science in Sports* 27 (7), S. 724–735

309 Morán-Navarro, R., Martínez-Cava, A., Sánchez-Medina, L., Mora-Rodríguez, R., González-Badillo, J. J., Pallarés, J. G. (2019). Movement velocity as a measure of level of effort during resistance exercise. *The Journal of Strength & Conditioning Research* 33 (6), S. 1496–1504

310 Pareja-Blanco, F., Rodríguez-Rosell, D., Sánchez-Medina, L., Sanchis-Moysi, J., Dorado, C., Mora-Custodio, R., Yáñez-García, J. M., Morales-Alamo, D., Pérez-Suárez, I., Calbet, J. A., González-Badillo, J. J. (2017). Effects of velocity loss during resistance training on athletic performance, strength gains and muscle adaptations. *Scandinavian Journal of Medicine & Science in Sports* 27 (7), S. 724–735

311 Grgic, J., Schoenfeld, B. J., Orazem, J., Sabol, F. (2022). Effects of resistance training performed to repetition failure or non-failure on muscular strength and hypertrophy: A systematic review and meta-analysis. *Journal of Sport and Health Science* 11 (2), S. 202–211

312 Schoenfeld, B. J., Grgic, J. (2019). Does Training to Failure Maximize Muscle Hypertrophy? *Strength and Conditioning Journal* 41 (5), S. 108–113

313 Lasevicius, T., Schoenfeld, B. J., Silva-Batista, C., Barros, T. S., Aihara, A. Y., Brendon, H., Longo, A. R., Tricoli, V., Peres, B. A., Teixeira, E. L. (2022). Muscle Failure Promotes Greater Muscle Hypertrophy in Low-Load but Not in High-Load Resistance Training. *The Journal of Strength and Conditioning Research* 36 (2), S. 346–351

314 Lacerda, L. T., Marra-Lopes, R. O., Diniz, R. C. R., Lima, F. V., Rodrigues, S. A., Martins-Costa, H. C., Bemben, M. G., Chagas, M. H. (2020). Is Performing Repetitions to Failure Less Important Than Volume for Muscle Hypertrophy and Strength? *The Journal of Strength and Conditioning Research* 34 (5), S. 1237–1248

315 Carroll, K. M., Bazyler, C. D., Bernards, J. R., Taber, C. B., Stuart, C. A., DeWeese, B. H., Sato, K., Stone, M. H. (2019). Skeletal Muscle Fiber Adaptations Following Resistance Training Using Repetition Maximums or Relative Intensity. *Sports* 7 (7), S. 169

316 Santanielo, N., Nóbrega, S. R., Scarpelli, M. C., Alvarez, I. F., Otoboni, G. B., Pintanel, L., Libardi, C. A. (2020). Effect of resistance training to muscle failure vs non-failure on strength, hypertrophy and muscle architecture in trained individuals. *Biology of Sport* 37 (4), S. 333–341

317 Schoenfeld, B. J., Grgic, J. (2019). Does Training to Failure Maximize Muscle Hypertrophy? *Strength and Conditioning Journal* 41 (5), S. 108–113

318 Lasevicius, T., Schoenfeld, B. J., Silva-Batista, C., Barros, T. S., Aihara, A. Y., Brendon, H., Longo, A. R., Tricoli, V., Peres, B. A., Teixeira, E. L. (2022). Muscle Failure Promotes Greater Muscle Hypertrophy in Low-Load but Not in High-Load Resistance Training. *The Journal of Strength and Conditioning Research* 36 (2), S. 346–351

319 Schoenfeld, B. J., Ratamess, N. A., Peterson, M. D., Contreras, B., Sonmez, G. T., Alvar, B. A. (2014). Effects of different volume-equated resistance training loading strategies on muscular adaptations in well-trained men. *The Journal of Strength and Conditioning Research* 28 (10), S. 2909–2918

320 Refalo, M. C., Helms, E. R., Trexler, E. T., Hamilton, D. L., Fyfe, J. J. (2023). Influence of Resistance Training Proximity-to-Failure on Skeletal Muscle Hypertrophy: A Systematic Review with Meta-analysis. *Sports Medicine* 53 (3), S. 649–665

321 Robinson, Z., Pelland, J., Remmert, J., Refalo, M., Jukic, I., Steele, J., Zourdos, M. (2023). *Exploring the Dose-Response Relationship Between Estimated Resistance Training Proximity to Failure, Strength Gain, and Muscle Hypertrophy: A Series of Meta-Regressions.* Preprint; DOI: 10.51224/SRXIV.295

322 Schoenfeld, B. J., Grgic, J., Van Every, D. W., Plotkin, D. L. (2021). Loading Recommendations for Muscle Strength, Hypertrophy, and Local Endurance: A Re-Examination of the Repetition Continuum. *Sports* 9 (2), S. 32

323 Travis, S. K., Ishida, A., Taber, C. B., Fry, A. C., Stone, M. H. (2020). Emphasizing Task-Specific Hypertrophy to Enhance Sequential Strength and Power Performance. *Journal of Functional Morphology and Kinesiology* 5 (4), S. 76

324 Martinez-Canton, M., Gallego-Selles, A., Gelabert-Rebato, M., Martin-Rincon, M., Pareja-Blanco, F., Rodriguez-Rosell, D., Morales-Alamo, D., Sanchis-Moysi, J., Dorado, C., Gonzalez-Badillo, J., Calbet, J. A. L. (2021). Role of CaMKII and sarcolipin in muscle adaptations to strength training with different levels of fatigue in the set. *Scandinavian Journal of Medicine & Science Sports* 31 (1), S. 91–103

325 Pareja-Blanco, F., Rodríguez-Rosell, D., Sánchez-Medina, L., Sanchis-Moysi, J., Dorado, C., Mora-Custodio, R., Yáñez-García, J. M., Morales-Alamo, D., Pérez-Suárez, I., Calbet, J. A., González-Badillo, J. J. (2017). Effects of velocity loss during resistance training on athletic performance, strength gains and muscle adaptations. *Scandinavian Journal of Medicine & Science in Sports* 27 (7), S. 724–735

326 Santanielo, N., Nóbrega, S. R., Scarpelli, M. C., Alvarez, I. F., Otoboni, G. B., Pintanel, L., Libardi, C. A. (2020). Effect of resistance training to muscle failure vs non-failure on strength, hypertrophy and muscle architecture in trained individuals. *Biology of Sport* 37 (4), S. 333–341

327 Lacerda, L. T., Marra-Lopes, R. O., Diniz, R. C. R., Lima, F. V., Rodrigues, S. A., Martins-Costa, H. C., Bemben, M. G., Chagas, M. H. (2020). Is Performing Repetitions to Failure Less Important Than Volume for Muscle Hypertrophy and Strength? *The Journal of Strength and Conditioning Research* 34 (5), S. 1237–1248

328 Grgic, J., Schoenfeld, B. J., Orazem, J., Sabol, F. (2022). Effects of resistance training performed to repetition failure or non-failure on muscular strength and hypertrophy: A systematic review and meta-analysis. *Journal of Sport and Health Science* 11 (2), S. 202–211

329 Westcott, W. L., Winett, R. A., Annesi, J. J., Wojcik, J. R., Anderson, E. S., Madden, P. J. (2009). Prescribing physical activity: applying the ACSM protocols for exercise type, intensity, and duration across 3 training frequencies. *The Physician and Sportsmedicine* 37 (2), S. 51–58

330 Damas, F., Barcelos, C., Nóbrega, S. R., Ugrinowitsch, C., Lixandrão, M. E., Santos, L. M. E. D., Conceição, M. S., Vechin, F. C., Libardi, C. A. (2019). Individual Muscle Hypertrophy and Strength Responses to High vs. Low Resistance Training Frequencies. *The Journal of Strength and Conditional Research* 33 (4), S. 897–901

331 Schoenfeld, B. J., Ogborn, D., Krieger, J. W. (2016). Effects of Resistance Training Frequency on Measures of Muscle Hypertrophy: A Systematic Review and Meta-Analysis. *Sports Medicine* 46 (11), S. 1689–1697

332 Schoenfeld, B. J., Grgic, J., Krieger, J. (2019). How many times per week should a muscle be trained to maximize muscle hypertrophy? A systematic review and meta-analysis of studies examining the effects of resistance training frequency. *Journal of Sports Sciences* 37 (11), S. 1286–1295

333 Grgic, J., Schoenfeld, B. J., Davies, T. B., Lazinica, B., Krieger, J. W., Pedisic, Z. (2018). Effect of Resistance Training Frequency on Gains in Muscular Strength: A Systematic Review and Meta-Analysis. *Sports Medicine* 48 (5), S. 1207–1220

334 Grgic, J., Schoenfeld, B. J., Latella, C. (2019). Resistance training frequency and skeletal muscle hypertrophy: A review of available evidence. *Journal of Science and Medicine in Sport* 22 (3), S. 361–370

335 Colquhoun, R. J., Gai, C. M., Aguilar, D., Bove, D., Dolan, J., Vargas, A., Couvillion, K., Jenkins, N. D. M., Campbell, B. I. (2018). Training Volume, Not Frequency, Indicative of Maximal Strength Adaptations to Resistance Training. *The Journal of Strength and Conditioning Research* 32 (5), S. 1207–1213

336 Schoenfeld, B. J., Ratamess, N. A., Peterson, M. D., Contreras, B., Tiryaki-Sonmez, G. (2015). Influence of Resistance Training Frequency on Muscular Adaptations in Well-Trained Men. *The Journal of Strength and Conditioning Research* 29 (7), S. 1821–1829

337 Brigatto, F. A., Braz, T. V., Zanini, T. C. D. C., Germano, M. D., Aoki, M. S., Schoenfeld, B. J., Marchetti, P. H., Lopes, C. R. (2019). Effect of Resistance Training Frequency on Neuromuscular Performance and Muscle Morphology After 8 Weeks in Trained Men. *The Journal of Strength and Conditioning Research* 33 (8), S. 2104–2116

338 Zaroni, R. S., Brigatto, F. A., Schoenfeld, B. J., Braz, T. V., Benvenutti, J. C., Germano, M. D., Marchetti, P. H., Aoki, M. S., Lopes, C. R. (2019). High Resistance-Training Frequency Enhances Muscle Thickness in Resistance-Trained Men. *The Journal of Strength and Conditioning Research* 33, Supplement 1, S. 140–151

339 Gomes, G. K., Franco, C. M., Nunes, P. R. P., Orsatti, F. L. (2019). High-Frequency Resistance Training Is Not More Effective Than Low-Frequency Resistance Training in Increasing Muscle Mass and Strength in Well-Trained Men. *The Journal of Strength and Conditioning Research* 33, Supplement 1, S. 130–139

340 Daly, R. M., Dalla Via, J., Fyfe, J. J., Nikander, R., Kukuljan, S. (2021). Effects of exercise frequency and training volume on bone changes following a multi-component exercise intervention in middle aged and older men: Secondary analysis of an 18-month randomized controlled trial. *Bone*, S. 148

341 Zitzmann, A. L., Shojaa, M., Kast, S., Kohl, M., von Stengel, S., Borucki, D., Gosch, M., Jakob, F., Kerschan-Schindl, K., Kladny, D., Lange, U., Middeldorf, S., Peters, S., Schoene, D., Sieber, C., Thomasius, F., Uder, M., Kemmler, W. (2022). The effect of different training frequency on bone mineral density in older adults. A comparative systematic review and meta-analysis. *Bone*, S. 154

342 Henselmans, M. (o. J.). *Is there a maximum productive training volume per session?* mennohenselmans.com/maximum-productive-training-volume-per-session/ (Zugriff am 20.08.2022)

343 Beardsley, C. (2022*). Number of sets per muscle per workout.* twitter.com/SandCResearch/status/1541724347769012225 (Zugriff am 15.12.2022)

344 Grgic, J., Schoenfeld, B. J., Davies, T. B., Lazinica, B., Krieger, J. W., Pedisic, Z. (2018). Effect of Resistance Training Frequency on Gains in Muscular Strength: A Systematic Review and Meta-Analysis. *Sports Medicine* 48 (5), S. 1207–1220

345 Schoenfeld, B. J., Ratamess, N. A., Peterson, M. D., Contreras, B., Tiryaki-Sonmez, G. (2015). Influence of Resistance Training Frequency on Muscular Adaptations in Well-Trained Men. *The Journal of Strength and Conditioning Research* 29 (7), S. 1821–1829

346 Colquhoun, R. J., Gai, C. M., Aguilar, D., Bove, D., Dolan, J., Vargas, A., Couvillion, K., Jenkins, N. D. M., Campbell, B. I. (2018). Training Volume, Not Frequency, Indicative of Maximal Strength Adaptations to Resistance Training. *The Journal of Strength and Conditioning Research* 32 (5), S. 1207–1213

347 Zaroni, R. S., Brigatto, F. A., Schoenfeld, B. J., Braz, T. V., Benvenutti, J. C., Germano, M. D., Marchetti, P. H., Aoki, M. S., Lopes, C. R. (2019). High Resistance-Training Frequency Enhances Muscle Thickness in Resistance-Trained Men. *The Journal of Strength and Conditioning Research* 33, Supplement 1, S. 140–151

348 Brigatto, F. A., Braz, T. V., Zanini, T. C. D. C., Germano, M. D., Aoki, M. S., Schoenfeld, B. J., Marchetti, P. H., Lopes, C. R. (2019). Effect of Resistance Training Frequency on Neuromuscular Performance and Muscle Morphology After 8 Weeks in Trained Men. *The Journal of Strength and Conditioning Research* 33 (8), S. 2104–2116

349 Damas, F., Barcelos, C., Nóbrega, S. R., Ugrinowitsch, C., Lixandrão, M. E., Santos, L. M. E. D., Conceição, M. S., Vechin, F. C., Libardi, C. A. (2019). Individual Muscle Hypertrophy and Strength Responses to High vs. Low Resistance Training Frequencies. *The Journal of Strength and Conditioning Research* 33 (4), S. 897–901

350 Corrêa, D. A., Brigatto, F. A., Braz, T. V., De Carmargo, J. B., Aoki, M. S., Marchetti, P. H., Lopes, C. R. (2022). Twice-daily sessions result in a greater muscle strength and a similar muscle hypertrophy compared to once-daily session in resistance-trained men. *The Journal of Sports Medicine and Physical Fitness* 62 (3), S. 324–336

351 Beardsley, C. (2018). *Muscle damage is probably the key factor that determines how quickly we recover from a workout.* twitter.com/sandcresearch/status/974238994140672000 (Zugriff am 18.07.2020)

352 Hernandez, D. J., Healy, S., Giacomini, M. L., Kwon, Y. S. (2021). Effect of Rest Interval Duration on the Volume Completed During a High-Intensity Bench Press Exercise. *The Journal of Strength and Conditioning Research* 35 (11), S. 2981–2987

353 Lopes, C. R., Harley, C. A., Schoenfeld, B. J., Ramos, M., Germano, M. G., Verlengia, R., da Mota, G. R., Marchetti, P. H., Aoki, M. S. (2018). Effect of Rest Interval Length Between Sets on Total Load Lifted and Blood Lactate Response During Total-Body Resistance Exercise Session. *Asian Journal of Sports Medicine* 9 (2); DOI: 10.5812/asjsm.57500

354 Longo, A. R., Silva-Batista, C., Pedroso, K., de Salles Painelli, V., Lasevicius, T., Schoenfeld, B. J., Aihara, A. Y., de Almeida Peres, B., Tricoli, V., Teixeira, E. L. (2022). Volume Load Rather Than Resting Interval Influences Muscle Hypertrophy During High-Intensity Resistance Training. *The Journal of Strength and Conditioning Research* 36 (6), S. 1554–1559

355 Willardson, J. M., Burkett, L. N. (2005). A comparison of 3 different rest intervals on the exercise volume completed during a workout. *The Journal of Strength and Conditioning Research* 19 (1), S. 23–26

356 Schoenfeld, B. J., Pope, Z. K., Benik, F. M., Hester, G. M., Sellers, J., Nooner, J. L., Schnaiter, J. A., Bond-Williams, K. E., Carter, A. S., Ross, C. L., Just, B. L., Henselmans, M., Krieger, J. W. (2016). Longer Interset Rest Periods Enhance Muscle Strength and Hypertrophy in Resistance-Trained Men. *The Journal of Strength and Conditioning Research* 30 (7), S. 1805–1812

357 Zourdos, M. C. (2020). The Scientific and Practical Considerations of Long Inter-Set Rest Intervals. *MASS* 4 (5)

358 Buresh, R., Berg, K., French, J. A. (2008). The Effect of Resistive Exercise Rest Interval on Hormonal Response, Strength, and Hypertrophy with Training. *The Journal of Strength and Conditioning Research* 23 (1), S. 62–71

359 Zourdos, M. C. (2020). The Scientific and Practical Considerations of Long Inter-Set Rest Intervals. *MASS* 4 (5)

360 Senna, G., Willardson, J. M., de Salles, B. F., Scudese, E., Carneiro, F., Palma, A., Simão, R. (2011). The effect of rest interval length on multi and single-joint exercise performance and perceived exertion. *The Journal of Strength and Conditioning Research* 25 (11), S. 3157–3162

361 Brigatto, F. A., Braz, T. V., Zanini, T. C. D. C., Germano, M. D., Aoki, M. S., Schoenfeld, B. J., Marchetti, P. H., Lopes, C. R. (2019). Effect of Resistance Training Frequency on Neuromuscular Performance and Muscle Morphology After 8 Weeks in Trained Men. *The Journal of Strength and Conditioning Research* 33 (8), S. 2104–2116

362 Zourdos, M. C. (2020). The Scientific and Practical Considerations of Long Inter-Set Rest Intervals. *MASS* 4 (5)

363 Schoenfeld, B. J., Pope, Z. K., Benik, F. M., Hester, G. M., Sellers, J., Nooner, J. L., Schnaiter, J. A., Bond-Williams, K. E., Carter, A. S., Ross, C. L., Just, B. L., Henselmans, M., Krieger, J. W. (2016). Longer Interset Rest Periods Enhance Muscle Strength and Hypertrophy in Resistance-Trained Men. *The Journal of Strength and Conditioning Research* 30 (7), S. 1805–1812

364 De Salles, B. F., Simao, R., Miranda, F., da Silva Novaes, J., Lemos, A., Willardson, J. M. (2009). Rest Interval between Sets in Strength Training. *Sports Medicine* 39 (9), S. 765–777

365 Jukic, I., Tufano, J. J. (2022). Traditional 3- to 5-Minute Interset Rest Periods May Not Be Necessary When Performing Fewer Repetitions Per Set: Using Clean Pulls as an Example. *The Journal of Strength and Conditioning Research* 36 (11), S. 3015–3022

366 Jukic, I., Helms, E. R., McGuigan, M. R., García-Ramos, A. (2022). Using cluster and rest redistribution set structures as alternatives to resistance training prescription method based on velocity loss thresholds. *PeerJ* 29 (10), S. e13195

367 García-Ramos, A., Padial, P., Haff, G. G., Argüelles-Cienfuegos, J., García-Ramos, M., Conde-Pipó, J., Feriche, B. (2015). Effect of Different Interrepetition Rest Periods on Barbell Velocity Loss During the Ballistic Bench Press Exercise. *The Journal of Strength and Conditioning Research* 29 (9), S. 2388–2396

368 Jukic, I., Tufano, J. J. (2022). Acute effects of shorter but more frequent rest periods on mechanical and perceptual fatigue during a weightlifting derivative at different loads in strength-trained men. *Sports Biomechanics* 21 (9), S. 1122–1135

369 Fonseca, R. M., Roschel, H., Tricoli, V., de Souza, E. O., Wilson, J. M., Laurentino, G. C., Aihara, A. Y., de Souza, L., Alberto, R., Ugrinowitsch, C. (2014). Changes in exercises are more effective than in loading schemes to improve muscle strength. *The Journal of Strength & Conditioning Research* 28 (11), S. 3085–3092

370 Nuckols, G., Wolf, M. (2022). Longer and Stronger: How Range of Motion and Muscle Lengths Affect Muscle Growth and Strength Gains. *MASS* 6 (11). www.massmember.com/products/mass-subscription/categories/2151460768/posts/2162617266/ (Zugriff am 19.06.2023; nur über eine kostenpflichtige Mitgliedschaft möglich)

371 Pedrosa, G. F., Lima, F. V., Schoenfeld, B. J., Lacerda, L. T., Simões, M. G., Pereira, M. R., Diniz, R. C. R., Chagas, M. H. (2022). Partial range of motion training elicits favorable improvements in muscular adaptations when carried out at long muscle lengths. *European Journal of Sport Science* 22 (8), S. 1250–1260

372 Maeo, S., Huang, M., Wu, Y., Sakurai, H., Kusagawa, Y., Sugiyama, T., Kanehisa, H., Isaka, T. (2021). Greater Hamstrings Muscle Hypertrophy but Similar Damage Protection after Training at Long versus Short Muscle Lengths. *Medicine & Science in Sports & Exercise* 53 (4), S. 825–837

373 Maeo, S., Wu, Y., Huang, M., Sakurai, H., Kusagawa, Y., Sugiyama, T., Kanehisa, H., Isaka, T. (2022). Triceps brachii hypertrophy is substantially greater after elbow extension training performed in the overhead versus neutral arm position. *European Journal of Sport Science* 11, S. 1–11

374 Mitsuya, H., Nakazato, K., Hakkaku, T., Okada, T. (2023). Hip flexion angle affects longitudinal muscle activity of the rectus femoris in leg extension exercise. *European Journal of Applied Physiology* 123 (6), S. 1299–1309

375 Hirono, T., Ikezoe, T., Taniguchi, M., Tanaka, H., Saeki, J., Yagi, M., Umehara, J., Ichihashi, N. (2022). Relationship Between Muscle Swelling and Hypertrophy Induced by Resistance Training. *The Journal of Strength and Conditioning Research* 36 (2), S. 359–364

376 Kassiano, W., Costa, B., Kunevaliki, G., Soares, D., Zacarias, G., Manske, I., Takaki, Y., Ruggiero, M. F., Stavinski, N., Francsuel, J., Tricoli, I., Carneiro, M. A. S., Cyrino, E. S. (2023). Greater Gastrocnemius Muscle Hypertrophy After Partial Range of Motion Training Performed at Long Muscle Lengths. *The Journal of Strength and Conditioning Research* 37 (9), S. 1746–1753

377 Kassiano, W., Costa, B., Nunes, J. P., Ribeiro, A. S., Schoenfeld, B. J., Cyrino, E. S. (2023). Which ROMs Lead to Rome? A Systematic Review of the Effects of Range of Motion on Muscle Hypertrophy. *The Journal of Strength and Conditioning Research* 37 (5), S. 1135–1144

378 Jones, D. A., Newham, D. J., Torgan, C. (1989). Mechanical influences on long-lasting human muscle fatigue and delayed-onset pain. *The Journal of Physiology* 412, S. 415–427

379 Beardsley, C. (2018). *Muscle damage is probably the key factor that determines how quickly we recover from a workout.* twitter.com/sandcresearch/status/974238994140672000 (Zugriff am 18.07.2020)

380 American College of Sports Medicine (2009). American College of Sports Medicine position stand. Progression models in resistance training for healthy adults. *Medicine & Science in Sports & Exercise* 41 (3), S. 687–708

381 Simão, R., Spineti, J., de Salles, B. F., Oliveira, L. F., Matta, T., Miranda, F., Miranda, H., Costa, P. B. (2010). Influence of exercise order on maximum strength and muscle thickness in untrained men. *Journal of Sports Science and Medicine* 9 (1), S. 1–7

382 Avelar, A., Ribeiro, A. S., Nunes, J. P., Schoenfeld, B. J., Papst, R. R., Trindade, M. C. C., Bottaro, M., Cyrino, E. S. (2019). Effects of order of resistance training exercises on muscle hypertrophy in young adult men. *Applied Physiology, Nutrition, and Metabolism* 44 (4), S. 420–424

383 Nunes, J. P., Grgic, J., Cunha, P. M., Ribeiro, A. S., Schoenfeld, B. J., de Salles, B. F., Cyrino, E. S. (2021). What influence does resistance exercise order have on muscular strength gains and muscle hypertrophy? A systematic review and meta-analysis. *European Journal of Sport Science* 21 (2), S. 149–157

384 Dias, I., de Salles, B. F., Novaes, J., Costa, P. B., Simão, R. (2010). Influence of exercise order on maximum strength in untrained young men. *Journal of Science and Medicine in Sport* 13 (1), S. 65–69

385 Simão, R., Spineti, J., de Salles, B. F., Oliveira, L. F., Matta, T., Miranda, F., Miranda, H., Costa, P. B. (2010). Influence of exercise order on maximum strength and muscle thickness in untrained men. *Journal of Sports Science and Medicine* 9 (1), S. 1–7

386 Nunes, J. P., Grgic, J., Cunha, P. M., Ribeiro, A. S., Schoenfeld, B. J., de Salles, B. F., Cyrino, E. S. (2021). What influence does resistance exercise order have on muscular strength gains and muscle hypertrophy? A systematic review and meta-analysis. *European Journal of Sport Science* 21 (2), S. 149–157

387 Schoenfeld, B. J., Ogborn, D. I., Krieger, J. W. (2015). Effect of repetition duration during resistance training on muscle hypertrophy: a systematic review and meta-analysis. *Sports Medicine* 45 (4), S. 577–585

388 Wilk, M., Zajac, A., Tufano, J. J. (2021). The Influence of Movement Tempo During Resistance Training on Muscular Strength and Hypertrophy Responses: A Review. *Sports Medicine* 51 (8), S. 1629–1650

389 Martins-Costa, H. C., Lacerda, L. T., Diniz, R. C. R., Lima, F. V., Andrade, A. G. P., Peixoto, G. H., Gomes, M. C., Lanza, M. B., Bemben, M. G., Chagas, M. H. (2022). Equalization of Training Protocols by Time Under Tension Determines the Magnitude of Changes in Strength and Muscular Hypertrophy. *The Journal of Strength and Conditioning Research* 36 (7), S. 1770–1780

390 Schoenfeld, B. J., Ogborn, D. I., Krieger, J. W. (2015). Effect of repetition duration during resistance training on muscle hypertrophy: a systematic review and meta-analysis. *Sports Medicine* 45 (4), S. 577–585

391 Pareja-Blanco, F., Rodríguez-Rosell, D., Sánchez-Medina, L., Gorostiaga, E. M., González-Badillo, J. J. (2014). Effect of movement velocity during resistance training on neuromuscular performance. *International Journal of Sports Medicine* 35 (11), S. 916–924

392 González-Badillo, J. J., Rodríguez-Rosell, D., Sánchez-Medina, L., Gorostiaga, E. M., Pareja-Blanco, F. (2014). Maximal intended velocity training induces greater gains in bench press performance than deliberately slower half-velocity training. *European Journal of Sport Science* 14 (8), S. 772–781

393 Davies, T. B., Kuang, K., Orr, R., Halaki, M., Hackett, D. (2017). Effect of Movement Velocity During Resistance Training on Dynamic Muscular Strength: A Systematic Review and Meta-Analysis. *Sports Medicine* 47 (8), S. 1603–1617

394 Wilk, M., Zajac, A., Tufano, J. J. (2021). The Influence of Movement Tempo During Resistance Training on Muscular Strength and Hypertrophy Responses: A Review. *Sports Medicine* 51 (8), S. 1629–1650

395 Lawrence, M. A., Leib, D. J., Ostrowski, S. J., Carlson, L. A. (2017). Nonlinear analysis of an unstable bench press bar path and muscle activation. *The Journal of Strength and Conditioning Research* 31 (5), S. 1206–1211

396 Lawrence, M. A., Ostrowski, S. J., Leib, D. J., Carlson, L. A. (2021). Effect of unstable loads on stabilizing muscles and bar motion during the bench press. *The Journal of Strength and Conditioning Research* 35 (2), S. 120–126

397 Gissel, H. (2005). The role of Ca2+ in muscle cell damage. *Annals of the New York Academy of Sciences* 1066, S. 166–180

398 Tavi, P., Westerblad, H. (2011). The role of in vivo Ca^{2+} signals acting on Ca^{2+}-calmodulin-dependent proteins for skeletal muscle plasticity. *Journal of Physiology* 589 (Pt 21), S. 5021–5031

399 Summermatter, S., Thurnheer, R., Santos, G., Mosca, B., Baum, O., Treves, S., Hoppeler, H., Zorzato, F., Handschin, C. (2012). Remodeling of calcium handling in skeletal muscle through PGC-1α: impact on force, fatigability, and fiber type. *American Journal of Physiology – Cell Physiology* 302 (1), S. C88–C99

400 Martinez-Canton, M., Gallego-Selles, A., Gelabert-Rebato, M., Martin-Rincon, M., Pareja-Blanco, F., Rodriguez-Rosell, D., Morales-Alamo, D., Sanchis-Moysi, J., Dorado, C., Gonzalez-Badillo, J., Calbet, J. A. L. (2021). Role of CaMKII and sarcolipin in muscle adaptations to strength training with different levels of fatigue in the set. *Scandinavian Journal of Medicine & Science in Sports* 31 (1), S. 91–103

401 Dietz, C., Peterson, B. (2012). *Triphasic Training: A systematic approach to elite speed and explosive strength performance.* Dietz Sports Enterprise

402 Dourado, M. A. A., Vieira, D. C. L., Boullosa, D., Bottaro, M. (2023). Different time course recovery of muscle edema within the quadriceps femoris and functional performance after single- vs multi-joint exercises. *Biology of Sport* 40 (3), S. 767–774

403 Ferreira, D. V., Gentil, P., Ferreira-Junior, J. B., Soares, S. R. S., Brown, L. E., Bottaro, M. (2017). Dissociated time course between peak torque and total work recovery following bench press training in resistance trained men. *Physiology & Behavior* 179, S. 143–147

404 Dias, I., de Salles, B. F., Novaes, J., Costa, P. B., Simão, R. (2010). Influence of exercise order on maximum strength in untrained young men. *Journal of Science and Medicine in Sport* 13 (1), S. 65–69

405 Simão, R., Spineti, J., de Salles, B. F., Oliveira, L. F., Matta, T., Miranda, F., Miranda, H., Costa, P. B. (2010). Influence of exercise order on maximum strength and muscle thickness in untrained men. *Journal of Sports Science and Medicine* 9 (1), S. 1–7

406 Nunes, J. P., Grgic, J., Cunha, P. M., Ribeiro, A. S., Schoenfeld, B. J., de Salles, B. F., Cyrino, E. S. (2021). What influence does resistance exercise order have on muscular strength gains and muscle hypertrophy? A systematic review and meta-analysis. *European Journal of Sport Science* 21 (2), S. 149–157

407 Tan, B. (1999). Manipulating Resistance Training Program Variables to Optimize Maximum Strength in Men. *The Journal of Strength and Conditioning Research* 13 (3), S. 289–304

408 Desgorces, F. D., Berthelot, G., Dietrich, G., Testa, M. (2010). Local muscular endurance and prediction of 1 repetition maximum for bench in 4 athletic populations. *The Journal of Strength and Conditioning Research* 24 (2), S. 394–400

409 Helms, E. R., Cross, M. R., Storey, A., Brown, S. R. (2017). Self-Rated Accuracy of Rating of Perceived Exertion-Based Load Prescription in Powerlifters. *The Journal of Strength and Conditioning Research* 31 (10), S. 2938–2943

410 Mitter, B., Zhang, L., Bauer, P., Baca, A., Tschan, H. (2023). Modelling the relationship between load and repetitions to failure in resistance training: A Bayesian analysis. *European Journal of Sport Science* 23 (7), S. 1203–1213

411 Zourdos, M. C. (2020). Autoregulating with Session RPE. *MASS* 4 (6). www.massmember.com/products/mass-subscription/categories/2893669/posts/9646163 (Zugriff am 14.09.2022; nur über eine kostenpflichtige Mitgliedschaft möglich)

412 Haff, G. (2010). Quantifying Workloads in Resistance Training: A Brief Review. *Strength and Conditioning* 10, S. 31–40

413 Hamlin, M. J., Wilkes, D., Elliot, C. A., Lizamore, C. A., Kathiravel, Y. (2019). Monitoring Training Loads and Perceived Stress in Young Elite University Athletes. *Frontiers in Physiology* 10, S. 34

414 Jovanovic, M. (2023). Complementary Training. complementarytraining.net (Zugriff am 12.12.2023)

415 Zingarelli, I. (Produzent), Barboni, E. (Regisseur) (1970). *Die rechte und die linke Hand des Teufels* (Originaltitel: *Lo chiamavano Trinità*). West Film

416 Draper, L. (2011). *Dan John: Basic Human Movements*. www.youtube.com/watch?v=-aIv5uAWRPo&t=82s (Zugriff am 12.01.2024)

Register

A

Accumulation 96 ff.

Accumulation-Block 96, 98

Adaptiveness 160, 223, 243, 245 ff., 251, 253 f., 256, 258, 263, 267, 301 f., 304 ff.

Agonist 48 f., 53, 59, 63, 263

Anamnesebogen 209 f., 246, 250

Anforderungsprofil, metabolisches 31, 34, 67

Anstrengungsgrad 112, 118 f., 123, 130, 136 ff., 145, 162, 169, 173 ff., 188 ff., 294 f., 198, 303, 319, 325 f.

Antagonist 36 f., 48 f., 51, 59, 191, 263, 301

Arthrogenic Muscle Inhibition (AMI) 49

Austrainiertheitsgrad 218, 228

B

Bankdrücken 65, 69, 72, 150, 152 f., 155, 161 f., 169, 186, 188, 194, 202, 208, 217, 246 ff., 252 f., 255 f., 258 ff., 263, 265, 267 ff., 281 ff., 288, 291, 293, 301 f., 305 f., 308, 310, 317 f., 322 f., 328, 331, 333 ff., 349

Belastungsprogressionen 335

Belastungsvariablen 13, 18, 24, 43, 46 f., 77 f., 80, 126, 197, 208, 218, 222, 224, 238, 241, 246 f., 253 f., 278, 280, 185 f., 289, 294 f., 297, 310 f., 315, 321, 335 ff., 340, 345, 349

Beweglichkeitstraining 110 ff.

Bewegungen, komplexe 24

Bewegungsanalyse 31, 38, 196, 198, 255, 260

Bewegungsfertigkeiten, neuronale 36 f.

Bewegungsgeschwindigkeit 33, 146 ff., 151, 163, 168 ff., 203, 252

Bewegungskontrolle 52

Blockperiodisierung 94, 96 ff., 113 f., 217, 310, 347

Bodybuilding 55, 153, 174, 177, 196, 263

Bodybuilding-Splits 188

C

Check-in-Prozess 77, 277, 311, 327

Check-in-E-Mail 312, 315, 320, 327

Complex Training 76 f., 99 ff., 114 f., 144, 182, 219, 246, 310, 320, 326

Conjugate Training 104 ff., 114 f., 126, 224

D

Dehnen, dynamisch-aktives 111
– statisch-passives 110
Dekonditionierung 86 f., 96, 98
Deload 73 ff., 81, 101 ff., 113, 115, 120, 167, 181, 189, 219, 222, 224, 227 ff., 241, 249, 252, 310, 314, 320 f., 327, 334, 338 f.
Development Cycle 101
Double Progression 340 f., 350
Drückübungen 261, 265, 280

E

Einwiederholungsmaximum 42, 46, 55, 61, 64 f., 70 ff., 78, 102, 320
Ermüdung 49, 66 ff., 78, 109, 113, 122, 145, 150 f., 167, 172, 180 f., 186, 188 f., 219, 222, 227, 253, 262, 266, 278, 287, 298, 321, 326, 336
Ermüdungsakkumulation 74
Ermüdungsreduktion 68, 309
Ernährung 68, 75, 132
Erregbarkeit, kortikospinale 60
Exzentrik 200 ff., 346

F

Faktoren, gesundheitliche 36 f.
– nervale 36 f.
Faszien 43, 46, 62, 125, 158, 263
Feedback 19, 30, 45, 61, 72, 77, 82, 99 f., 102 f., 135, 144, 154, 165, 182, 187, 194, 208, 216, 219, 227, 280, 286, 288 f., 298, 310 ff., 321, 327 f., 335, 337, 340, 344
Frequenz 36 f., 60, 74, 77, 91, 96, 118 f., 174, 180 ff., 225, 229, 249, 252 f., 274, 286 f., 327, 346, 349

G

Gelenks-Adaptiveness 246, 249, 254, 258, 263, 301 f., 305 f.
Gelenksbelastung 50
General Physical Preparedness (GPP) 105
Gewebe, fasziales 40
– passives 74, 124
Gewichtsklasse 28, 52, 55, 210

H

Hemmung 24, 36 f., 41, 44, 47 ff., 57 ff., 63, 120, 125, 228
– neuronale 47, 51
– reziproke 51, 59
Hypertrophie 47, 52, 54 f., 62 f., 75, 94 f., 108, 112, 122, 153 f., 174 f., 183, 191 f., 198, 201 f., 228, 246, 248, 253 f., 263 ff., 271 f., 275 ff., 281 f., 301, 305 f.
Hypertrophy Cycle 101

I

Inhalte, individuell spezifische 96, 101, 131, 197, 223 f., 246, 249, 304
- tätigkeitsspezifische 105, 131, 223 f., 246, 249, 304
In-Season 81 f., 85 ff., 91, 93, 96, 217
Intensität 41 ff., 46, 55, 70 ff., 75, 77, 85 ff., 96 f., 111, 119 ff., 135 ff., 145 ff., 156 ff., 162 f., 166, 168, 171, 173 ff., 184, 188 ff., 191 ff., 198 f., 225 f., 246 ff., 252 ff., 258, 275, 278, 285, 295, 297 f., 307 ff., 316, 319, 335, 338 f.
Interferenzeffekt 108 ff., 177, 264, 266, 271, 348 f.

K

Kadenz 43, 118 ff., 200 ff., 279, 294
Kniebeuge 23 ff., 32 f., 54, 64, 108, 121, 125 f., 131, 135, 144, 147 f., 163, 169 ff., 187, 189, 196, 198 ff., 246 ff., 254, 256 ff., 267 ff., 294 f., 298, 300, 307, 309 f., 323 f., 334, 349
Knochen 40 ff., 62, 74, 124, 157 f., 177, 181, 183 f., 192, 247, 262, 306
Knochendichteerhöhung 124, 158, 336
Knochenverstärkung 124, 158, 177 f., 184, 193, 197, 203
Kollagenketten 45
Kontraktionskraft 36 f.
Konzentrik, explosive 204
Korrespondenz, dynamische 31 f., 34, 279
Kraftdreikampf 11 f., 23, 28 ff., 58, 71, 131, 159, 186, 274, 347
Kraftfluss 31 f., 38 f., 43, 46, 50, 158, 306
Krafttraining 30 ff., 42 f., 45 f., 56, 59 f., 67 f., 80, 85, 93, 108 ff., 118, 120 f., 125, 137, 158, 173, 178, 181, 190, 200, 313, 348 f.
Kraftunterschied 63
Kreuzheben 23, 28, 30, 39 f., 54, 65, 71 f., 78, 126, 131, 162, 169, 174, 186 ff., 196, 200, 208, 217, 246 ff., 252 ff., 259 ff., 274 f., 278, 294, 296, 300 ff., 304 f., 309 f., 322 f., 328, 324, 345 ff.

L

Leistungsfähigkeit, maximale 189
Leistungsüberprüfung 86 f., 100, 103, 106, 113, 160, 216 ff., 222, 227, 238, 280, 285, 287
Lifestyle 75
Load-Deload-Verhältnis 78, 320 f., 327

M

Makrozyklus 12, 26 f., 81 f., 84 ff., 93, 98 f., 114 f., 195, 208, 211 f., 214, 216 ff., 224 ff., 236, 238 f., 241, 246 ff., 260, 264, 274 f., 280, 285, 296, 303 ff., 309 f., 316, 321, 335, 337, 340
Maximalkraft 22 ff., 30, 35 ff., 41, 50, 52 ff., 59 f., 62 f., 69, 77 f., 80, 83, 86, 90, 93, 96, 98 f., 102, 109, 112 f., 118, 120, 125 ff., 135 ff., 146 ff., 151 ff., 161 ff., 166, 169, 174, 179, 183,

186 ff., 193 ff., 200, 202, 204, 208, 217 f., 222 f., 226, 228, 238, 253 f., 266, 275, 298, 310, 316, 319, 321, 324 f., 338, 345 ff.

Maximalkraftentwicklung 53, 138, 148, 157, 162, 298

Maximalkraftkniebeuge 24 f.

Maximalkraftleistung 24, 35, 41, 47, 60, 170, 316, 319, 334, 341

Maximalkrafttest 128 f., 132, 139, 144 f., 147, 151, 172 f., 247, 298, 300, 319, 322, 324, 338

Mesozyklus 65, 81 f., 96, 195, 208, 211, 216 f., 219, 222 ff., 225 ff., 238, 241, 246 ff., 252, 252, 254 ff., 260 f., 264 ff., 289, 296 ff., 302, 304 ff., 315 ff., 327, 330, 334, 336

Mikrozyklus 15, 81, 100, 102, 164, 208, 226, 238, 247, 252, 265, 285, 288 f., 296 f., 300, 302 ff., 305 ff., 308 f., 312, 314, 316, 321, 325, 335 ff., 338 ff., 348, 350

Minimum Effective Dose 93, 153, 156, 162, 177, 198, 200, 223, 238, 246, 248, 254

Momentarm der Muskeln 36 f.

mTOR 108

Muskelkontraktion 53, 62, 176

Muskel-Sehnen-Apparat 63

Muskelversagen 55, 61, 65, 69, 73, 78, 123, 128, 130, 132, 136, 139, 140, 144, 162, 168 ff., 172 ff., 175, 177 ff., 184, 188, 229, 266, 285, 297, 298, 308, 323

N

Nervensystem, zentrales 40, 45, 49, 50, 54, 57, 59 f., 68, 124, 246, 305

O

Off-Season 81 f., 85 f., 91, 219

Osteoporose 7, 41 f.

Overload, exzentrischer 62 f., 69, 113

P

Pausensetzung 42, 46, 55, 61, 65, 73, 78, 118 f., 156, 190 f., 193 f.

Peaking 66, 103 f., 113, 218 f., 222, 275, 277 f., 284, 307,

Peaking-Zyklus 66, 223

Periodisierung, lineare 83 ff., 86 f., 90 f., 93, 98, 100, 113 f., 218, 224, 310

– wellenförmige 87 ff., 91, 93, 94 ff., 113 f., 217, 310

Periodisierungsmodelle 83, 93, 98, 112 f., 208, 218, 238, 310

Phase, blaue 67, 73, 76 f., 103, 113, 217, 219, 222, 227, 241, 320, 323

– grüne 36 f., 40 f., 50, 58, 65, 113, 120, 160, 174, 189, 223 f., 228, 252, 254 f., 289

– rote 36, 43, 55 ff., 58, 60 ff., 101 ff., 113 f., 189, 219, 222 ff., 254 f., 262, 289, 347

Prilepins Tabelle 130 ff., 133, 135, 144, 149, 163, 248, 285

Progression 79, 102, 132, 136, 145, 151, 167, 326 f., 335 ff., 338 ff., 341, 350
Prozente-Wiederholungs-RPE-Tabelle 137, 139, 319, 322 ff., 325, 334, 338

R

Range of Motion 32, 39, 42, 111, 187, 203, 263
Rate of Perceived Exertion (RPE) 101, 132, 136 f., 141, 173
Realization-Block 96 ff., 347
Reps in Reserve (RIR) 141, 173
Ressourcentheorie 22, 26, 208

S

Satzanzahl 34, 71, 89, 128, 133, 135, 149, 154 f., 157, 160, 163 ff., 166 f., 181, 184, 190, 192 f., 194, 219, 223, 247 f., 252 f., 280, 285 f., 300, 302, 305, 308, 325 f., 336 f., 340 f.
Schnelligkeit 98, 105, 108, 175
Schnelligkeitssportarten 63, 176 f.
Schnellkraft 86, 93, 94 f., 98, 109, 149, 175
Schnellkrafttraining 86
Sehnenzugfestigkeit 157 f.
Sehnenverstärkung 124, 178, 184, 193, 197, 203
Sequenzierung 16, 96
Session-RPE 296, 325 f., 329, 340
Skisport 91 f., 217
Specific Physical Preparedness (SPP) 106
Spezifität 22 ff., 57
Split-Möglichkeiten 184, 187
Sportartenanalyse 30
Sprungtraining 32, 34, 46
Steifigkeit 46, 63, 110
Stress 39 f., 65, 75 ff., 132, 192, 247, 313, 326
Strukturen, fasziale 124
Supersätze 156, 191 f., 294, 301, 304, 308
Super-Slow-Training 201 f.

T

Taper 69 ff., 72, 218, 278
Tapering 13, 66 ff., 69, 72 ff., 113, 218 f., 222, 274, 278, 309
Time to Peak 101, 103 f.
Training, konventionelles 63
– tätigkeitsspezifisches 23, 25, 81, 91, 113
Trainingsanpassung 140, 193
Trainingshäufigkeit 78, 180, 210, 253
Trainingsintensität 69, 71, 84, 87, 118, 120 ff., 129, 140
Trainingslasten 59, 136, 145, 151
Trainingsreize 55 f., 73 ff., 84, 91, 96, 104, 118, 152, 174, 180, 266, 280
Trainingsvariablen 13, 53, 60, 62, 69, 82, 100 f., 115, 118 ff., 121 ff., 138, 175, 183, 189, 196

Trainingsvolumen 699 f., 87, 93, 118, 129, 152 f., 158, 161, 227, 248, 253, 340

Transmutation-Block 97 f.

Typ-II-Muskelfasern 112, 123, 174 f., 266

Typ-I-Muskelfasern 123, 176

Ü

Überlastungsrisiko 65

Übungsaufteilung 112, 254, 260 f., 264 f., 267, 269 ff., 272, 275 ff., 278, 280 ff., 283 f., 297, 308

Übungsauswahl 30, 43, 46, 55, 61, 65, 73, 78, 112, 118 f., 195 ff., 198 ff., 201, 229, 254 f., 262, 264, 266 f., 275, 287, 307, 315, 328, 349

V

Velocity Based Training (VBT) 146, 168, 324

Velocity-Stop-Profil 170 f., 172

Verletzungen 29, 41, 45, 49 ff., 55 f., 58, 61, 74, 80, 120, 188, 196, 203, 211, 228

Verletzungsprophylaxe 24 f., 29

Videoanalysen 315, 327

Volume-Load 163, 166 f., 326

Volumen 38, 42 f., 46 f., 55, 61, 65, 69 ff., 72 f., 75, 78, 84 ff., 87 ff., 90, 93, 96 f., 119, 144, 150, 152 ff., 155 ff., 158 f., 161 ff., 164 ff., 175 f., 181 ff., 184, 186 f., 189 ff., 192, 194, 197, 214 f., 219 ff., 222, 225 f., 229, 232 f., 235 ff., 238, 247 ff., 252 ff., 256, 259, 264, 266, 278, 280, 285 ff., 288, 294, 303 ff., 306, 309, 325, 327, 329, 335 ff., 338, 340, 345 ff.

W

Wachstumshormonausschüttung 192

Weight Releaser 64 f., 345 f.

Wettkampfübungen 98, 129, 247, 252, 266, 279, 287, 308, 324 f.

Wettkampfperiode 81 f., 85

Winkelgeschwindigkeit 64

Wolff'sches Gesetz 42

Work Capacity 105

Z

Zugübungen 214 f., 220 f., 232 f., 235 ff., 244 f., 253, 256, 259, 261, 263 ff., 267 f., 280, 304

Zusatzlast 33, 166, 302, 345 f.
- exzentrische 65